JN298590

神経MRI診断学

伊藤 彰一

千葉大学大学院 医学研究院 講師、医学教育研究室
千葉大学医学部附属病院、神経内科

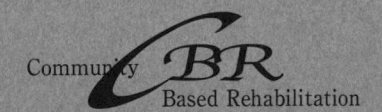

推薦のことば

　このたび千葉大学神経内科，伊藤彰一君の「神経MRI診断学」が上梓された．伊藤君の長年にわたる努力と成長振りを身近に知っているものとして，まことに喜びにたえない．伊藤君は平成10年千葉大学医学部を卒業し，私どもの神経内科教室に入局し，臨床神経学の勉強を始め，早くからその卓越した能力を周囲から認められた有為な人材である．伊藤君は特に神経画像診断学に興味をもち，千葉県の鴨川市にある亀田総合病院神経放射線科部長の大内敏宏先生のもとで研鑽を積むとともに，大学では画像カンファレンスを主宰し，学生はもちろん研修医や同僚の指導にあたってきた．私もそのカンファレンスに毎週参加することが大いに楽しみであった．

　神経疾患の臨床において画像診断学の重要性は改めて言及するまでもないが，なかなかこれはと思われる本に出会えなかった．私の手元におきたい本は伊藤君から教わるような画像診断に必要なポイントが簡潔に記載された本であり，それは当然ながら彼自身に書いてもらうしかないなと思いはじめていたところ，旧知のCBR社の三輪社長にお会いし，お願いしたところ，出版を快諾された経緯がある．

　本書は神経内科診療で頻度の高い，重要な疾患の画像が重点的に記載されてあり，画像の説明はもちろん，疾患の診断に必要なことがわかりやすく，簡潔に記載されてある．神経内科疾患の診療にたずさわるものにとって必読の書といって過言ではないと思う．私は大学を退職し，彼の主宰する画像カンファレンスに容易には参加できなくなったが，この本を手元に置いておけばその代わりをするような気がしている．

　2009年10月吉日

千葉大学名誉教授
服部　孝道

推薦文

　伊藤彰一先生は千葉大学神経内科助教授の福武敏夫先生（現在，亀田総合病院神経内科部長）を介して紹介され，1999年10月から1年間亀田総合病院放射線科の私のもとでMRIを勉強されました．

　当初彼は神経内科医の特徴として神経症状から画像を見る癖があり，先入観を取り払って画像所見を取る訓練が必要でした．次に患者様の年齢・性別から期待される頭部MR画像が脳裏に浮かび，それをベースに画像を見ると虚心坦懐に所見を見いだすことができる様に訓練しました．最初は左右非対称な所見を指摘できるようになり，次に病変の経時的変化からどの病変が今回の症状の責任病巣であるのかを判断，そして次に左右対称性の病変を指摘できるようになりました．さらに，一つの病変を見つけたらもう一つ見逃しがないかをチェックできるようになりました．こうして6カ月を過ぎるころに自信を持って読影ができるようになりました．そして残りの半年を終える頃には「画像診断はむずかしい．」と謙虚さを身につけました．

　脳画像診断の最終ステージは「脳画像は患者様人生の積算であることから，画像を通し，その人がどのような生活を送ってきたかを判断する」ことです．ちなみに私が当時の彼の脳MRIに下した診断は，「音楽好きで，運動のほうはやや苦手，記憶能力抜群」でした．

　現在でも，彼とは千葉神経画像研究会で年に3回症例を持ち寄り，顔を合わせております．そのほかにも様々な勉強会，放射線関係の学会にも積極的に参加し，彼の画像に対する興味は全く衰えていないのを見るとうれしくなります．

　彼は私のもとでの経験をもとに自分の経験も加味し，神経内科から見た画像診断学を構築しようと試み，今回この様な本を世に問うことができたのだと思います．東京大学放射線科の大友邦教授が先輩から受け継いだ教訓として，「人間の能力にはほとんど差がない．症例のファイリングを丁寧に年余にわたってし続けているかどうか，それが違いを生じるのだ」と述べられておられましたが，彼もこの10年の生き方を本にまとめたと言えるのではないでしょうか．

　彼は画像について話すとき，眼がきらきらと輝き，実に楽しそうなのが印象的です．「こんなに画像は面白いので，もっと神経内科医にも放射線科関係の画像勉強会や学会に参加して欲しいし，この楽しみを共有したい」と言う彼の思いがこもったこの本が神経内科医だけでなく，放射線科，研修医も含めた人々の座右に供されることを願っております．

　2009年10月吉日

亀田総合病院特命院長補佐
亀田総合病院画像診断センター長
亀田総合病院放射線科主任部長

大内　敏宏

序　文

　本書は，神経内科の若手医師，神経内科領域のMRI診断に興味をもつ神経放射線科医，脳神経外科医，内科医，研修医，医学生を対象に執筆しました．神経内科における診断学としては，従来，神経症候学や神経生理学が主流でしたが，1990年代以後のMRIの進歩・普及にともなって，神経放射線学の知識も求められるようになりました．

　私は1998年に千葉大学神経内科（服部孝道先生）に入局し，1999年から1年間亀田総合病院放射線科（大内敏宏先生）で神経放射線学の研修を行いました．診療のツールとしてMRIを用いることが当たり前のいわゆるMRI世代になります．現在まで，神経放射線学を専門として神経内科診療を続けており，日々，神経放射線学の奥深さ，面白さ，有用性を実感しています．このことを多くの医師に伝えたいと考えていた時，服部孝道先生に(株)シービーアールの三輪敏社長をご紹介いただき，本書を執筆することになりました．

　本書は，私や千葉大学神経内科の同門の先生方の経験症例を中心に作成されています．そのため，脳血管障害，炎症性疾患，代謝性疾患，変性疾患等の神経内科疾患に関しては，ある程度網羅的に記載できたと考えていますが，頭部外傷，腫瘍等の脳神経外科疾患や小児科疾患の記載は必ずしも十分ではありません．脳神経外科疾患に関しては，これらの患者が神経内科を初診した際に，適切に脳神経外科に紹介することができることを目標として執筆しました．

　本書では，脳血管障害に最も多くの章を割り当てました．これは，脳血管障害が最も頻度の高い神経疾患であるからに他なりません．脳梗塞の治療方針の決定のためには，病態による分類が重要であり，梗塞部位や症候の理解のためには，閉塞血管による分類が重要です．そのため，脳梗塞を病態別と閉塞血管別に分けて記載しました．また，神経変性疾患にも比較的多くの章を割り当てました．脳萎縮の評価を客観的に行うことは容易ではありませんが，本書では，「何を基準としてどのように脳萎縮を評価するか」について，自らの研究成果もふまえ，可能な限り明快に記載することを心がけました．さらに，神経内科診療において無視することができない脊椎・脊髄疾患についても記載しました．

　本文は，各疾患の知識を網羅的かつ必要十分に得られることを目標に記載しました．本文を読んでいただければ，診療に必要な臨床的知識（症候学や治療を除く）のエッセンスが得られるようになっていると思います．画像は，本文と分け，比較的大きめに掲載しました．最近はコンピュータ上で画像をみる機会が多くなりましたが，本書の画像はかつてのフィルム内の画像一コマとほぼ同じサイズになっています．画像の説明文は，簡略化したレポートを想定して画像の下に記載しました．そのため，本文ページを読まずに画像ページのみに目を通してもらっても，画像所見の概略が分かるようになっていると思います．

　本書が多くの先生方の診療に役立ち，神経放射線学（神経MRI診断学）の面白さが伝われば，これに勝る喜びはありません．

2009年10月吉日

　　　　　　　　　　　　　　　　　　　　　　　　　　　　　　　　伊藤　彰一

謝　辞

　本書の執筆を導いてくださった服部孝道先生，神経放射線学を初歩から教えてくださった大内敏宏先生と故久留裕先生，各患者の診療に携わった千葉大学医学部附属病院神経内科および同門の先生方，千葉神経画像懇話会の先生方，編集にご協力いただいた（株）シービーアールの三輪敏社長およびスタッフの方々，支えてくれた私の家族に，心より謝意を表します．

画像提供 (50音順)

千葉大学医学部附属病院神経内科の先生方

大内敏宏先生（亀田総合病院放射線科）
岡信男先生（千葉療護センター）
上司郁男先生（千葉労災病院神経内科）
久保田基夫先生（亀田総合病院脊椎脊髄外科）
古口徳雄先生（千葉県救急医療センター神経内科）
鈴木浩二先生（千葉県救急医療センター神経内科）
高梨潤一先生（亀田総合病院小児科）
根本有子先生（国立千葉医療センター神経内科）
早川省先生（千葉療護センター）
平賀陽之先生（千葉労災病院神経内科）
福武敏夫先生（亀田総合病院神経内科）

神経 MRI 診断学

目次

第Ⅰ部　脳のMRI診断

1｜脳血管障害

1. 脳梗塞　病態による分類　*2*
2. 脳梗塞　内頸動脈系　*10*
3. 脳梗塞　椎骨・脳底動脈系　*18*
4. 脳梗塞　特殊な脳梗塞　*26*
5. 脳出血　脳内出血　*32*
6. くも膜下出血,脳動脈瘤　*39*
7. 脳血管奇形　*46*
8. 脳静脈血栓症　*55*
9. 低酸素脳症　*59*
10. 二次性変化　*65*

2｜頭部外傷

11. 脳実質外損傷　*69*
12. 脳実質内損傷　*75*

3｜炎症性脳疾患

13. ウイルス感染症　*81*
14. 細菌感染症　*89*
15. 真菌・結核・寄生虫感染症　*95*
16. プリオン病　*101*
17. 脱髄性疾患　*105*
18. 自己免疫性脳症　*115*

4｜代謝性脳疾患

19. 代謝性脳症　*125*
20. 全身性疾患にともなう脳症　*132*
21. ビタミン欠乏性/中毒性脳症　*141*

5 | 神経変性疾患

22 認知症　*146*

23 パーキンソニズム・不随意運動　*154*

24 多系統萎縮症　*161*

25 脊髄小脳変性症　*166*

6 | 機能性，先天性脳疾患

26 てんかん，脳奇形　*174*

7 | 脳腫瘍

27 脳実質内腫瘍　*185*

28 脳実質外腫瘍，神経皮膚症候群　*195*

第Ⅱ部　脊髄のMRI診断

8 | 脊椎変性疾患

29 頸椎変性疾患，脊髄損傷　*206*

30 胸腰椎変性疾患　*213*

9 | 脊髄血管障害

31 脊髄梗塞，脊髄血管奇形　*217*

10 | 炎症性脊椎・脊髄疾患

32 脊椎炎　*222*

33 脊髄炎　*225*

11 | 脊髄腫瘍

34 髄内腫瘍　*234*

35 髄外腫瘍，脊椎腫瘍　*238*

12 | その他の脊髄疾患

36 脊髄変性，脊髄空洞症　*243*

図目次

1｜脳血管障害

1 脳梗塞　病態による分類
- 図1　心原性脳塞栓症のearly CT sign　*4*
- 図2　心原性脳塞栓症の出血性梗塞　*4*
- 図3　心原性脳塞栓症の血管再開通　*5*
- 図4　心原性脳塞栓症の血管再開通後のぜいたく灌流　*5*
- 図5　出血性梗塞（1）　*6*
- 図6　出血性梗塞（2）　*6*
- 図7　アテローム血栓性脳梗塞　*7*
- 図8　アテローム性動脈硬化　*7*
- 図9　ラクナ梗塞　*8*
- 図10　脳底動脈解離　*8*
- 図11　脳梗塞のfogging effect　*9*

2 脳梗塞　内頸動脈系
- 図1　内頸動脈領域の脳梗塞　*11*
- 図2　中大脳動脈領域の脳梗塞（1）　*12*
- 図3　中大脳動脈領域の脳梗塞（2）　*12*
- 図4　中大脳動脈領域の脳梗塞（3）―内頸動脈閉塞（カラー）　*13*
- 図5　前大脳動脈領域の脳梗塞　*14*
- 図6　前大脳動脈の脳梗塞
　―前交通動脈の動脈瘤破裂後の血管攣縮　*14*
- 図7　中大脳動脈と前大脳動脈の境界領域の脳梗塞（1）　*15*
- 図8　中大脳動脈と後大脳動脈の境界領域の脳梗塞（2）　*15*
- 図9　中大脳動脈と前大脳動脈の境界領域の脳梗塞（3）　*16*
- 図10　外側線条体動脈領域のラクナ梗塞　*16*
- 図11　前脈絡叢動脈領域の脳梗塞　*17*

3 脳梗塞　椎骨・脳底動脈系
- 図1　後大脳動脈領域の脳梗塞　*20*
- 図2　脳底動脈先端症候群　*21*
- 図3　上小脳動脈領域の脳梗塞　*21*
- 図4　前下小脳動脈領域の脳梗塞（1）　*22*
- 図5　後下小脳動脈領域の脳梗塞（2）　*22*
- 図6　視床穿通動脈領域の脳梗塞　*23*
- 図7　視床膝状体動脈領域の脳梗塞　*23*
- 図8　脳底動脈傍正中枝領域の脳梗塞　*24*
- 図9　脳底動脈回旋枝領域の脳梗塞　*24*
- 図10　延髄外側症候群　*25*
- 図11　延髄内側症候群　*25*

4 脳梗塞　特殊な脳梗塞
- 図1　脳血管性認知症　*29*
- 図2　CADASIL　*29*
- 図3　CARASIL　*30*
- 図4　抗リン脂肪抗体症候群　*30*
- 図5　血腫内リンパ腫　*31*
- 図6　もやもや病（Willis動脈輪閉塞症）　*31*

5 脳出血（脳内出血）
- 図1　被殻出血　*34*
- 図2　尾状核出血　*34*
- 図3　視床出血　*35*
- 図4　被殻出血（1）　*35*
- 図5　被殻出血（2）　*36*
- 図6　小脳出血（1）　*36*
- 図7　小脳出血（2）　*37*
- 図8　橋出血，下オリーブ核の仮性肥大　*37*
- 図9　皮質下出血　*38*
- 図10　皮質下出血，脳動静脈奇形　*38*

6 くも膜下出血，動脈瘤
- 図1　外傷性くも膜下出血　*41*
- 図2　くも膜下出血―前交通動脈の動脈瘤破裂　*41*
- 図3　くも膜下出血，血管攣縮，脳梗塞　*42*
- 図4　くも膜下出血―前大脳動脈の動脈瘤破裂　*43*
- 図5　くも膜下出血―中大脳動脈部分岐部の動脈瘤破裂　*43*
- 図6　Surgical third palsy　*44*
- 図7　脳底動脈の未破裂動脈瘤　*44*
- 図8　左内頸動脈・後交通動脈分岐部の未破裂動脈瘤　*45*
- 図9　左中大脳動脈分岐部の未破裂動脈瘤　*45*
- 図10　くも膜下出血後の急性閉塞性水頭症　*46*
- 図11　偽くも膜下出血―高濃度酸素吸入，辺縁系脳炎　*46*
- 図12　偽くも膜下出血―外傷性脳浮腫　*47*

7 脳血管奇形
- 図1　脳動静脈奇形，皮質下出血　*49*
- 図2　脳動静脈奇形（1）　*50*
- 図3　脳動静脈奇形（2）　*50*
- 図4　脳動静脈奇形（3）　*51*
- 図5　脳動静脈奇形（4）　*51*
- 図6　硬膜動静脈瘻　*52*
- 図7　静脈奇形（1）　*52*
- 図8　静脈奇形（2）　*53*
- 図9　海綿状血管腫（1）　*53*
- 図10　海綿状血管腫（2）　*54*
- 図11　海綿状血管腫（3）　*54*

8 脳静脈血栓症
- 図1　上矢状静脈洞血栓症，AT-Ⅲ欠損症　*57*
- 図2　上矢状静脈洞血栓症　*57*
- 図3　皮質静脈血栓症　*58*

図4　深部静脈血栓症　*58*

9 低酸素脳症
図1　低酸素脳症（急性期）　*60*
図2　低酸素脳症（急性期）　*60*
図3　低酸素脳症（亜急性期）　*61*
図4　低酸素脳症（亜急性期〜慢性期）　*61*
図5　低酸素脳症（慢性期）　*62*
図6　一酸化炭素中毒　*62*
図7　一酸化炭素中毒（急性期）　*63*
図8　一酸化炭素中毒（慢性期）　*64*

10 二次性変化
図1　錐体路のワーラー変性　*66*
図2　橋小脳路のワーラー変性　*67*
図3　下オリーブ核の仮性肥大　*67*
図4　脳梁のワーラー変性　*68*

2 | 頭部外傷

11 脳実質外損傷
図1　側頭骨骨折　*70*
図2　硬膜外血腫，びまん性軸索損傷　*71*
図3　硬膜下血腫（亜急性期）　*71*
図4　硬膜下血腫（急性期）　*72*
図5　硬膜下血腫（急性期），外傷性くも膜下出血　*72*
図6　硬膜下血腫（亜急性期）　*73*
図7　硬膜下血腫（慢性期）（1）　*73*
図8　硬膜下血腫（慢性期）（2）　*74*
図9　内頚動脈・海綿静脈洞瘻　*74*

12 脳実質内損傷
図1　外傷性脳浮腫　偽くも膜下出血　*76*
図2　陳旧性脳挫傷（1）　*77*
図3　陳旧性脳挫傷（2）　*78*
図4　陳旧性脳挫傷（3）　*78*
図5　陳旧性脳挫傷—銃弾貫通　*79*
図6　びまん性軸索損傷（1）　*79*
図7　びまん性軸索損傷（2）　*80*
図8　びまん性軸索損傷（3）　*80*

3 | 炎症性疾患

13 ウイルス感染症
図1　ウイルス性髄膜炎　*84*
図2　単純ヘルペス脳炎（1）　*84*
図3　単純ヘルペス脳炎（2）　*85*
図4　単純ヘルペス脳炎（3）　*85*
図5　非ヘルペス性辺縁系脳炎　*86*
図6　単純ヘルペス脳炎　*86*
図7　インフルエンザ脳症　*87*
図8　進行性多巣性白質脳症（1）　*87*
図9　進行性多巣性白質脳症（2）　*88*

図10　進行性多巣性白質脳症，免疫再構築症候群　*88*

14 細菌性感染症
図1　細菌性髄膜炎（1）　*91*
図2　細菌性髄膜炎（2）　*91*
図3　細菌性髄膜炎（3）　*92*
図4　硬膜下膿瘍　*92*
図5　脳膿瘍，大脳炎　*93*
図6　脳膿瘍，脳室炎　*93*
図7　脳膿瘍　*94*

15 真菌・結核・寄生虫感染症
図1　クリプトコッカス症　*98*
図2　アスペルギルス症　*98*
図3　ムコール症　*99*
図4　コクシジオイデス症　*99*
図5　結核腫　*100*
図6　トキソプラズマ症　*100*

16 プリオン病
図1　古典的Creutzfeldt-Jakob病（1）　*102*
図2　孤発性Creutzfeldt-Jakob病　*103*
図3　古典的Creutzfeldt-Jakob病（2）　*103*
図4　Gerstmann-Strussler-Scheinker病　*104*
図5　変異型Creutzfeldt-Jakob病　*104*

17 脱髄性疾患
図1　多発性硬化症（1）　*108*
図2　多発性硬化症（2）　*109*
図3　多発性硬化症（3）　*109*
図4　多発性硬化症（4）　*110*
図5　多発性硬化症（5）　*110*
図6　多発性硬化症（6）　*111*
図7　視神経脊髄炎（NMO）（1）　*111*
図8　視神経脊髄炎（NMO）（2）　*112*
図9　視神経脊髄炎（NMO）（3）　*112*
図10　視神経脊髄炎（NMO）（4）　*113*
図11　急性散在性脳脊髄炎（1）　*113*
図12　急性散在性脳脊髄炎（2）　*114*
図13　急性散在性脳脊髄炎（3）　*114*

18 自己免疫性脳症
図1　傍腫瘍性小脳変性症　*118*
図2　抗VGKC抗体陽性脳炎（1）　*118*
図3　抗VGKC抗体陽性脳炎（2）　*119*
図4　全身性エリテマトーデス（1）　*119*
図5　全身性エリテマトーデス（2）　*120*
図6　全身性エリテマトーデス（3）　*120*
図7　全身性エリテマトーデス（4）　*121*
図8　全身性エリテマトーデス（5）　*121*

図9　神経ベーチェット病　*122*
図10　サルコイドーシス　*123*
図11　サルコイドーシス，水頭症　*123*
図12　肥厚性硬膜炎，結節性多発動脈炎　*124*
図13　特発性肥厚性硬膜炎　*124*

4｜代謝性脳疾患
19 代謝性脳症
図1　副腎白質ジストロフィー　*128*
図2　Fabry病　*128*
図3　G_{M1}ガングリオシドーシス　*129*
図4　脳腱黄色腫症　*129*
図5　Wilson病　*130*
図6　MELAS　*130*
図7　MERRF　*131*
図8　Leigh脳症　*131*

20 全身性疾患にともなう脳症
図1　高血糖にともなう舞踏運動(1)　*136*
図2　高血糖にともなう舞踏運動(2)　*136*
図3　浸透圧性脳症　*137*
図4　副甲状腺機能低下症(1)　*137*
図5　副甲状腺機能低下症(2)　*138*
図6　Fahr病　*138*
図7　肝性脳症　*139*
図8　尿毒症性脳症(PRES)　*139*
図9　高血圧性脳症(PRES)　*140*
図10　子癇脳症(PRES)　*140*

21 ビタミン欠乏性/中毒性脳症
図1　Wernicke脳症　*143*
図2　Marchiafava-Bignami病(1)　*144*
図3　Marchiafava-Bignami病(2)　*144*
図4　トルエン中毒　*145*
図5　フルオロウラシル脳症　*145*

5｜神経変性疾患
22 認知症
図1　アルツハイマー病(1)　*149*
図2　アルツハイマー病(2)　*149*
図3　アルツハイマー病(3)　*150*
図4　アルツハイマー病(4)　*150*
図5　前頭側頭葉変性症　*151*
図6　前頭側頭葉変性症(ピック病)　*151*
図7　前頭側頭葉変性症(進行性非流暢性失語症)　*152*
図8　レビー小体認知症　*152*
図9　大脳皮質基底核変性症　*153*
図10　正常圧水頭症　*153*

23 パーキンソニズム・不随意運動
図1　パーキンソン病　*156*

図2　進行性核上性麻痺(1)　*157*
図3　進行性核上性麻痺(2)　*157*
図4　進行性核上性麻痺(3)　*158*
図5　進行性核上性麻痺(4)　*158*
図6　進行性核上性麻痺(5)　*159*
図7　進行性核上性麻痺(6)　*159*
図8　ハンチントン病(1)　*160*
図9　ハンチントン病(2)　*160*

24 多系統萎縮症
図1　オリーブ橋小脳萎縮症(MSA-C)(1)　*163*
図2　オリーブ橋小脳萎縮症(MSA-C)(2)　*163*
図3　オリーブ橋小脳萎縮症(MSA-C)(3)　*164*
図4　オリーブ橋小脳萎縮症(MSA-C)(4)　*164*
図5　線条状黒質変性症(MSA-P)(1)　*165*
図6　線条状黒質変性症(MSA-P)(2)　*165*

25 脊髄小脳変性症
図1　晩発性小脳皮質萎縮症(1)　*168*
図2　晩発性小脳皮質萎縮症(2)　*169*
図3　晩発性小脳皮質萎縮症(3)　*169*
図4　SCA2　*170*
図5　SCA3（Machado-Joseph病）(1)　*170*
図6　SCA3（Machado-Joseph病）(2)　*171*
図7　SCA3（Machado-Joseph病）(3)　*171*
図8　SCA6　*172*
図9　SCA8　*172*
図10　SCA17　*173*
図11　歯状核赤核淡蒼球ルイ体萎縮症　*173*

6｜機能性，先天性脳疾患
26 てんかん，脳奇形
図1　てんかん重積状態(1)　*177*
図2　てんかん重積状態(2)　*178*
図3　てんかん重積状態(3)　*178*
図4　内側側頭葉硬化　*179*
図5　異所性灰白質(1)　*179*
図6　異所性灰白質(2)　*180*
図7　滑脳症　*180*
図8　多小脳回(1)　*181*
図9　多小脳回(2)　*181*
図10　限局性皮質異形成　*182*
図11　孔脳症　*182*
図12　脳室周囲白質軟化　*183*
図13　脳梁欠損　*183*
図14　脳梁低形成，脂肪腫　*184*

7｜脳腫瘍
27 脳実質内腫瘍
図1　転移性脳腫瘍(1)　*187*
図2　転移性脳腫瘍(2)　*188*

図3　転移性脳腫瘍(3)　*188*
図4　転移性脳腫瘍(肺小細胞癌)　*189*
図5　転移性脳腫瘍(腎明細胞癌)　*189*
図6　転移性脳腫瘍(悪性黒色腫)　*190*
図7　脳幹神経膠腫　*190*
図8　退形成性星細胞腫　*191*
図9　膠芽腫　*191*
図10　神経節膠腫　*192*
図11　悪性リンパ腫(原発性)(1)　*192*
図12　悪性リンパ腫(原発性)(2)　*193*
図13　悪性リンパ腫(転移性)　*193*
図14　胚細胞腫　*194*
図15　ランゲルハンス細胞組織球症　*194*

28 脳実質外腫瘍，神経皮膚症候群
図1　髄膜腫(1)　*198*
図2　髄膜腫(2)　*198*
図3　髄膜腫(3)　*199*
図4　下垂体腺腫　*199*
図5　下垂体卒中　*200*
図6　頭蓋咽頭腫　*200*
図7　胚細胞腫　*201*
図8　聴神経鞘腫　*201*
図9　転移性頭蓋底腫瘍(1)　*202*
図10　転移性頭蓋底腫瘍(2)　*202*
図11　髄膜癌腫症　*203*
図12　結節硬化症　*203*
図13　von Hippel-Lindau病　*204*

8 脊椎変性疾患
29 頸椎変性疾患，脊椎損傷
図1　頸椎症性脊髄症　*209*
図2　頸椎椎間板ヘルニア　*209*
図3　後縦靱帯骨化症　*210*
図4　硬膜石灰化　*210*
図5　全身性特発性骨増殖症(DISH)　*211*
図6　若年性一側上肢萎縮症(平山病)　*211*
図7　頸髄損傷　*212*
図8　頸髄損傷，後索のワーラー変性　*212*

30 胸腰椎変性疾患
図1　黄色靱帯骨化症　*214*
図2　腰部脊柱管狭窄症　*215*
図3　腰椎症　*215*
図4　腰椎椎間板ヘルニア　*216*
図5　腰椎変性すべり症　*216*

9 脊髄血管障害
31 脊髄梗塞，脊髄血管奇形
図1　前脊髄動脈症候群(1)　*219*
図2　前脊髄動脈症候群(2)　*219*
図3　後脊髄動脈症候群　*220*
図4　脊髄硬膜動静脈瘻　*220*
図5　放射線脊髄症　*221*

10 炎症性脊椎・脊髄疾患
32 脊椎炎
図1　化膿性脊椎炎　*223*
図2　硬膜外膿瘍　*223*
図3　結核性脊椎炎　*224*

33 脊髄炎
図1　多発性硬化症(1)　*227*
図2　多発性硬化症(2)　*228*
図3　多発性硬化症(3)　*228*
図4　視神経脊髄炎(NMO)　*229*
図5　全身性エリテマトーデス，抗リン脂質抗体症候群　*229*
図6　シェーグレン症候群　*230*
図7　アトピー性脊髄炎の疑い　*230*
図8　脊髄サルコイドーシス(1)　*231*
図9　脊髄サルコイドーシス(2)　*231*
図10　前角，前根炎　*232*
図11　ポリオ後症候群　*232*
図12　水痘・帯状疱疹ウイルス脊髄炎　*233*
図13　ブタ回虫脊髄炎　*233*

11 脊髄腫瘍
34 髄内腫瘍
図1　上衣腫(1)　*235*
図2　上衣腫(2)　*235*
図3　星細胞腫(1)　*236*
図4　星細胞腫(2)　*236*
図5　転移性脊髄腫瘍　*237*
図6　海綿状血管腫　*237*

35 髄外腫瘍，脊椎腫瘍
図1　神経鞘腫，髄膜腫　*240*
図2　神経鞘腫　*240*
図3　神経鞘腫(神経線維腫症)　*241*
図4　転移性脊椎腫瘍(肺扁平上皮癌)　*241*
図5　転移性脊椎腫瘍(前立腺癌)　*242*
図6　血管腫　*242*

12 その他の脊髄疾患
36 脊髄変性，脊髄空洞症
図1　亜急性連合性脊髄変性症　*246*
図2　副腎脊髄ニューロパチー　*246*
図3　Chiari奇形1型，脊髄空洞症　*247*
図4　癒着性くも膜炎，脊髄空洞症，くも膜下出血後　*247*
図5　繋留脊髄症候群　*248*
図6　終糸線維脂肪腫　*248*
図7　脊髄ヘルニア　*249*
図8　硬膜外脂肪沈着症　*249*

第I部
脳のMRI診断

1 脳血管障害

1 脳梗塞　病態による分類

　脳梗塞（cerebral infarction）は最も頻度の高い脳疾患である．急性に巣症状をきたした症例の場合，常に脳梗塞の可能性を念頭において診療を行わなければならない．画像診断での脳梗塞と脳出血（cerebral hemorrhage）の鑑別は比較的容易である．脳梗塞の画像診断においては，①病態による分類と，②閉塞血管による分類が重要である．なぜならば，病態によって治療方針が異なり，閉塞血管によって予後や検査方針が異なるためである．

1. 心原性脳塞栓症

　心原性脳塞栓症（cardiac cerebral embolism）は，脳梗塞の約1/3を占める．心臓内（特に左心系）に形成された血栓による脳塞栓であり，突発完成型の病歴をとることが多い．通常は日中の活動時に発症する．背景となる心疾患としては，非弁膜症性心房細動，リウマチ性心疾患（僧帽弁狭窄症など），急性心筋梗塞，心室瘤，感染性心内膜炎などが挙げられる．また，若年者の心原性脳塞栓症の原因として，卵円孔開存症による奇異性塞栓症（paradoxical embolism）が注目されている．

　頭部CTでは，症例によって差異があるものの，発症約3時間後から梗塞巣を確認できる．皮質の虚血性障害（低吸収化）による皮質・白質コントラストの不明瞭化，近接脳溝の狭小化，閉塞血管の高吸収化といった"early CT sign"が重要である（図1）．これらの画像診断には熟練を要するが，臨床症状から推定される患側と健側と比較することにより画像診断の精度を上げることができる．心原性脳塞栓症では，塞栓血管の支配領域の全体的な灌流低下が突然生じるため，アテローム血栓性脳梗塞と比べると梗塞巣の吸収値が比較的均一となることが多い．血管再開通が起こると臨床症状の著明な回復がみられることがあり（spectacular shrinking deficit），この場合はCTでは梗塞巣を確認しづらいことがある．血管再開通後に出血性梗塞を形成した場合には，CTでは梗塞巣内の出血巣を高吸収域として明瞭に確認できる（図2）．

　頭部MRIでは，梗塞巣が拡散強調画像で明瞭な高信号域として認められる．血管再開通が生じた場合には，梗塞巣が大脳皮質主体に分布することがあり，拡散強調画像やFLAIR画像での評価が必要である（図3）．再開通後の梗塞巣は相対的に血流過多となり（ぜいたく灌流），MRAで再開通した血管が健常側より末梢まで明瞭に描出されることがある（図4）．出血性梗塞に関しては，T2強調画像やT1強調画像では一見して出血巣が腫瘍のようにみえることがある（図5）．亜急性期の出血性梗塞では，出血巣がT2強調画像で低信号，T1強調画像で高信号となる．拡散強調画像は磁化率効果が強く，出血巣の描出に優れており，出血巣が低信号域として認められる（図6）．

2. アテローム血栓性脳梗塞

　アテローム血栓性脳梗塞（atherothrombotic cerebral infarction）は，脳梗塞の約1/3を占める．脳を灌流する頭蓋内・外の主幹動脈のアテローム性動脈硬化を原因とする脳梗塞である．心原性脳塞栓症と比較すると，急性発症ではあ

るが突発完成型ではなく，症状は進行性に悪化することがある．主幹動脈の支配領域に病変が散在することがあり，頭部 CT では病変の確認が困難なことがある．頭部 MRI では，拡散強調画像で高信号病変を明瞭に確認することができ，MRA でアテローム性動脈硬化を確認できる（図 7）．アテローム性動脈硬化などを反映して，T1 強調画像で血管壁の肥厚と高信号化が認められることがある（図 8）．

3. ラクナ梗塞

ラクナ梗塞（lacunar infarction）は，脳梗塞の約 1/3 を占め，女性では男性より脳梗塞全体に占める割合が大きい．大脳深部や脳幹を灌流する穿通動脈の閉塞による脳梗塞である．大脳深部のラクナ梗塞の場合，梗塞巣の大きさは 15 mm 以下とされ，小さいものでは 3〜4 mm である．そのため，無症候性脳梗塞となることが稀ではなく，症状を呈した場合でもラクナ症候群と呼ばれる身体の一部に限局した症候を呈することがある．古典的ラクナ症候群には，純粋運動卒中，純粋感覚卒中（手口感覚症候群），運動失調性不全片麻痺，構音障害・手不器用症候群などがある．頭部 CT や頭部 MRI（T2 強調画像や FLAIR 画像）では，急性期病巣を確認しづらいことが多く，拡散強調画像が有用である（図 9）．穿通動脈は MRA の解像度では直接確認することができない．なお，主幹動脈のアテローム性動脈硬化による穿通動脈起始部の閉塞は branch atheromatous disease（分枝粥腫病）とよばれる．大脳深部の branch atheromatous disease の場合には 15 mm 以上の大きさとなり，進行性の経過をたどることが多いが，実際には，主幹動脈（中大脳動脈水平枝）の狭窄は MRA では確認できないことが多い．脳幹の branch atheromatous disease の場合には，主幹動脈（脳底動脈）の狭窄を MRA で確認できることがある．

4. 動脈解離

動脈壁に解離腔が形成されることにより，脳梗塞あるいはくも膜下出血が生じる．椎骨動脈に生じることが多く，特発性と外傷性に分類される．40〜50 歳の若年者に発症することが多い．椎骨動脈解離の場合，突然発症の後頭部痛・後頚部痛が特徴的であり，神経症状を伴うことも伴わないこともある．後下小脳動脈領域の灌流障害が生じると，いわゆる延髄外側症候群（Wallenberg 症候群）となる．動脈解離が進行したり症状が悪化したりする場合には，外科的治療が必要となることがあるため，初期の適切な診断が必要である．

画像診断では，急性期梗塞巣の確認のみならず，責任血管の評価が重要である．血管造影では pearl and string sign と表現されるが，MRA では血管（血流）の急激な狭小化や拡張として認められることが多い．MRA 原画像，T1 強調画像（単純／造影）で偽腔や剥離内膜を確認することで動脈解離の診断ができる（図 10）．

補足：Fogging effect

脳梗塞の頭部 CT や MRI（T2 強調画像や FLAIR 画像）において，急性期に明瞭に認められていた梗塞巣が，亜急性期（発症数週後）に不明瞭になることが知られており，fogging effect とよばれている．その機序として，浮腫の改善（水分量の減少），幼若な血管増生，細胞浸潤，小出血などが考えられている．この時期には皮質の造影増強効果がみられることが特徴である（図 11）．

図1 心原性脳塞栓症の early CT sign（頭部CT）

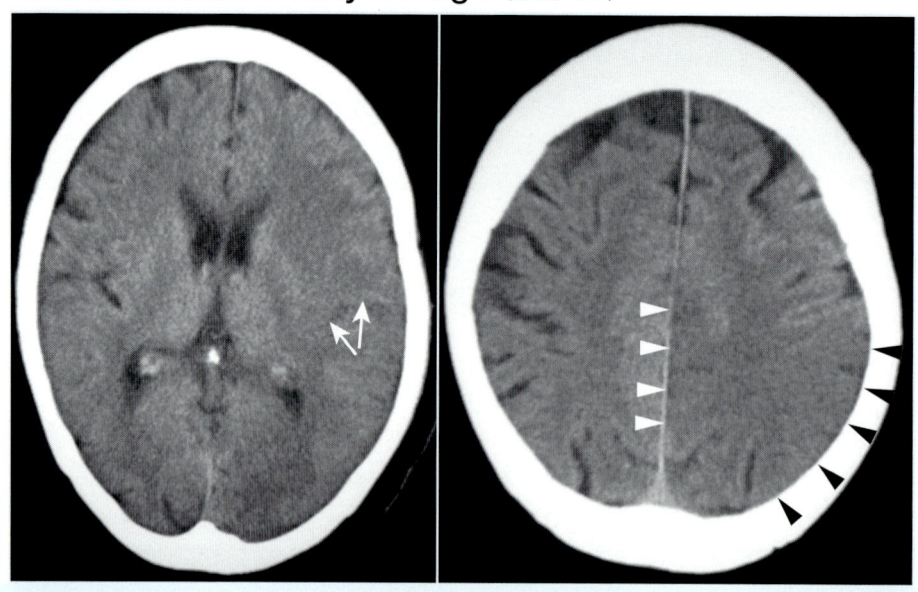

　発症約3時間後の頭部CTにおいて，左島回および左前頭弁蓋部（矢印），左帯状回および左頭頂葉円蓋部（矢頭）の皮質・白質コントラストが不明瞭であり，近接する脳溝や左シルビウス裂の狭小化が認められる（early CT sign）．白質の吸収値に明らかな左右差は認められない．左前大脳動脈領域と左中大脳動脈領域の梗塞巣が疑われることから，左内頸動脈領域の脳塞栓症と考えられる．

図2 心原性脳塞栓症の出血性梗塞（頭部CT）

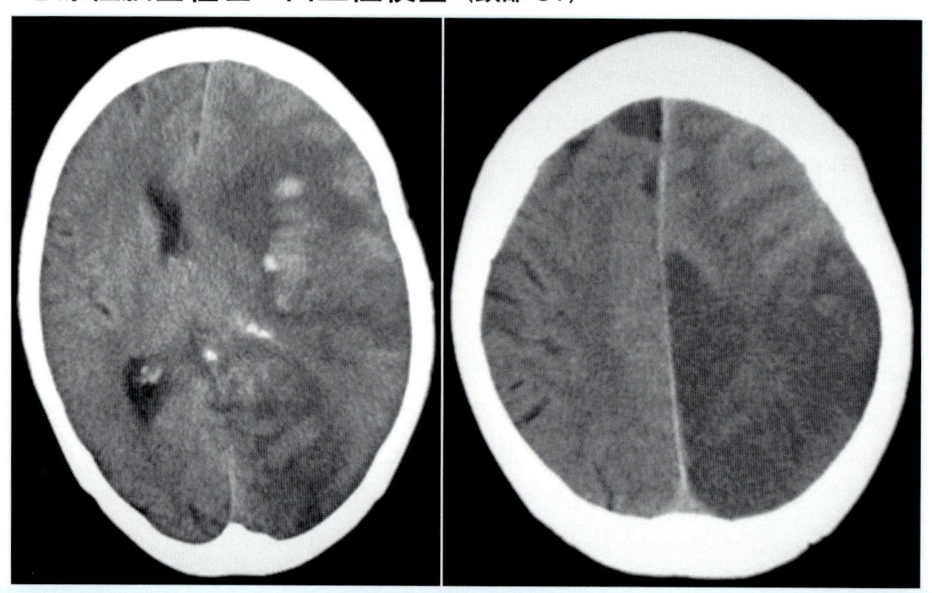

　発症約20時間後のCTにおいて，左前頭弁蓋部，左大脳基底核，左島回，左後頭葉，左帯状回，左頭頂葉円蓋部に明瞭な低吸収域が認められる．左大脳基底核周辺には出血を示す高吸収域が認められる．左内頸動脈領域の脳塞栓症後の血管再開通と考えられる．梗塞巣の浮腫が明らかであり，左から右への帯状回ヘルニアが認められる．

図3　心原性脳塞栓症の血管再開通
　　（拡散強調画像水平断，FLAIR画像水平断）

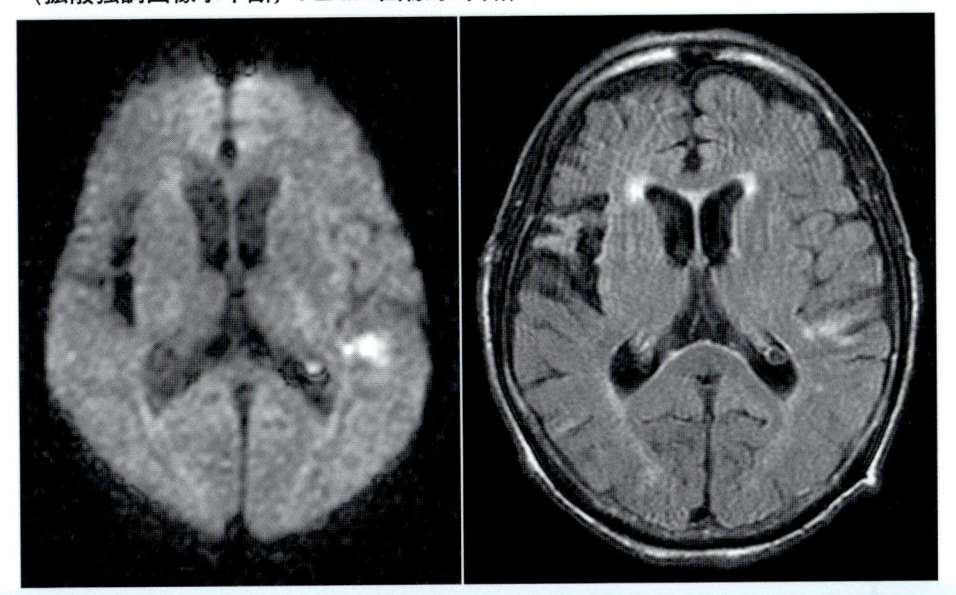

　右片麻痺，失語のspectacular shrinking deficitを示した心原性脳塞栓症の症例．発症約30時間後の頭部MRIにおいて，左側頭弁蓋に拡散強調画像で明瞭な高信号域，FLAIR画像で淡い高信号域が認められ，病変は大脳皮質を主体に分布している．なお，右側頭弁蓋に淡い高信号病変と萎縮が認められ，同部位は拡散強調画像での高信号化はなく，陳旧性梗塞巣と考えられる．

図4　心原性脳塞栓症の血管再開通後のぜいたく灌流
　　（T2強調画像水平断，MRA上面像）

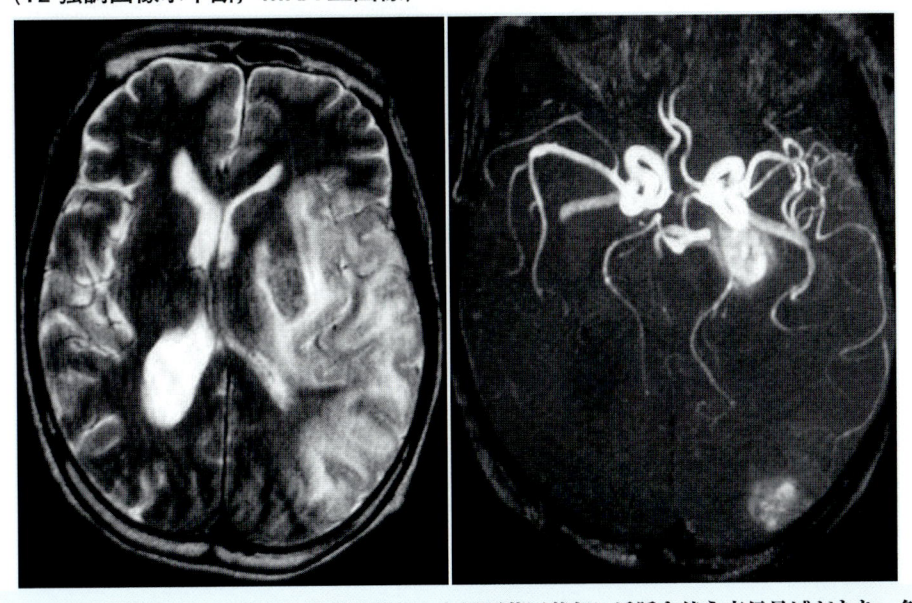

　左大脳基底核，左島回，左前頭・側頭弁蓋部，左側頭葉円蓋部に浮腫を伴う高信号域があり，急性期梗塞と考えられる．左大脳基底核はT2強調画像で低信号，MRA画像（TOF法）で高信号に描出されており，出血性梗塞と考えられる．MRAで左中大脳動脈が右よりも末梢まで明瞭に描出されており（矢印），血管再開通後のぜいたく灌流を示す所見と考えられる．

（亀田総合病院放射線科　大内敏宏先生のご厚意による）

図5 出血性梗塞（T2強調画像，T1強調画像水平断）

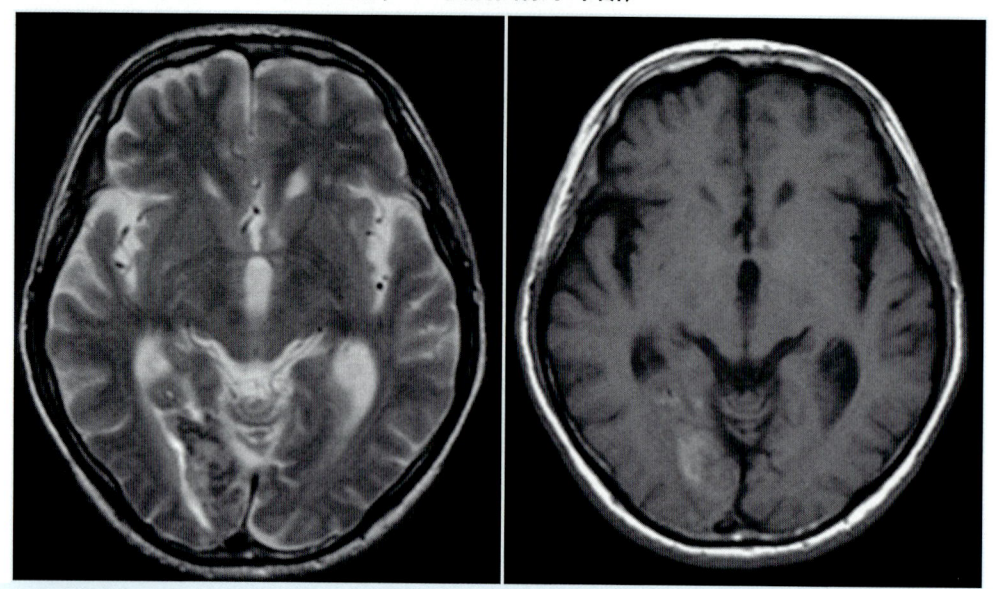

右後頭葉にT2強調画像で低～高信号，T1強調画像で等～高信号の不均一な信号の病変を認める．周辺の脳溝が不明瞭であり，軽度の浮腫をともなっている．右後大脳動脈領域の出血性梗塞と考えられる．

図6 出血性梗塞（拡散強調画像水平断）

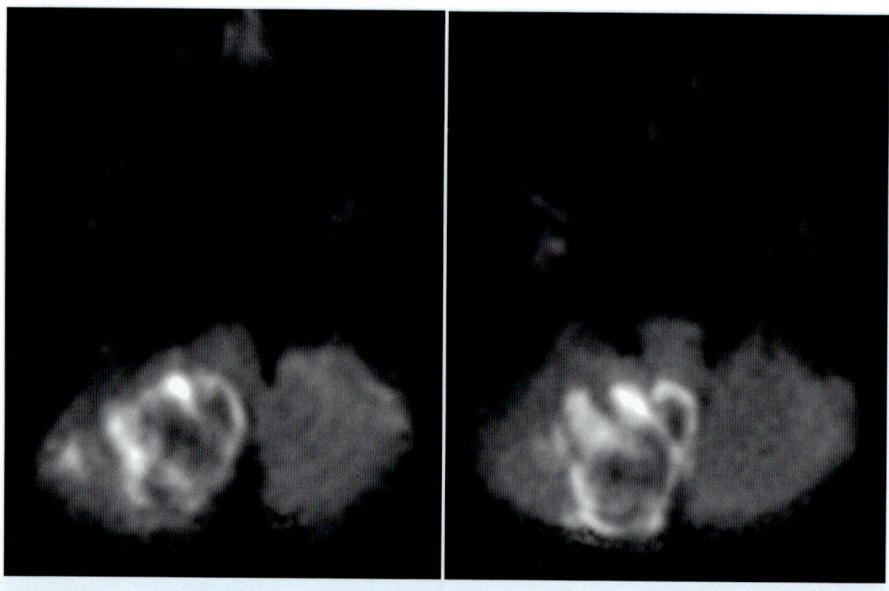

右小脳半球の後下小脳動脈領域に，拡散強調画像で中心部が低信号，辺縁が高信号の病変を認める．急性期の出血性梗塞と考えられる．

図7　アテローム血栓性脳梗塞（拡散強調画像水平断，MRA上面像）

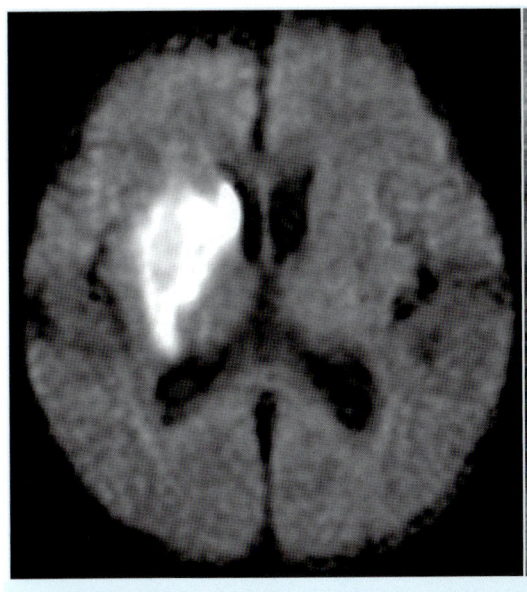

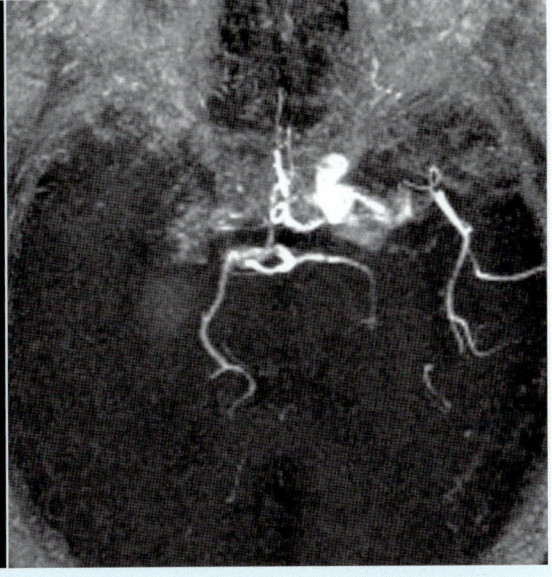

拡散強調画像で右線条体および内包に明瞭な高信号域を認める．MRAでは右内頚動脈が描出されていない．その他の主幹動脈（左中大脳動脈，両側前大脳動脈，左後大脳動脈など）の著明な径不整が認められ，これらの末梢血管の描出は不十分である．アテローム血栓性脳梗塞による右内頚動脈領域の急性期梗塞と考えられる．

図8　アテローム性動脈硬化（T1強調画像冠状断）

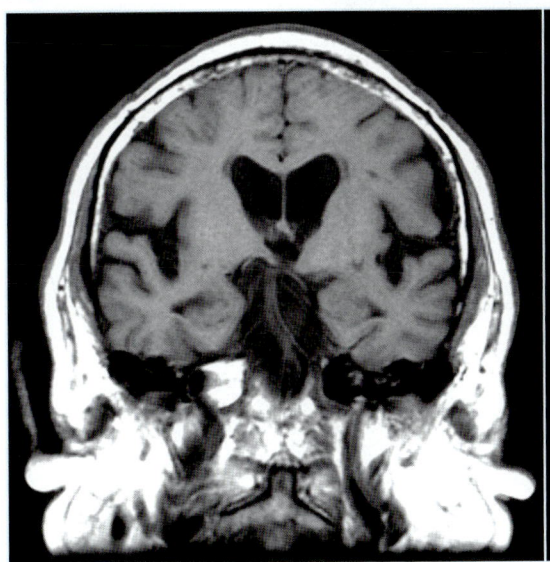

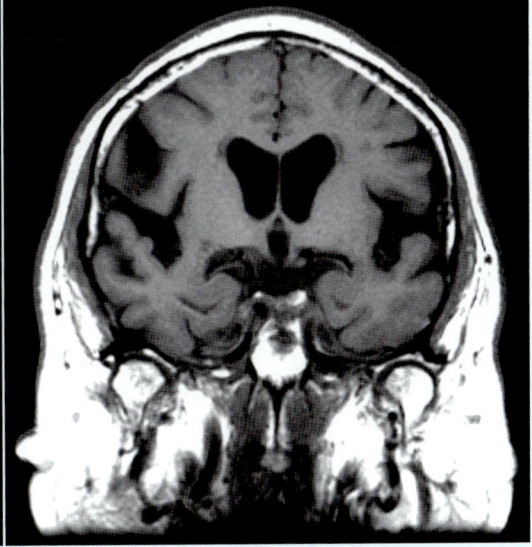

脳底動脈，両側後大脳動脈，両側内頚動脈，両側中大脳動脈などの動脈壁が肥厚して高信号となっている．アテローム性動脈硬化などによる血管壁の肥厚と考えられる．右後大脳動脈は上方に蛇行し，第三脳室底付近を上方へ圧排している．

図9 ラクナ梗塞（拡散強調画像水平断）

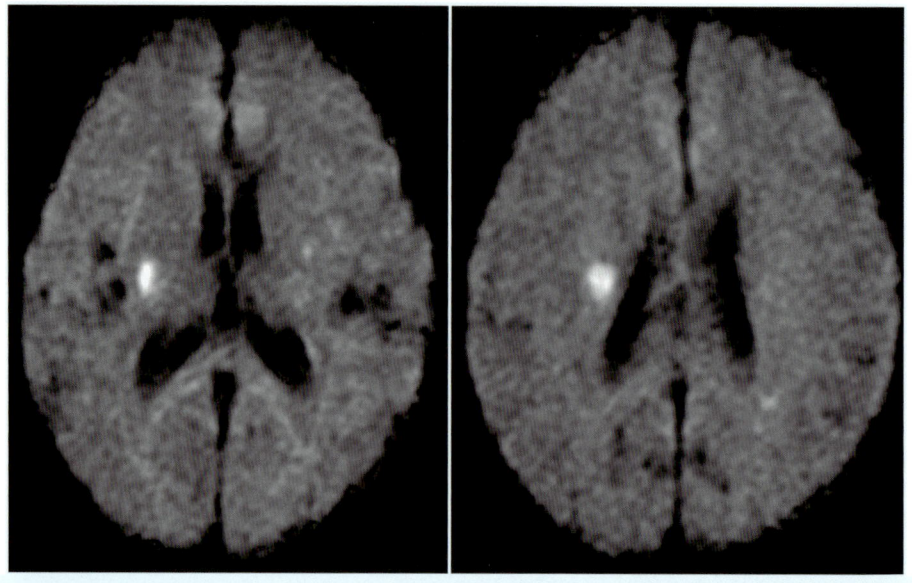

右線条体後部から右放線冠にかけて小さな高信号域が認められ，急性期ラクナ梗塞と考えられる．また，左線条体や左頭頂葉深部白質にも微小な高信号域があり，急性期梗塞が疑われる．

図10 脳底動脈解離（MRA正面像，MRA原画像，T2強調画像水平断）

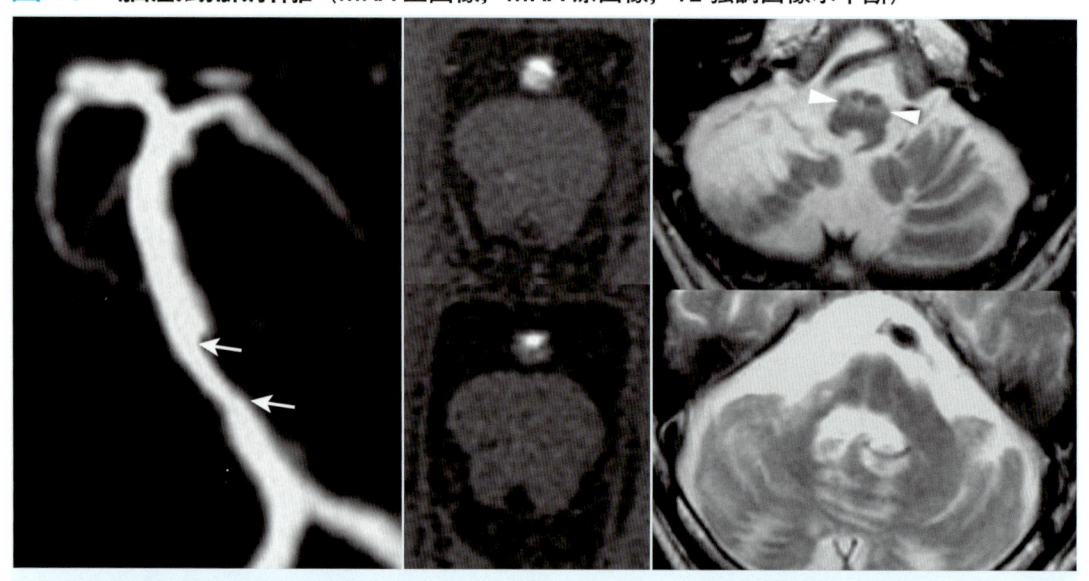

MRA正面像（MIP処理を行い椎骨・脳底動脈系のみ描出）で，脳底動脈の狭小化と急激な拡張が認められる（矢印）．同部位のMRA原画像では，脳底動脈が前方の高信号部分（真腔）と後方の低信号部分（偽腔）に区別でき，動脈解離と診断できる．T2強調画像では右前下小脳動脈領域の陳旧性梗塞巣が認められる．なお，下オリーブ核の両側性の高信号化が認められ（矢頭），中心被蓋路の傷害による二次性変化と考えられる．

図11 脳梗塞の fogging effect（拡散強調画像，頭部 CT）

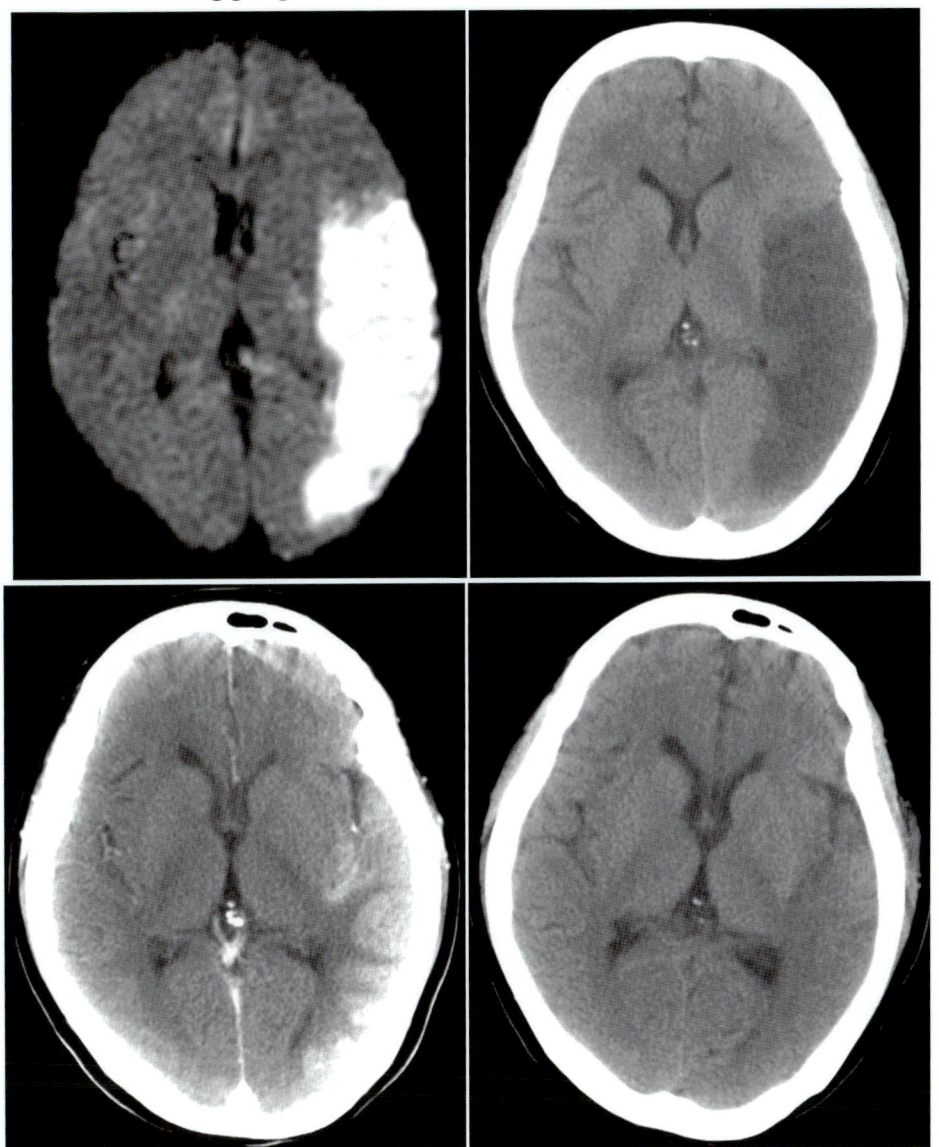

発症当日の拡散強調画像（A）において，左中大脳動脈領域の明瞭な高信号病変（急性期梗塞）が認められる．発症3日目の頭部単純 CT（B）でも同梗塞巣が明瞭な低吸収病変として認められるが，発症21日目の頭部単純 CT（D）では同梗塞巣の低吸収化が不明瞭となっている．発症12日目の頭部造影 CT（C）では，梗塞巣の皮質の造影増強効果が明らかであり，発症21日目の梗塞巣の不明瞭化は fogging effect であると考えられる．

1 脳血管障害

2 脳梗塞　内頚動脈系

A 大きな梗塞

1. 内頚動脈

　内頚動脈（internal carotid artery：ICA）領域の梗塞と中大脳動脈領域の梗塞の区別は時に困難である．内頚動脈からは前大脳動脈と中大脳動脈が主に分岐するが，一側の内頚動脈が閉塞した場合でも，同側の前大脳動脈に対側の内頚動脈より前交通動脈を介して血流が供給されるため，中大脳領域のみに梗塞巣が形成されることは稀ではない．この場合，前脈絡動脈（内頚動脈遠位部より分岐）の支配領域である扁桃体に病変が及んでいれば，内頚動脈領域の梗塞であると判断できる（図1）．また，early CT signで内頚動脈頂部の血栓の有無を確認することも重要である．臨床的には先行する一過性黒内障の病歴を聴取できれば内頚動脈領域の梗塞の可能性が高くなる．

2. 中大脳動脈

　中大脳動脈（middle cerebral artery：MCA）は傷害されやすい脳血管の一つである．前頭葉，側頭葉，頭頂葉の外側の皮質および白質，島回，大脳基底核が中大脳動脈の支配領域に含まれる．優位半球の広範な中大脳動脈領域の梗塞では対側の片麻痺，病側への眼球共同偏倚，失語などが生じ，劣位半球の梗塞では対側の片麻痺，病側への眼球共同偏倚のほかに病態失認や半側空間失認などが生じる．

　画像診断においては，大脳基底核に病変がおよんでいれば中大脳動脈の水平部（M1）での閉塞，島回に病変がおよんでいれば島部（M2）での閉塞，大脳基底核や島回に病変がなく前頭葉，側頭葉，頭頂葉の外側の皮質および白質のみに病変が認められれば弁蓋部（M3）あるいは皮質部（M4）の閉塞と判断できる（図2，図3）．中大脳動脈領域や内頚動脈領域の梗塞では後大脳動脈より側副血行を受けることがあり，この場合はMRAにおいて梗塞巣と同側の後大脳動脈が対側よりも末梢まで明瞭に確認できる（図4）．

3. 前大脳動脈

　前大脳動脈（anterior cerebral artery：ACA）は内頚動脈より内側に向かって分岐し，水平部（A1）と脳梁下部移行部（A2）の境界付近で対側のA1と前交通動脈で交通する．すなわち，一側のA1が閉塞しても，対側のA1および前交通動脈を介して側副血行を受けるため，一側の前大脳動脈領域のみの脳梗塞の頻度は少ない（図5）．一側の前大脳動脈領域の脳梗塞では，ローランド野周囲の内側面の障害による対側下肢の単麻痺や感覚障害，脳梁障害による脳梁離断症状（左手の失行など）などが生じる．両側の前大脳動脈領域の脳梗塞では時に無動性無言を呈する．くも膜下出血後の脳血管攣縮によって前大脳動脈領域の脳梗塞が生じることがある（図6）．

B 境界領域の梗塞

　境界領域とは，中大脳動脈領域と前大脳動脈領域の境界，あるいは中大脳動脈領域と後大脳動脈領域の境界を指す．内頚動脈領域の全般的

な血流障害がある場合，中大脳動脈と前大脳動脈の境界領域である上前頭溝付近は両血管から最も遠い位置に存在するため，何らかの血行力学的な変化（脱水，凝固亢進など）によって境界領域の脳梗塞が生じることがある（図7）．中大脳動脈と後大脳動脈の境界領域の梗塞も同様である（図8）．すなわち，境界領域の梗塞を認めた場合，主幹動脈である内頚動脈の評価が必須となる．なお，大脳皮質あるいはその近傍に限局する境界領域の梗塞では，塞栓症の可能性もあると考えられている（図9）．

C 小さな梗塞

1. 外側線条体動脈

外側線条体動脈（lateral striate artery）は，ラクナ梗塞の原因血管として頻度が高い．中大脳動脈水平部（M1）より上方に分岐し，前有孔質より脳実質内に入り，線条体，内包後脚，放線冠を灌流する（図10）．内包後脚には前脈絡動脈も灌流している．症状としては，内包後脚や放線冠の障害による顔面を含む対側の片麻痺が多く，視放線の障害により対側の同名半盲が生じることもある．臨床的には前脈絡動脈領域の脳梗塞と類似している．

2. 前脈絡動脈

前脈絡動脈（anterior choroidal artery）は，後交通動脈の分岐部より遠位，内頚動脈の最終分岐の約3mm近位で後方に分岐し，海馬，扁桃体，淡蒼球内節，間脳，中脳，内包後脚を灌流する（図11）．内包後脚には外側線条体動脈も灌流している．臨床症状としては，内包後脚の障害による対側のラクナ症候群（純粋運動卒中や運動失調性不全片麻痺）が多く，視放線の障害により対側の同名半盲を伴うこともある．内包後脚に急性期脳梗塞を認める症例において，同側の海馬や扁桃体にも急性期脳梗塞を認めた場合には，外側線条体動脈領域ではなく前脈絡動脈領域の脳梗塞であると診断できる．

図1 内頚動脈領域の脳梗塞（頭部CT）

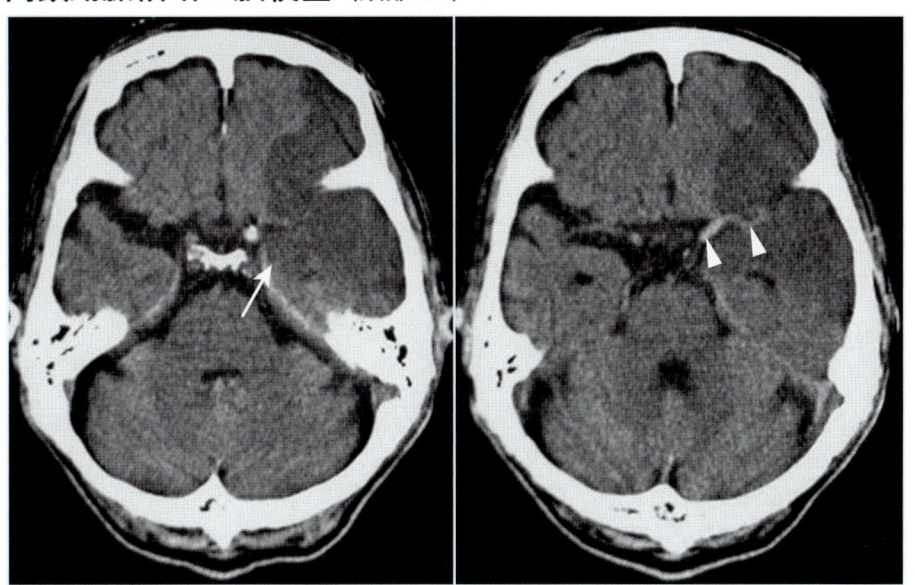

左前頭頭頂葉の広範囲に比較的均一な低吸収域が認められ，急性期脳梗塞（心原性脳塞栓症）と考えられる．低吸収域が左扁桃体におよんでいること（矢印），左内頚動脈頭部から左中大脳動脈水平部（M1）が高吸収となっていることから（矢頭），左内頚動脈領域の梗塞と考えられる．

図2　中大脳動脈領域の脳梗塞（拡散強調画像水平断）

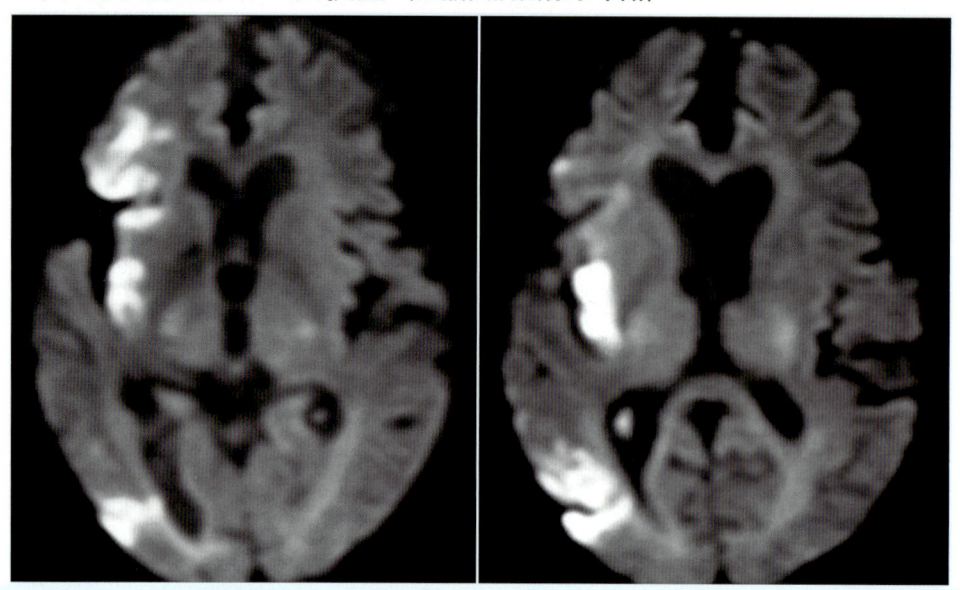

右前頭弁蓋部，右側頭葉後部，右島回に明瞭な高信号が散在性に認められる．右中大脳動脈領域（M2以後）のアテローム血栓性脳梗塞の急性期と考えられる．

図3　中大脳動脈領域の脳梗塞（頭部CT）

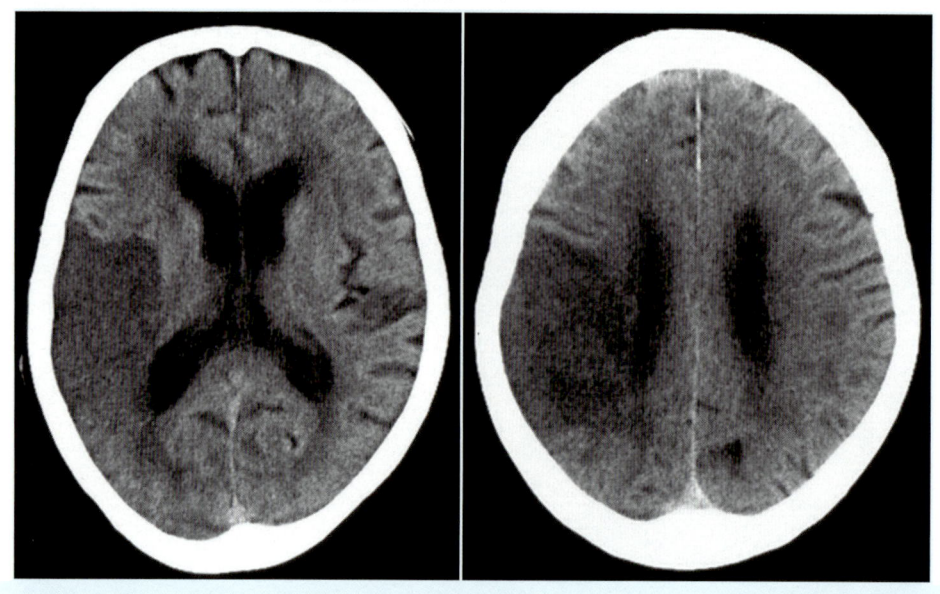

右側頭葉，前頭葉，頭頂葉に比較的均一な低吸収域を認める．右シルビウス裂が不明瞭であり，右島回や右被殻後部にも低吸収域がおよんでいる．右中大脳動脈水平部（M1）での心原性脳塞栓症が考えられる．なお，両側前頭葉や左頭頂葉の皮質下白質に斑状の小低吸収域が散在しており，陳旧性の虚血性変化と考えられる．

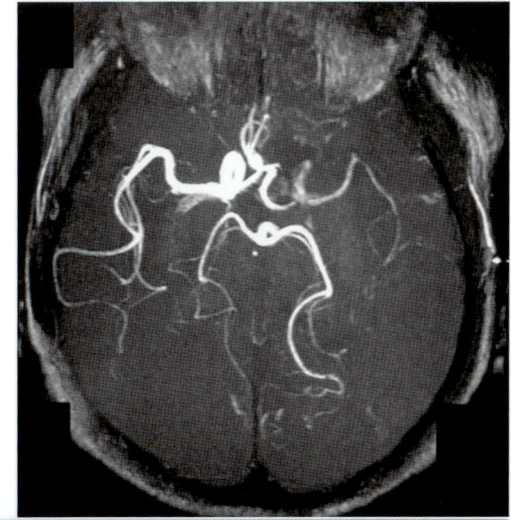

図4 中大脳動脈領域の脳梗塞
―内頚動脈閉塞
(頭部MRA上面像,脳血流SPECT水平断)

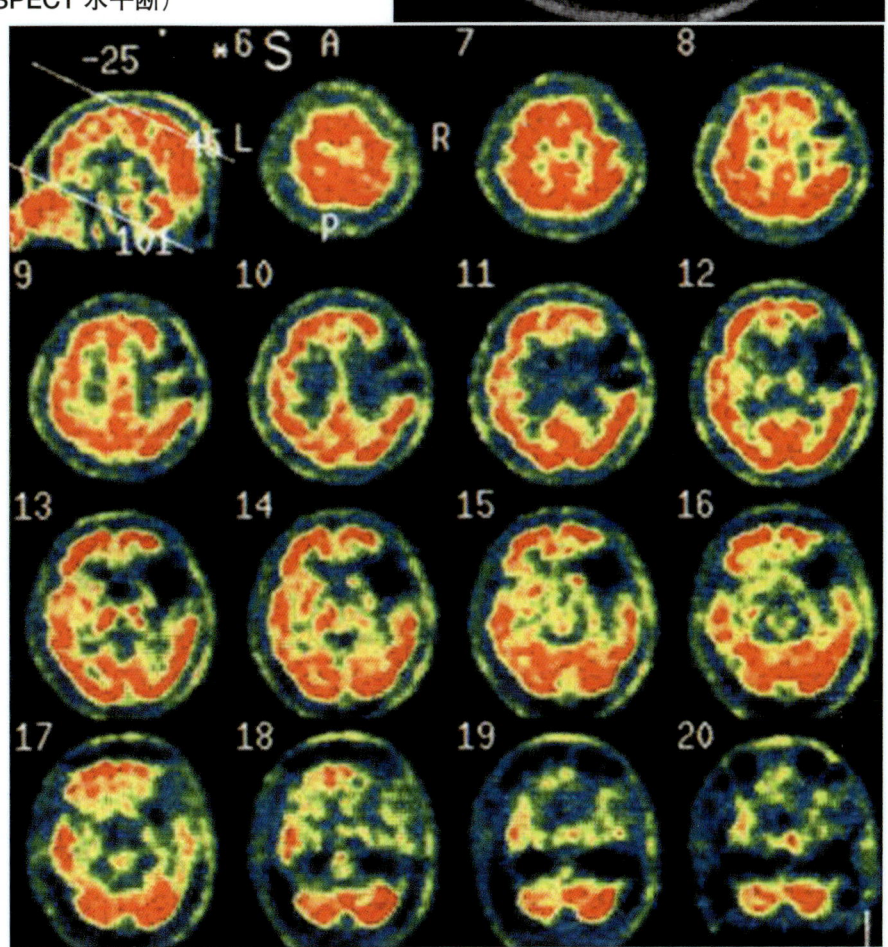

MRAで左内頚動脈および左中大脳動脈の描出が不良である.脳血流SPECTでは左前頭葉外側にcold spotが認められ,左側頭葉外側の集積が低下しているが,左前頭葉内側,頭頂葉の集積は保たれている.MRAで左前大脳動脈水平部の信号が外側に向かって細くなっていることから,左前大脳動脈は右内頚動脈からの側副血行を受けていると考えられる.また,左後大脳動脈は右よりも末梢まで明瞭に描出されており,左後大脳動脈からの側副血行が頭頂葉におよんでいると考えられる.なお,脳血流SPECTにおいて左視床および右小脳の集積が低下しており,梗塞巣と線維連絡を有する部位の遠隔性変化(diaschisis)と考えられる.

図5　前大脳動脈領域の脳梗塞（FLAIR 画像水平断）

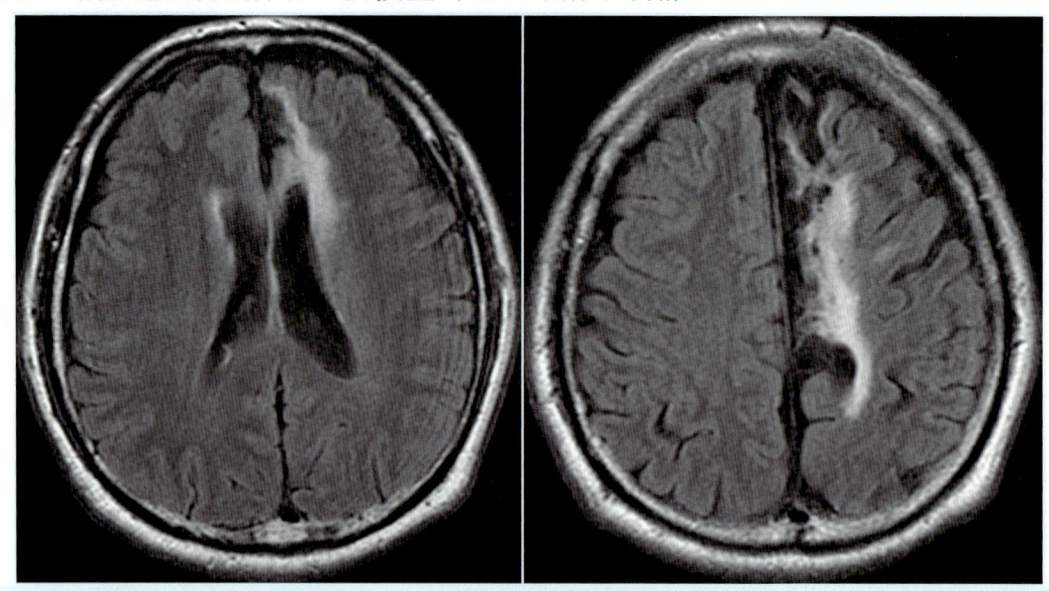

左前頭頭頂葉の内側面に大脳縦裂に沿うような低信号域（壊死巣）と高信号域（不全軟化巣）が認められる．左前大脳動脈領域の陳旧性梗塞と考えられる．

図6　前大脳動脈領域の脳梗塞─前交通動脈の動脈瘤破裂後の血管攣縮（頭部 CT）

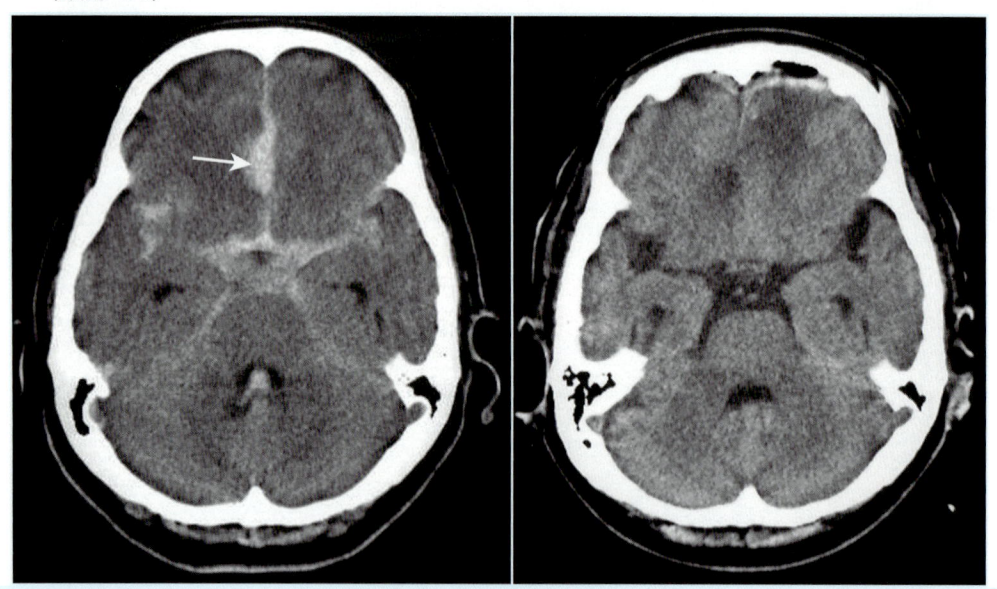

左：急性期の頭部 CT において，大脳縦裂前部，脳底槽，両側シルビウス裂，第四脳室に出血を示す高吸収域が認められる．大脳縦裂前部の出血量が多いことから（矢印），前交通動脈の動脈瘤破裂によるくも膜下出血が疑われる．
右：クリッピング術後の頭部 CT において，左前頭葉内側に低吸収域があり，血管攣縮による左前大脳動脈領域の脳梗塞と考えられる．

1. 脳血管障害

図7　中大脳動脈と前大脳動脈の境界領域の脳梗塞
（FLAIR画像水平断，MRA正面像）

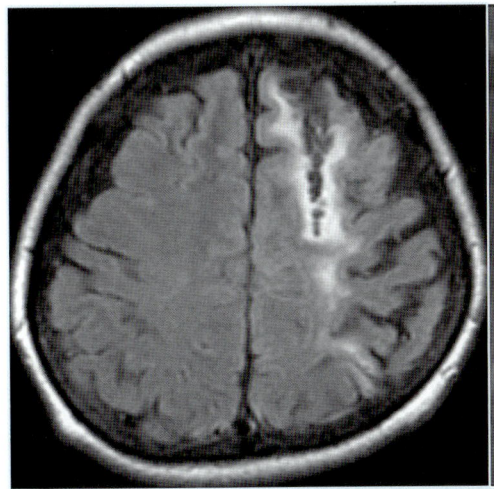

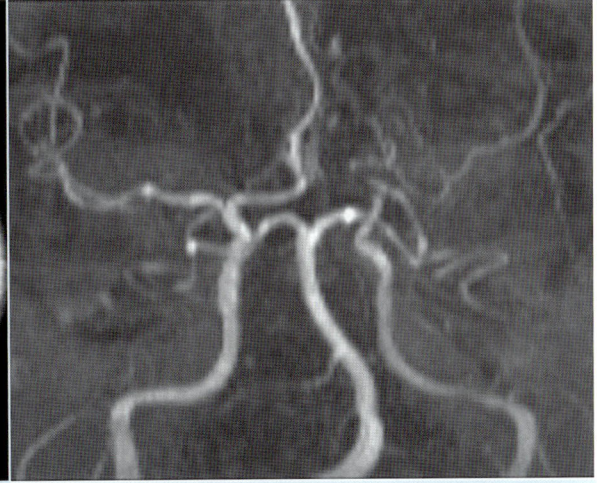

FLAIR画像において，左前頭頭頂葉の左上前頭溝付近，すなわち左中大脳動脈と前大脳動脈の境界領域に，壊死性変化をともなう陳旧性梗塞を認める．MRA正面像では，左内頚動脈頂部以後の左前大脳動脈および左中大脳動脈の描出が不良である．

図8　中大脳動脈と後大脳動脈の境界領域の脳梗塞（FLAIR画像水平断）

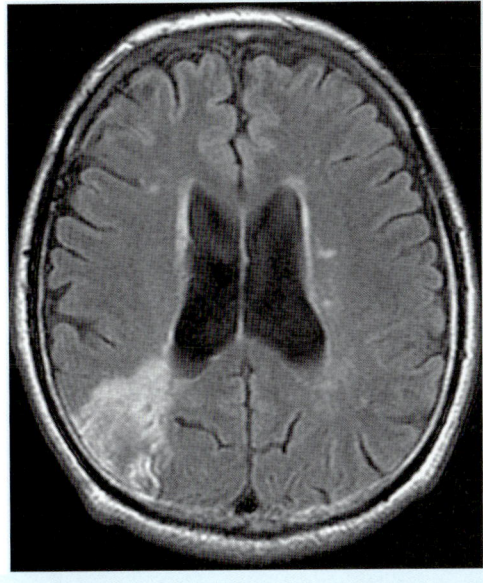

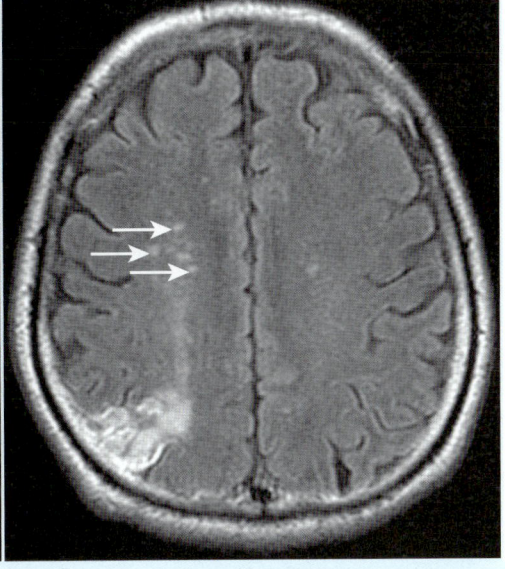

右中大脳動脈と右後大脳動脈の境界領域に楔形の高信号域があり，境界領域の脳梗塞と考えられる．右中大脳動脈と右前大脳動脈の境界領域にも虚血性変化を示す小さな高信号域が散在しており（矢印），右内頚動脈領域の灌流障害が疑われる．

図9　中大脳動脈と前大脳動脈の境界領域の脳梗塞
　　　（拡散強調画像水平断，T2強調画像水平断）

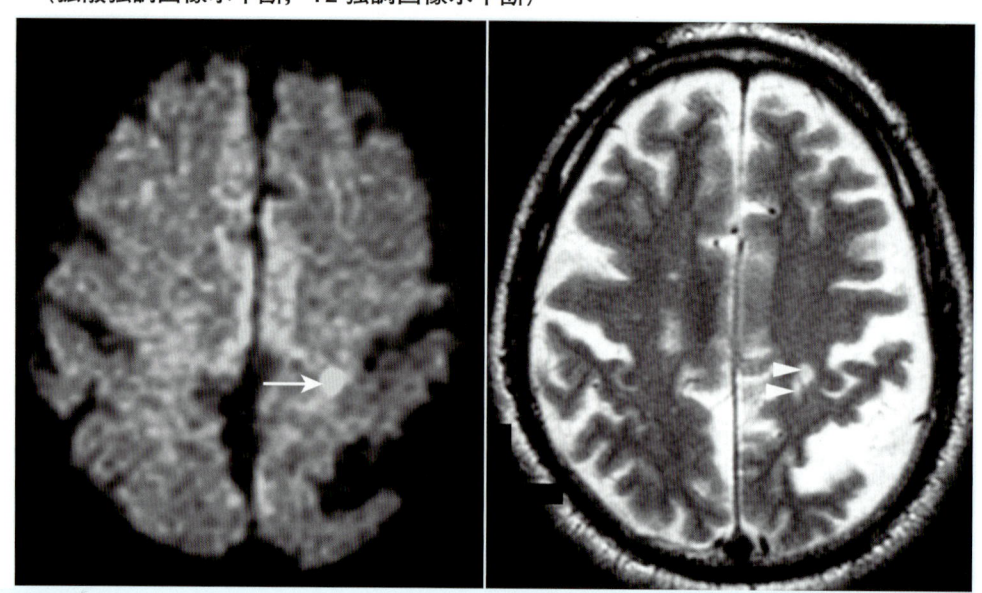

拡散強調画像において，左中心溝深部の中心前回皮質付近に小さな明瞭な高信号域を認め，急性期脳梗塞と診断できる（矢印）．T2強調画像水平断では，急性期梗塞巣とほぼ同部位に小さな高信号域を2個認めるが（矢頭），角張ったような形態あるいは線状の形態を示しており，また，信号強度が髄液に近いことから，これらは陳旧性梗塞巣であると判断できる．左中心後溝が右よりも明らかに拡大しており，同部位付近の慢性的な虚血による脳萎縮を示す所見と考えられる．左中大脳動脈と左前大脳動脈の境界領域の小梗塞の所見である．

図10　外側線条体動脈領域のラクナ梗塞
　　　（拡散強調画像水平断，ADC計算画像水平断）

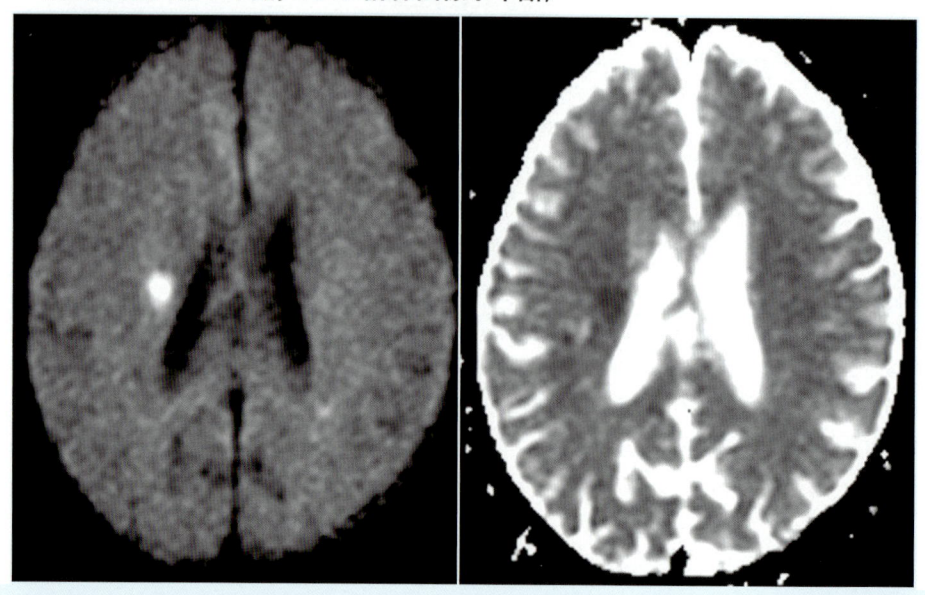

右放線冠に拡散強調画像で明瞭な高信号，ADC計算画像で低信号（拡散低下）の領域があり，右外側線条体動脈領域の急性期ラクナ梗塞と考えられる．

図11 前脈絡動脈領域の脳梗塞（拡散強調画像水平断）

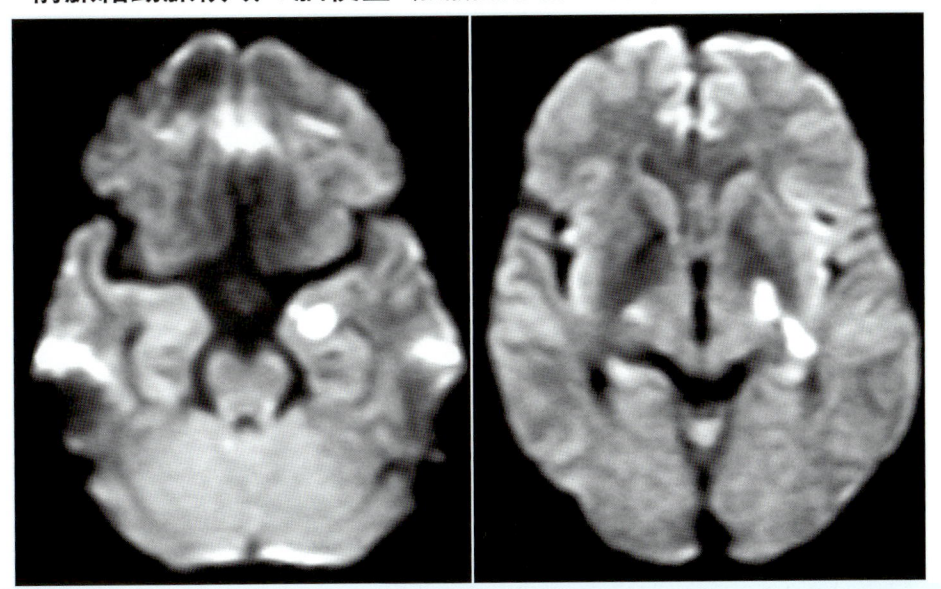

左扁桃体，内包後脚，側脳室三角部周囲（視放線を含む）に，拡散強調画像で明瞭な高信号域が認められ，左前脈絡動脈領域の急性期梗塞と考えられる．なお，両側側頭葉外側面や前頭葉内側面・円蓋部の対称性の高信号域はアーチファクトである．

1 脳血管障害

3 脳梗塞　椎骨・脳底動脈系

A 大きな梗塞

1. 後大脳動脈

後大脳動脈（posterior cerebral artery）領域の梗塞で後頭葉の一次視覚野が傷害されると対側の同名半盲が生じる．楔部（鳥距溝より吻側）の病変により対側の下1/4盲，舌状回（鳥距溝より尾側）の病変により対側の上1/4盲が生じる（図1）．梗塞の機序としては心原性脳塞栓症が多い．後大脳動脈は，通常は脳底動脈より主な血流を得ているが（adult type），後交通動脈すなわち内頸動脈系より主な血流を得ていることがあり（fetal type），後者の場合には内頸動脈の閉塞にともなって後大脳動脈領域の梗塞が生じることがある．

2. 脳底動脈

脳底動脈（basilar artery：BA）の径は椎骨動脈よりも大きいため，椎骨動脈を経由した塞栓子は脳底動脈遠位端に閉塞しやすい．脳底動脈の遠位端からは，視床への穿通枝，後大脳動脈，上小脳動脈，中脳への穿通枝が分岐しているため，視床，後頭葉，側頭葉内側，小脳上面，中脳の広範囲に梗塞が生じる［脳底動脈先端症候群（top of the basilar syndrome）］（図2）．病変は左右対称性であることが多く，意識障害，眼球運動障害，視野障害などが生じる．脳底動脈先端症候群は，テント切痕ヘルニアや中脳水道閉塞によるテント上の脳圧・髄液圧亢進をきたしやすく，死の転帰をたどることが多い予後不良の症候群である．

3. 上小脳動脈

上小脳動脈（superior cerebellar artery：SCA）は脳底動脈の遠位端から分岐する．その血管支配領域は小脳上面だが，支配する範囲にはバリエーションが大きい．また，上小脳脚も灌流している．上小脳動脈領域の脳梗塞では病巣側の小脳性運動失調が主であり，めまいや嘔吐をともなうこともある．脳底動脈先端を経由して上小脳動脈領域の脳梗塞が生じるため，小脳病変の他に後頭葉，視床，脳幹の病変を確認する必要がある（図3）．

4. 前下小脳動脈

前下小脳動脈（anterior inferior cerebellar artery）は，通常は脳底動脈より分岐するが，稀に椎骨動脈から分岐する．橋表面に沿って背側に走行しながら分枝を出し，小脳片葉の周囲を通り，最終的に小脳半球の前下面に分布する．前下小脳動脈の血管支配領域には，橋や延髄の一部，中小脳脚，小脳片葉，小脳半球の前下面が含まれる．前下小脳動脈領域の脳梗塞（図4）では，病巣側の顔面神経麻痺，難聴，小脳性運動失調，回転性めまいなどが生じる．画像診断では，前下小脳動脈の親血管である脳底動脈の評価を行う必要がある．

5. 後下小脳動脈

後下小脳動脈（posterior inferior cerebellar artery）は，通常は椎骨動脈より分岐するが，稀に脳底動脈から分岐する．延髄の背外側部に分枝を出し，小脳扁桃の周囲を通り，最終的に

小脳虫部下面や小脳半球後下面に分布する．後下小脳動脈領域の脳梗塞では，後述する延髄外側症候群が有名である．小脳半球に梗塞巣が形成される場合は，めまい，嘔吐，構音障害，歩行障害などをきたしうるが，病変が小さい時には，無症状あるいは軽症状のために医療機関を受診せず，後に偶然に陳旧性梗塞巣として発見されることがある．画像診断では，小脳扁桃を含む小脳梗塞の場合や（図5），小脳後下面に楔形の梗塞を認める場合に，後下小脳動脈領域の脳梗塞と診断できる．椎骨動脈の動脈硬化や動脈解離の確認が必要である．

B 小さな梗塞

1. 視床穿通動脈

　視床穿通動脈（thalamoperforate artery）は，後大脳動脈の交通前部（P1）から左右対称性に分岐する場合が多いが，脳底動脈先端から1本の視床穿通動脈が分岐した後に左右に分かれることもある．後者の場合，視床穿通動脈近位部が閉塞すると，両側対称性の視床内側の梗塞巣が形成される（図6）．臨床症状としては，軽度の意識障害，情動障害，近時記憶障害（前向性および逆向性）などを呈し，梗塞巣が内側縦束吻側介在核（riMLF）におよんだ場合には垂直性眼球運動障害も呈する．突然発症の意識障害や記憶障害の症例では，視床穿通動脈領域の脳梗塞の鑑別が必要である．

2. 視床膝状体動脈

　視床膝状体動脈（thalamogeniculate artery）は，後大脳動脈の迂回槽部（P2）から分岐し，視床の腹外側部を灌流する．視床膝状体動脈領域の脳梗塞（図7）では，対側の半身の感覚障害や痛み（視床痛）が生じる．梗塞巣が小さい場合，手と口に感覚障害が限局することがあり，手口感覚症候群とよばれている．手と口に障害が限局する理由としては，視床の後外側腹側核（手からの感覚線維が投射）と後内側腹側核（口からの感覚線維が投射）が隣接しており，また，手や口からの感覚線維の投射を受ける神経細胞数が多いためと考えられる．

3. 脳底動脈傍正中枝

　脳底動脈傍正中枝（paramedian artery）は，橋の傍正中部を灌流する血管であり，支配領域には皮質脊髄路，皮質延髄路，皮質橋小脳路などの投射線維や，様々な脳神経核が含まれる．臨床症状は障害高位によって異なるが，共通する症状として対側の片麻痺や病巣側の小脳性運動失調が挙げられる．梗塞巣が橋被蓋におよんだ場合，橋上部の梗塞では病巣側の核間性眼筋麻痺（MLF症候群）など，橋下部の梗塞では病巣側への注視麻痺などが出現することがある．画像診断では，脳底動脈の評価が必要である（図8）．

4. 脳底動脈回旋枝

　脳底動脈回旋枝（circumferential artery）は，橋の外側に沿って走行し，橋底部を穿通した後に内背側に向かい，橋底部の外側および橋被蓋部を灌流する．短回旋枝と長回旋枝に分類され，後者は前下小脳動脈と吻合する．梗塞巣は血管走行に沿って橋の外側から内背側に向かって形成される（図9）．臨床症状としては，病巣側の小脳性運動失調，顔面の感覚障害，Horner症候群などが生じるが，皮質脊髄路が保たれるため片麻痺は生じない．

5. 延髄外側症候群

　延髄外側症候群（lateral medurally syndrome）は，別名Wallenberg症候群として広く知られている．後下小脳動脈の閉塞により生じ，椎骨動脈解離が原因となることがある．若年でも発症しうることが特徴である．後下小脳動脈の延髄の支配領域には，脊髄視床路，三叉神経脊髄路，前庭神経核，舌咽神経核，下小脳脚などが含まれている．梗塞巣は，脳底動脈回旋枝領域の梗塞巣と同様に，外側から内背側に向かって

形成される（図10）．臨床症状としては，病巣側の顔面の感覚障害，小脳性運動失調，Horner症候群，軟口蓋・咽頭・喉頭麻痺や，対側の体幹・上下肢の温痛覚障害が生じるが，脳底動脈回旋枝領域の脳梗塞と同様に片麻痺は生じない．

6. 延髄内側症候群

延髄内側は前脊髄動脈によって灌流されており，前脊髄動脈領域の延髄梗塞を延髄内側症候群とよぶ．前脊髄動脈は，後下小脳動脈の近傍で椎骨動脈より分岐し，延髄表面を下行する．両側の椎骨動脈から血流を受けることもあれば，一側の椎骨動脈のみから血流を受けることもある．後者の場合には，両側の延髄内側症候群をきたしうる．前脊髄動脈の血管支配領域には，皮質脊髄路，内側毛帯，舌下神経核が含まれるため，病巣側の舌麻痺と，対側の片麻痺および深部感覚障害が生じる．延髄内側症候群では，前脊髄動脈の走行に沿って梗塞巣が上位頚髄までおよぶことがある（図11）．梗塞巣はCTでも確認できることがある．

図1　後大脳動脈領域の脳梗塞（T2強調画像水平断）

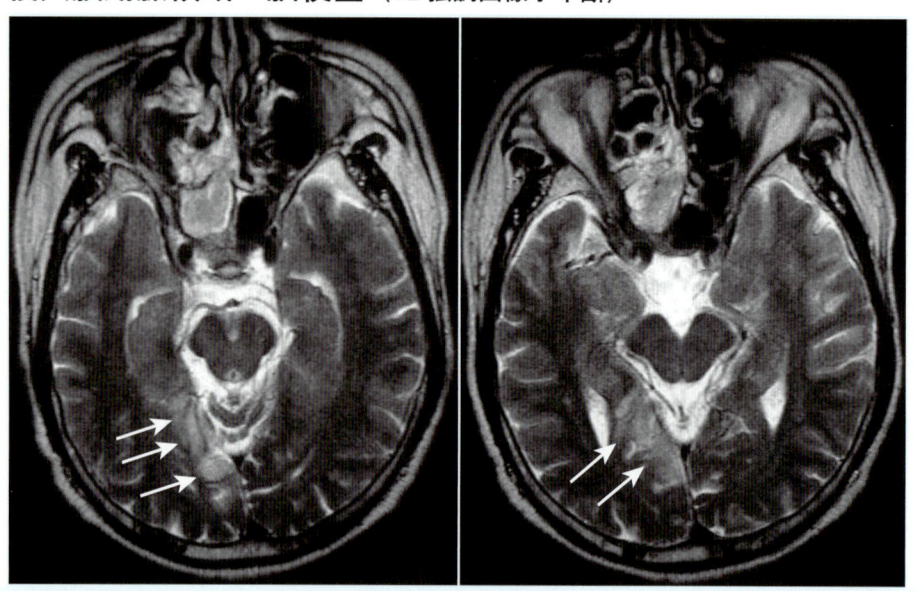

右後頭葉内側（右舌状回）にT2高信号病変が認められ（矢印），右後大脳動脈領域の脳梗塞と考えられる．本例では左上1/4盲が認められた．なお，右鼻腔の粘膜肥厚と右蝶形骨洞内の液体貯留が認められ，副鼻腔炎の所見と考えられる．

図2 脳底動脈先端症候群（T2強調画像水平断，矢状断）

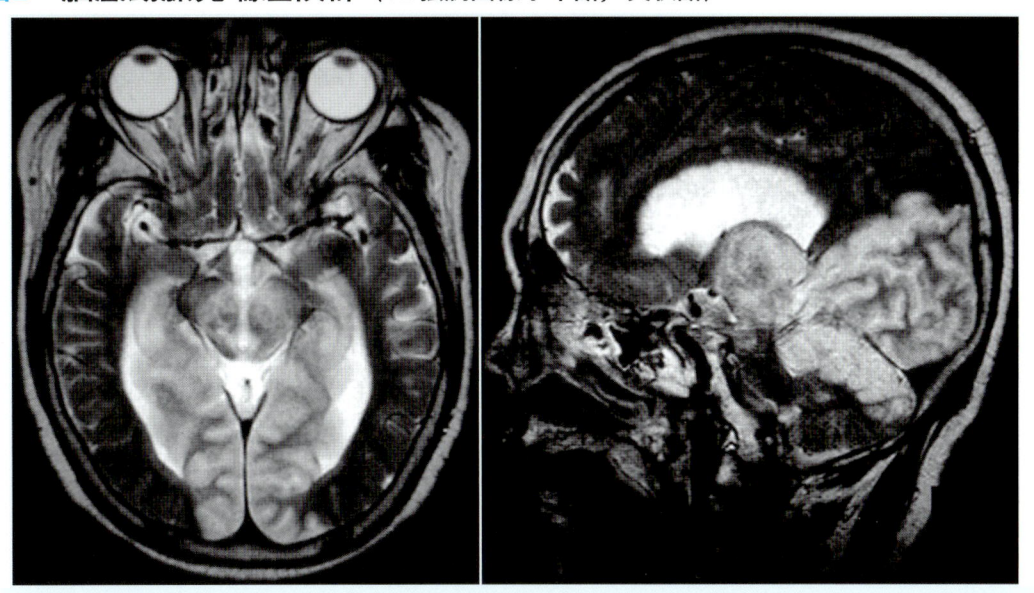

中脳のほぼ全域，両側の小脳上面，側頭葉内側，後頭葉，視床に対称性のT2高信号病変が認められる．脳底動脈先端からの各分枝の血管支配領域に一致しており，脳底動脈先端症候群と考えられる．

（亀田総合病院放射線科　大内敏宏先生のご厚意による）

図3 上小脳動脈領域の脳梗塞（拡散強調画像水平断）

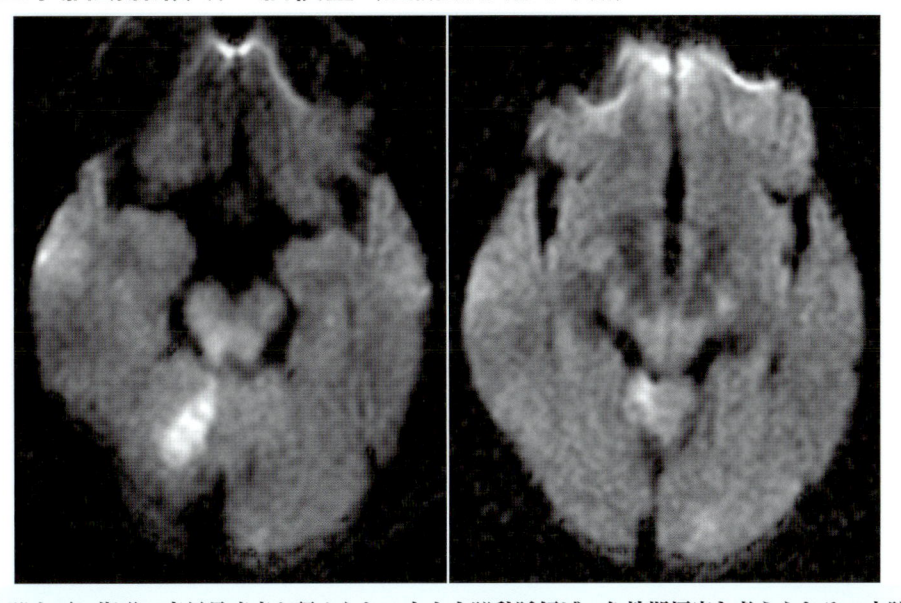

右小脳上面に楔形の高信号病変が認められ，右上小脳動脈領域の急性期梗塞と考えられる．中脳被蓋の右側の信号が対側よりもやや上昇しており，同部位の虚血を疑うが，この画像では中脳梗塞との診断は困難である．

図4　前下小脳動脈領域の脳梗塞（T2強調画像水平断）

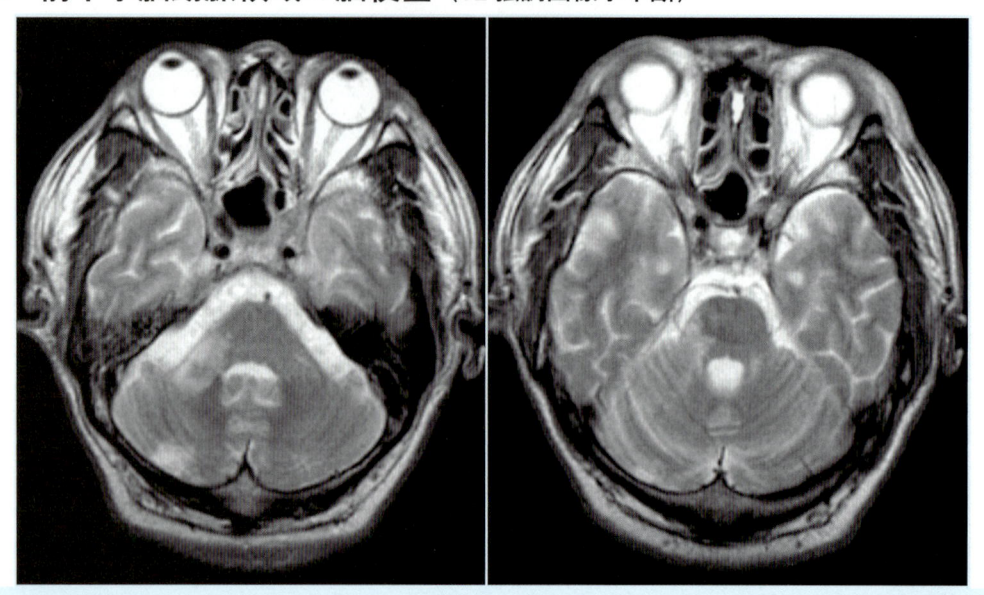

　橋の右外側部から右中小脳脚にかけてT2高信号病変が認められる．右小脳の前下面の一部にも病変がおよんでいる．右前下小脳動脈領域の脳梗塞と考えられる．脳底動脈の径が内頚動脈の径の1/3〜1/4程度であり，脳底動脈が狭窄している可能性が考えられる．

図5　後下小脳動脈領域の脳梗塞（T2強調画像水平断，冠状断）

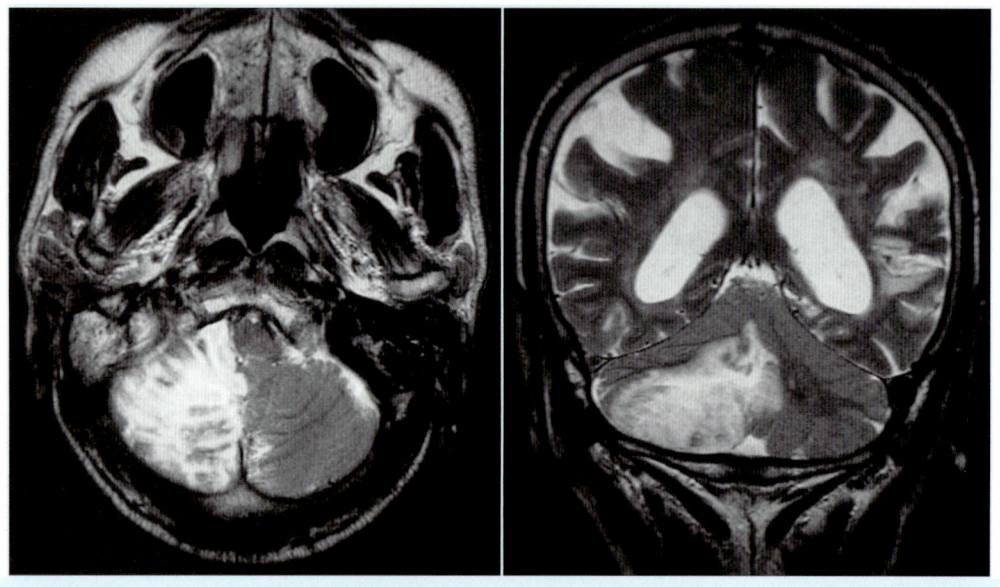

　右小脳下面および両側小脳扁桃に浮腫をともなうT2高信号病変が認められ，延髄および第四脳室が右から左へ圧排されている．右後下小脳動脈領域の脳梗塞と考えられる．

図6 視床穿通動脈領域の脳梗塞（頭部CT）

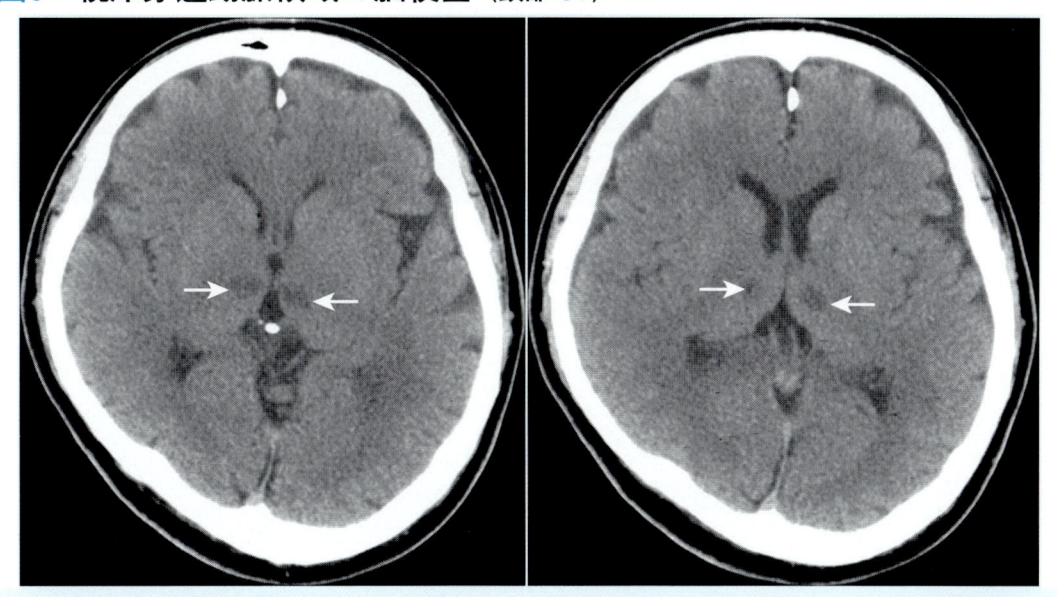

両側視床の前内側部に対称性の低吸収域が認められる（矢印）．視床穿通動脈領域の血管支配領域に一致しており，脳梗塞と考えられる．

図7 視床膝状体動脈領域の脳梗塞（T2強調画像水平断，FLAIR画像水平断）

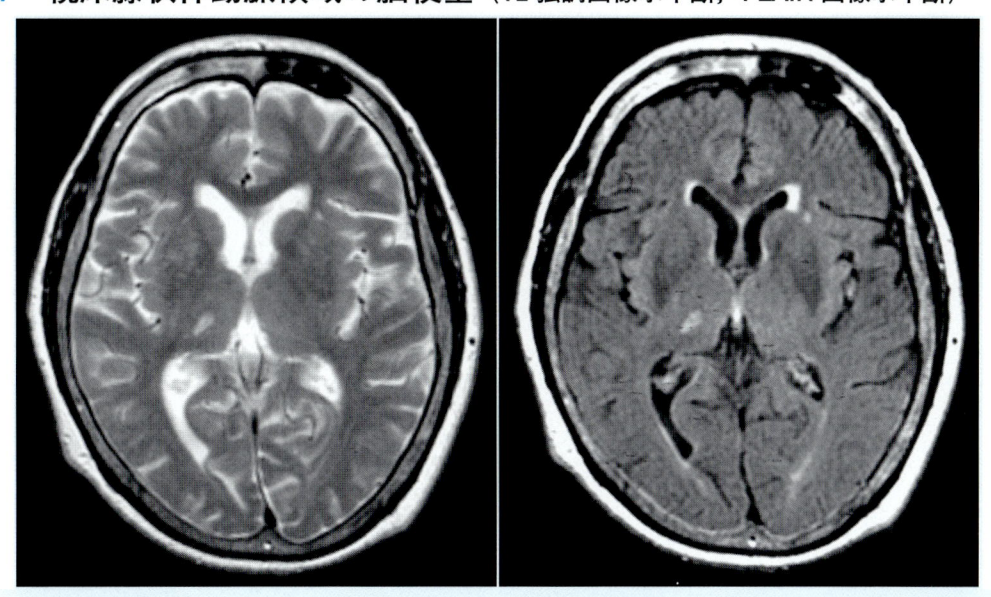

右視床の後外側部に小さなT2高信号病変があり，視床膝状体動脈領域の脳梗塞と考えられる．本症例は手口感覚症候群を呈していた．

図8 脳底動脈傍正中枝領域の脳梗塞（T2強調画像水平断，MRA正面像）

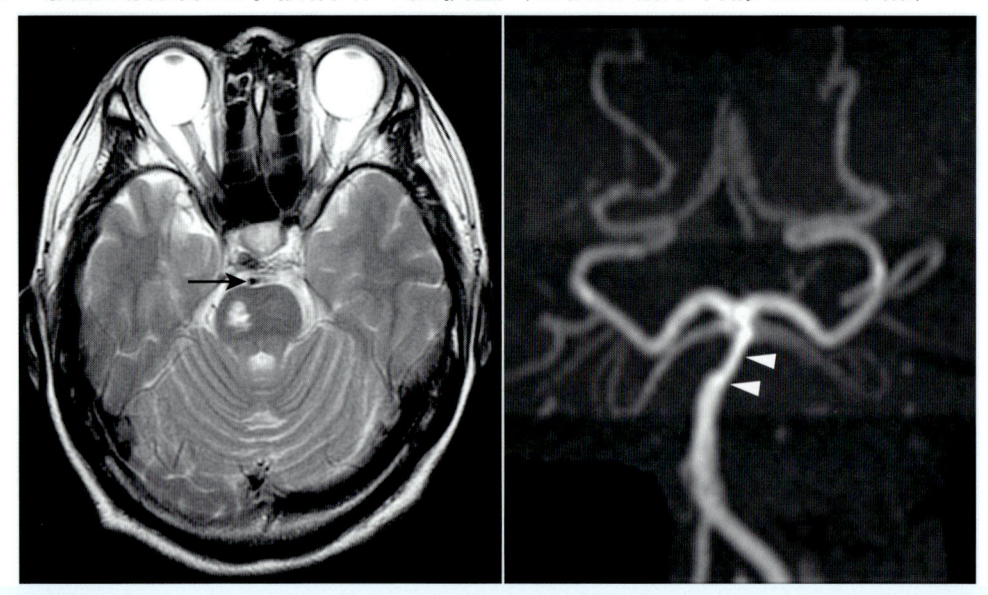

橋底部の右側にT2高信号病変が認められ，脳底動脈傍正中枝領域の脳梗塞と考えられる．同部位の脳底動脈の内径が通常よりも細くなっており（矢印），MRAでも脳底動脈の遠位1/3の狭窄が確認できる（矢頭）．

図9 脳底動脈回旋枝領域の脳梗塞（T2強調画像水平断）

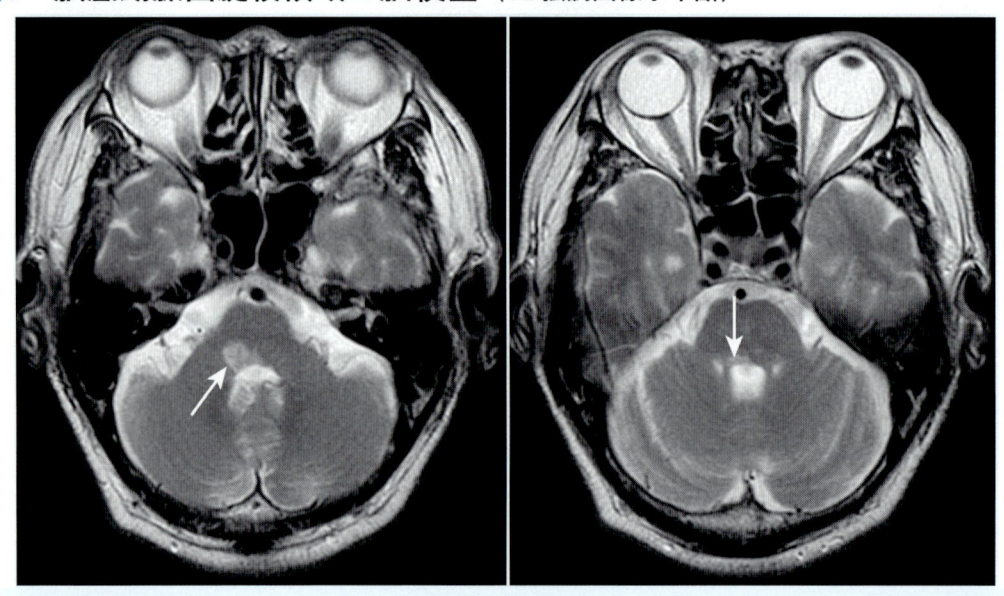

右中小脳脚に直交するような向きで，橋底部から橋被蓋にかけてT2高信号病変が認められ，脳底動脈回旋枝領域の脳梗塞と考えられる（矢印）．脳底動脈の内径が内頚動脈と同程度に拡大している．

図10　延髄外側症候群（T2強調画像水平断）

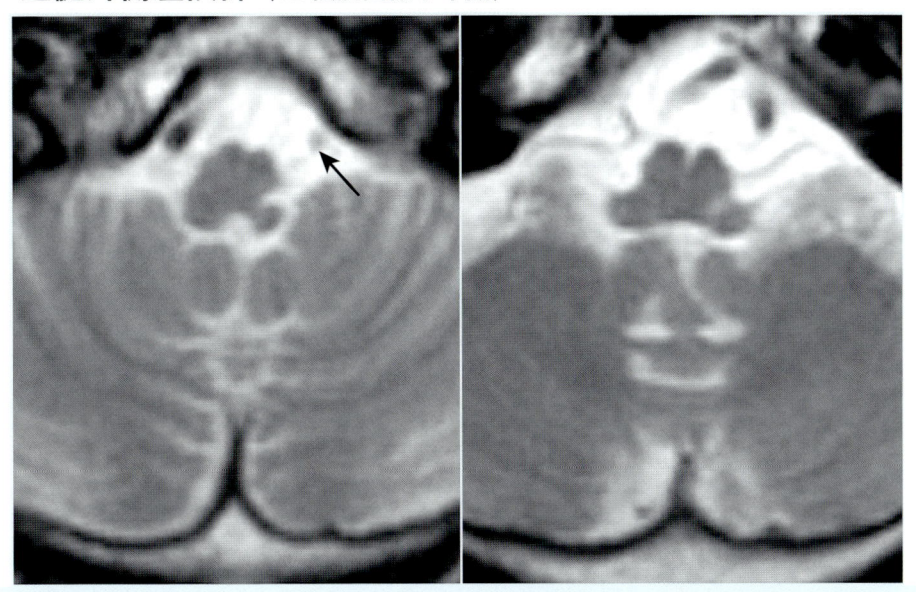

延髄の外側より内背側に向かって楔形のT2高信号病変が認められる．左椎骨動脈のflow void効果が減弱しており（矢印），同血管の狭窄に伴う左延髄外側症候群と考えられる．

図11　延髄内側症候群（T2強調画像水平断，冠状断）

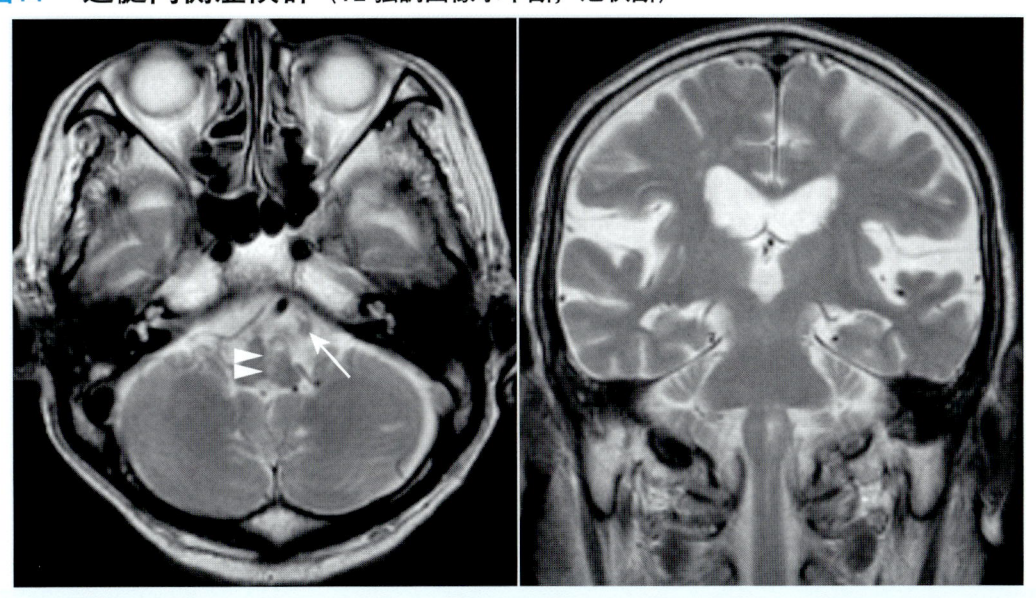

左延髄錐体から背側に向かって楔形のT2高信号病変が認められる（矢頭）．左椎骨動脈のflow void効果が減弱しており（矢印），左椎骨動脈閉塞による延髄内側症候群と考えられる．

1 脳血管障害

4 脳梗塞　特殊な脳梗塞

A 脳血管性認知症

　脳梗塞に起因する認知症を脳血管性認知症（vascular dementia：VaD）とよぶ．多発性ラクナ梗塞や側脳室周囲の虚血性病変が原因として多いが（図1），その限りではない．1993年に発表された NINDS-AIREN の診断基準が，脳血管性認知症の病変局在の理解に役立つ（表）．画像診断では病変部位を正確に把握することが重要である．臨床症状は病変部位によって異なるが，記憶障害に加えて情動変化（易怒性など）や発動性低下がみられることが多く，アルツハイマー病でみられるような"取り繕うような言動"は少ない．また，不全片麻痺やパーキンソニズムなどの運動障害を合併することが少なくないため，徘徊が問題となることは少ない．

B 家族性脳梗塞

1. CADASIL

　CADASIL（cerebral autosomal dominant arteriopathy with subcortical infarcts and leukoencephalopathy）は，notch 3 遺伝子の異常による常染色体優性の遺伝性疾患である．30歳代以後の発症が多く，片頭痛発作や脳卒中発作（一過性脳虚血発作を含む）を繰り返す．経過とともに脳病変が拡大し，やがて偽性球麻痺や認知症を呈するようになる．画像診断では，側脳室周囲白質や大脳基底核の非特異的な多発性ラクナ梗塞／虚血性変化に加えて，①側頭葉前部（側頭極）の皮質下白質病変や，②外包病変をともなうことが特徴である（図2）．通常，MRA や血管造影では異常はみられない．

表　脳血管性認知症に関連する脳病変（NINDS-AIREN の診断基準，1993年）

病変局在
　画像診断において，以下の部位の病変が1つ以上認められる．
1. 大血管領域の脳梗塞
   - 両側の前大脳動脈領域
   - 後大脳動脈領域：視床の傍正中梗塞や側頭葉の下内側の梗塞を含む
   - 連合野：頭頂側頭連合野や側頭後頭連合野（角回を含む）
   - 内頚動脈の境界領域：前頭葉上部や頭頂葉
2. 小血管領域の脳梗塞
   - 大脳基底核および前頭葉のラクナ梗塞
   - 側脳室周囲白質の癒合性の虚血性病変
   - 両側の視床梗塞

2. CARASIL

　CARASIL（cerebral autosomal recessive arteriopathy with subcortical infarcts and leukoencephalopathy）は，若年発症の常染色体劣性の遺伝性疾患であり，CADASILと同様に偽性球麻痺，認知機能障害などが徐々に進行する．CADASILとは異なり，禿頭や変形性脊椎症を合併することが特徴である．画像診断では，内部が均一なびまん性の白質病変がみられることが特徴であり，CADASILでみられるような強い壊死性変化をともなう白質病変は通常は認められない（図3）．

C 膠原病，血管炎症候群

1. 抗リン脂質抗体症候群

　抗リン脂質抗体症候群（anti-phospholipid antibody syndrome：APS）は，動静脈血栓症，習慣性流産，血小板減少症などを主徴とする自己免疫疾患である．ループスアンチコアグラント，抗カルジオリピン抗体，β_2-グリコプロテインⅠ（β_2-GPI）依存性抗カルジオリピン抗体などが病態に関与する抗体として知られており，特にβ_2-GPI依存性抗カルジオリピン抗体の血栓形成への関与が強いと考えられている．抗リン脂質抗体症候群は全身性エリテマトーデス（systemic lupus erythematosus：SLE）を合併することが多いため，画像診断で脳病変を認めた場合，いずれの病態が脳病変の形成に強く関与しているか，判断に苦慮することがある．全身性エリテマトーデスのみでは頭蓋内の大血管の狭窄をきたすことは稀であるため，大血管の狭窄に伴う脳梗塞の場合には抗リン脂質抗体症候群が原因であると推察できる（図4）．

2. 血管炎症候群

　血管炎症候群（vasculitis syndrome）では罹患臓器の様々な症状が出現する．神経系の異常としては，脳卒中，脳神経麻痺，脊髄炎，多発単神経炎などがある．大型動脈を傷害する血管炎症候群には，高安動脈炎や巨細胞性動脈炎があり，大動脈弓部に血管炎が生じると脳梗塞が生じうる．中小動脈を傷害する血管炎症候群には，結節性多発動脈炎，Wegener肉芽腫症，Churg-Strauss症候群などがある．また，中枢神経系に限局する中小動脈の血管炎としてgranulomatous angitis of central nervous systemが知られている．中小動脈の血管狭窄は通常のMRAでは確認が困難であり，血管造影による評価が必要となる．

D 血管内リンパ腫

　血管内で増殖したリンパ腫によって血管が閉塞した状態を血管内リンパ腫（intravascular lymphoma）とよぶ．リンパ腫の型はdiffuse large B cellであることが多い．皮膚と中枢神経系が好発部位であり，中枢神経系では大脳白質に病変がみられることが多い．大脳皮質，大脳基底核，中脳，脊髄に病変がみられることもある．脳MRIでは非特異的なT2高信号病変として描出される（図5）．血管閉塞による虚血が本態のため，腫瘍のような圧排効果はみられない．通常は造影増強効果に乏しいが，T2高信号部位に一致して線状や斑状の造影増強効果がみられることがある．

E もやもや病
（Willis動脈輪閉塞症）

　両側の内頸動脈遠位部，前大脳動脈や中大脳動脈の近位部，すなわちWillis動脈輪を構成する血管の狭窄/閉塞による脳血管障害である．側副血行路として微細な血管網（もやもや血管）がみられることから，もやもや病（moya moya disease）と呼ばれている．50歳以前の若年発症であり，発症時期には小児と成年の二峰性のピークがある．小児では，脳梗塞や一過性脳虚血発作などの虚血症状や頭痛で発症することが多い．成人ではくも膜下出血や脳出血で発症することが多い．

頭部CTでは梗塞巣や出血巣は確認できるが，もやもや血管の確認はできない．頭部MRIでは，MRAで血管の閉塞部位を確認することができる（図6）．比較的径が大きく血流が速いもやもや血管はflow void効果として認められるが，微細なもやもや血管は確認できない．

図1 脳血管性認知症（T2強調画像水平断）

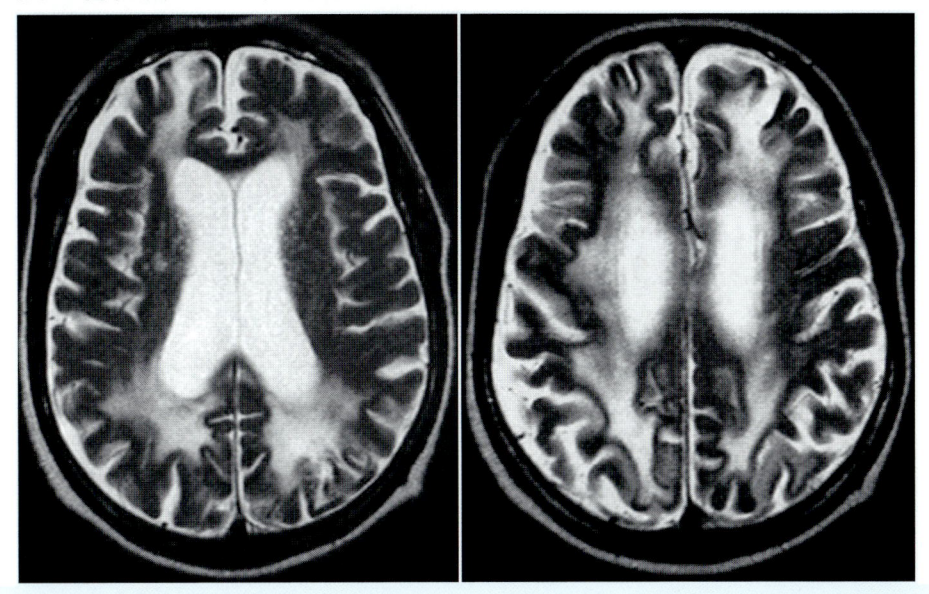

　側脳室周囲白質から前頭頭頂葉皮質下白質にかけて，びまん性かつ癒合性のT2高信号病変が対称性に認められる．両側前頭葉円蓋部では病変が皮質におよんでいる．両側側脳室体部は拡大している．微小血管障害による脳血管性認知症の所見である．

図2 CADASIL（FLAIR画像水平断）

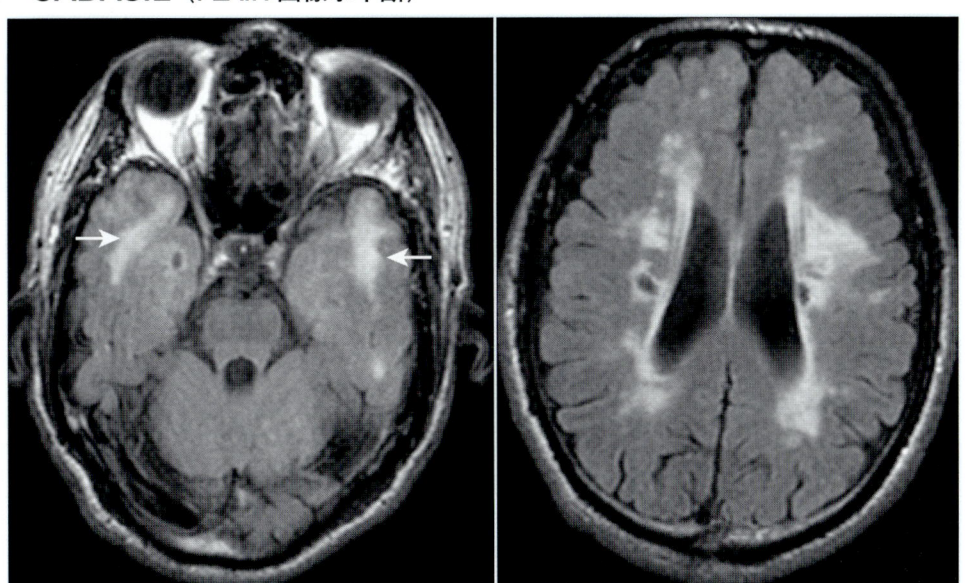

　前頭頭頂葉の皮質下白質に小さな高信号病変が散在・癒合している．両側放線冠には低信号病変が認められ，壊死性変化が強い病変（ラクナ梗塞）と考えられる．両側側頭葉前部の皮質下白質にびまん性の高信号病変が認められ（矢印），CADASILに特異的な所見である．

図3　CARASIL（T2強調画像水平断）

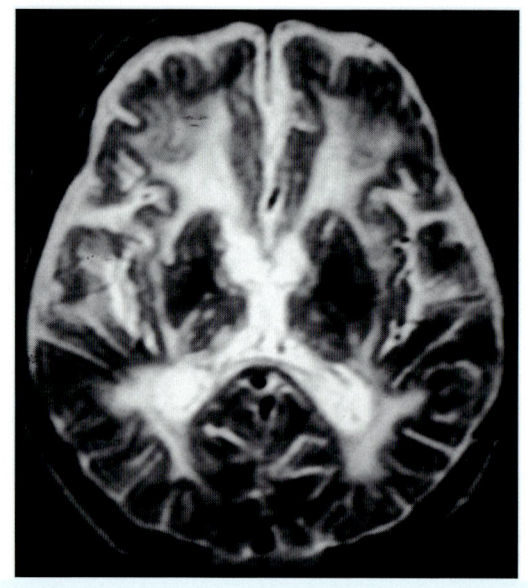

側脳室周囲白質から皮質下白質にかけて，びまん性で対称性の T2 高信号病変があり，病変は外包にもおよんでいる．脳梁膨大部にも病変が広がり，萎縮性変化をともなっている．病変の信号は比較的均一である．両側視床には小さな T2 高信号病変が散在している．

（亀田総合病院神経内科　福武敏夫先生のご厚意による）

図4　抗リン脂質抗体症候群（FLAIR 画像水平断，MRA 上面像）

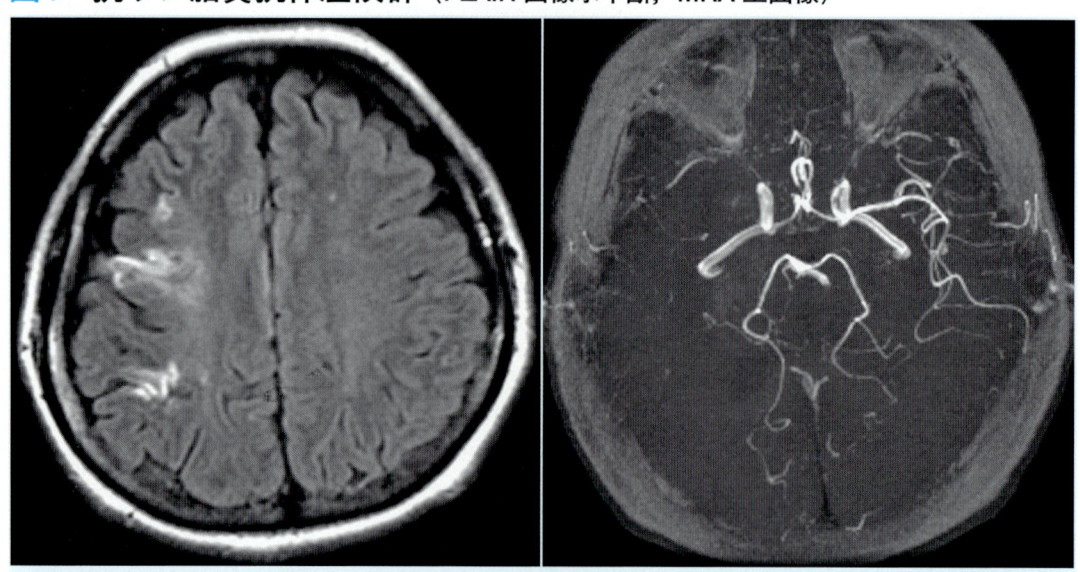

慢性期の画像を示す．右前頭頭頂葉皮質の一部に明瞭な高信号病変が認められ，皮質下白質にも淡い高信号病変が広がっている．右中大脳動脈は起始部から描出されておらず，同領域の脳梗塞と診断できる．病変が皮質の一部に限局していることから，末梢の中小血管にも閉塞あるいは狭窄が生じている可能性があるが，本画像では判断ができない．

図5　血管内リンパ腫 (FLAIR 画像水平断)

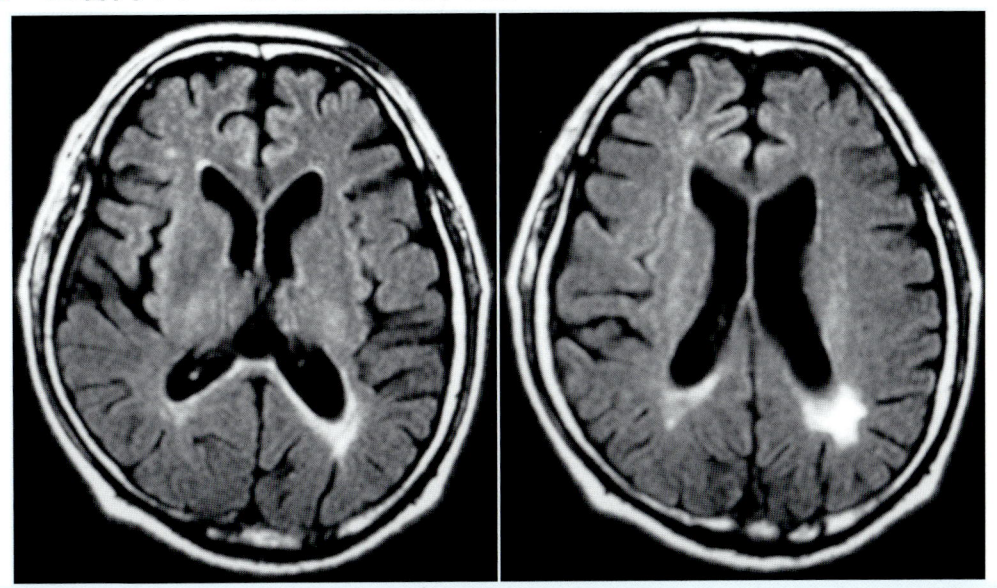

治療後の画像を示す．両側側脳室三角部周囲の深部白質に内部均一な T2 高信号病変が認められる．病変周囲は萎縮しており，腫瘍のような圧排効果はみられない．また，右前頭葉皮質下白質にも小さな T2 高信号病変が認められる．これらの所見は虚血性変化として非特異的な所見と思われる．

図6　もやもや病 (Willis 動脈輪閉塞症) (T2 強調画像水平断, MRA 上面像)

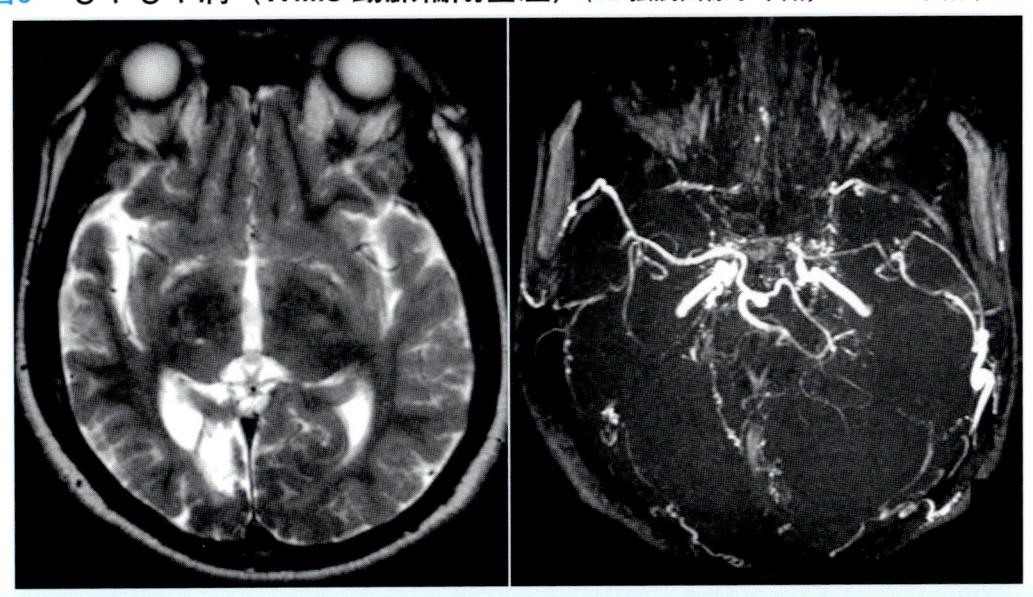

T2 強調画像で，右後大脳動脈の血管支配領域に一致する陳旧性梗塞が認められる．MRA で両側内頚動脈が遠位端から閉塞しており，左中大脳動脈の信号が細く弱くなっている．右中大脳動脈は明瞭に認められるが，右内頚動脈と交通がなく，拡張した右後交通動脈と連絡していることから，脳底動脈系より血流を受けていると考えられる．両側中大脳動脈の水平部付近に小血管が多数認められ，もやもや血管と考えられる．右中硬膜動脈および左浅側頭動脈からも側副血流を受けていると考えられる．

1 脳血管障害
5 脳出血（脳内出血）

　脳血管の破綻により脳実質内に血腫が形成された状態を脳出血（cerebral hemorrhage）あるいは脳内出血（intracerebral hemorrhage：ZCH）とよぶ．高血圧にともなって発症することが多いが，特に高齢者の場合など，明らかな高血圧が認められないこともある．脳出血は突然発症の救急疾患であり，頭部CTで診断されることが多い．頭部CTでは，血餅形成後の血腫は明瞭な高吸収域として認められるが，血餅形成前の血腫は等吸収域として認められる（図1）．すなわち，高吸収病変内に限局性の低吸収域を認めた場合，後者が比較的新しい出血と考えられ，その内部に出血部位があると推察することができる．脳出血は脳実質「間」に形成された血腫による圧迫性の脳傷害であり，脳実質の直接の傷害である脳梗塞と比較すると，脳ヘルニアなどの圧排効果が著明である．出血は脳室内やくも膜下腔におよぶことがある（脳室穿破，くも膜下出血；図1, 図2, 図3, 図7）．脳室内の血腫は，脳室内に液面を形成する高吸収域，あるいは脈絡叢に付着する高吸収域として認められる（図3）．脳室穿破やくも膜下出血を伴う脳出血の場合，二次的な髄液灌流障害が生じるため，血腫に伴う脳ヘルニアとあいまって著明な頭蓋内圧亢進が生じ，致死的な転帰をたどることがある．急性期を過ぎると，数ヶ月かけて徐々に血腫が徐々に吸収されていき，血腫による圧排効果は消失し，血腫が存在していた部位はスリット状の腔となる（図4）．また，圧排効果を受けていた周囲の脳実質は萎縮する．

　通常，脳出血の診断やフォローアップは頭部CTで行なわれるが，症状が軽度である場合や，出血の詳細な原因検索を行なう場合など，頭部MRIにて血腫の評価を行なうことがある．MRIでの血腫の信号変化はやや複雑である（表）．出血直後の血腫は酸化型ヘモグロビン（オキシヘモグロビン）が主体であり，その後数日間で還元型ヘモグロビン（デオキシヘモグロビン）に変化する．オキシヘモグロビンは反磁性体で磁化率効果に乏しいため，T2強調画像で高信号，T1強調画像で等信号となる（図2）．デオキシヘモグロビンは常磁性体で磁化率効果が強く，T2強調画像で低信号，T1強調画像で等信号，拡散強調画像で低信号となる（図2, 図5, 図6）．磁化率効果は高磁場での撮像においてより明瞭

表　MRIでの血腫の信号変化

	超急性期 （半日未満）	急性期 （半日〜数日）	亜急性期 （数日〜数週）	慢性期 （数週〜数ヶ月）
血腫内成分	オキシヘモグロビン	デオキシヘモグロビン	メトヘモグロビン	血漿成分*
T2強調画像	高信号	低信号	高信号	高信号*
T1強調画像	等信号	等信号	高信号	低信号

＊病変の周囲にはヘモジデリンが沈着し，T2強調画像で低信号となる．

になる．デオキシヘモグロビンは，血腫の周辺部より徐々にメトヘモグロビンに変化し，亜急性期には赤血球崩壊にともなってフリーのメトヘモグロビンとなる．このメトヘモグロビンは，T1強調画像で高信号，T2強調画像で高信号である（図2, 図5, 図6）．その後，数ヶ月かけて徐々に血腫が吸収され，血腫は血漿成分に置き換わり，髄液と同程度の信号（T2強調画像で高信号，T1強調画像で低信号）となる．慢性期の血腫壁にはヘモジデリンが沈着し，T2強調画像で低信号となる（図4）．

1．被殻出血

被殻出血（putaminal hemorrhage）は，外側線条体動脈の破綻によって生じる．高血圧性脳出血の中では被殻出血の頻度が最も高い．時に脳室内に穿破する（図1）．対側の片麻痺が主症状だが，血腫が小さいと明らかな神経症状をきたさず偶発的に発見されることがある（図4）．血腫が内包におよぶと対側の感覚障害が生じ，優位半球の言語野の皮質下におよぶと失語が生じる．

2．視床出血

視床出血（thalamic hemorrhage）は，視床穿通動脈や視床膝状体動脈の破綻によって生じる．視床内側から出血することが多く，解剖学的に第三脳室に近いことから，脳室穿破を伴いやすい（図3）．対側の感覚障害が主症状だが，血腫が内包後脚におよぶと対側の片麻痺が生じる．中脳に病変が拡大すると内下方向きの眼位異常や病側のHorner症候群などが生じる．

3．小脳出血

小脳出血（cerebellar hemorrhage）は，上小脳動脈や後下小脳動脈の破綻などによって生じる．小脳歯状核付近に出血することが多い（図6）．時に第四脳室内に穿破し，逆行性に第三脳室内に血腫がおよぶことがある（図7）．突然の激しい頭痛，嘔吐，めまいなどで発症することが多く，血腫が大きい場合には脳幹圧迫による意識障害が生じる．このような症例は予後が不良である．

4．橋出血

橋出血（pontine hemorrhage）では橋被蓋に出血することが多い．血腫は両側性に拡大しやすい．意識障害，瞳孔異常（pin point pupilなど），眼球運動異常（眼球浮き運動など）などが出現する．血腫が中心被蓋路を傷害すると，亜急性期から慢性期にかけて下オリーブ核の仮性肥大が出現する（図8）．

5．皮質下出血

皮質下出血（subcortical hemorrhage）は，皮髄境界部での穿通枝の破綻によって生じる（図9）．脳表面に癒着した動脈瘤が脳実質内に出血して皮質下出血となることもある．高齢者の皮質下出血ではアミロイド・アンギオパチーが疑われる．アミロイド・アンギオパチーは，皮質内出血が皮質下におよんだ状態であり，FLAIR画像などで注意深く観察すると，隣接する脳溝内のくも膜下出血も確認できる．その他，皮質下出血の鑑別として，脳動静脈奇形からの出血，皮質静脈血栓症による出血，腫瘍内出血などが挙げられる．CTで血腫周囲に異常石灰化を認めた場合や（図10），MRIで血腫周囲に異常なflow void効果を認めた場合には，脳動静脈奇形を疑う必要がある．血腫量に比して血腫周囲の低吸収域（浮腫）が広範囲の場合には，皮質静脈血栓症や腫瘍内出血の鑑別が必要となる．

図1　被殻出血（頭部CT）

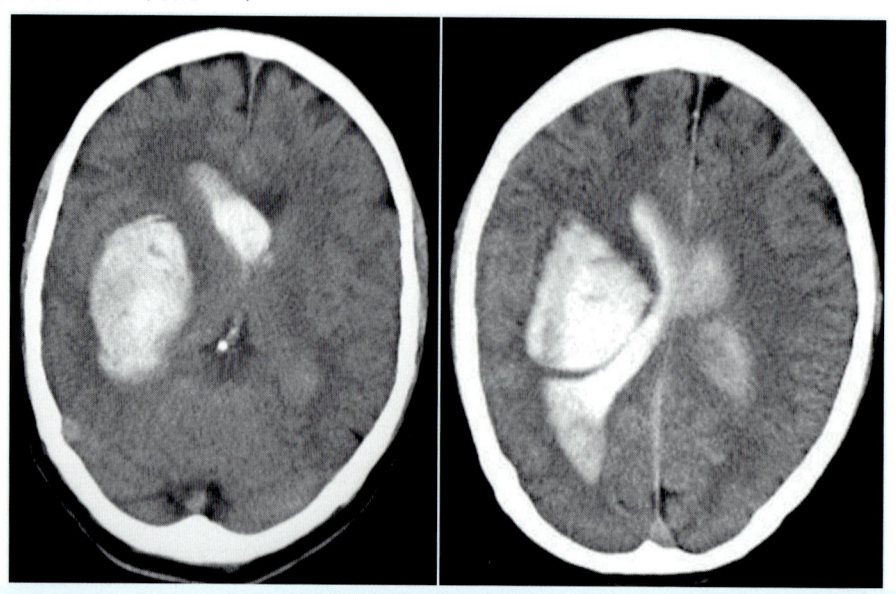

　右被殻を中心に巨大な高吸収域（血腫）が認められる．両側の側脳室全体が高吸収となっており（右優位），第三脳室内にも小さな高吸収域が認められる．脳室穿破を伴う右被殻出血の所見である．血腫内に小さな等低吸収があり，同部位から出血が生じている可能性がある．右側脳室は左へ変異しており，大脳鎌下ヘルニア（帯状回ヘルニア）が生じている．

図2　尾状核出血（T2強調画像水平断，T1強調画像冠状断）

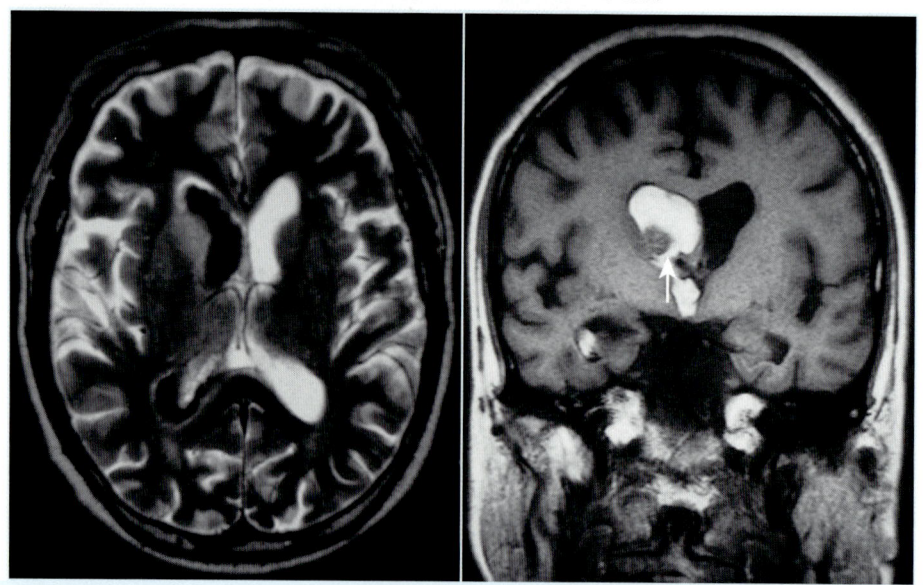

　右側脳室および第三脳室全体がT2強調画像で低信号，T1強調画像で高信号となっている．冠状断では透明中隔が右から左へ変異しており，圧排効果が認められる．これらの所見から，デオキシヘモグロビンおよびメトヘモグロビンを含む亜急性期の脳室内血腫と考えられる．T1強調画像で，右尾状核頭部から側脳室内に突出する等信号域が認められ（矢印），オキシヘモグロビンを含む新しい血腫と思われる．T2強調画像で右尾状核全体が高信号となっており，右尾状核出血の脳室穿破と診断できる．

（亀田総合病院放射線科　大内敏宏先生のご厚意による）

図3 視床出血（頭部 CT）

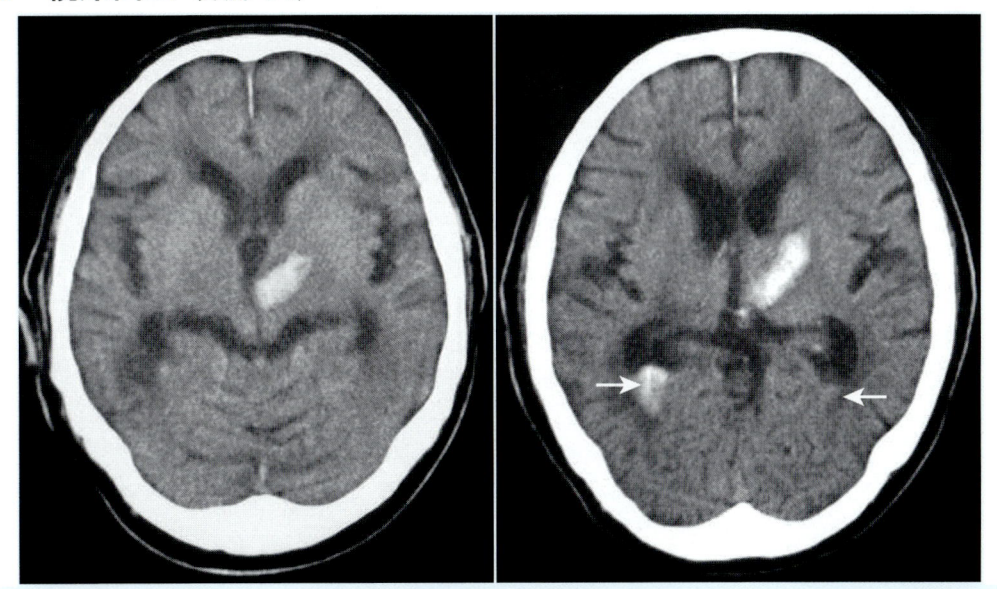

左視床内側から尾側および前外側に広がる高吸収域（血腫）が認められる．両側側脳室三角部には液面を形成する血腫が認められ（矢印），脳室穿破と考えられる．両側側脳室および第三脳室が軽度拡大しており，また，側脳室周囲には淡い低吸収域があり，軽度の急性水頭症を合併していると考えられる．

図4 被殻出血（T2 強調画像水平断，T1 強調画像水平断）

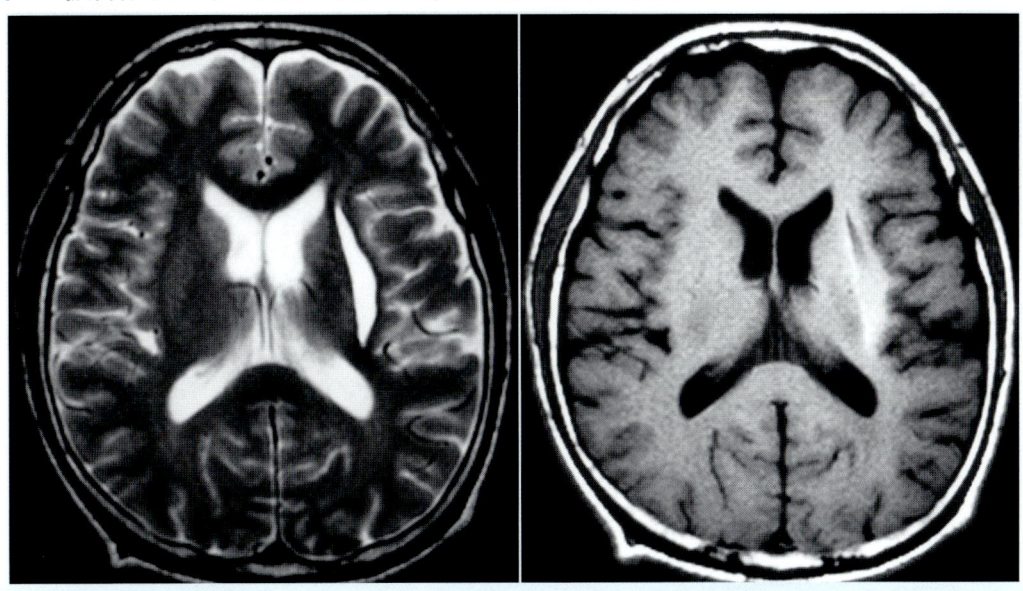

T2 強調画像で左被殻にスリット状の高信号域が認められる．辺縁が低信号であり（ヘモジデリン沈着），慢性期の被殻出血と診断できる．T1 強調画像では，スリット内の高信号域（メトヘモグロビン）の液面形成が認められ，スリット内に血腫成分が残存していると考えられる．

図5 被殻出血（T2強調画像水平断，T1強調画像冠状断）

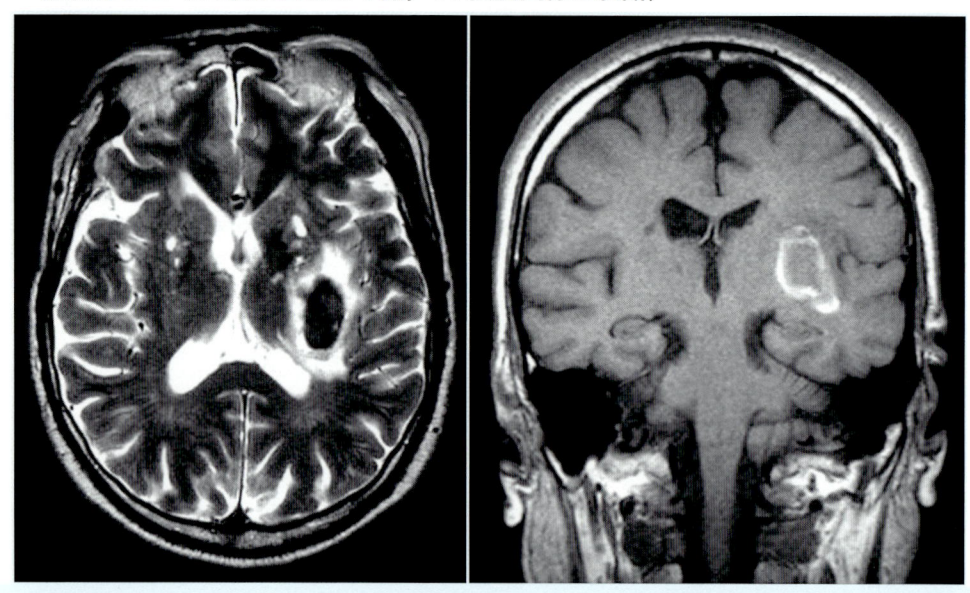

　T2強調画像で，被殻後部に卵円形の低信号域が認められ，周囲には浮腫を示す高信号域が認められる．T1強調画像では，T2低信号域に相当する領域の辺縁が低信号，中心が等信号となっている．デオキシヘモグロビンとメトヘモグロビン（辺縁部）を含む亜急性期の被殻出血と診断できる．なお，両側被殻には小さなT2高信号域（ラクナ）が散在している．本症例は脳ドックで偶発的に診断された．
（亀田総合病院放射線科　大内敏宏先生のご厚意による）

図6 小脳出血（T2強調画像水平断，T1強調画像冠状断）

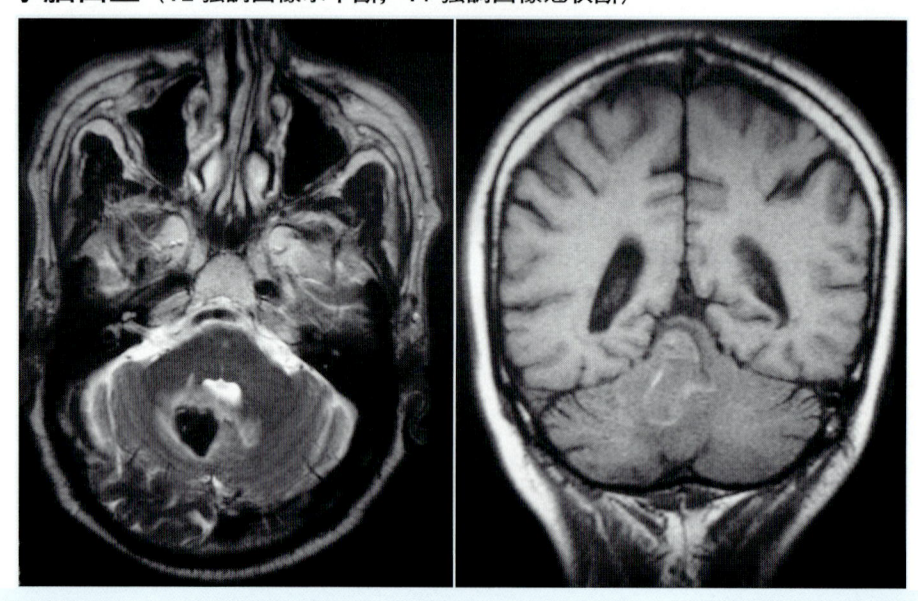

　右歯状核付近に，T2強調画像で内部均一な低信号病変が認められ，T1強調画像で辺縁が軽度の高信号，中心が等信号となっている．亜急性期の小脳出血と診断できる．第四脳室は前方へ圧排されているが，明らかな脳室内血腫は指摘できない．

図7　小脳出血（頭部CT）

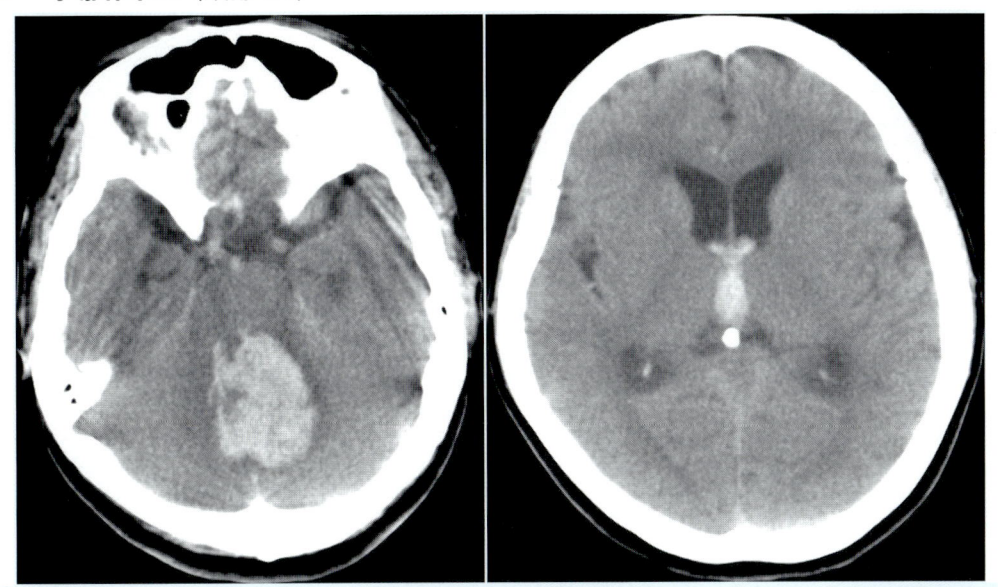

小脳正中に巨大な高吸収域（血腫）が認められる．病変周囲に浮腫があり，脳幹は前方へ圧排されている．血腫のため第四脳室を確認することはできない．第三脳室内に血腫が広がっており，また，両側Monro孔付近の脈絡叢にも血腫が付着しており，第四脳室穿破によって逆行性に血腫が広がったと考えられる．

図8　橋出血，下オリーブ核の仮性肥大（T2強調画像水平断）

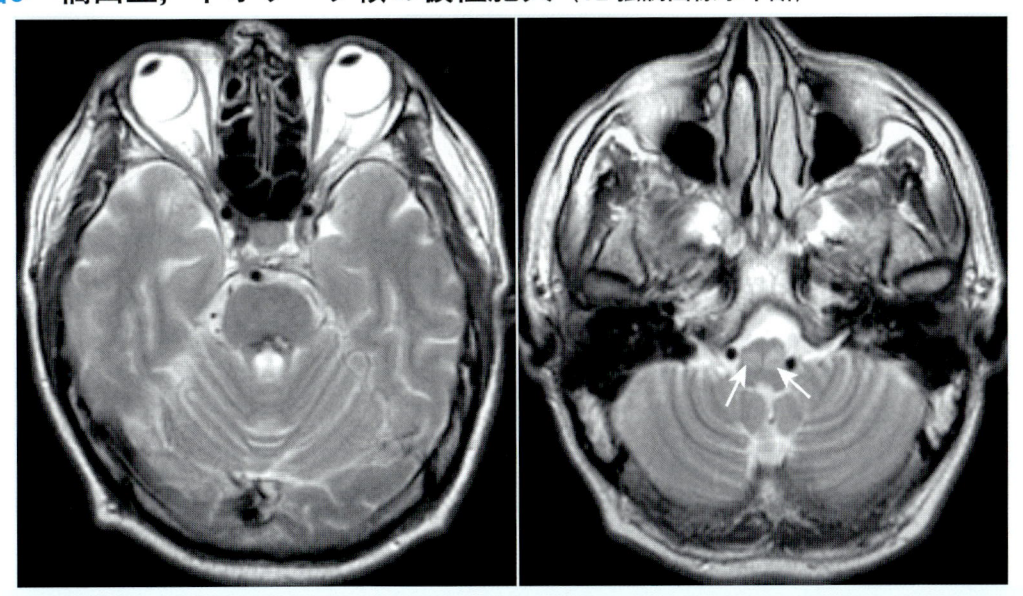

左橋被蓋に不整な形の高信号域があり，周囲の低信号域（ヘモジデリン）が右橋被蓋にまで広がっている．病変の圧排効果は認められず，慢性期の橋出血と考えられる．両側の下オリーブ核は高信号化しやや肥大してみえる（矢印）．中心被蓋路の傷害による二次性の下オリーブ核の仮性肥大と考えられる．

図9　皮質下出血（頭部 CT）

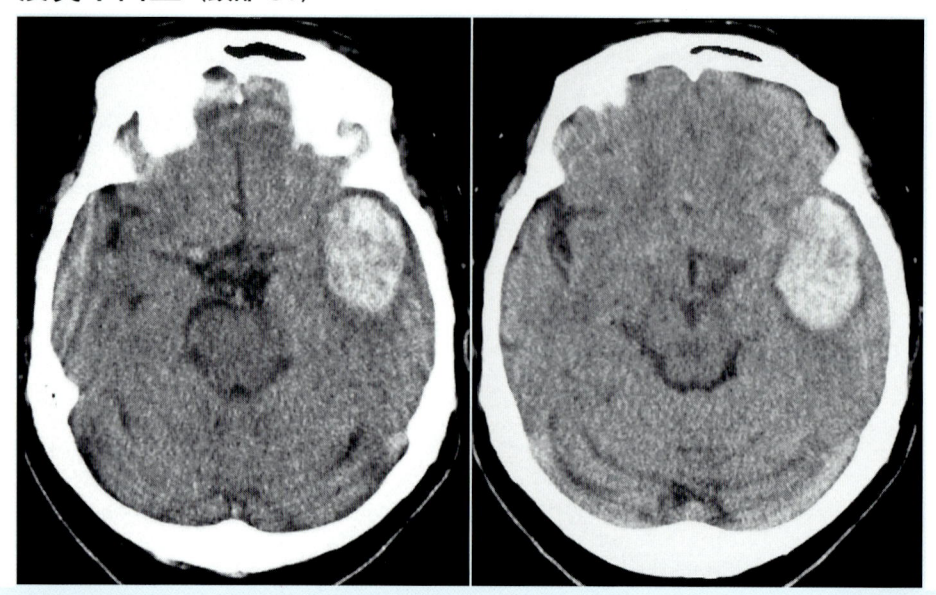

左側頭葉前部に巨大な高吸収域（血腫）が認められる．病変周囲には浮腫が認められ，脳実質内の血腫，すなわち皮質下出血と考えられる．

図10　皮質下出血，脳動静脈奇形（頭部 CT）

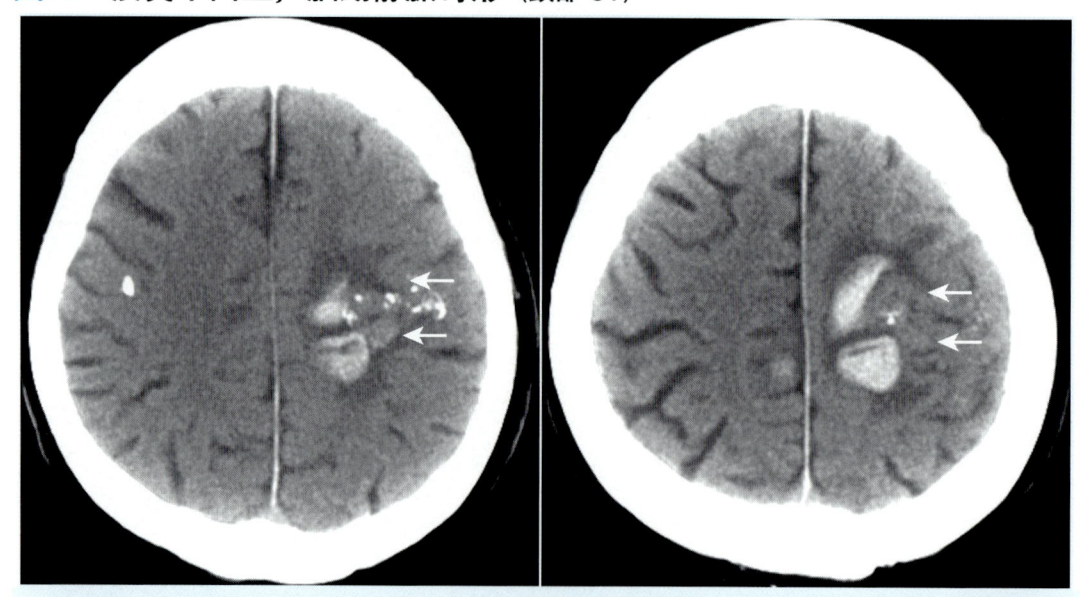

左前頭頭頂葉皮質下白質に多房性の高吸収域（血腫）が認められる．血腫の外側には皮質と同程度の吸収値の病変が認められ（矢印），その病変内に明瞭な高吸収域が散在しており，拡張した血管壁の石灰化が疑われる．右大脳半球の皮質下白質にも明瞭な高吸収域があり，石灰化と思われる．脳動静脈奇形からの脳出血の所見である．

1 脳血管障害

6 くも膜下出血，脳動脈瘤

くも膜下腔に出血が生じた状態をくも膜下出血（subarachnoid hemorrhage：SAH）とよぶ．脳動脈瘤（aneurysm）や脳動静脈奇形（arteriovenous malformation：AVM）からの出血が多いが，外傷後に生じることもある（図1）．稀に脊柱管内に出血源が認められる．動脈瘤や動静脈奇形からのくも膜下出血の場合，突然発症の頭痛が主症状であるため，緊急の頭部 CT で評価されることが通常である．頭部 CT でシルビウス裂や脳底槽などの脳溝／脳槽に高吸収域を認めれば，くも膜下出血と診断できる．

症状が軽度の場合，頭部 MRI・MRA で評価が行なわれることがある．くも膜下出血では，FLAIR 画像で脳溝／脳槽が高信号となる．出血量が多い場合には所見は明瞭だが（図2），出血量が少ない場合には評価が困難である（図3）．一般的に，FLAIR 画像よりも血性髄液の方が診断感度に優れるが，血腫が限局していると血性髄液が認められないことがあり，この場合には FLAIR 画像や MRA の所見を総合して診断を行なう必要がある（図3）．

1. 破裂脳動脈瘤

動脈瘤の破裂によるくも膜下出血の場合，出血量が多い脳溝／脳槽に破裂動脈瘤があると推察することができる．具体的には，大脳縦裂前部の出血量が多い場合には前交通動脈あるいは前大脳動脈の動脈瘤破裂（図4），一側のシルビウス裂の出血量が多い場合には同側の中大脳動脈分岐部の動脈瘤破裂（図5），鞍上槽の出血量が多い場合には内頚動脈・後交通動脈分岐部の動脈瘤破裂，橋前槽や迂回槽の出血量が多い場合には脳底動脈の動脈瘤破裂，第四脳室内の出血量が多い場合には椎骨脳底動脈系の動脈瘤破裂を疑う．

内頚動脈・後交通動脈分岐部の動脈瘤破裂／増大では，同側の動眼神経麻痺が出現することがある．糖尿病による動眼神経麻痺（medical third palsy）と異なり，内頚動脈・後交通動脈分岐部の動脈瘤による動眼神経麻痺では，外眼筋麻痺（眼球運動障害，複視）のみならず内眼筋麻痺（散瞳）が生じることが多い（surgical third palsy）．内眼筋の支配線維が動眼神経の辺縁を走行しているため，外側からの圧迫によって障害されやすいためと考えられる．すなわち，急性発症の内眼筋麻痺をともなう動眼神経麻痺の症例では，緊急でくも膜下出血や動脈瘤の評価をしなければならない（図6）．

2. 未破裂脳動脈瘤

MRI・MRA の普及にともない，偶然に未破裂動脈瘤が発見される機会が増えている（図7）．臨床症状が何であれ，MRA の読影時には常に動脈瘤のチェックを心掛ける必要がある．また，頭部 MRI をオーダーする場合，くも膜下出血や動脈瘤のリスクが高い患者（例：二名以上のくも膜下出血の家族歴，喫煙歴，高血圧症など）では，積極的に MRA のオーダーをする必要がある．MRA で動脈瘤が疑われたら，造影 3D-CT 血管造影などで詳細な評価を行う（図8）．T2 強調画像（図7）や造影 CT（図9）でも，偶然に未破裂脳動脈瘤が見つかることがある．

3. くも膜下出血後の合併症

くも膜下出血の血腫量が多い場合，髄液の灌流障害や吸収障害が生じ，急性閉塞性水頭症をきたすことがある．この場合，頭部 CT や MRI において，脳室辺縁の円形化をともなう脳室拡大や，脳室周囲の CT 低吸収域（periventricular low density：PVL）や T2 高信号域（periventricular hyperintensity：PVH）が認められる（図 2，図 10）．また，くも膜下出血の発症数日後から 2 週間後の間に，脳血管攣縮による脳梗塞を合併することがある（図 3）．

4. 偽くも膜下出血

重症頭部疾患の患者では，くも膜下出血に類似するくも膜下腔の信号変化がみられることがある（偽くも膜下出血：pseudosubarachnoid hemorrhage）．重症患者では酸素吸入が行なわれることが多く，酸素濃度が高い場合は FLAIR 画像でくも膜下腔が高信号となることがある（図 11）．また，原因に関わらず，強い脳浮腫が生じると病変周囲の静脈灌流が不良となり（静脈うっ血），その結果，頭部 CT や FLAIR 画像でくも膜下腔が高吸収／高信号となることがある（図 12）．

1. 脳血管障害

図1　外傷性くも膜下出血（頭部CT）

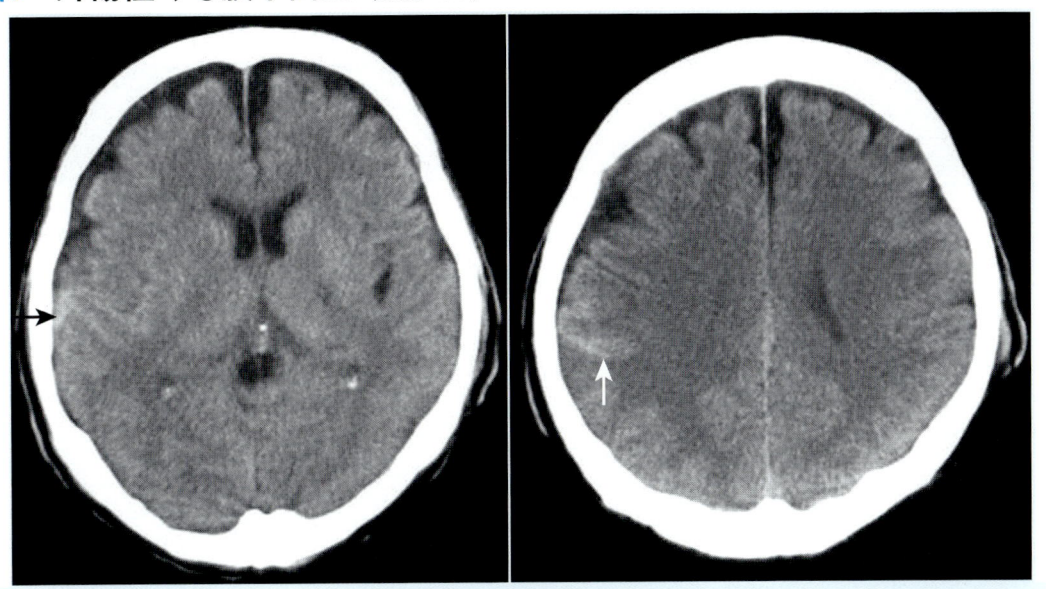

左側頭部に帽状腱膜下血腫が認められ，同部位を打撲したことが確認できる．右シルビウス裂が左よりも不明瞭で，右側頭頭頂葉の円蓋部の脳表や脳溝が高吸収となっている（矢印）．外傷性くも膜下出血と考えられる．

図2　くも膜下出血―前交通動脈の動脈瘤破裂（FLAIR画像水平断，MRA正面像）

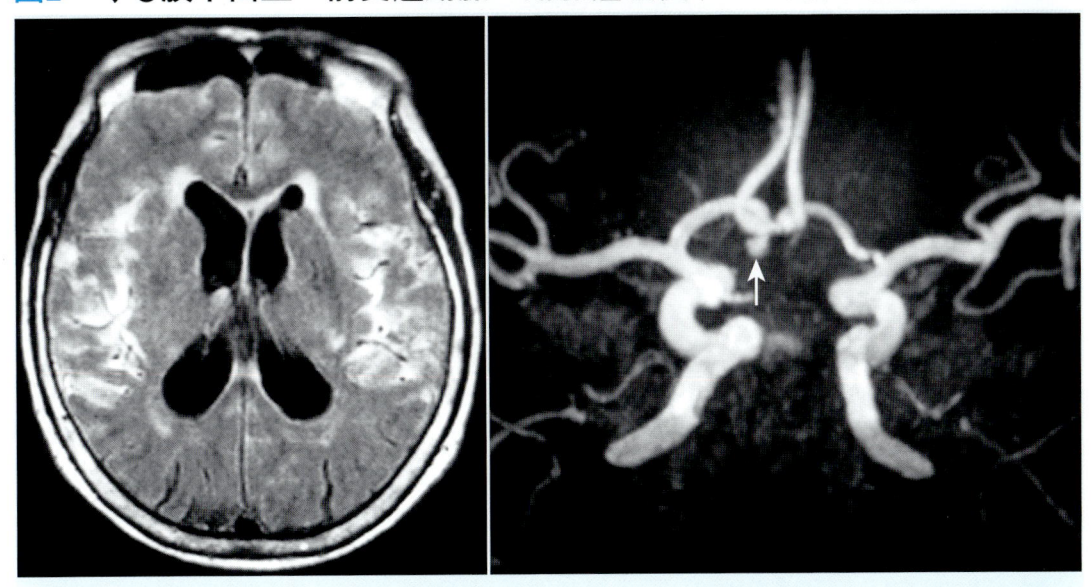

FLAIR画像で両側シルビウス裂が高信号になっており，MRAで前交通動脈より下方に突出する動脈瘤が認められる（矢印）．前交通動脈の動脈瘤破裂によるくも膜下出血の所見である．また，FLAIR画像において，辺縁円形化をともなう側脳室の軽度拡大があり，急性水頭症を合併していると考えられる．
（亀田総合病院放射線科　大内敏宏先生のご厚意による）

図3 くも膜下出血，血管攣縮，脳梗塞
（頭部 CT，FLAIR 画像水平断，拡散強調画像水平断，MRA 正面像）

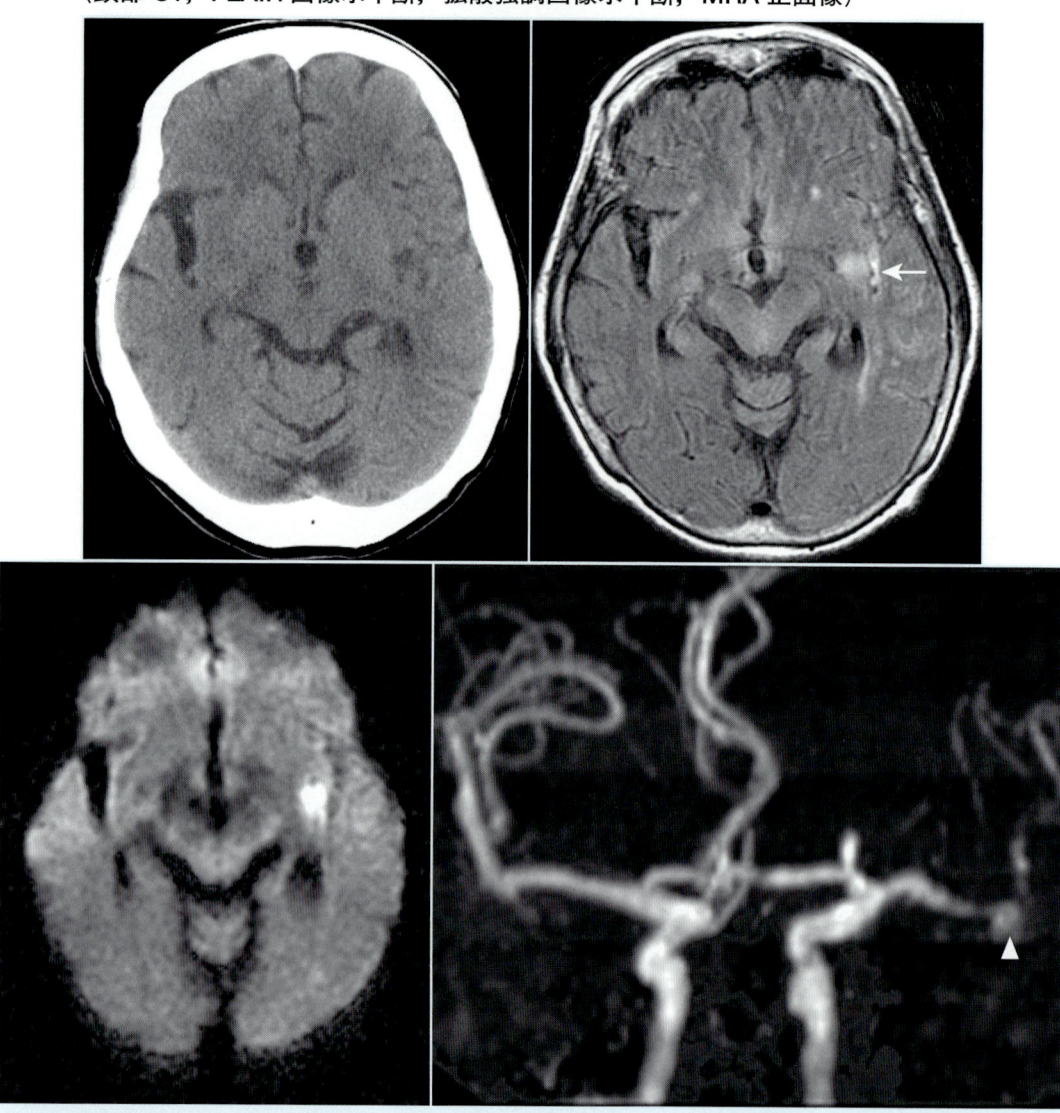

軽度の頭痛の出現から約10日後の画像を示す．頭部 CT で左シルビウス裂が右に比べて不明瞭であり，左島回後部に低吸収域が認められる．FLAIR 画像でも左シルビウス裂が不明瞭で，特にシルビウス裂後部には高信号域が認められる（矢印）．左島回後部は高信号となっている．拡散強調画像で左島回後部は明瞭な高信号域となっており，急性期の脳梗塞と考えられる．MRA で左中大脳動脈分岐部から下方に突出する動脈瘤が認められ（矢頭），左中大脳動脈水平部は遠位に向かって徐々に狭窄している．左中大脳動脈分岐部の動脈瘤破裂による左シルビウス裂内の限局性くも膜下出血の所見であり，血管攣縮による脳梗塞を合併していると判断できる．なお，左後交通動脈が途絶しているようにみえるが，これは内頚動脈系と椎骨脳底動脈系を分離して表示しているためである．

図4　くも膜下出血―前大脳動脈の動脈瘤破裂（頭部CT）

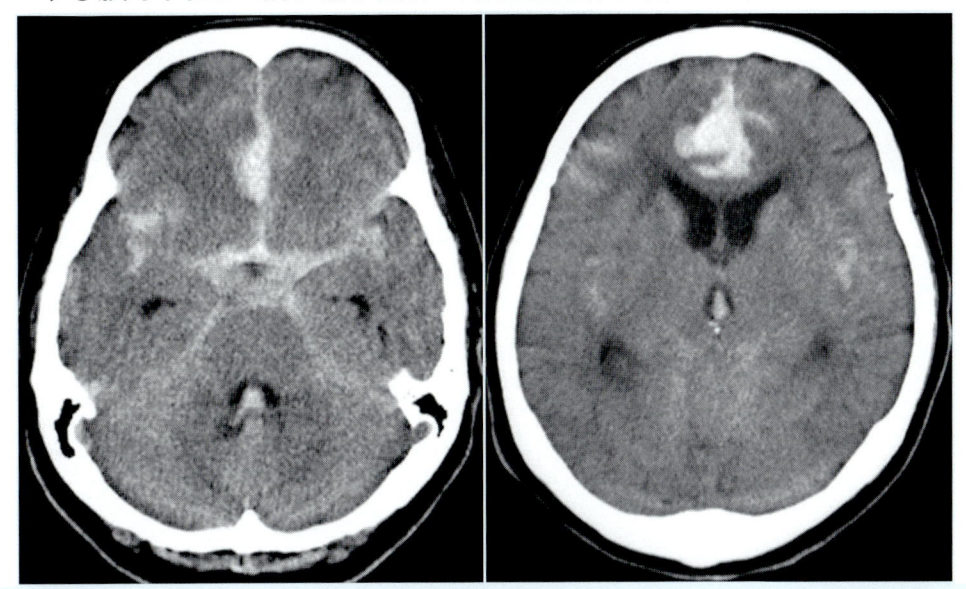

大脳縦裂前部，両側シルビウス裂，脳底槽に高吸収域（出血）が広がっている．大脳縦裂前部の出血量が多く，両側シルビウス裂の出血量に左右差がないことから，前大脳動脈あるいは前交通動脈の動脈瘤破裂と考えられる．第三脳室や第四脳室内にも高吸収域が認められ，脳室内にも出血がおよんでいることが確認できる．

図5　くも膜下出血―中大脳動脈分岐部の動脈瘤破裂（頭部CT）

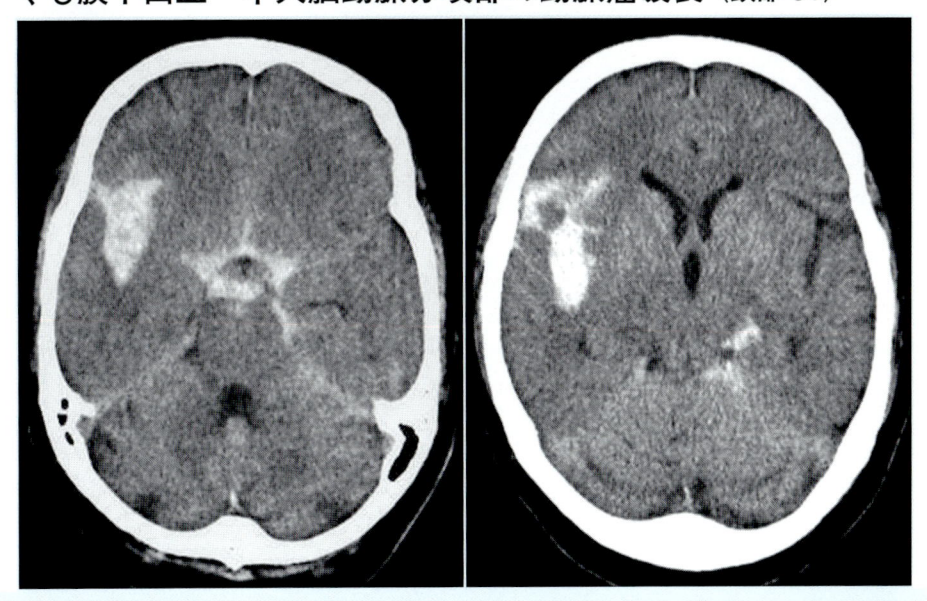

右シルビウス裂，脳底槽，左迂回槽に高吸収域（出血）が認められる．特に右シルビウス裂の出血量が多いことから，右中大脳動脈分岐部の動脈瘤破裂と考えられる．

図6　Surgical third palsy（MRA 左斜位像，FLAIR 画像矢状断）

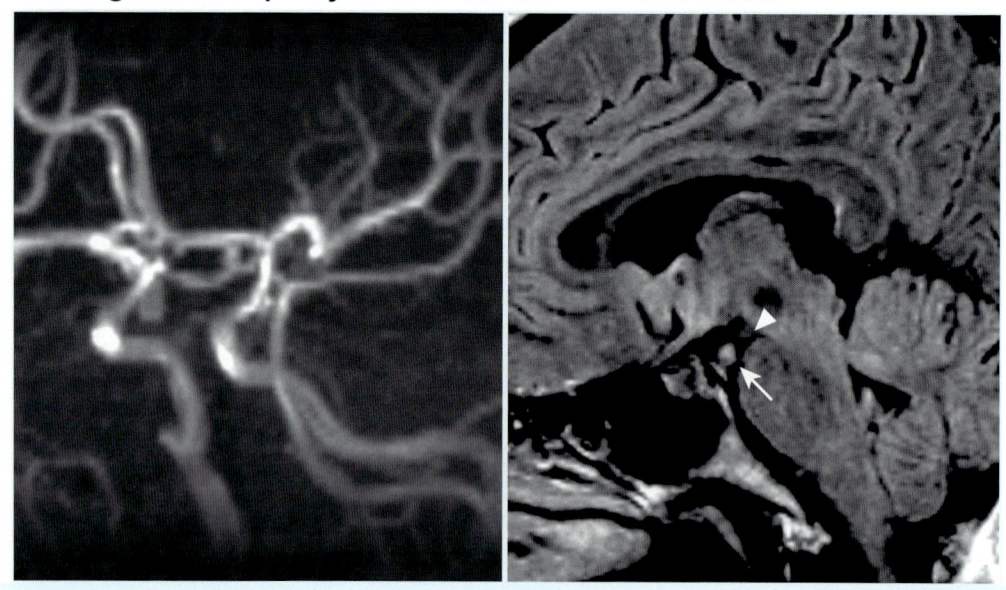

MRA において右内頸動脈より下方に突出する動脈瘤が認められる．FLAIR 画像矢状断では，動眼神経（矢頭）の走行線上に動脈瘤（矢印）を確認できる．動脈瘤による右動眼神経麻痺（surgical third palsy）の症例である．

図7　脳底動脈の未破裂動脈瘤（T2 強調画像，MRA 正面像）

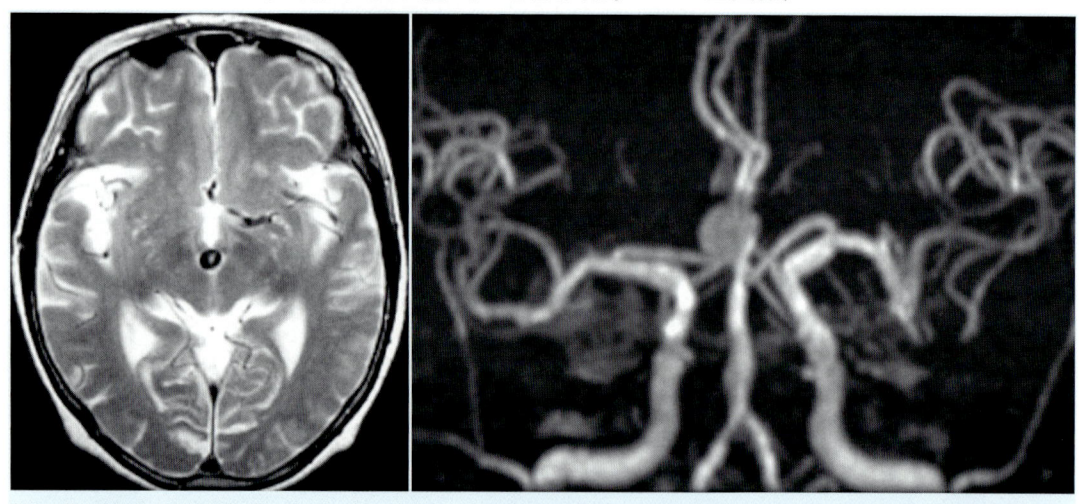

T2 強調画像で脚間窩内に T2 低信号域（flow void 効果）が認められる．この T2 低信号域は通常の脳底動脈の径よりも明らかに大きい．MRA では脳底動脈頂部より右上方に突出する動脈瘤を確認できる．

図8 左内頚動脈・後交通動脈分岐部の未破裂動脈瘤（造影 3D-CT 血管造影）

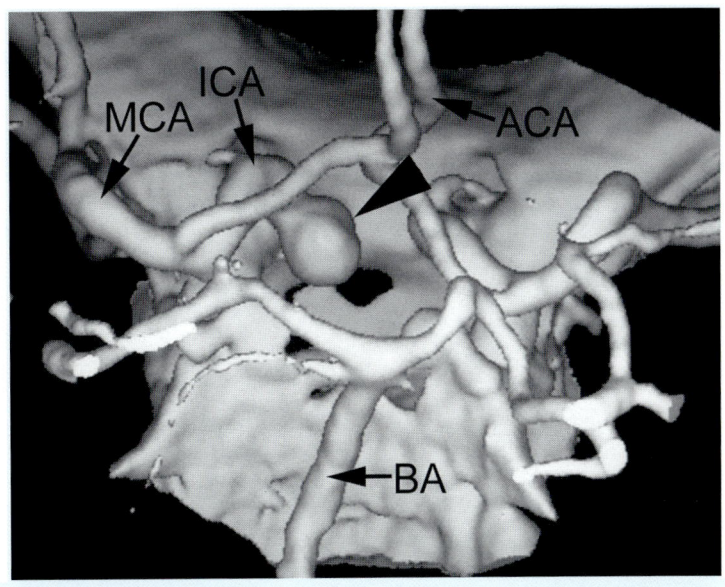

左内頚動脈・後交通動脈分岐部から後方に突出する動脈瘤が認められる（矢頭）．
ACA：前大脳動脈　BA：脳底動脈　ICA：内頚動脈　MCA：中大脳動脈

図9 左中大脳動脈分岐部の未破裂動脈瘤（造影 CT，MRA 正面像）

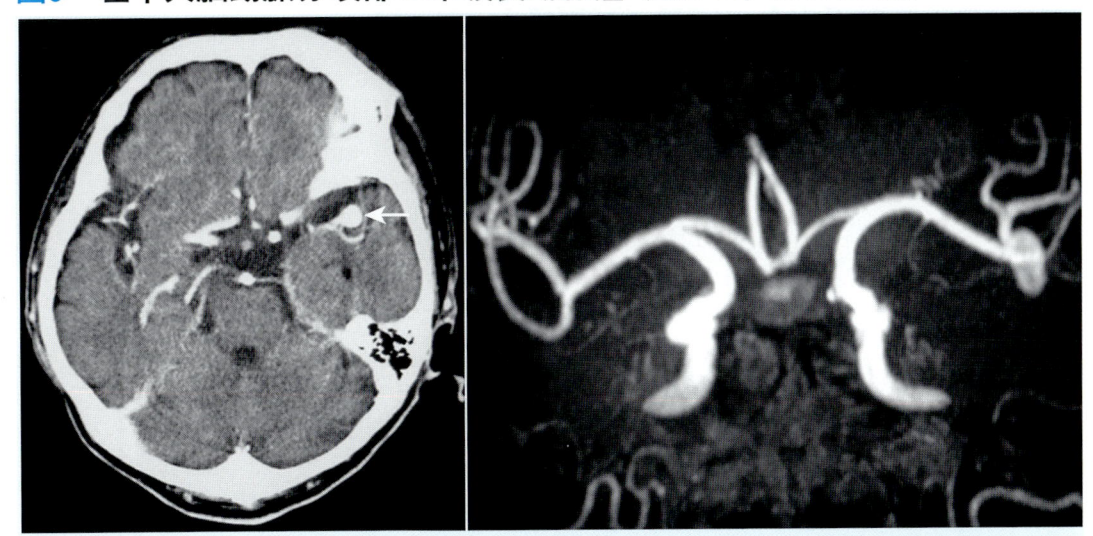

造影 CT で左中大脳動脈分岐部が瘤状に拡大しており（矢印），MRA で同部位に動脈瘤を確認できる．本例は転移性脳腫瘍の検索時に偶然に動脈瘤が発見された．

（亀田総合病院放射線科　大内敏宏先生のご厚意による）

図10　くも膜下出血後の急性閉塞性水頭症（頭部 CT）

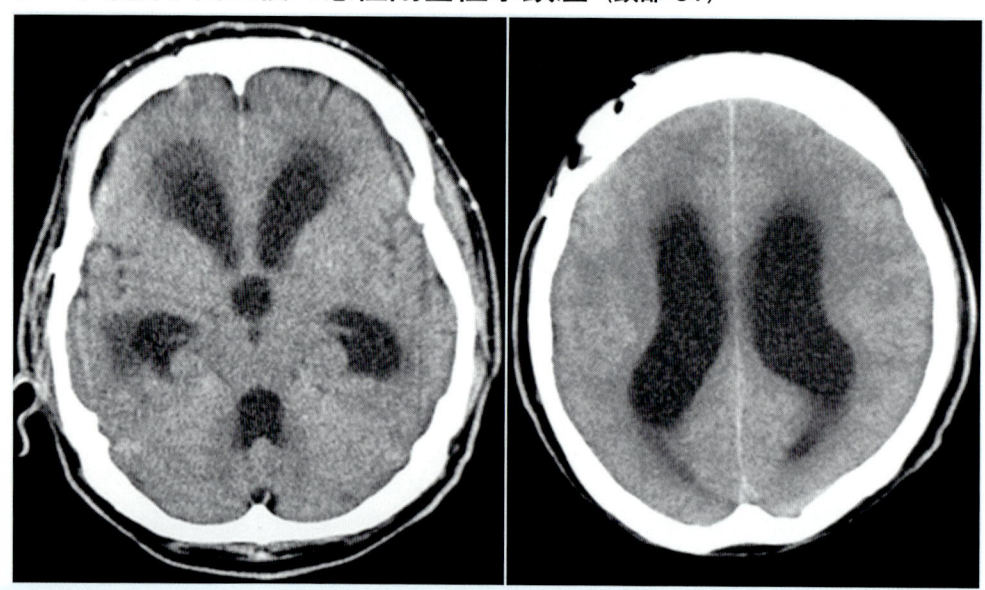

右前頭部の開頭術後である．側脳室，第三脳室，第四脳室が辺縁円形化をともなって拡大しており，脳室周囲には低吸収域（PVL）が認められる．大脳縦裂や脳溝は明らかに狭小化している．くも膜下出血後の急性閉塞性水頭症の所見である．

図11　偽くも膜下出血―高濃度酸素吸入，辺縁系脳炎
（FLAIR 画像水平断，T1 強調画像水平断）

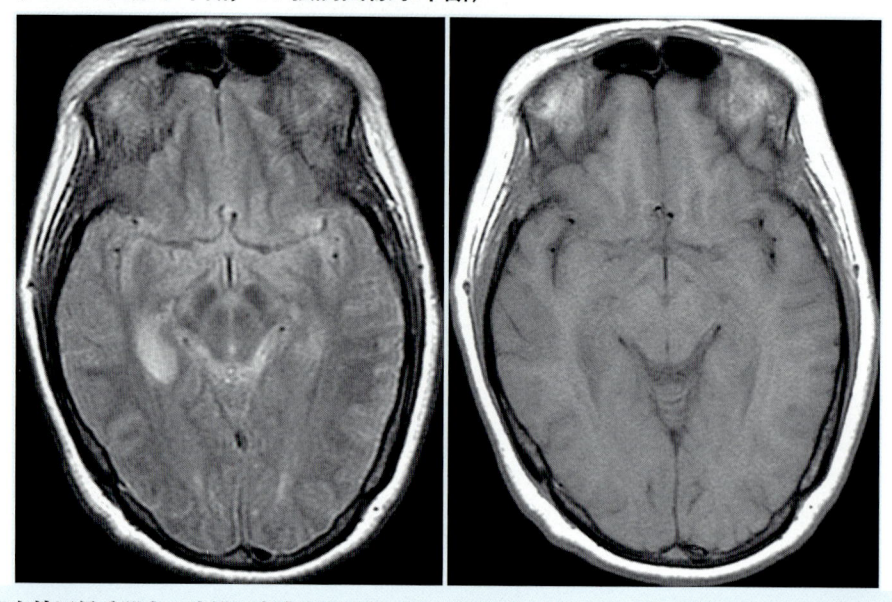

非出血性辺縁系脳炎の症例の高濃度酸素吸入中の画像を示す．FLAIR 画像および T1 強調画像で，脳底槽，迂回槽，四丘体槽，両側シルビウス裂の信号が上昇している．これらの所見は酸素吸入中止後の画像では消失しており，高濃度酸素吸入による偽くも膜下出血の所見と考えられる．なお，右側頭葉内側に内部均一な T2 高信号病変があり，同部位を中心とする辺縁系脳炎の症例である．

図12　偽くも膜下出血―外傷性脳浮腫（頭部CT）

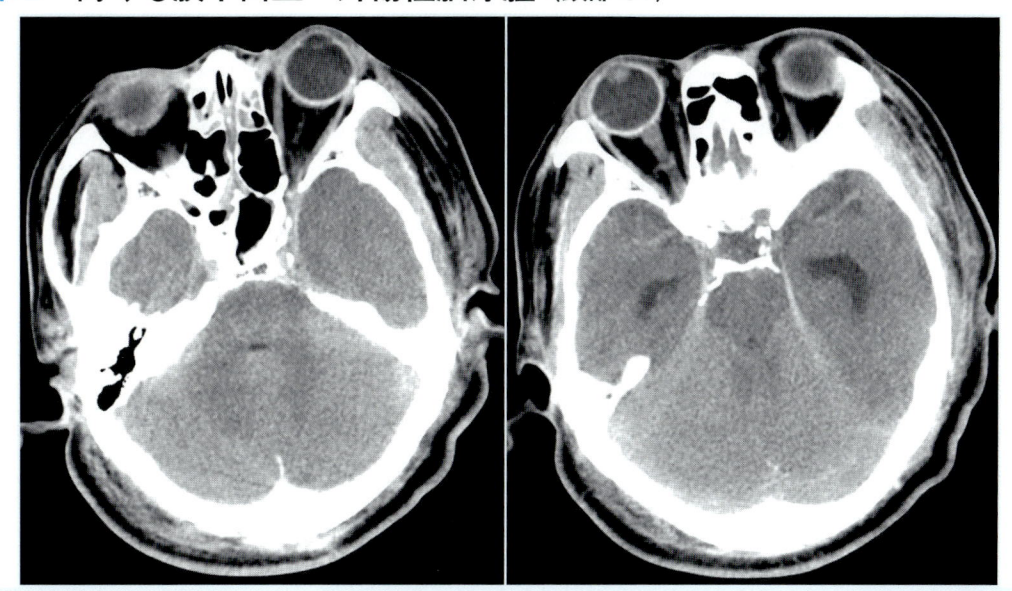

　外傷性脳浮腫の画像を示す．小脳・脳幹の著明な腫脹が認められ，後頭蓋窩内のくも膜下腔（脳槽・小脳裂）が全体的に狭小化し，高吸収となってみえる．脳浮腫の部位に一致するくも膜下腔の異常所見であり，静脈うっ血による偽くも膜下出血と考えられる．

1 脳血管障害

7 脳血管奇形

1. 脳動静脈奇形

　脳動静脈奇形（arteriovenous malformation：AVM）は，胎生早期に発生する先天性の血管奇形である．腫瘤様の血管塊（巣状部：nidus），流入動脈（feeder），流出静脈（drainer）で構成され，毛細血管は介在しない．単発性のことが多く，テント上の脳表付近に発生することが多い．初発症状は，血管の破綻による脳出血（図1）やくも膜下出血，あるいは盗血による巣症状，頭痛などだが，無症候で偶然に発見されることもある．

　頭部単純CTでは，巣状部（nidus）は等吸収域ないし軽度高吸収域として認められる．時に血管壁の石灰化がみられる（図1）．石灰化をともなわない場合，小さい動静脈奇形の発見は困難である．頭部造影CTでは，血管腔が造影されて動静脈奇形が明瞭に認められる（図2）．頭部MRIでは，血流速度に応じて様々な信号を呈する．流速が速ければ明瞭な低信号となり（flow void効果），これはT2強調画像で明瞭である（図3，図4）．T1強調画像でのflow void効果は時に「ハチの巣様」と表現される．非造影のMRAでは，流速の速い流入動脈などの描出は可能だが（図3），流速の遅い流出静脈の描出は困難である．造影MRA（MR venography）では，撮像条件を調節することによって，流出静脈を描出することができる（図5）．しかし，動静脈奇形の全体像を評価するためには，通常の血管造影が必要である．動静脈奇形周囲には，浮腫や圧排効果（mass effect）を認めないことが通常である．時に，動静脈奇形周囲のT2高信号化（グリオーシス）が認められる．

2. 硬膜動静脈瘻

　硬膜動静脈瘻（dural arteriovenous fistula：AVF）は，硬膜を栄養する動脈と近傍の静脈の短絡による血管奇形である．脳動静脈奇形と異なり，血管塊（nidus）は認められない．単発性のことが多い．初発症状は，病変部位の巣症状やくも膜下出血などである．

　頭部CTでは病変は確認しづらい．頭部MRIでは脳表の異常血管（flow void効果）の集簇を確認できる（図6）．硬膜動静脈瘻の全体像の把握には，通常の血管造影が必要である．

3. 静脈奇形

　静脈奇形（venous malformation）は，動脈が介在しない静脈のみの奇形であり，静脈血管腫（venous angioma）とも呼ばれる．静脈の発達過程に形成されると考えられている．側脳室の前角あるいは三角部の周囲に好発する．無症候であることが多く，出血などの合併症は稀である．

　頭部CTでは病変は確認しづらい．頭部MRIでは，脳実質内の異常な血管がflow void効果や造影増強効果として認められる．異常静脈は傘状（umbrella sign：図7），あるいは放射状（Medusa head：図8）に走行する．稀に周囲脳実質のグリオーシスが認められる（図8）．

4. 海綿状血管腫

　海綿状血管腫（cavernous angioma）は，未

熟な血管内皮を有する小血管で構成される血管奇形であり，脳血管奇形の中でも頻度が高い．血管腫内に正常脳実質を含まないことが特徴と考えられているが，それを否定する報告もある．大脳，橋，小脳，脊髄など，様々な部位に発症しうる．単発性であることも多発性であることもある．常染色体優性の遺伝形式をとることがあり（家族性海綿状血管腫症），この場合は多発性であることが多い．血管腫内部で出血，吸収が繰り返されることが特徴である．てんかん発作の原因となることがあるが，無症候のことも多い．稀に大出血をきたし致死的となる．

頭部CTでは，小さな病変は確認しづらいが，石灰化をともなう病変は高吸収域として認められる（図9）．病変周囲の浮腫や圧排効果（mass effect）はみられない．頭部MRIでは，様々な時期の出血が混在した像が認められる．すなわち，T2強調画像では低信号〜高信号，T1強調画像ではやや低信号〜高信号となる（図10）．血管腫を構成する血管が小さいためflow void効果は確認できない．病変の評価にはT2*強調画像（グラディエント・エコー法）が有用だが，T2*強調画像では磁化率効果によって血管腫が実際よりも大きく描出されることに留意が必要である（図11）．通常の血管造影では病変は確認できない．

図1 脳動静脈奇形，皮質下出血（頭部CT）

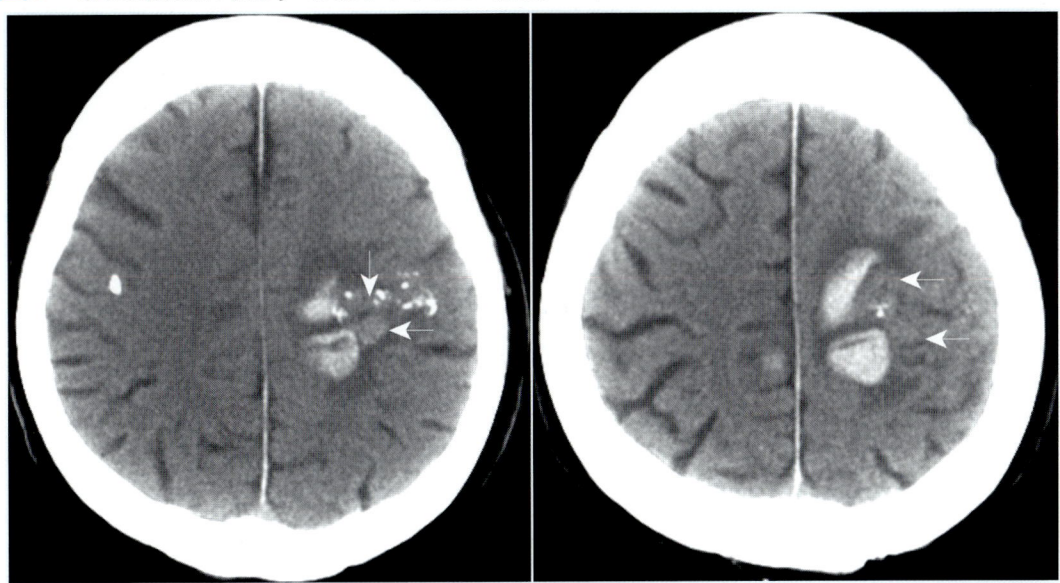

左前頭頭頂葉皮質下白質に多房性の高吸収域（血腫）が認められる．血腫の外側には皮質と同程度の吸収値の病変が認められ（矢印），その病変内に明瞭な高吸収域が散在しており，拡張した血管壁の石灰化が疑われる．右大脳半球の皮質下白質にも明瞭な高吸収域があり，石灰化と思われる．脳動静脈奇形からの脳出血の所見である．

図2　脳動静脈奇形（頭部造影 CT）

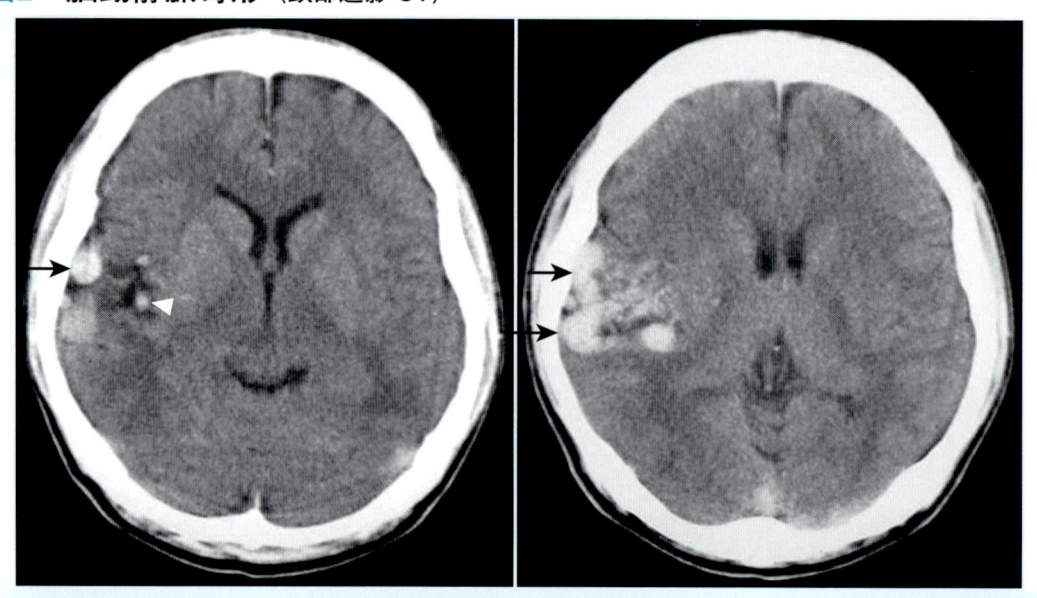

　右線条体外側の島回付近に明瞭な造影増強効果を有する血管塊（nidus）が認められる．右シルビウス裂内には拡張・蛇行した異常血管が認められ，流出静脈と考えられる（矢印）．また，右中大脳動脈の M2 が拡張しており（矢頭），流入動脈と考えられる．

図3　脳動静脈奇形（T2 強調画像水平断，MRA 上面像）

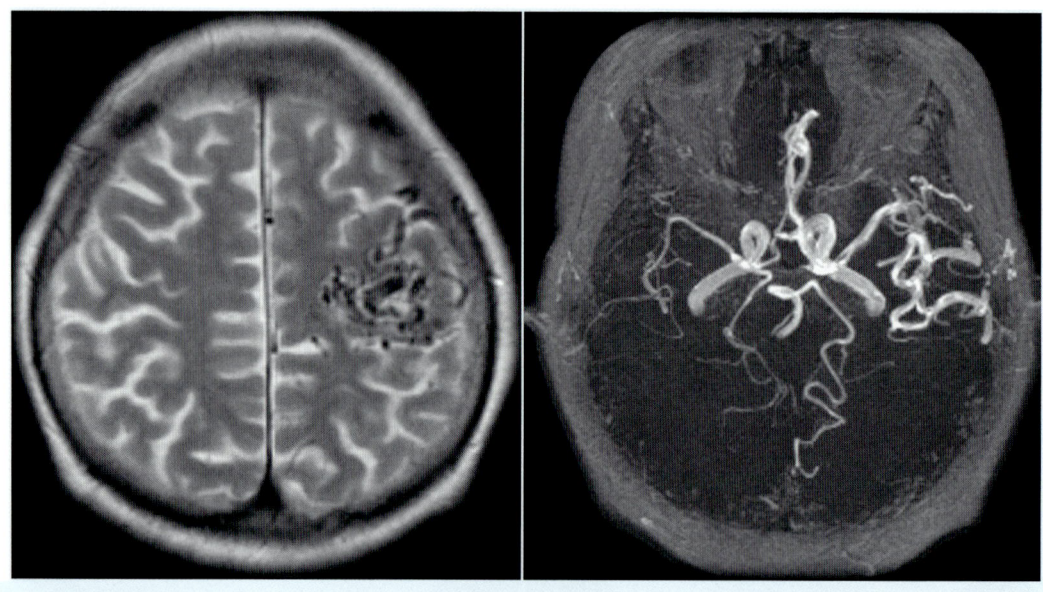

　T2 強調画像において，左中心溝付近の脳実質内に，明瞭な flow void 効果を有する異常血管が集簇している．病変周囲の浮腫や圧排効果は認められない．MRA では左中大脳動脈の M3/M4 が拡張している．左後大脳動脈は対側よりも末梢まで描出されており，脳動静脈奇形周囲の盗血/虚血に対する側副血流と考えられる．

図4 脳動静脈奇形（T2強調画像矢状断，T1強調画像冠状断）

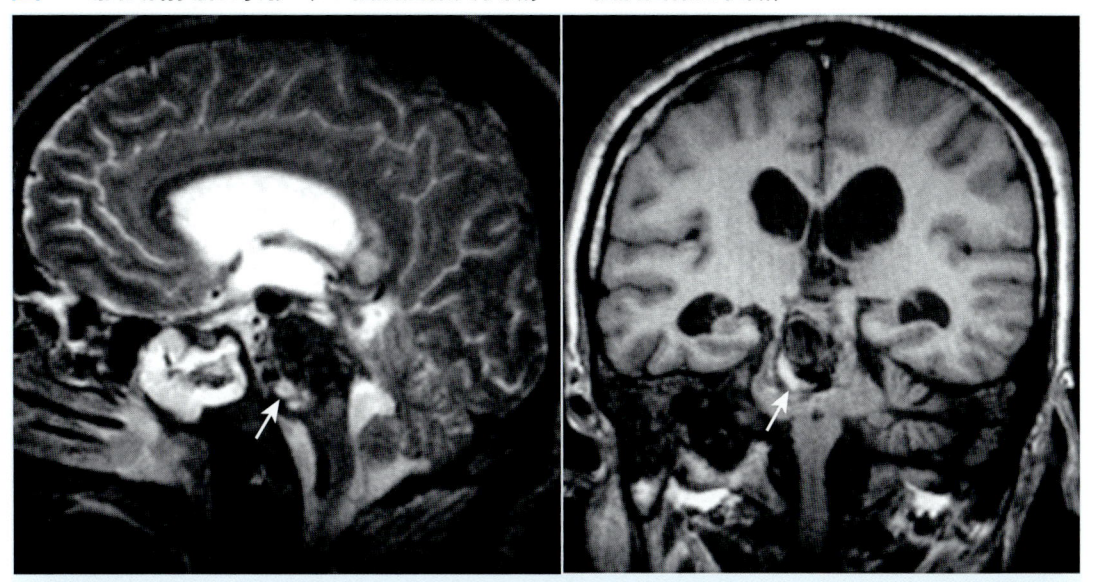

中脳および橋の全域を占めるような脳実質内外の異常血管の集簇が認められ，血管の拡張が著明である．T2強調画像およびT1強調画像で異常血管の尾側に高信号域が認められ（矢印），動静脈奇形からの出血（亜急性期～慢性期）が疑われる．また，側脳室および第三脳室は水頭症様に拡大している．

（亀田総合病院放射線科　大内敏宏先生のご厚意による）

図5 脳動静脈奇形（T2強調画像水平断，造影MRA正面像）

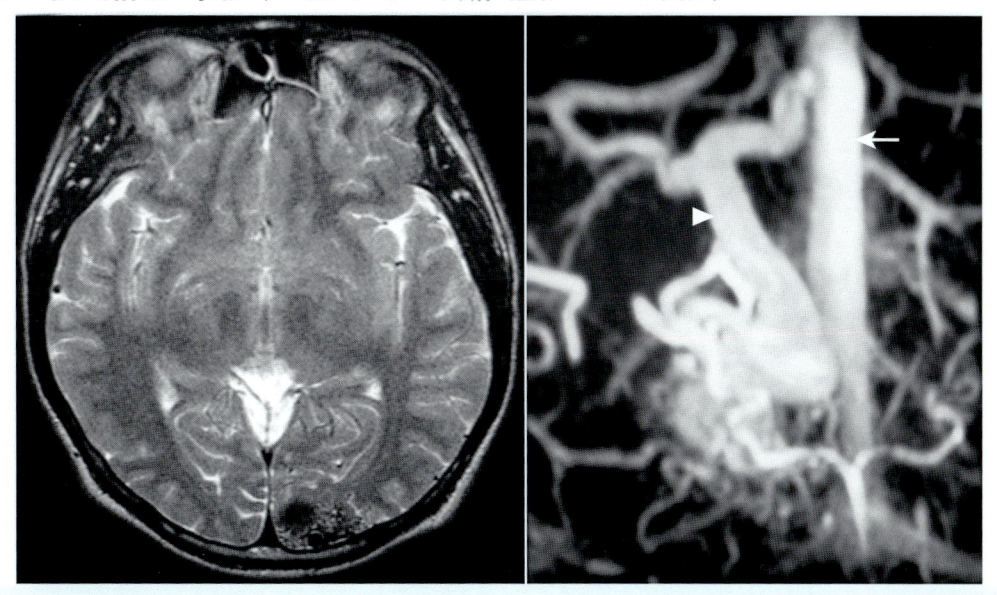

T2強調画像で左後頭葉に多数の異常血管（flow void効果）が認められる．造影MRAでは，血管の巣状部（nidus）が明瞭であり，上矢状静脈洞（矢印）に流入する流出静脈（矢頭）も明瞭である．造影MRAは3D time of flight（TOF）法で撮像した．

（亀田総合病院放射線科　大内敏宏先生のご厚意による）

図6　硬膜動静脈瘻（T2強調画像水平断，造影MRA上面像）

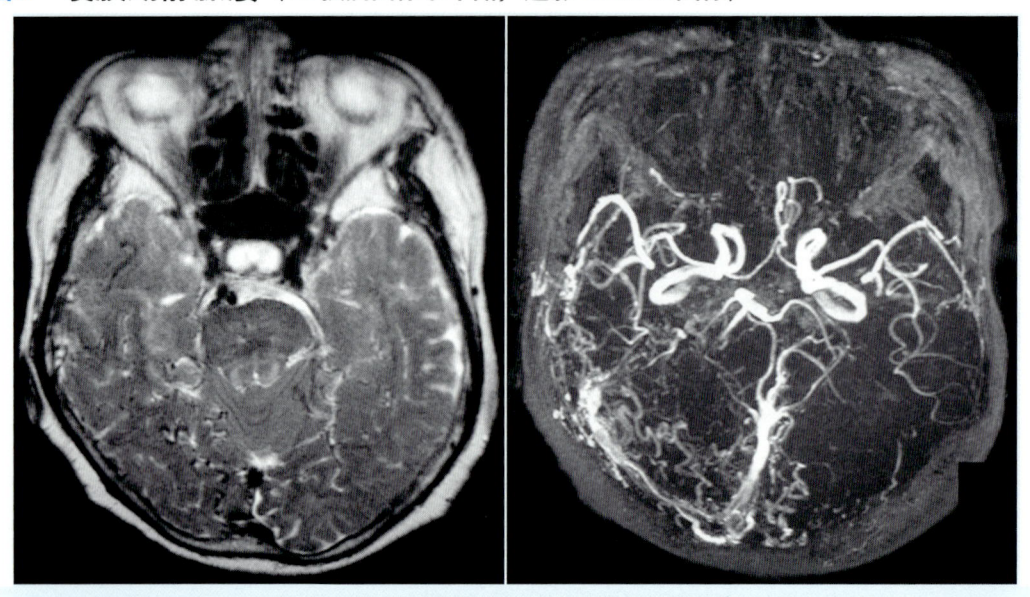

　T2強調画像で右側頭後頭葉の表面に多数の異常血管（flow void効果）が認められる．左側頭葉内側および左小脳テント近傍にもいくつかの異常血管がある．血管の巣状部（nidus）は認められず，脳実質にも明らかな異常は確認できない．造影MRAでは同部位の異常血管（硬膜動静脈瘻）を明瞭に確認できる．造影MRAは3D time of flight（TOF）法で撮像した．

図7　静脈奇形（造影T1強調画像水平断，造影MRA上面像）

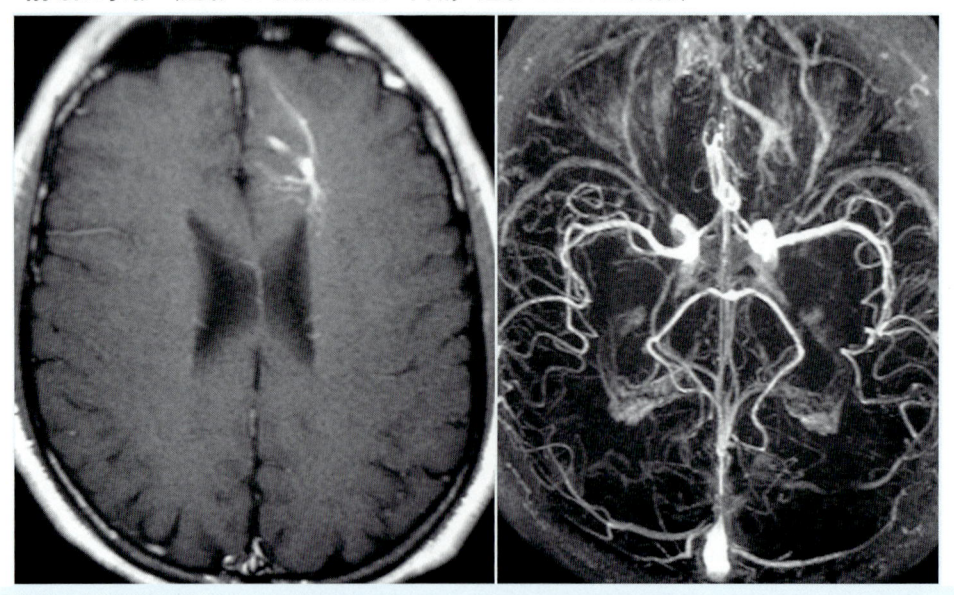

　造影T1強調画像において，左側脳室前角周囲に造影増強効果を有する異常血管が認められる．前頭葉内側から複数の血管が一つに集合しており傘のようにみえる（umbrella sign）．造影MRAでは異常血管を立体的に確認できる．造影MRAは3D time of flight（TOF）法で撮像した．

図8 静脈奇形（T2強調画像水平断，造影T1強調画像水平断）

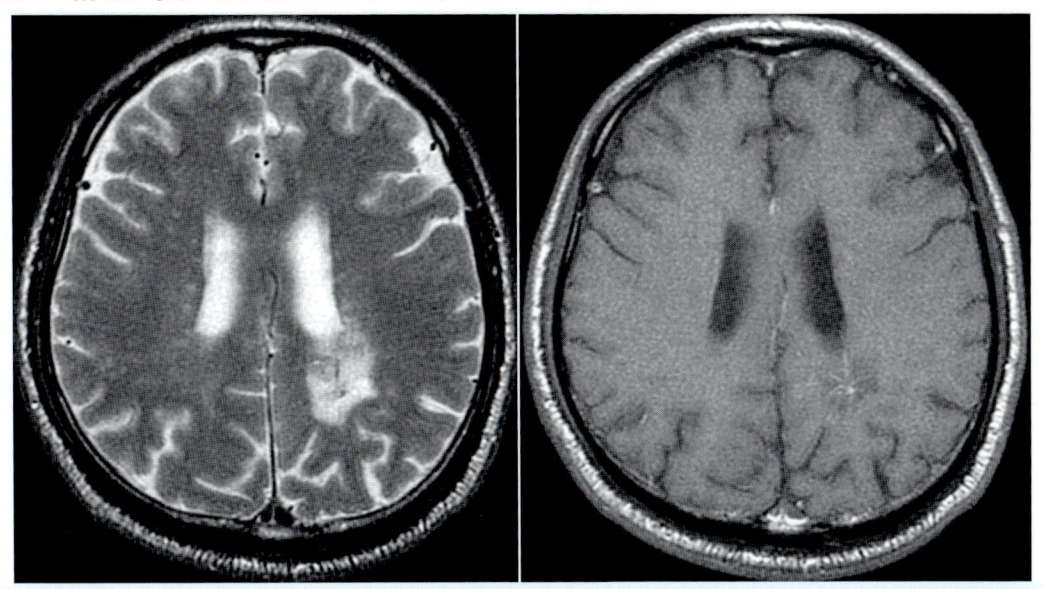

T2強調画像で左側脳室後方の白質に高信号病変が認められる．病変内に線状および点状のT2低信号域（flow void効果）があり，同部位は造影T1強調画像で高信号域として認められる．造影T1強調画像では，線状高信号域が放射状に点状高信号域に集合しており（Medusa head），静脈奇形と診断できる．静脈奇形の周囲のT2高信号病変はグリオーシスと考えられる．

図9 海綿状血管腫（頭部CT）

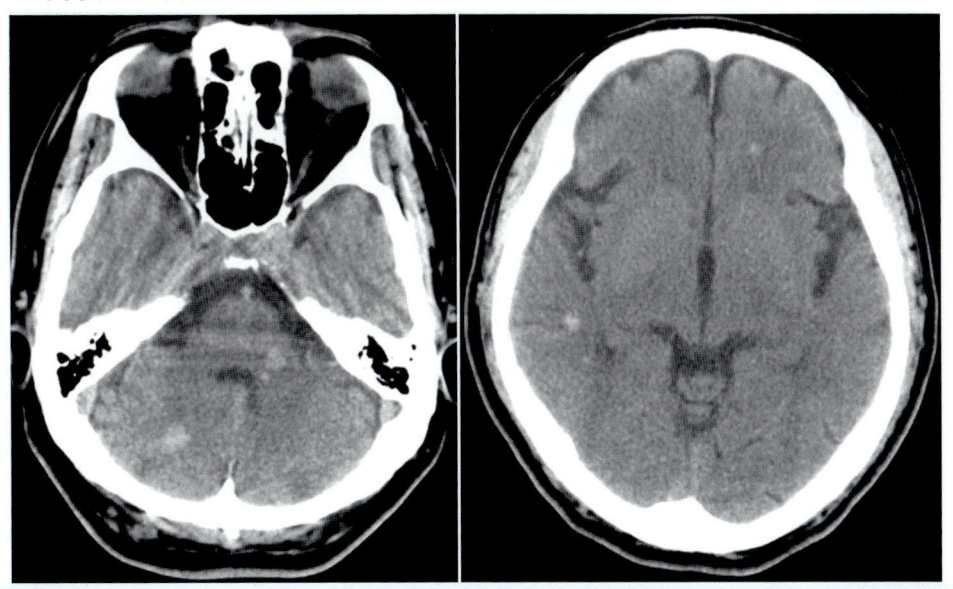

左前頭葉，右側頭葉，左中小脳脚，右小脳半球などに小さな高吸収域が認められる．病変周囲の浮腫は認められない．石灰化/小出血をともなう多発性病変と考えられ，海綿状血管腫を疑う所見である．

図10　海綿状血管腫（T2 強調画像水平断，T1 強調画像水平断）

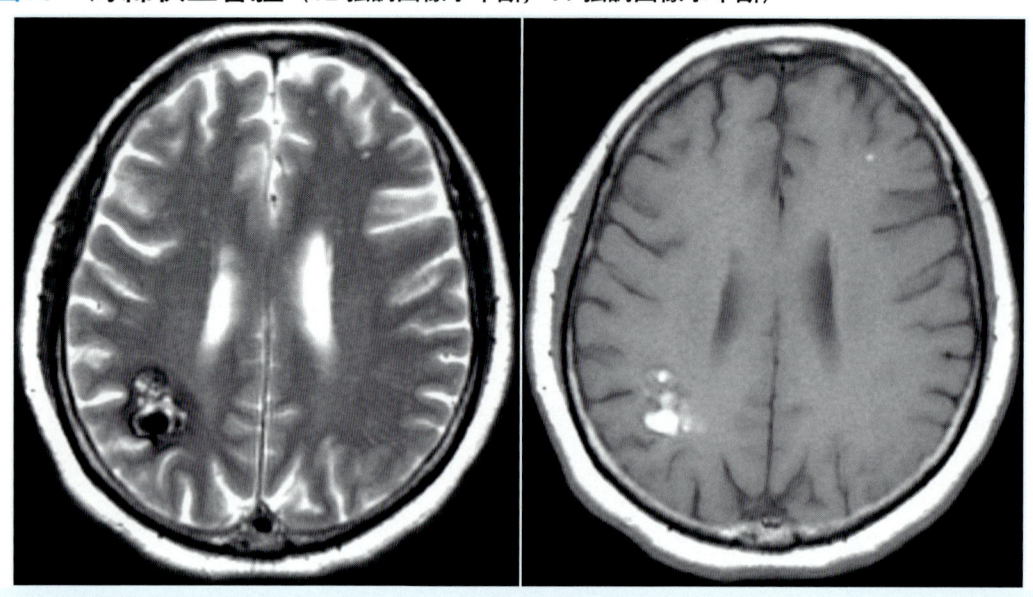

右頭頂葉に大きな腫瘤性病変を認める．T2 強調画像で高信号部位と低信号部位が混在している．T2 強調画像での低信号部位は T1 強調画像では高信号部位として認められ，亜急性期の出血と考えられる．病変の外側辺縁は T2 強調画像で低信号，T1 強調画像で等～低信号となっており，ヘモジデリン沈着と考えられる．病変周囲の浮腫は認められない．様々な時期の出血が混在する病変であり，海綿状血管腫と診断できる．なお，左前頭葉皮質下白質にも T2 高信号，T1 高信号の小病変があり，小さな血管腫と考えられる．

図11　海綿状血管腫（T2 強調画像水平断，T2* 強調画像水平断）

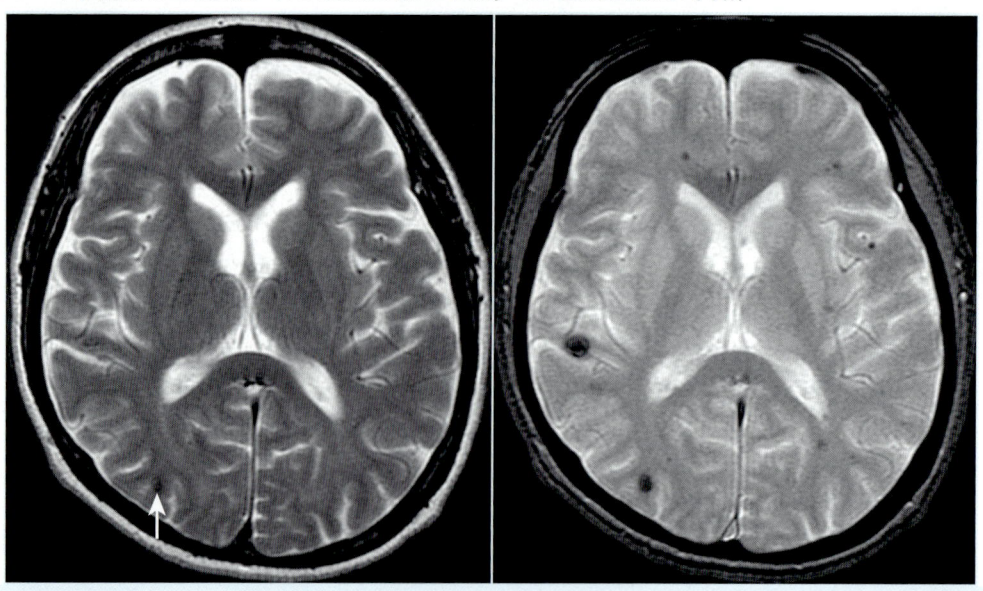

T2 強調画像では，右後頭葉皮質下白質に小さな低信号域を認め，微小出血と考えられるが（矢印），その他の病変の指摘は困難である．T2* 強調画像では，右後頭葉病変の他に，前頭葉，側頭葉，後頭葉に多発する低信号病変が明瞭であり，多発性の海綿状血管腫と診断できる．T2* 強調画像では T2 強調画像よりも病変が大きく描出されている（磁化率効果）．

1 脳血管障害
8 脳静脈血栓症

　脳静脈血栓症（venous thrombosis）は，頭蓋内静脈の血栓形成により頭蓋内圧亢進症状や巣症状が生じる疾患である．上矢状静脈洞，横静脈洞などの静脈洞の閉塞，皮質静脈の閉塞，深部静脈の閉塞，これらの混合型に分類できる．なかでも上矢状静脈洞血栓症の頻度が最も多い．発症年齢は幅広く，新生児，若年女性（特に妊娠，出産後），高齢者などが罹患するが，脳血管障害全体の中では稀な疾患である．何らかの基礎疾患が背景にあることが多い．基礎疾患は感染性と非感染性に大別できる．感染性疾患としては，髄膜炎，脳膿瘍，中耳炎，副鼻腔炎，敗血症などが挙げられる．非感染性疾患としては，頭部外傷，脳血管奇形，脳腫瘍などの中枢神経疾患，妊娠・産褥期，経口避妊薬などの産婦人科関連，悪性腫瘍，血液疾患（血液凝固異常：図1），脱水，炎症性腸疾患（潰瘍性大腸炎，クローン病），自己免疫疾患（全身性エリテマトーデス，結節性動脈周囲炎など），薬剤性などの内科疾患が挙げられる．

　静脈閉塞によって静脈灌流が障害されると，静脈圧上昇にともなって血液脳関門が破綻し，脳実質内の血管原性浮腫および組織障害が生じる（静脈性梗塞：venous infarction）．上矢状静脈洞などの圧が上昇すると，くも膜顆粒からの髄液吸収も障害され，さらに頭蓋内圧が亢進する．血管内皮細胞が破綻すると出血が生じる（静脈性出血：venous hemorrhage）．臨床的には，急性進行性の頭痛や，嘔気・嘔吐が高頻度にみられる症状であり，浮腫，出血の部位に応じて様々な巣症状が出現する．

1. 静脈洞血栓症

　静脈洞血栓症（sinus thrombosis）の中では，上矢状静脈洞血栓症が最も多く，次いで横静脈洞血栓症が多い．S状静脈洞，直静脈洞，海綿静脈洞の血栓症の頻度は低い．上矢状静脈洞血栓症の場合，連続する皮質静脈の灌流領域（前頭葉，頭頂葉など）に浮腫，出血が生じ，けいれんや片麻痺などが出現する．横静脈洞血栓症では，耳痛や片麻痺などが出現する．海綿静脈洞血栓症では，眼痛，眼球突出，外眼筋麻痺などが出現する．直静脈洞血栓症では，連絡する内大脳静脈などの深部静脈の灌流障害が生じるため，後述する深部静脈血栓症と同様の臨床症状が出現する．

　頭部単純CTでは，静脈洞内の血栓が高吸収域として描出される．ただし，脱水や多血症などの血液濃縮状態でも静脈洞内が高吸収化することがある．静脈洞内の高吸収化が限局していれば血栓形成を疑い，頭蓋内静脈が全体的に高吸収化していれば血液濃縮状態を疑う．頭部造影CTでは，血栓形成部位の造影欠損が認められる（empty delta sign：図1）．また，静脈うっ滞を反映して，隣接する硬膜（大脳鎌，小脳テントなど）や脳回の造影増強効果がみられることがある．脳実質には血管原性浮腫がみられ，進行すると浮腫内に梗塞巣や出血巣が出現する（図1）．動脈性出血における浮腫と異なり，静脈性出血では出血量に比して浮腫が広範囲であることが多い．

　頭部MRIでは，出血巣が一見すると腫瘍様にみえることがあるが，T2低信号化が確認で

きれば出血であると判断できる．しかし，急性期出血や出血量が少ない場合には，T2低信号が不明瞭であることがあり，この場合はT2*強調画像（グラディエント・エコー法）での低信号病変（出血）の確認が役に立つ（図2）．出血周囲の浮腫/梗塞内に小さなT2低信号域（小出血）が散在することがあり，これは同部位の静脈圧上昇を反映する静脈性出血の特徴と考えられる．静脈洞の評価に関しては，T2強調画像での静脈洞内のflow void効果の消失が重要である．T1強調画像やFLAIR画像では，正常でもflow void効果が現れにくいことに注意が必要である．MR venographyでは閉塞血管を明瞭に確認することができる（図2）．頭蓋内の広範な静脈系の評価が必要であるため，time of flight法よりもphase contrast法による撮像が望ましい．

2. 皮質静脈血栓症

皮質静脈血栓症（cortical venous thrombosis）では，障害部位に応じた巣症状や痙攣が生じる．静脈洞血栓症にともなう皮質静脈血栓症の頻度が高いが，明らかな静脈洞閉塞なしに皮質静脈血栓症が認められることもある（図3）．静脈性の浮腫，梗塞，出血を疑う所見を認めた場合，静脈洞内に明らかな血栓が認められなくても，造影T1強調画像やMR venographyで皮質静脈を注意深く観察する必要がある．病変周囲の皮質静脈が十分に描出されていなければ，皮質静脈血栓症と診断できる．

3. 深部静脈血栓症

深部静脈は内大脳静脈系と脳底静脈系に大別できる．これらはGalen大静脈を経て直静脈洞に流入する．内大脳静脈は透明中隔静脈などの内側群，視床線条体静脈などの外側群が合流して形成される．脳底静脈は前大脳静脈，深中大脳静脈，下線条体静脈などが合流して形成される．深部静脈の灌流領域は広く，大脳基底核や視床の下方の広範囲や，内包などが含まれる．したがって，深部静脈血栓症（deep cerebral venous thrombosis）の臨床症状は重篤であることが多く，頭痛や嘔気・嘔吐の他に，意識障害，除皮質姿勢や除脳姿勢，四肢麻痺，錐体外路症状などが生じる．治療により回復した場合でも，無動性無言症，認知機能障害，不随意運動（ジストニー，アテトーゼ），垂直性眼球運動障害などが後遺症として残ることが多い．

頭部CT，MRIでは病変が両側性であることが多く，大脳基底核や視床を含む広範な浮腫性病変が認められる（図4）．必ずしも出血は認められない．発症早期に受診することが多いためかもしれない．脳炎などが鑑別に挙がることがあるが，MR venographyで深部静脈の閉塞が確認できれば深部静脈血栓症と診断できる．

図1　上矢状静脈洞血栓症，AT-Ⅲ欠損症（頭部造影CT）

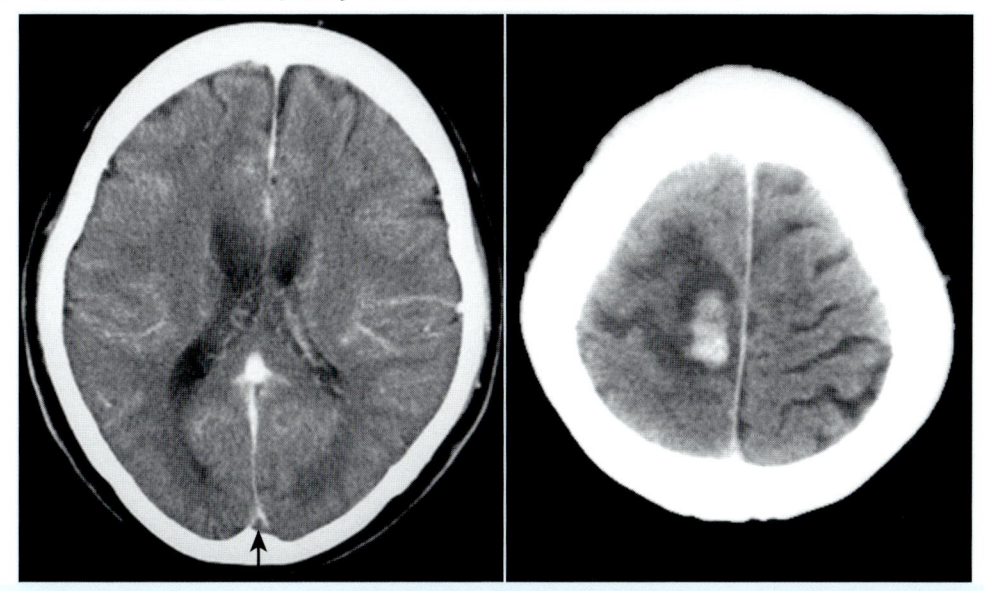

Galen大静脈や直静脈洞は正常に造影されているが，上矢状静脈洞には三角形の造影欠損（empty delta sign）が認められる（矢印）．右前頭頭頂葉皮質下白質に出血巣があり，周囲の白質に広範な低吸収域が認められる．上矢状静脈洞による静脈性浮腫・出血の所見である．

（亀田総合病院放射線科　大内敏宏先生のご厚意による）

図2　上矢状静脈洞血栓症（T2*強調画像水平断，MR venography 側面像）

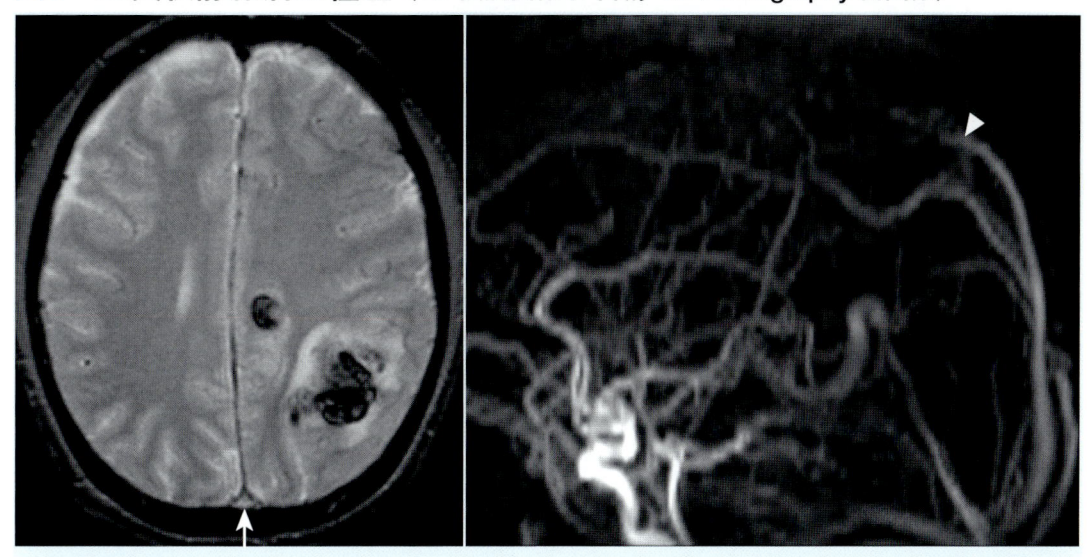

左頭頂葉および左帯状回の皮質下白質に明瞭な低信号域（出血巣）が認められる．周囲の高信号病変の内部にも小さな低信号域（小出血巣）が散在しており，動脈性出血よりも静脈性出血が疑われる．上矢状静脈洞内のflow void効果が認められない（矢印）．MR venographyでは上矢状静脈洞の信号の途絶が確認できる（矢頭）．

図3 皮質静脈血栓症（造影 T1 強調画像水平断，MR venography 正面像）

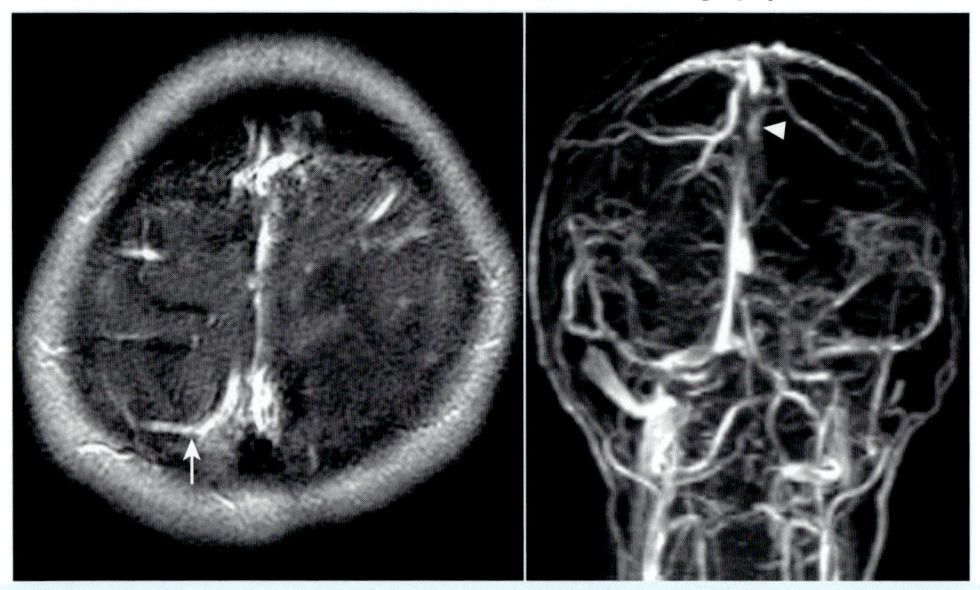

造影 T1 強調画像で左頭頂葉に低信号病変があり，病変周囲には健側でみられるような皮質静脈（矢印）の確認ができない．MR venography でも左頭頂部付近の皮質静脈の描出が不十分である．上矢状静脈洞の一部の信号が細く弱くなっているが（矢頭），完全な信号の途絶にはいたっていない．

図4 深部静脈血栓症（T2 強調画像水平断，MR venography 側面像）

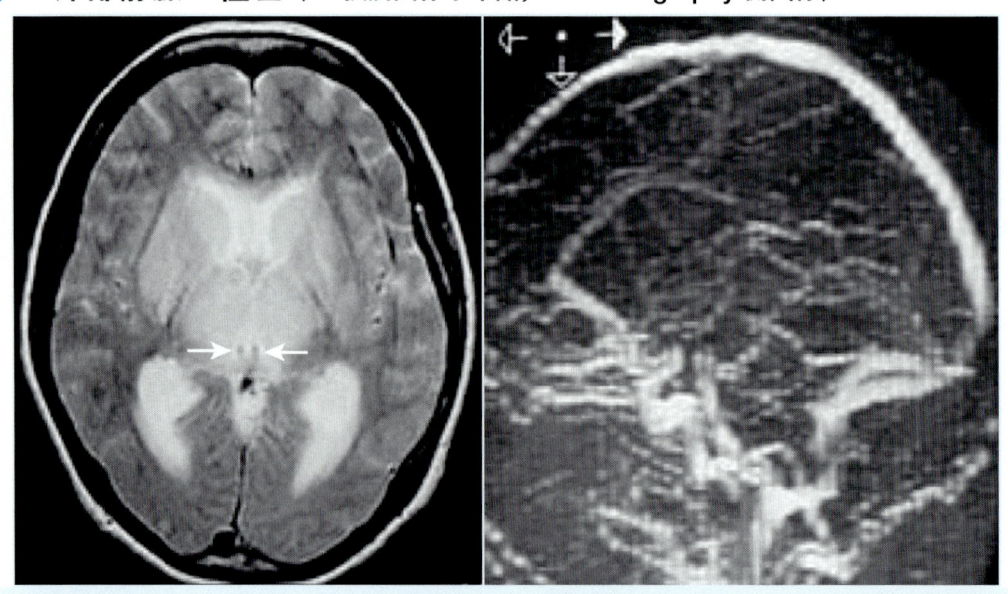

T2 強調画像において，両側の線条体，内包，視床，脳梁膝部にびまん性の浮腫性病変が認められる．側脳室三角部が拡大しており，その周囲の白質に T2 高信号域が認められることから，水頭症を併発していると考えられる．両側の内大脳静脈の flow void 効果が不十分であり（矢印），MR venography では直静脈洞，Galen 大静脈，内大脳静脈が描出されていないことから，深部静脈血栓症と診断できる．
（本田優，他：深部静脈血栓症の3例．脳神経，58（8），689-694，2004 より引用）

1 脳血管障害

9 低酸素脳症

　脳の全般的な虚血/低酸素による脳障害を低酸素脳症（hypoxic encephalopathy）とよぶ．原因としては，心停止，呼吸停止，窒息，溺水，一酸化炭素中毒（carbon monoxide poisoning/intoxication）などが挙げられる．完全な心肺停止が3～4分以上持続すると低酸素脳症を発症するとされている．成人の低酸素脳症では酸素需要の高い灰白質が傷害されやすい．後述するように，病変分布は心肺停止後の低酸素脳症（hypoxic-ischemic encephalopathy）と一酸化炭素中毒で異なっている．

1. 心肺停止後の低酸素脳症

　大脳皮質，大脳基底核，視床，海馬などの灰白質が傷害されやすい．小脳は大脳と比較すると傷害されにくい．急性期の頭部CTではびまん性の大脳浮腫がみられる（図1）．病変が左右対称性であり軽度の低吸収病変は認識しづらいため，大脳皮質と白質のコントラストの不明瞭化をとらえることが重要である．急性期の頭部MRIでは，T2強調画像やFLAIR画像では病変は不明瞭であり，拡散強調画像でも病変が明瞭に認められるとは限らない．発症数日後からは，T2強調画像やFLAIR画像で大脳基底核や大脳皮質の高信号化や腫脹を確認できるようになる（図2）．特に，通常は低～等信号である淡蒼球の高信号化が確認しやすい所見である．発症数週後になると，大脳基底核や大脳皮質のT1高信号がみられるようになる（図3）．T1高信号は微小出血や常磁性体沈着などを反映していると考えられており，発症後数ヶ月以上にわたって持続する．この所見は層性皮質壊死（laminar cortical necrosis）とよばれ，新皮質の第Ⅲ層，Ⅴ層，Ⅵ層の選択的な傷害であり，特に頭頂葉にみられることが多いとされている．亜急性期から慢性期には大脳白質のT2高信号化が認められ，白質病変の拡大にともなって脳萎縮が進行していく（図4）．慢性期には大脳全体の著明な萎縮，大脳白質の高信号化，大脳基底核などのT2低信号化がみられるようになる（図5）．

2. 一酸化炭素中毒

　一酸化炭素（carbon monoxide：CO）はヘモグロビンとの親和性が高いため，一酸化炭素中毒ではCOヘモグロビンが増加してオキシヘモグロビンが減少し，脳への酸素供給が低下する．臨床的には，頭痛，嘔吐，意識障害，けいれんなどの急性脳症が出現する．急性脳症が一時的に改善した後に，高次脳機能障害や運動障害などの再増悪がみられることがある（間欠型）．

　急性期の頭部CTでは，淡蒼球の低吸収病変が特徴的な所見である．通常は大脳皮質の浮腫はともなわない．急性期の頭部MRIでは，淡蒼球病変がT2強調画像で等～高信号，T1強調画像で低～高信号となる（図6）．拡散強調画像では，大脳白質の一部が高信号となり，同部位のADCは低下する（図7）．その後，徐々に大脳白質病変が拡大していく．慢性期の拡散強調画像でも大脳白質の一部が高信号となるが，この部位のADCが上昇していることからT2 shine through現象と考えられる（図8）．

図1 低酸素脳症（急性期）（頭部 CT）

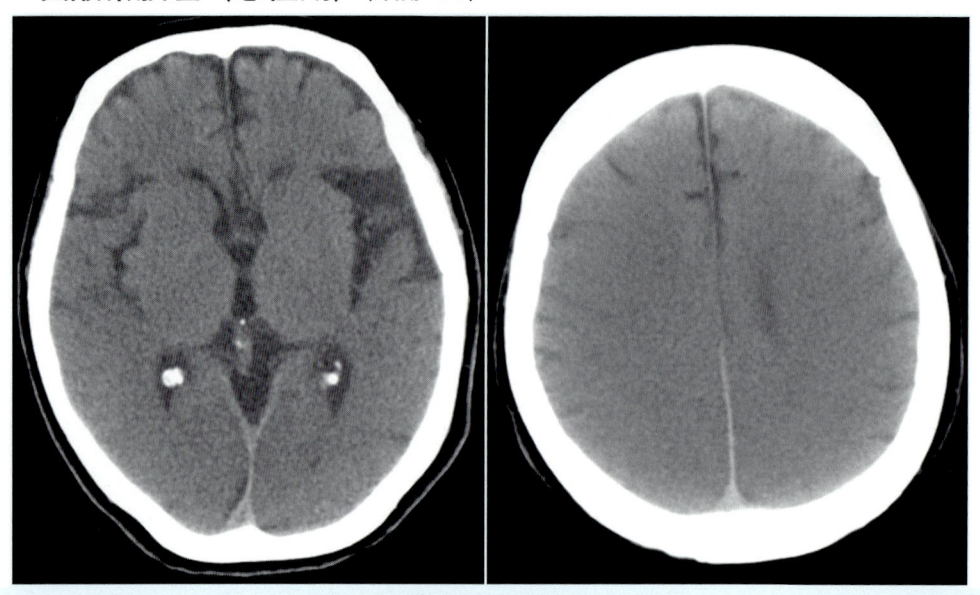

大脳皮質や大脳基底核などの灰白質と大脳白質のコントラストが不明瞭であり，脳溝の狭小化も認められる．低酸素脳症によるびまん性の大脳浮腫の所見である．

図2 低酸素脳症（急性期）（T2 強調画像水平断）

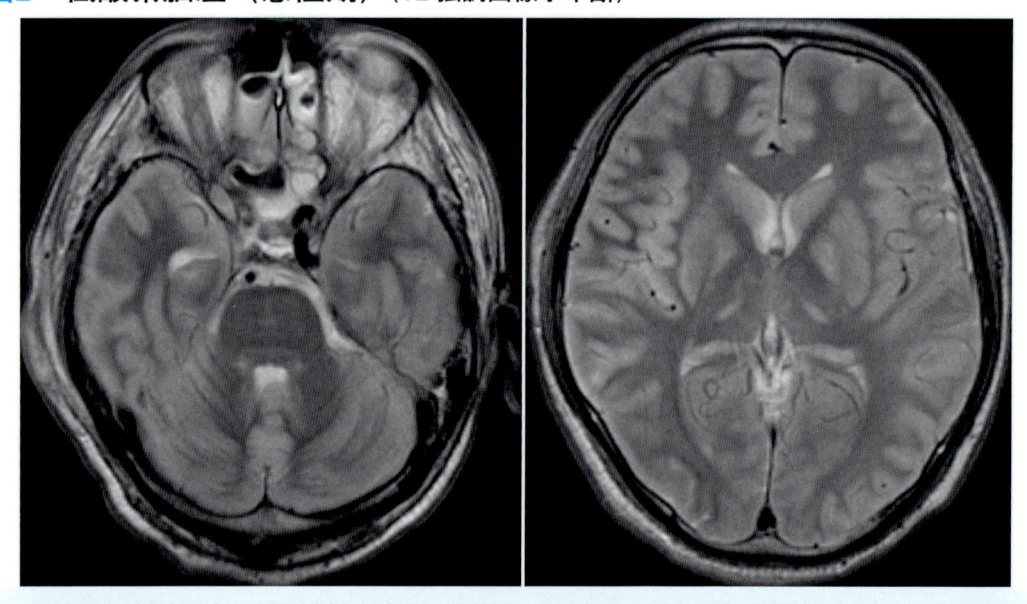

急性期の画像を示す．大脳皮質，線条体，淡蒼球，小脳皮質のびまん性の腫脹が認められる．両側視床にも対称性の線状 T2 高信号病変が認められる．右内頚動脈サイフォン部の flow void 効果が乏しく，同部位での血管閉塞/高度の狭窄が疑われるが，右中大脳動脈の flow void 効果が良好であること，大脳病変が対称性であることから，大脳病変の主因は低酸素脳症であると考えられる．

図3　低酸素脳症（亜急性期）(T1強調画像冠状断)

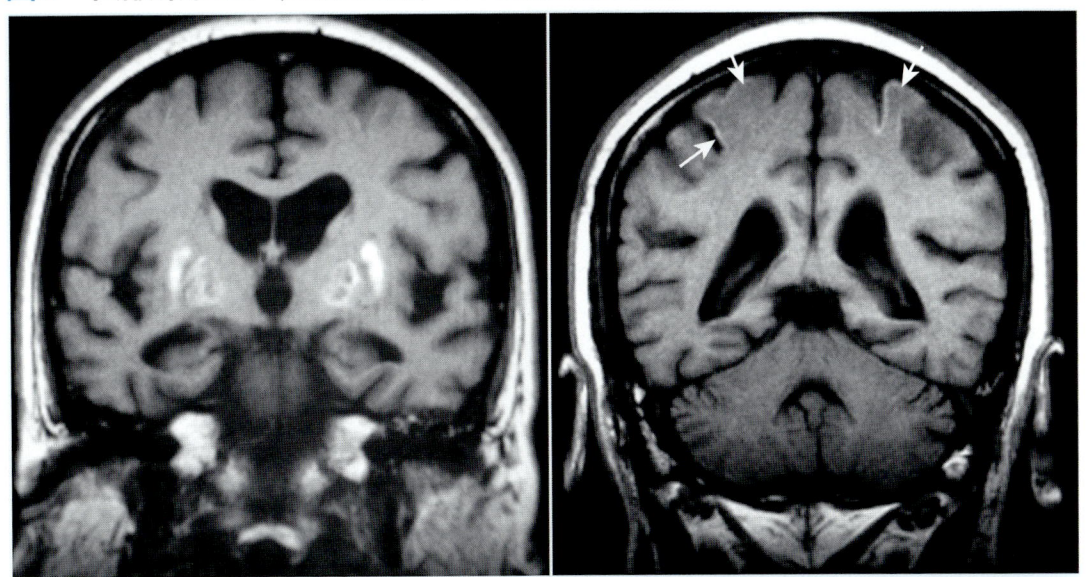

亜急性期の画像を示す．両側の被殻，淡蒼球に対称性のT1高信号病変が認められる．両側頭頂葉皮質の一部がT1高信号となっており（矢印），層性皮質壊死と考えられる．

図4　低酸素脳症（亜急性期〜慢性期）(T2強調画像水平断)

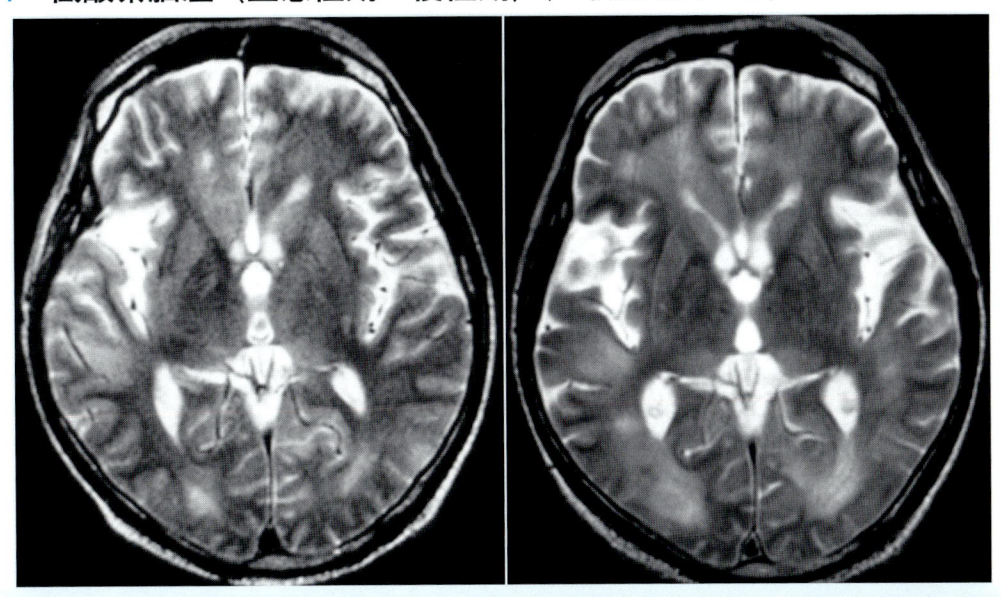

亜急性期から慢性期にかけての画像を示す．亜急性期の画像において（左），前頭葉，側頭葉，後頭葉の白質に癒合性の淡いT2高信号病変が認められる．慢性期の画像では（右），これらの大脳白質病変が拡大して明瞭となっている．

図5　低酸素脳症（慢性期）（T2強調画像水平断）

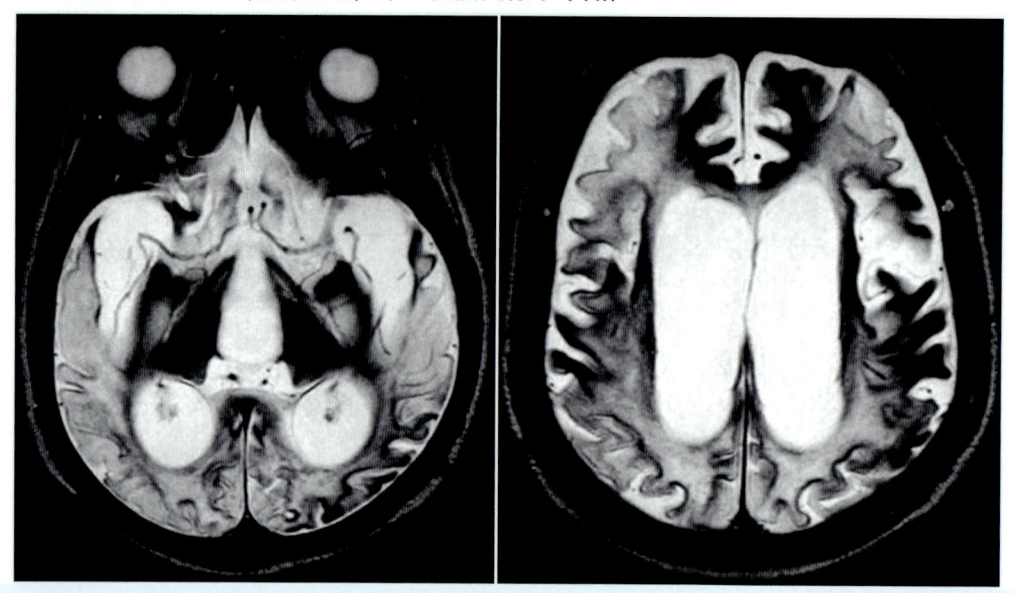

大脳皮質・白質，大脳基底核，視床の高度の萎縮が認められる．大脳皮質や大脳基底核の一部，視床が低信号となっており，大脳白質はびまん性に高信号となっている．

（亀田総合病院放射線科　大内敏宏先生のご厚意による）

図6　一酸化炭素中毒（T2強調画像水平断，T1強調画像冠状断）

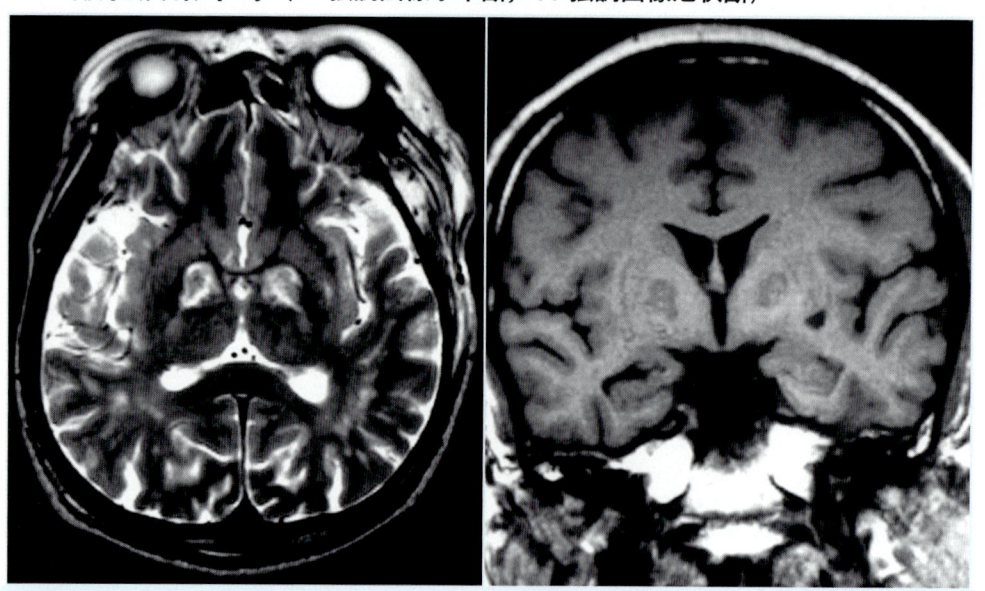

両側淡蒼球に対称性の病変が認められる．T2強調画像では内部が等〜低信号で辺縁が高信号，T1強調画像では不均一な低〜等信号となっている．淡蒼球病変の内部に微小出血があると考えられる．

図7　一酸化炭素中毒（急性期）
（拡散強調画像，ADC 計算画像，T2 強調画像，T1 強調画像）

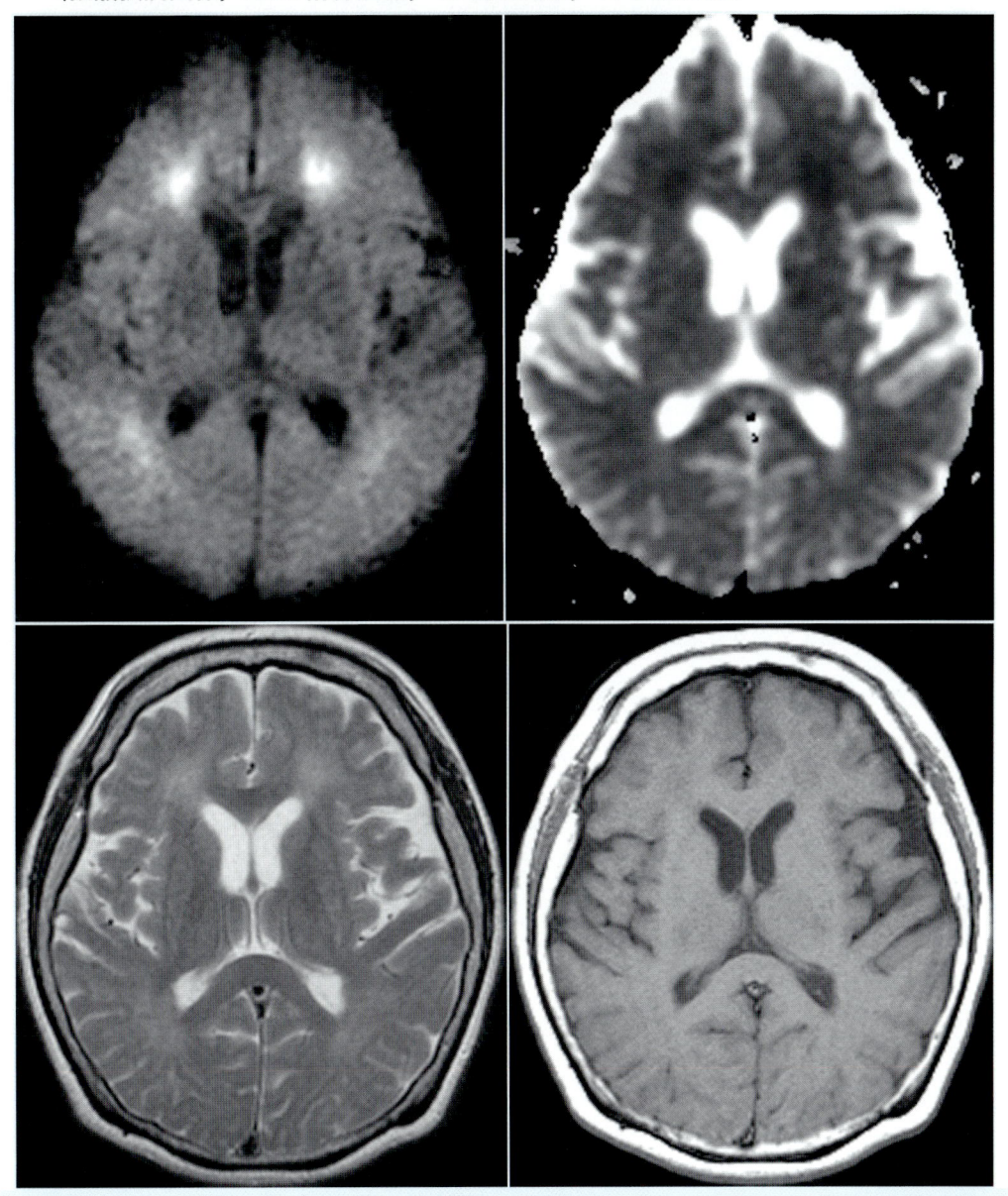

拡散強調画像で前頭葉の脳室周囲白質に明瞭な高信号病変があり，同部位は ADC 計算画像で低信号となっている（ADC 低下）．同病変は T2 強調画像でも高信号病変として認められるが，T1 強調画像ではわずかな低信号化がみられるのみで不明瞭である．

図8　一酸化炭素中毒（慢性期）（拡散強調画像水平断, T2強調画像水平断）

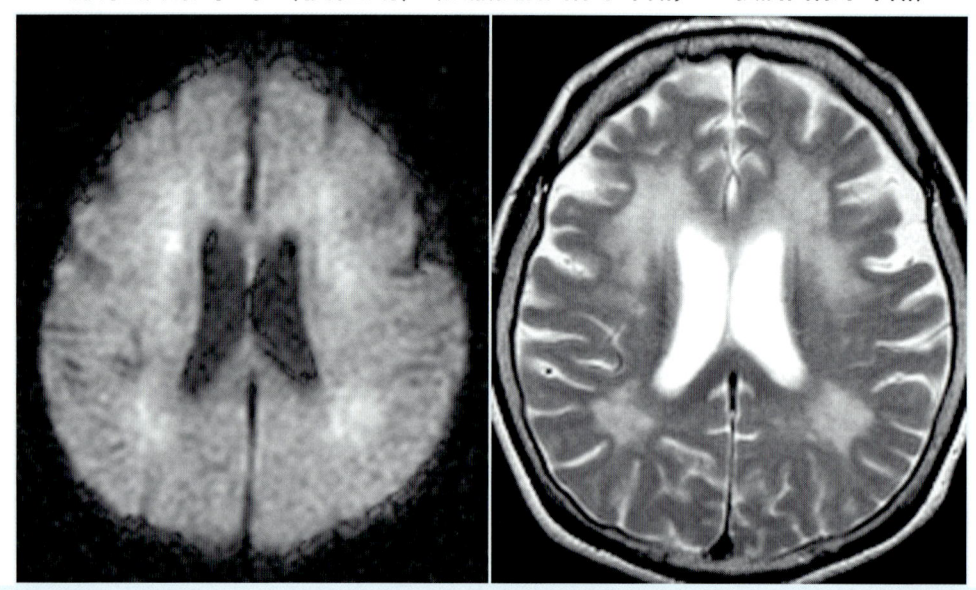

図7と同じ症例の発症3ヶ月後の画像を示す．拡散強調画像で側脳室周囲白質に淡い高信号病変が認められる．T2強調画像では大脳白質病変が拡大して明瞭に認められる．なお，ADC計算画像で同白質病変のADCは上昇しており（未提示），拡散強調画像での大脳白質の高信号化はT2 shine through現象と考えられる．

1 脳血管障害
10 二次性変化

　脳や脊髄では主病変と線維連絡のある遠隔部位に二次性変化が起こることがある．血管障害や外傷などで強い組織損傷を受けた場合に生じやすい．連続する神経線維の変性であるワーラー変性（wallerian degeneration）と，シナプスを経由して生じる下オリーブ核の仮性肥大（pseudohypertrophy）などが知られている．ワーラー変性としては，錐体路や橋小脳路のワーラー変性の頻度が高い．その他の二次性変化として，中大脳動脈領域の梗塞にともなう同側の視床変性，線条体梗塞にともなう同側の黒質変性が知られている．

1. ワーラー変性

　神経線維が分断された後に，神経線維の遠位側に生じる髄鞘や軸索の障害をワーラー変性とよぶ．神経線維を維持するのに必要なエネルギー過程が障害されるために生じる変化と考えられている．画像診断では，①神経線維の走行に一致する連続性の病変がみられること，②その連続性病変の上流（線維走行の近位側）に壊死性変化をともなうような明瞭な病変がみられること，などの条件を満たせば，その連続性病変がワーラー変性であると判断することができる．

　ワーラー変性は，神経線維の走行が比較的均一な領域で認められやすい．最も頻度が高いワーラー変性は，放線冠を含む梗塞巣による同側の錐体路（内包後脚，大脳脚，橋底部）の変性である（図1）．錐体路のワーラー変性は，機能予後すなわち運動麻痺の回復が不良であることを示している．

　橋小脳路を傷害する橋底部の梗塞巣により，中小脳脚のワーラー変性がみられることがある（図2）．橋小脳路は両側支配であるため，中小脳脚のワーラー変性は両側性に出現する．橋底部の小梗塞によるワーラー変性では，橋小脳路全体が障害されることはないため，画像でワーラー変性が明瞭に認められても臨床症候に乏しいことが多い．

　また，非常に稀ではあるが，脳梁梗塞後に脳梁のワーラー変性が生じることがある（図4）．

　T2強調画像やT1強調画像では，急性期のワーラー変性を描出することは困難である．拡散強調画像では，急性期のワーラー変性が高信号域として認められることがあり，変性部位のADC値が低下することもある（図4）．亜急性期（数週〜数ヶ月後）のワーラー変性は，T2強調画像で低信号，T1強調画像で高信号となる．対照的に，亜急性期〜慢性期のワーラー変性は，T2強調画像で高信号，T1強調画像で等〜低信号となる（図1，図2）．慢性期になると，ワーラー変性の部位が萎縮し，軸索・髄鞘の障害を反映して変性部位のADC値が上昇する．ワーラー変性（T2高信号）は，長期経過の後に消失することも残存することもある．

2. 下オリーブ核の仮性肥大

　下オリーブ核の仮性肥大は，橋出血（pontine hemorrhage）などで中心被蓋路（central tegmental tract）が傷害されることにより生じる．中心被蓋路は赤核と下オリーブ核を連絡する神経路である．赤核，下オリーブ核，歯状核を三角形の各頂点とし，中心被蓋路（赤核

→下オリーブ核），小脳求心性線維（下オリーブ核→歯状核），歯状核赤核路（歯状核→赤核）を各辺とする線維連絡は Guillain-Mollaret 三角（Guillain-Mollaret triangle）とよばれている．Guillain-Mollaret 三角の障害により症候性の口蓋ミオクローヌスが生じることがある．症候性の口蓋ミオクローヌスは，特発性の口蓋ミオクローヌスと異なり，口蓋のみならず舌，喉頭，頸部筋群の不随意運動をともなうことがある．症候性の口蓋ミオクローヌスでは，下オリーブ核の仮性肥大と同側の小脳性運動失調が生じることもある．下オリーブ核の仮性肥大は T2 高信号病変として認められ（図3），信号変化にやや遅れて仮性肥大が出現するとされている．病変の造影増強効果はみられない．

図1 錐体路のワーラー変性（T2強調画像水平断）

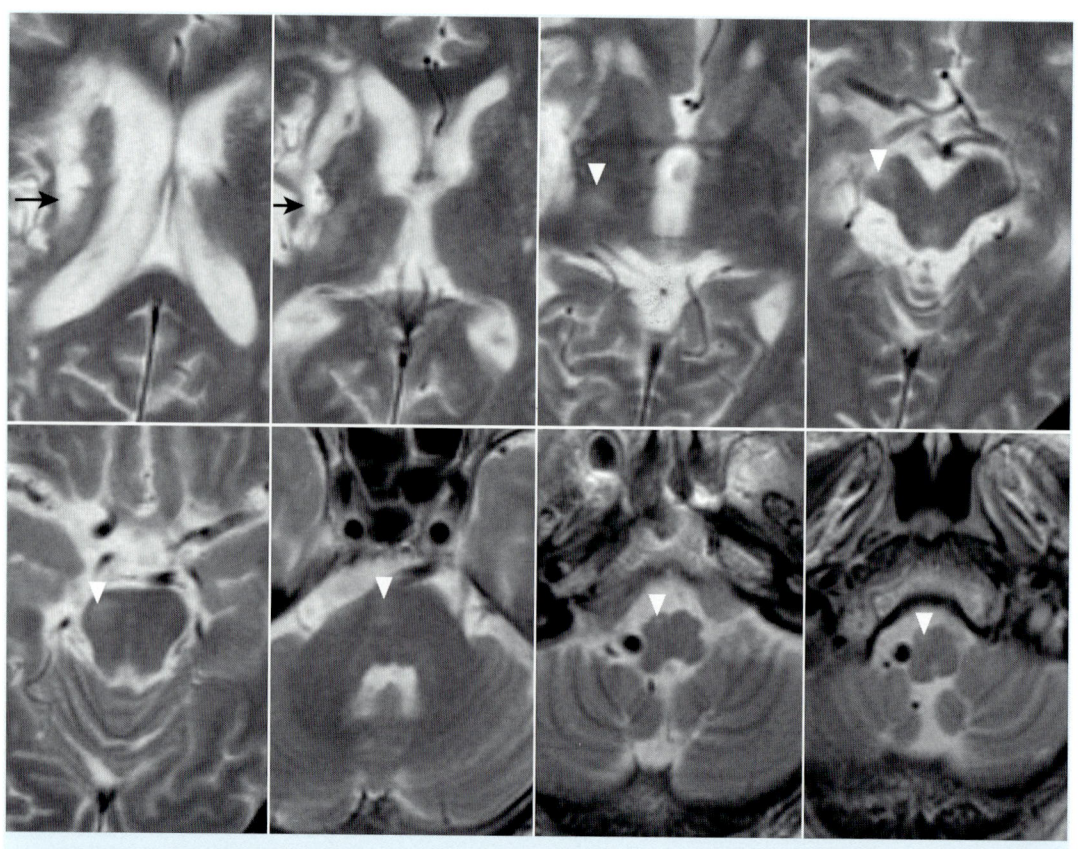

右線条体に強い壊死性変化を示す T2 高信号病変が認められる（矢印）．右内包後脚，右大脳脚，橋底部右側，右延髄錐体には，錐体路の走行に一致する T2 高信号病変が認められ（矢頭），同部位は対側よりもやや萎縮している．右線条体梗塞後の右錐体路のワーラー変性の所見である．

図2　橋小脳路のワーラー変性（T2強調画像水平断，冠状断）

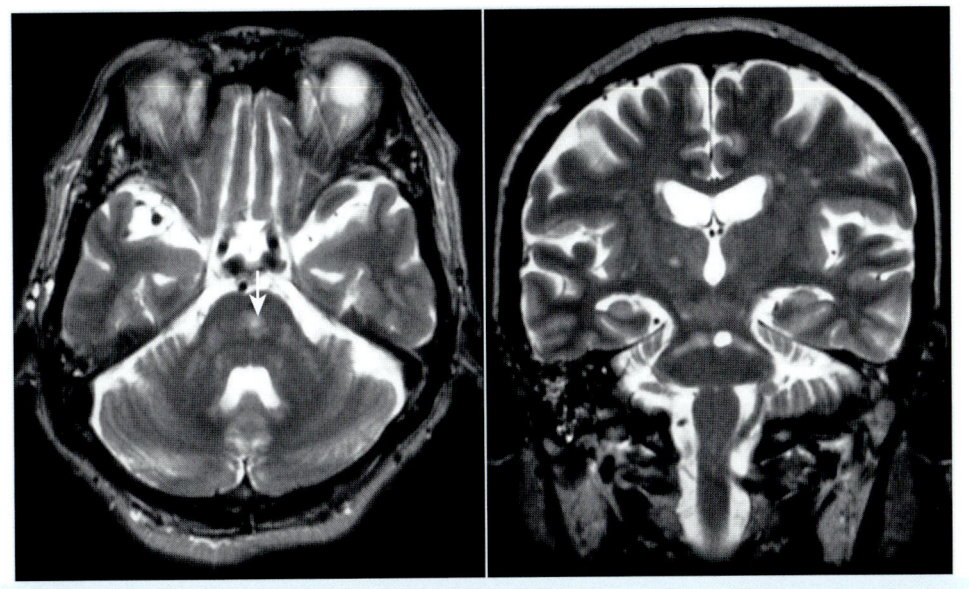

橋底部の左側に陳旧性梗塞を示すT2高信号病変が認められる（矢印）．両側中小脳脚には，橋小脳路の走行に一致する対称性のT2高信号病変が認められ，橋小脳路のワーラー変性と考えられる．

図3　下オリーブ核の仮性肥大（T2強調画像水平断）

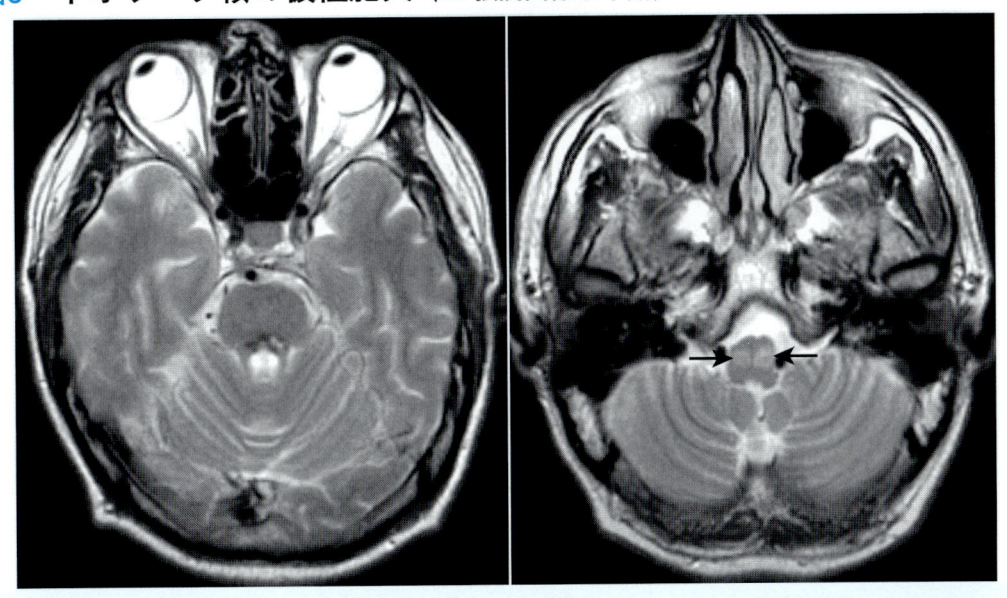

左橋被蓋に不整な形の高信号域があり，周囲の低信号域（ヘモジデリン）が右橋被蓋にまで広がっている．病変の圧排効果は認められず，慢性期の橋出血と考えられる．両側の下オリーブ核は高信号化しやや肥大してみえる（矢印）．中心被蓋路の傷害による二次性の下オリーブ核の仮性肥大と考えられる．

図4 脳梁のワーラー変性（拡散強調画像水平断, T2強調画像水平断）

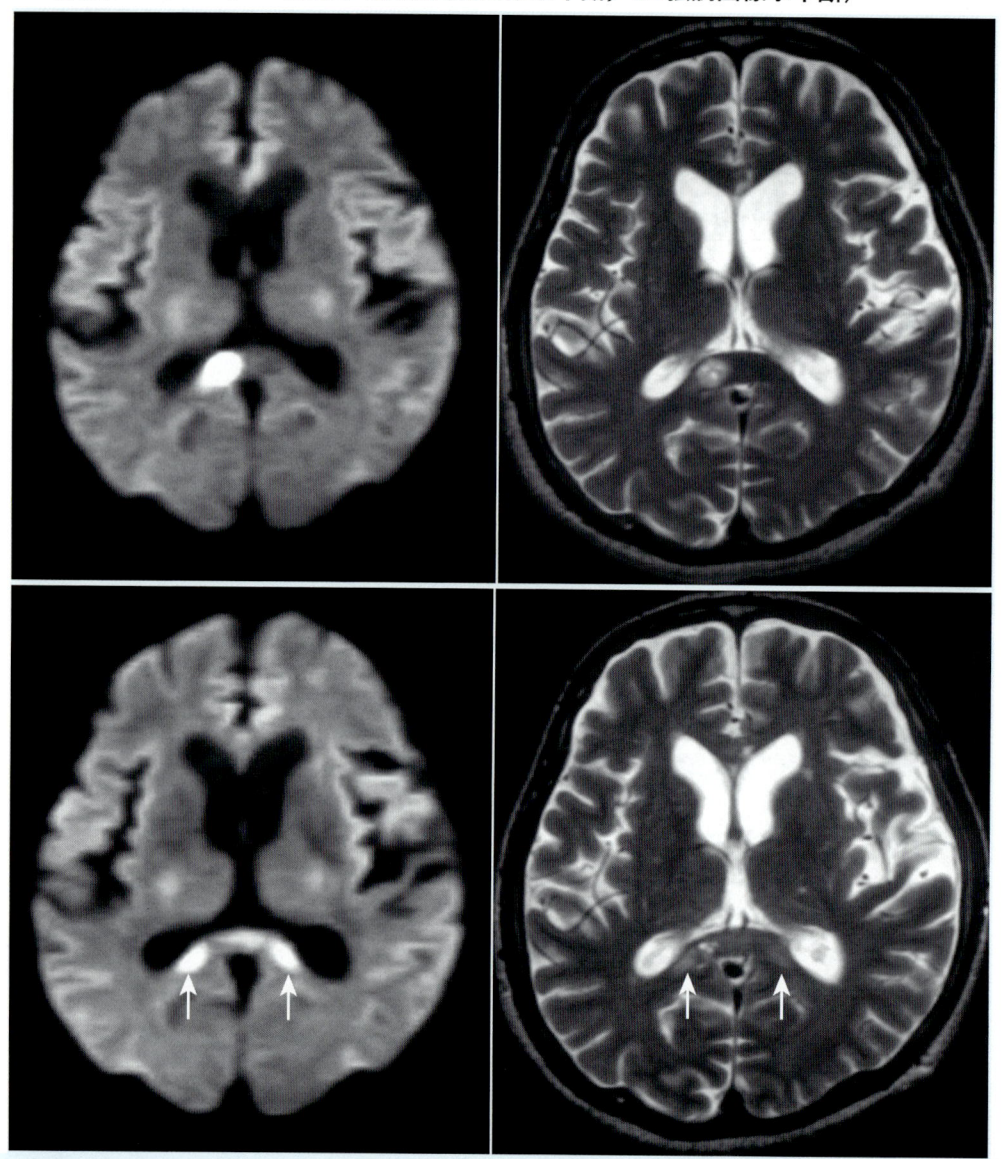

急性期の画像において（上段），拡散強調画像，T2強調画像ともに高信号の病変が脳梁膨大部の右側に認められる．病変には軽度の浮腫性変化が認められ，急性期梗塞と考えられる．約1ヶ月後の画像では（下段），梗塞巣の浮腫性変化が消失し，同部位は拡散強調画像で等信号となっている．梗塞巣の両外側には，拡散強調画像で明瞭な高信号，T2強調画像で淡い高信号の病変が認められる（矢印）．脳梁を通る交連線維の走行に一致することから，脳梁のワーラー変性と考えられる．

2 頭部外傷
11 脳実質外損傷

　頭部外傷（head trauma）では外傷部位を同定する必要がある．患者が軽症の場合は病歴聴取による外傷部位の同定が可能だが，患者が重症の場合は病歴聴取ができない．病歴による外傷部位同定が困難な場合は，頭部CTの軟部組織条件で頭表の外傷部位を確認し，骨条件で骨折を確認する．外傷部位を確認できれば，どのような方向，強度で頭部に外力が加わったかを推察できる．その後，脳実質内外の損傷についての画像診断を行っていく．

1. 頭表損傷，頭蓋骨骨折

　頭表は皮膚，帽状腱膜，筋，骨膜などで構成されている．頭部外傷では，皮下血腫，筋挫滅，帽状腱膜下血腫，骨膜下血腫などの頭表損傷が起こる．帽状腱膜は側頭筋より外側に位置しており，帽状腱膜下血腫は側頭筋の表面に形成される．骨膜は頭蓋縫合と癒着しているため，骨膜下血腫は原則として頭蓋縫合を越えない．

　頭蓋骨骨折は，頭蓋X線や頭部CTの骨条件で評価する．側頭骨骨折などの頭蓋底骨折では，近接する乳突蜂巣などの含気構造内の液体貯留を確認することによって，同部位付近の骨折を発見しやすくなる（図1）．骨折によって頭蓋内外が交通すると，頭蓋内に空気が混入することがある．

2. 硬膜外血腫

　頭蓋骨内板と硬膜の間の血腫を硬膜外血腫（epidural hematoma）とよぶ．骨折による中硬膜動脈や静脈洞の破綻が原因である．硬膜外血腫は頭表損傷や骨折と同側にみられることが多い（coup injury：同側衝撃損傷）．硬膜が頭蓋縫合と癒着しているため，原則として硬膜外血腫が頭蓋縫合を越えることはないが，稀に大きな硬膜外血腫は頭蓋縫合を越えて拡大する．血腫は内側に向かって凸レンズ型になることが多く，側頭部の硬膜外血腫では，冠状縫合が血腫の前縁になりやすい（図2）．

3. 硬膜下血腫

　硬膜とくも膜の間の血腫を硬膜下血腫（subdural hematoma）とよぶ．頭蓋骨と脳実質のずれによる架橋静脈の破綻などが原因である．硬膜下血腫は頭表損傷部位の対側にみられることもあれば（contrecoup injury：対側衝撃損傷），同側にみられることもある（coup injury：同側衝撃損傷）．前頭頭頂部の円蓋部に好発し（図3），時に大脳縦裂や小脳テント上面に血腫が形成される（図4）．硬膜外血腫とは異なり，硬膜下血腫は頭蓋縫合を越えて拡大する．血腫の量や部位によって凸レンズ型となることも凹レンズ型となることもある．

　急性期の硬膜下血腫は，頭部CTで高吸収となり（図5），脳回の形態によって不規則な凹凸型となる．亜急性期になると，血腫が徐々に吸収されて脳実質と等吸収になっていく（図3）．血腫量が多い場合には，皮髄境界が内側へ偏位し，脳ヘルニア（大脳鎌下ヘルニアなど）を合併する．亜急性期の硬膜下血腫は，頭部MRIでメトヘモグロビンを反映してT2強調画像，T1強調画像ともに高信号となる（図6）．慢性期の硬膜下血腫は，CTで低吸収，T2強調画像で高信号，T1強調画像で軽度高信号とな

る．この時期の少量の血腫は見落としやすいので注意が必要である（図7）．慢性期の硬膜下血腫内に再出血が起こると，血腫成分が沈降して液面を形成することがある（図8）．血腫内に被膜が認められれば，硬膜下腔への出血を繰り返していると推察することができる（図8）．

4．外傷性くも膜下出血

外傷により脳表の小血管が破綻すると外傷性くも膜下出血（traumatic subarachnoid hemorrhage）となる．動脈瘤破裂によるくも膜下出血と異なり，局所の脳溝や脳表に出血が限局することが多い（図5）．外傷性くも膜下出血自体が治療の対象となることはなく，その他の脳実質内外の損傷程度によって予後が左右される．

5．内頚動脈・海綿静脈洞瘻

外傷により内頚動脈と海綿静脈洞に瘻孔が形成されることがあり，内頚動脈・海綿静脈洞瘻（carotid cavernous fistula：CCF）とよばれる．瘻孔が形成されると，動脈血が直接流入することにより海綿静脈洞内の圧が上昇する．その結果，海綿静脈洞に流入する各静脈（上眼静脈，下眼静脈，網膜中心静脈など）の灌流障害が生じ，各静脈が拡張する．眼痛，拍動性眼球突出，結膜充血，外眼筋麻痺などの症状が生じる．海綿静脈間洞を介して両側の海綿静脈洞が交通しているため，時に両側性に症状が出現する．

頭部CTでは，眼球突出や外眼筋腫大を確認できるが，軽微な変化の場合は診断が難しい．頭部MRIでは，眼球突出や外眼筋腫大に加えて，上眼静脈の拡大を確認できる（図9）．MRAでは，海綿静脈洞内の血流速の上昇を反映して，海綿静脈洞およびその周囲の異常血流を確認できる．最終的には，診断および治療の目的で血管造影検査が必要となる．

図1　側頭骨骨折（頭部CT骨条件）

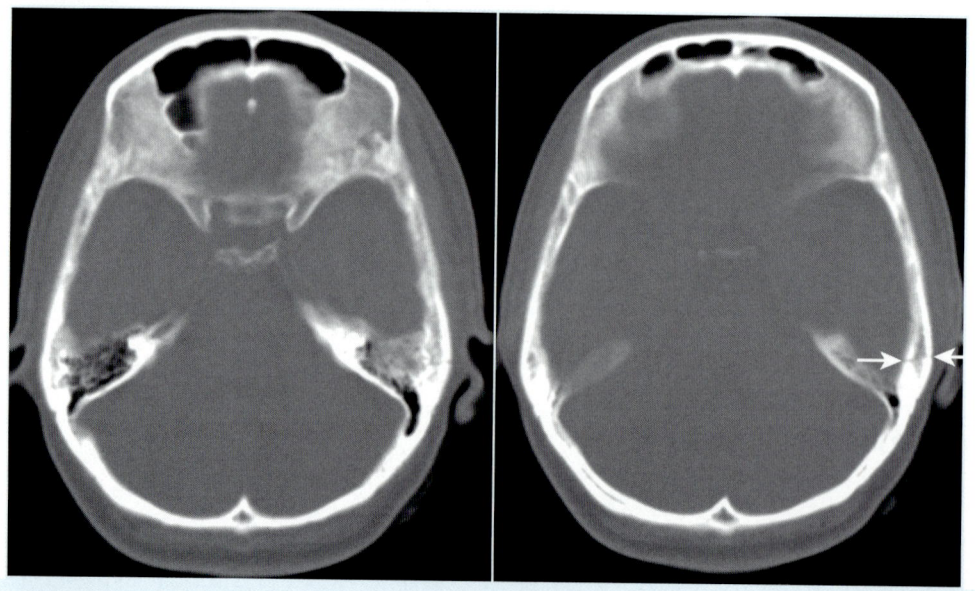

左乳突蜂巣の含気が右よりも不良である．注意深く観察すれば，左側頭骨の骨折を確認できる（矢印）．

2. 頭部外傷

図2　硬膜外血腫，びまん性軸索損傷（頭部CT）

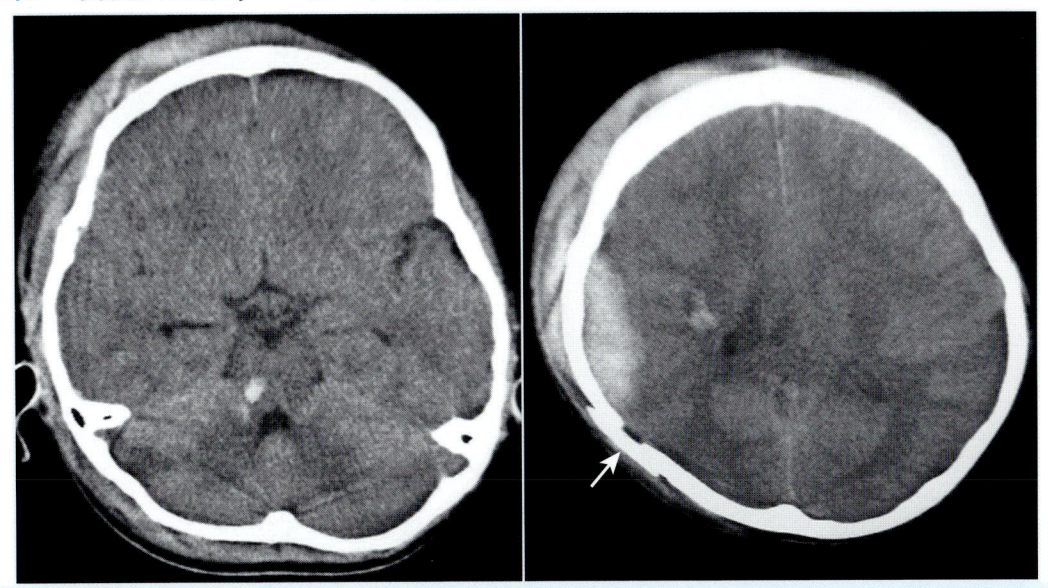

　　右前頭部から側頭頭頂部の脳表に血腫が認められる．皮下血腫および帽状腱膜下血腫と考えられる．右頭頂部には頭蓋骨骨折を確認できる（矢印）．骨折の前方には凸レンズ型の高吸収域（血腫）が認められ，頭蓋縫合を越えて拡大していないことから，硬膜外血腫と診断できる．また，右放線冠や中脳の右背側部に小さな高吸収域があり，びまん性軸索損傷にともなう出血と考えられる．

図3　硬膜下血腫（亜急性期）（頭部CT）

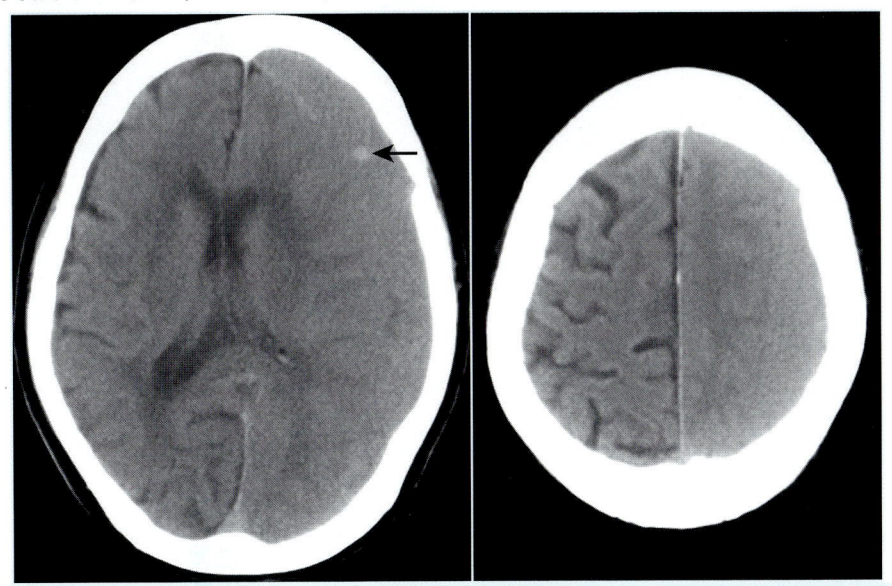

　　左前頭頭頂部の円蓋部に大脳皮質と同程度の高吸収病変（硬膜下血腫）が認められる．血腫内に小さな高吸収領域があり（矢印），同部位が出血源である可能性がある．左前頭頭頂葉の皮髄境界は内側に変異し，軽度の大脳鎌下ヘルニアも認められる．

図4 硬膜下血腫（急性期）(頭部 CT)

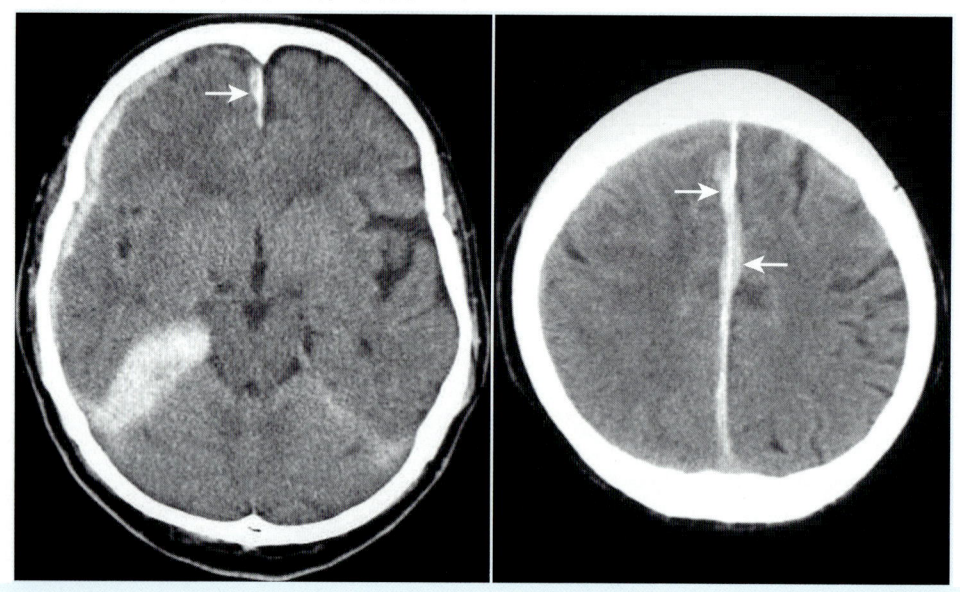

右前頭側頭部の円蓋部に脳回の形態に沿うように広がる高吸収域があり，急性期の硬膜下血腫と考えられる．大脳鎌は全体的に高吸収化し，大脳縦裂内にも薄い血腫が認められる（矢印）．右小脳テントと右側頭葉の間にも血腫が認められる．

図5 硬膜下血腫（急性期），外傷性くも膜下出血 (頭部 CT)

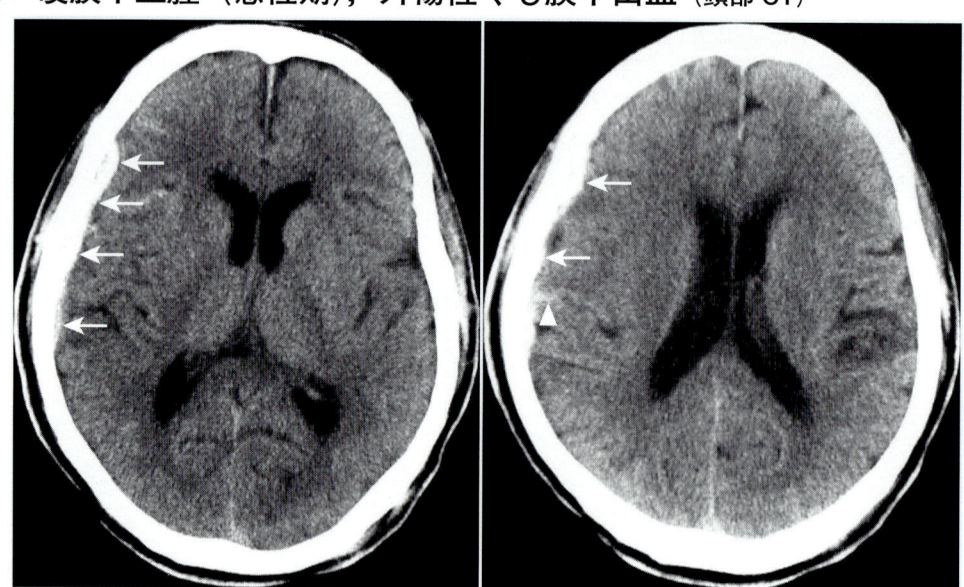

右前頭側頭部の円蓋部に硬膜下血腫を示す高吸収病変が認められる（矢印）．右シルビウス裂内の一部に限局する高吸収域があり（矢頭），外傷性くも膜下出血と考えられる．

図6　硬膜下血腫（亜急性期）(T2強調画像水平断，T1強調画像水平断)

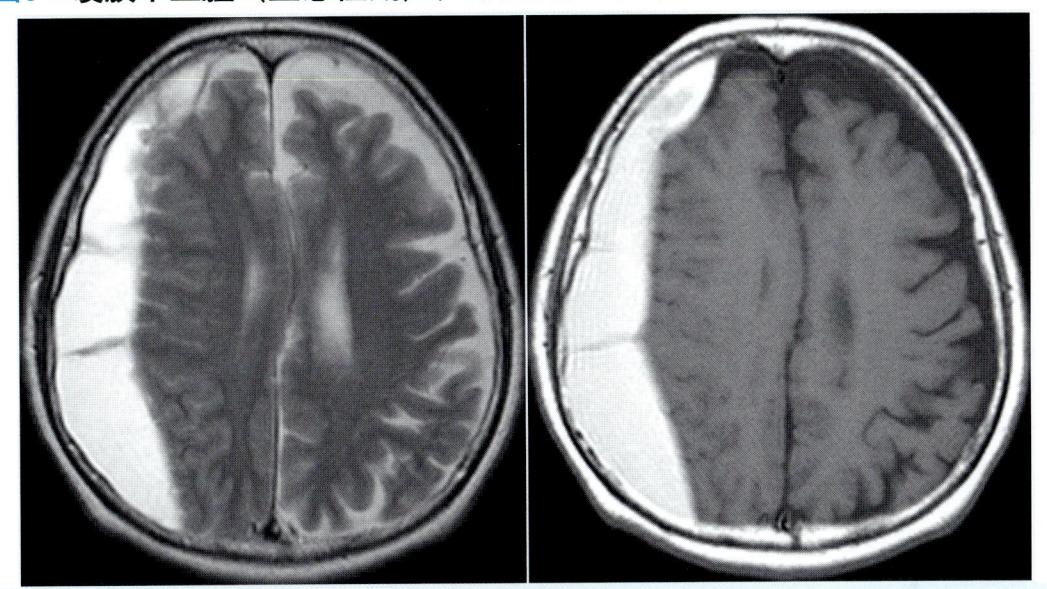

右前頭頭頂部の円蓋部にT2高信号，T1高信号の脳実質外病変が認められる．メトヘモグロビンを含む亜急性期の硬膜下血腫と考えられる．軽度の大脳鎌下ヘルニアも認められる．

図7　硬膜下血腫（慢性期）(T2強調画像水平断，T1強調画像冠状断)

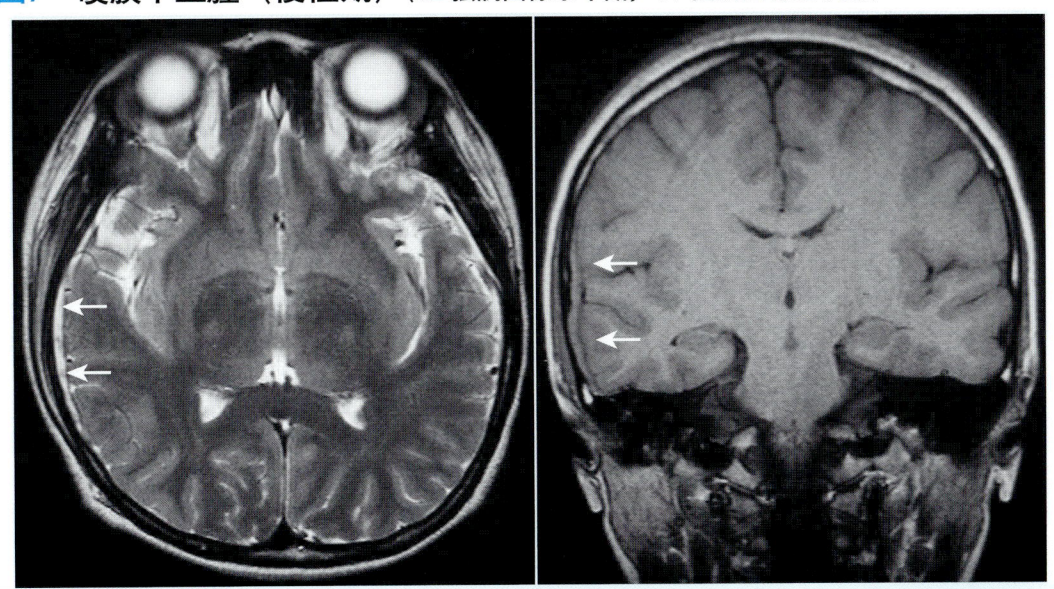

右側頭部の円蓋部に薄いT2高信号，T1等信号の脳実質外病変が認められる（矢印）．慢性期の硬膜下血腫の所見である．

図8 硬膜下血腫（慢性期）(頭部CT)

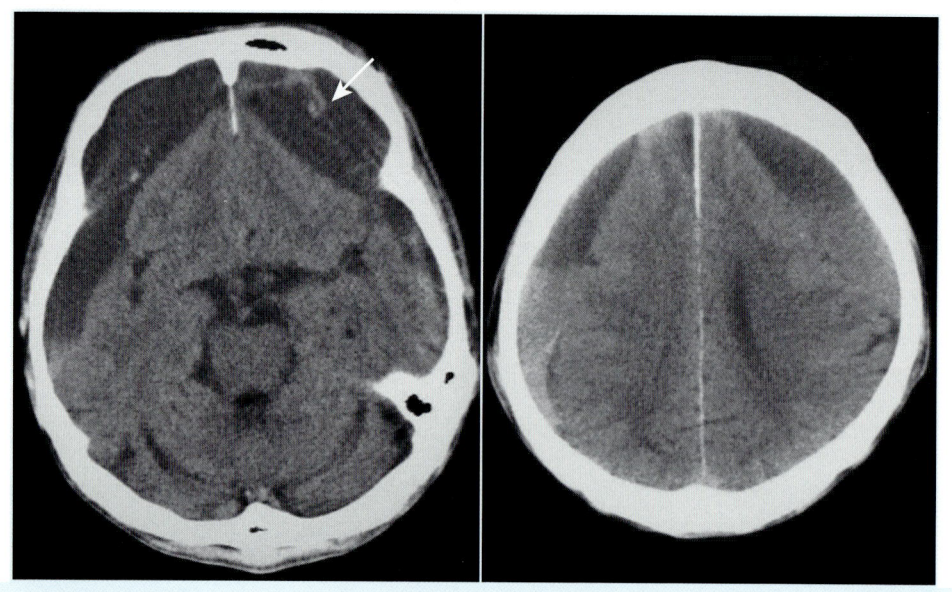

両側前頭頭頂側頭部の円蓋部に，上方が低吸収，下方が高吸収の液面を形成する病変が認められる．慢性期の硬膜下血腫内への再出血の所見と考えられる．左前頭部には被膜様の構造物が認められ（矢印），硬膜下腔への出血を繰り返していることが示唆される．

図9 内頚動脈・海綿静脈洞瘻（T2強調画像水平断，冠状断）

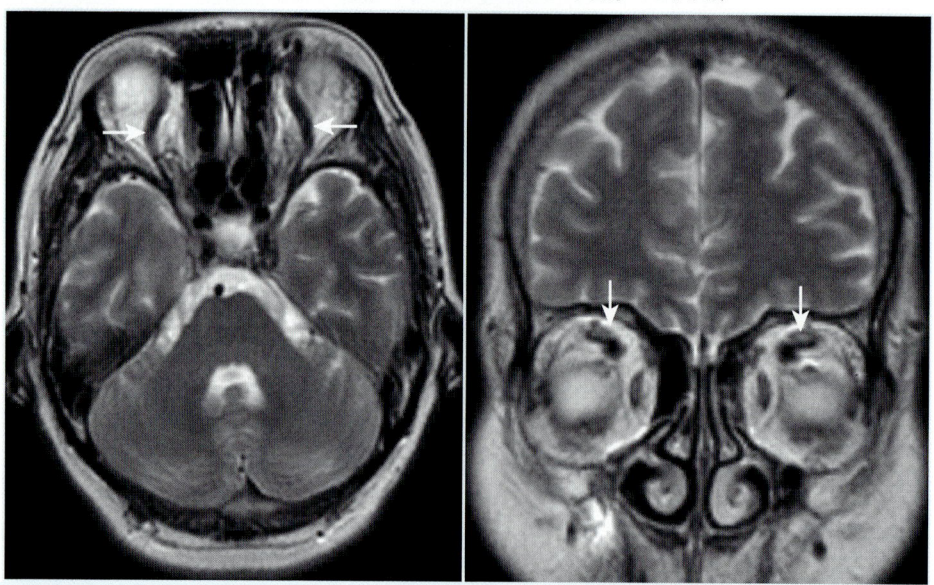

両側の上眼静脈が著明に拡大している（矢印）．内頚動脈・海綿静脈洞瘻が疑われる所見である．

2 頭部外傷

12 脳実質内損傷

　脳実質内損傷は，脳表損傷と脳深部損傷に大別できる．脳表損傷は脳挫傷，脳深部損傷はびまん性軸索損傷であることが多い．脳挫傷とびまん性軸索損傷は発症機序が異なっている．また，外傷性に両側あるいは片側のびまん性脳腫脹が生じることがある（図1）．浮腫の本態は血管原性であることも細胞毒性であることもある．

1. 脳挫傷

　頭部外傷によって脳が振盪し，頭蓋底から外力を受けた脳実質が損傷することを脳挫傷（brain contusion）とよぶ．時に頭蓋骨の陥没骨折によって直達外力が加わって脳挫傷となることがある．発症機序から推察できるように，大脳皮質傷害が主体であり，頭蓋底の形状から前頭葉や側頭葉が損傷されやすい（図2，図3，図4）．したがって，前頭部の外傷では同側衝撃損傷（coup injury），後頭部の外傷では対側衝撃損傷（contrecoup injury）となりやすい．なお，非常に稀ではあるが，銃弾などによる頭部の貫通性損傷がみられることもある（図5）．

　急性期の脳挫傷は，出血と浮腫が混在した不規則な信号の像を呈する．頭部CTでは境界不明瞭な低吸収域（浮腫）と小さな高吸収域（出血）が混在する．頭部MRIではFLAIR画像において皮質障害を確認しやすく，挫傷部位は高信号域として描出されることが多いが，出血量が多ければ等〜低信号となる．FLAIR画像では近接部位のくも膜下出血の有無も確認できる．T2*強調画像（グラディエント・エコー法）では損傷部位の出血を低信号域として確認しやすい．急性期を過ぎると徐々に浮腫が消退し損傷部位が萎縮していく．T2*強調画像での低信号域は慢性期になっても残存する（図2）．

　明らかな脳挫傷の病歴がなく，偶然に陳旧性脳挫傷が発見されることがある．この場合，陳旧性脳挫傷と陳旧性脳梗塞との鑑別が必要となり，そのためには血管支配領域に一致するか否かの判断が重要である（図3）．鑑別が困難な場合には，T2*強調画像での低信号域の確認が役立つが，陳旧性出血性梗塞でも大脳皮質などに低信号域がみられることがある．陳旧性脳挫傷では，あたかもナイフで切り取られたような皮質欠損がみられることがあり（図4），陳旧性脳梗塞との鑑別に役立つ．

2. びまん性軸索損傷

　強い剪断応力が脳に加わることによって生じる脳深部損傷（shearing injury）をびまん性軸索損傷（diffuse axonal injury：DAI）とよぶ．交通外傷などの強い外力によって頭部・体幹が高速回転したような場合に発症する．必ずしも体表や頭表に強い外傷が認められるとは限らない．剪断応力が加わると，脳の軸ともいえる脳幹や脳梁の剪断すなわち軸索損傷が生じる（図6）．大脳の皮髄境界も傷害されやすい（図7）．大脳基底核，視床，放線冠，各小脳脚の傷害は稀である．臨床的には高度の意識障害を呈すること多く，予後が不良の疾患である．

　びまん性軸索損傷の急性期は，頭部CTでは明らかな所見がみられないことが多いが，時に剪断部位の低吸収域や出血部位の高吸収域が認められる．頭部MRIでは拡散強調画像が病変

検出能に優れており，損傷部位が高信号域として認められる（ADC値低下）．T2*強調画像では多発する小出血巣を確認できる．T2強調画像やFLAIR画像では損傷部位は高信号となる（図6，図7）．T1強調画像では病変は不明瞭なことが多い．慢性期には損傷部位の脳萎縮が明らかになっていく（図8）．

図1　外傷性脳浮腫　偽くも膜下出血（頭部CT）

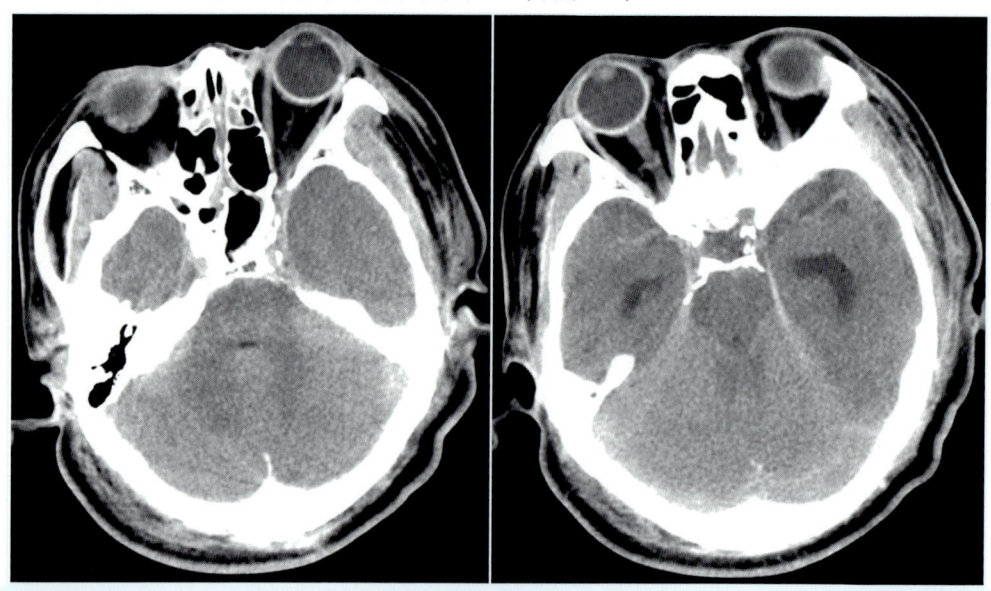

右後頭部の頭表の軟部組織が腫脹しており，同部位に外力が加わったと推察できる．大脳，脳幹，小脳がびまん性に腫脹し，皮髄境界が不明瞭になっている．そのため第四脳室が圧排され狭小化しているが，対照的に側脳室下角が拡大しており，閉塞性水頭症を併発していると考えられる．後頭蓋窩内のくも膜下腔が全体的に高吸収となっており，静脈うっ血による偽くも膜下出血と思われる．

図2　陳旧性脳挫傷（T2強調画像，T2*強調画像，FLAIR画像，T1強調画像水平断）

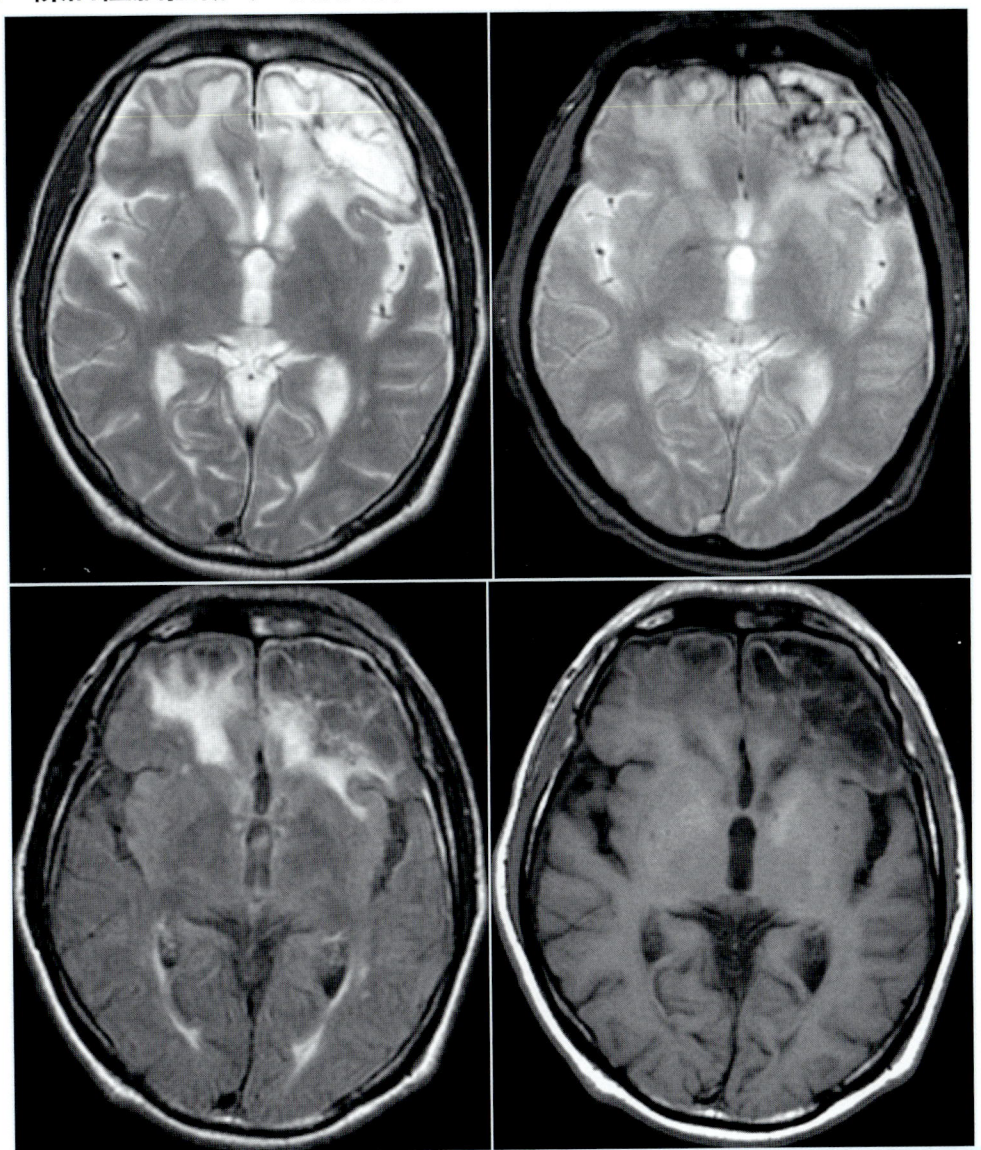

　左前頭葉円蓋部に，T2強調画像で高信号，T1強調画像で低信号，FLAIR画像で信号が抑制される嚢胞性病変が認められる．同病変表面の皮質はT2強調画像で等信号だが，T2*強調画像で明瞭な低信号となっており，陳旧性出血と考えられる．その他，両側前頭葉の深部白質にびまん性にT2高信号，FLAIR高信号，T1低信号病変が認められ，不全軟化巣と考えられる．脳血管の支配領域に一致しておらず，陳旧性脳挫傷と診断できる．

図3　陳旧性脳挫傷（頭部CT）

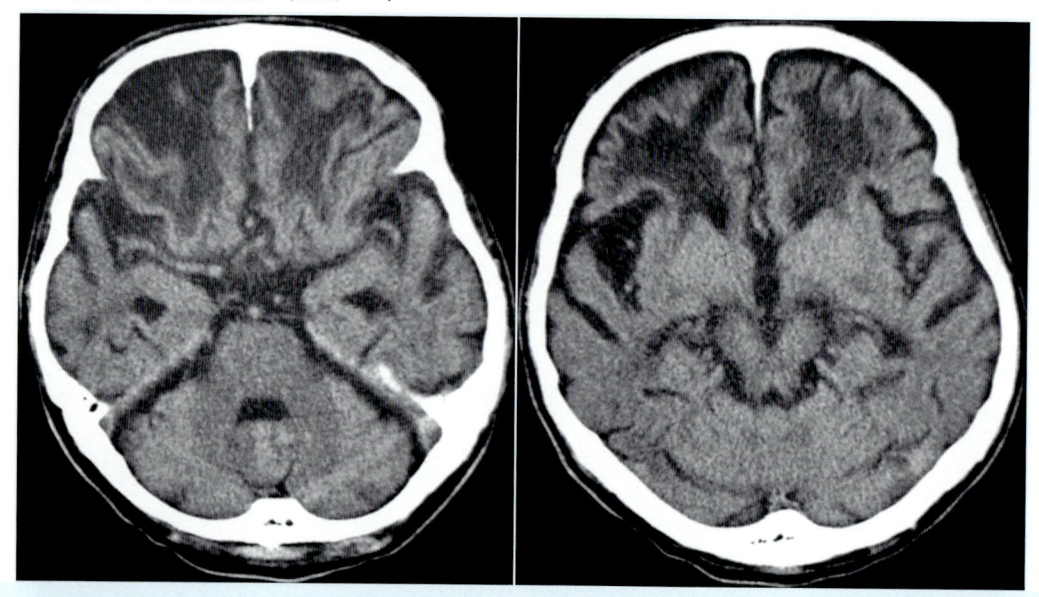

両側前頭葉の深部白質から皮質直下白質にかけて広範な低吸収域が広がっている．前頭葉下部の皮質の一部は欠損している．陳旧性脳挫傷の所見である．

図4　陳旧性脳挫傷（T1強調画像水平断，冠状断）

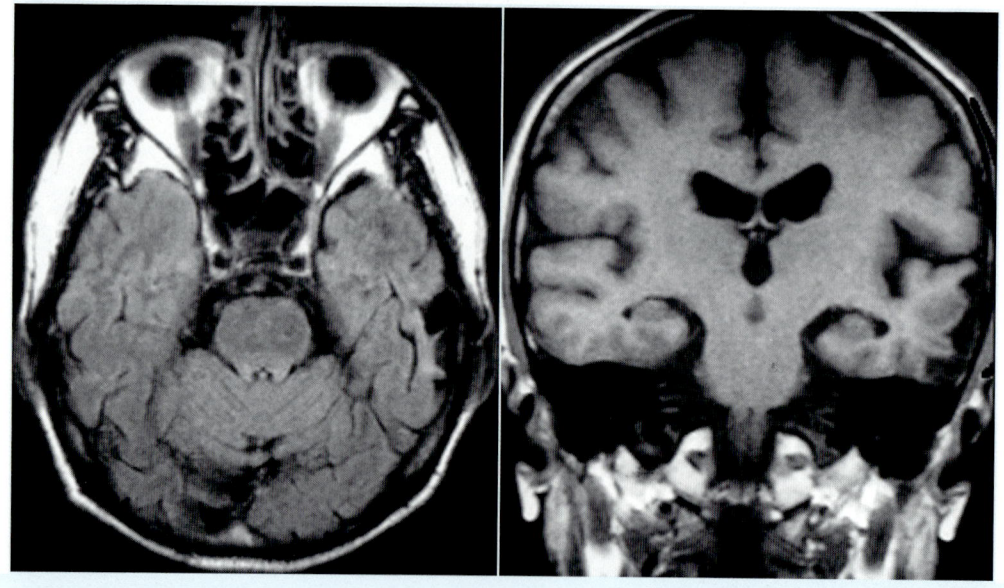

左側頭葉円蓋部の皮質および皮質下白質の一部が欠損している．冠状断では皮質下白質に辺縁不明瞭な低信号域が認められ不全軟化巣と思われる．陳旧性脳挫傷の所見である．

図5 陳旧性脳挫傷—銃弾貫通（頭部CT）

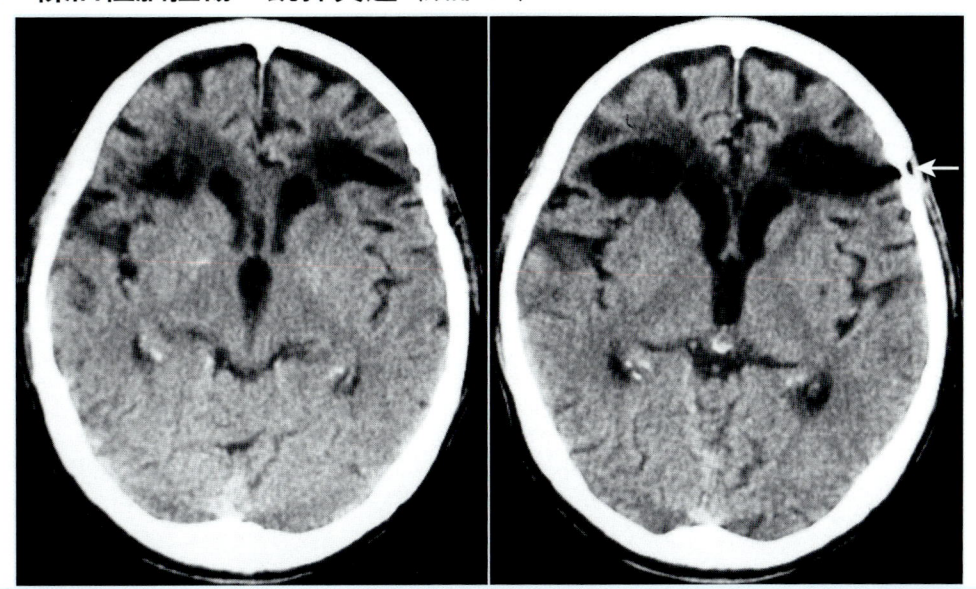

両側前頭葉に対称性の低吸収域（軟化性病変）が認められる．この軟化性病変と連続する左側頭部の頭蓋骨には骨の一部欠損が確認できる（矢印）．銃弾貫通による陳旧性脳挫傷の所見である．

図6 びまん性軸索損傷（FLAIR画像水平断，冠状断）

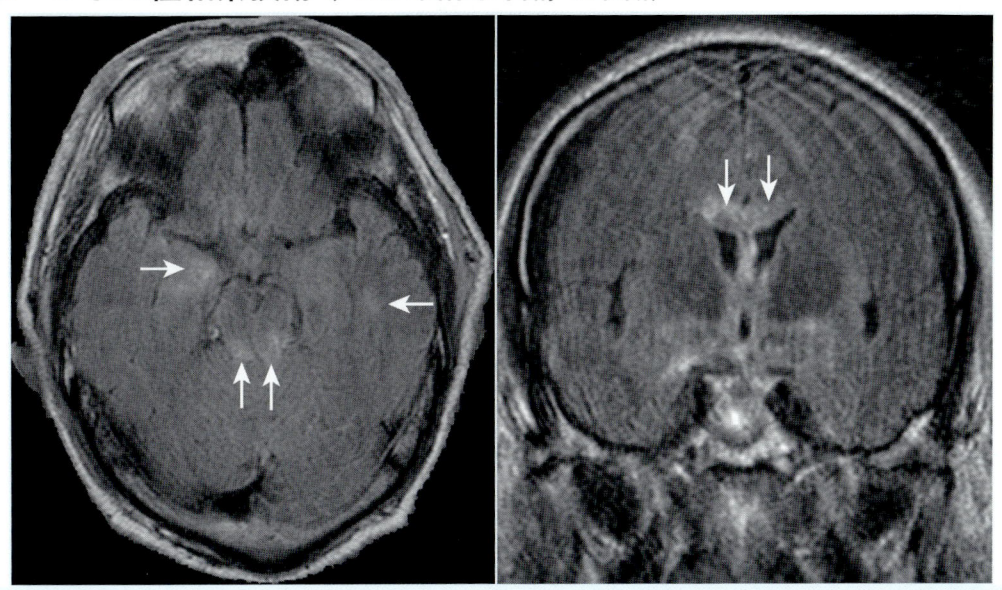

右扁桃体や海馬頭部，左側頭葉皮質下白質，中脳背側，脳梁に高信号病変が散在している（矢印）．両側の脳弓も高信号化してみえる．びまん性軸索損傷を疑う所見である．

図7　びまん性軸索損傷（T2強調画像水平断，矢状断）

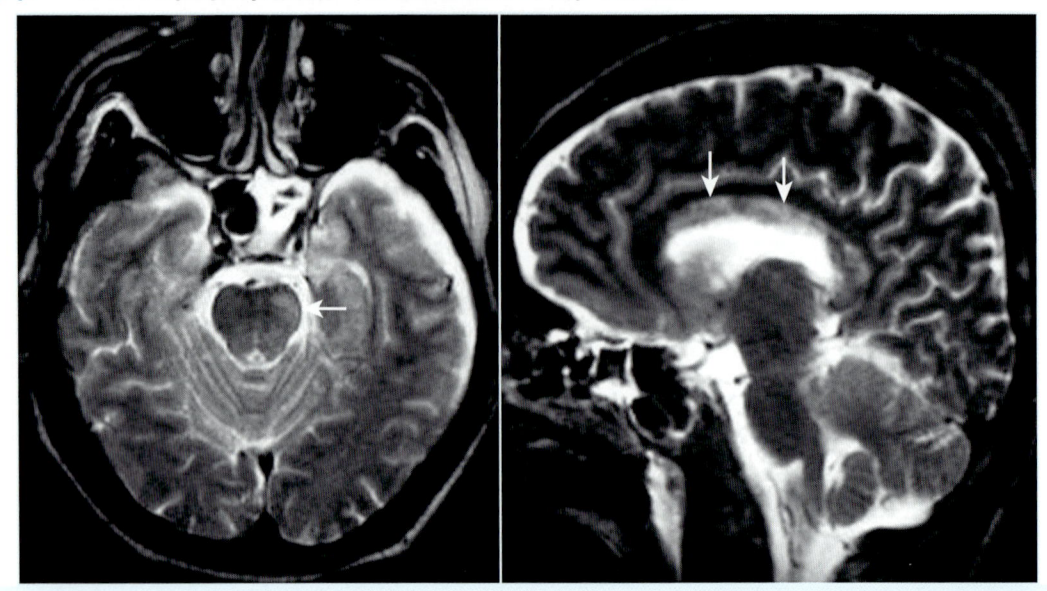

脳梁のほぼ全域および橋底部左側に高信号域があり（矢印），びまん性軸索損傷を示す所見と思われる．また，左側頭葉円蓋部表面に均一なT2高信号域があり，硬膜下血腫と思われる．

図8　びまん性軸索損傷（慢性期）（T2強調画像水平断，T1強調画像矢状断）

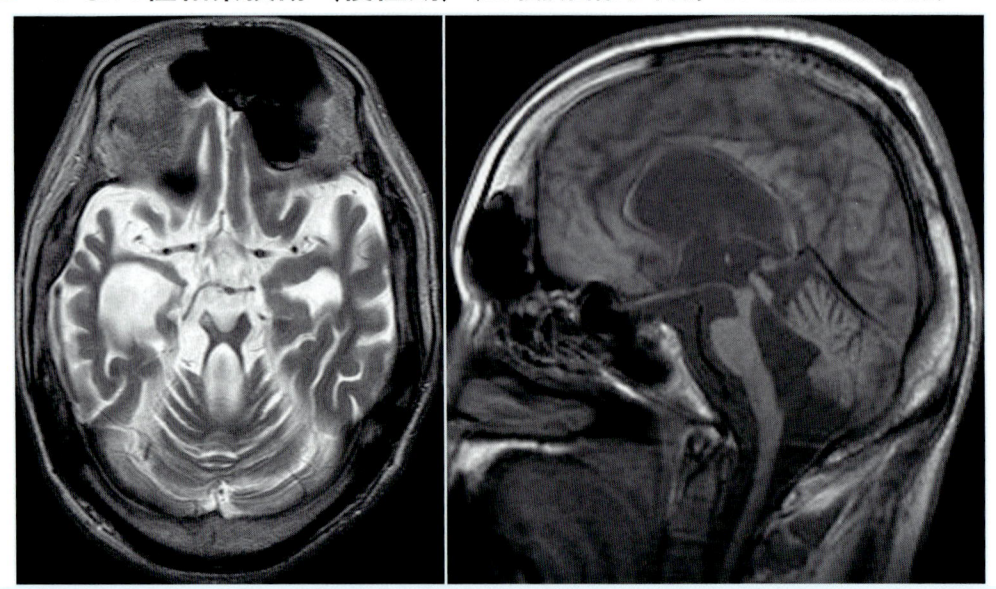

大脳萎縮，脳梁萎縮，中脳萎縮が著明である．下部脳幹や小脳の萎縮は比較的軽度である．両側中小脳脚にはT2高信号化と萎縮が認められる（未提示）．

（千葉療護センター　岡信男，早川省先生のご厚意による）

3 炎症性脳疾患
13 ウイルス感染症

　頭蓋内のウイルス感染症（viral infection）は，髄膜炎（meningitis）と脳炎（encephalitis）/髄膜脳炎（meningoencephalitis）に大別できる．ウイルス性髄膜炎は，髄液検査で細菌が検出されないことから，無菌性髄膜炎（aseptic meningitis）とよばれることもある．診断の基本は髄液検査だが，脳炎/髄膜脳炎の場合には，頭部MRIでの病変分布の把握が診断に有用である．しかし，臨床的に脳炎が疑われる場合でも，MRI異常が明らかでないことが稀ではなく，総合的な臨床判断で脳炎の診断を行う必要がある．

1. ウイルス性髄膜炎

　ウイルス性髄膜炎の原因としては，コクサッキーウイルス，エコーウイルス，エンテロウイルス70型/71型などのエンテロウイルス属が多い．単純ヘルペスウイルスや水痘・帯状疱疹ウイルスなどのヘルペスウイルス属，ムンプスウイルス，麻疹ウイルスなどが原因となることもある．原因ウイルスが同定されないことも多い．頭部単純MRIでは通常は異常を確認できない．頭部造影MRI（造影T1強調画像）では，頭蓋内圧亢進を反映して脳表の静脈怒張を確認できることがある（図1）．しかし，MRI装置によっては，健常例でも脳表静脈の造影増強効果が認められやすいことがあり，留意が必要である．軟膜の造影増強効果が認められることもある（図1）．

2. 単純ヘルペス脳炎

　単純ヘルペス脳炎（herpes simplex encephalitis）は，成人では単純ヘルペスウイルス1型（HSV-1）が原因であることが多い．頭蓋内へのウイルス移行経路としては，嗅神経を介する経路，感染神経節を介する経路，血行性経路が想定されている．成人の単純ヘルペス脳炎の好発部位は大脳辺縁系であり，発熱，頭痛，嘔吐，意識障害，けいれん，記憶障害，人格変化などの多彩な臨床症状を呈する．脳幹脳炎（brainstem encephalitis）をきたすこともあるが，大脳基底核や視床に病変をきたすことは稀である．

　単純ヘルペスウイルスによる辺縁系脳炎（limbic encephalitis）では，海馬，扁桃体，帯状回，前頭葉下部などの大脳辺縁系に浮腫性病変が形成され，頭部CTでは低吸収域（図2），頭部MRIではT2高信号，T1低信号となる（図3）．拡散強調画像で高信号となることがあり（図4），同部位のADCは低下することも上昇することもある．ADCが上昇している症例では一般的に予後が良好である．単純ヘルペスウイルスによる辺縁系脳炎では，両側性病変をきたすことがあっても左右非対称であることが通常であり，左右対称性の辺縁系病変をきたした症例では，非ヘルペス性辺縁系脳炎（non-herpetic limbic encephalitis）の鑑別を行う必要がある（図5）．

　単純ヘルペス脳炎は，毛細血管や細静脈の壊死性血管炎にともなう出血性変化が病理学的な特徴とされているが，通常は出血が微量であり，画像で血腫を確認できることは少ない．しかし，非常に稀ではあるが，炎症部位に一致する血腫が経過中に出現することがある（図6）．

3. 水痘・帯状疱疹ウイルス感染症

単純ヘルペス脳炎に比べると，水痘・帯状疱疹ウイルスによる脳炎は稀である．むしろ，水痘・帯状疱疹ウイルスは血管親和性が高く血管炎をきたしやすい．大・中血管炎をきたすと脳梗塞，脳出血，感染性脳動脈瘤などが生じる．また，小血管炎にともなって大脳白質の散在性小病変が生じることもある．

4. サイトメガロウイルス脳炎

サイトメガロウイルス脳炎は健常者よりも免疫抑制者に生じやすい．脳室上衣の周囲が病変の好発部位である．頭部MRIでは，病変部位のT2高信号化や，脳室壁に沿った造影増強効果がみられることがある．頭部CTで石灰化を確認できることがある．

5. EBウイルス脳炎

EB（Epstein-Barr）ウイルス脳炎は伝染性単核球症にともなって発症することが多い．大脳辺縁系病変，多発性の大脳病変，対称性の大脳基底核病変，小脳病変など，多彩な病変が報告されている．EBウイルスの直達感染による脳炎のほか，感染後の免疫異常に起因する脳炎も生じうる．

6. ヒトヘルペスウイルス6型（HHV-6）脳炎

臓器移植後の免疫抑制剤使用など，免疫抑制者にHHV-6脳炎が起こることがある．単純ヘルペス脳炎と類似した病変分布となることがある．

7. 麻疹脳炎，風疹脳炎

麻疹脳炎や風疹脳炎は主に小児にみられる脳炎であり，成人での罹患は稀である．急性麻疹脳炎では単純ヘルペス脳炎に類似した病変分布となることがある．

8. 日本脳炎

ワクチン接種の普及の結果，日本脳炎（japanese encephalitis）は国内では稀な疾患となっている．むしろ，国外（中国，インドなどのアジア諸国）での発症率が高い．両側視床，大脳皮質，海馬，脳幹（黒質など），小脳，脊髄などに病変が形成される．

9. インフルエンザ脳症

インフルエンザ脳症（influenza encephalopathy）は小児に好発する．インフルエンザウイルス感染に関連して，Reye症候群，急性壊死性脳症（acute necrotizing encephalopathy），急性散在性脳脊髄炎（acute disseminated encephalomyelitis：ADEM）など，多彩な脳障害が生じうるが，いずれにおいても中枢神経内でのインフルエンザウイルスの増殖は認められない．頭部CTやMRIでは，大脳皮質のびまん性浮腫，対称性の視床，大脳基底核，脳幹，小脳白質病変，一過性の脳梁膨大部病変など，多彩な所見が知られている．一過性の脳梁膨大部病変は，拡散強調画像で高信号，ADC mapで低信号（ADC低下）となる．病変が可逆性であることから，細胞毒性浮腫ではなく髄鞘内浮腫による一過性の拡散制限が想定されている（図7）．

10. 進行性多巣性白質脳症

進行性多巣性白質脳症（progressive multifocal leukoencephalopathy：PML）は，後天性免疫不全症候群（AIDS）や血液疾患などの免疫抑制者が罹患する日和見感染症である．特に，血中CD4陽性リンパ球＜50 μLなどの高度の免疫抑制者で発症しやすい．無症候性に感染していたJCウイルス（パポバウイルスの一種）は，免疫抑制状態で脳に親和性を持つ型に変化し，乏突起膠細胞に感染して白質の脱髄の原因となる．臨床症状としては，発熱や髄膜刺激症状などの免疫応答を示す症状は生じず，片麻痺

などの大脳の巣症状で発症することが多い．脳幹，小脳の症状は稀である．

頭部 MRI では，皮質下の弓状線維（U 線維）を含む大脳白質の T2 高信号病変が特徴である（図 8）．病変は左右非対称であり，一側性病変であることが多い．病初期には小病変が散在し，進行とともに病変が癒合していく．治療前の拡散強調画像では，病変の辺縁部が高信号となり，病変の中心部は等〜低信号となる（図 9）．高信号部位は乏突起膠細胞の膨化（細胞毒性浮腫）による拡散低下，低信号部位は脱髄や細胞間隙の拡大による拡散亢進を示していると考えられる．

治療前の免疫抑制状態では，白質病変の浮腫や造影増強効果はみられない．稀に病変の淡い造影増強効果がみられることがあるが，これは予後が良好であることを示している．治療により免疫状態が回復していくと，逆説的に臨床症状が悪化し，病変の浮腫や造影増強効果が出現してくることがある（免疫再構築症候群：図 10）．これは，免疫応答が回復して病変の炎症反応が生じてくるためである．

11. HIV 脳症

HIV 脳症（HIV encephalopathy）は記憶障害，認知機能障害，行動障害などを主徴とする疾患である．HIV 感染早期にウイルスが脳内に侵入し，軽度の神経細胞脱落や炎症反応，反応性グリオーシス，局所の脱髄や壊死などが生じる．頭部 MRI では，びまん性大脳萎縮と左右対称性の脳室周囲あるいはびまん性白質病変が特徴的な所見である．病変の造影増強効果はみられない．

図1　ウイルス性髄膜炎（造影T1強調画像水平断，矢状断）

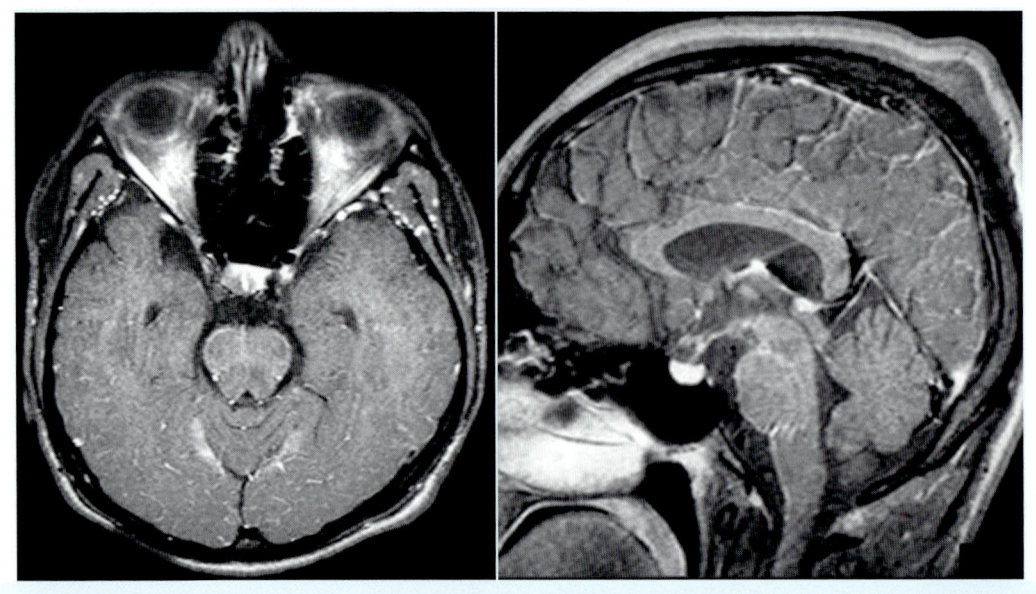

脳実質内病変は認められないが，大脳や脳幹周囲の静脈の造影増強効果が目立っている．脳幹表面の軟膜や両側の小脳テントにも造影増強効果が認められる．

図2　単純ヘルペス脳炎（頭部CT）

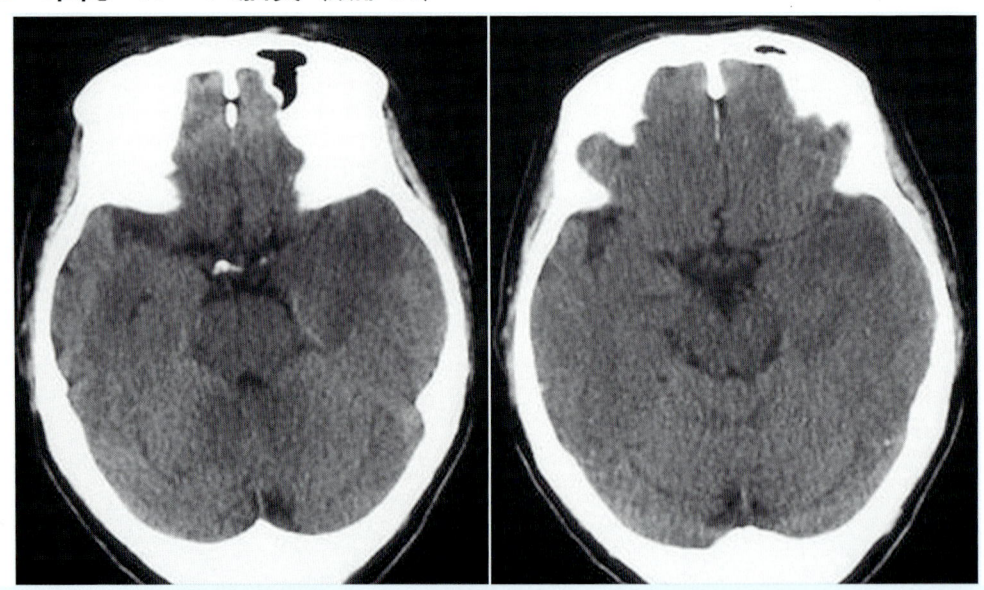

左側頭葉内側（海馬頭部，扁桃体）から左側頭葉前部にかけて，浮腫性の低吸収病変が認められる．わずかな鉤ヘルニア，シルビウス裂や側脳室下角の狭小化をともなっている．

（千葉労災病院神経内科　上司郁男先生，平賀陽之先生のご厚意による）

図3　単純ヘルペス脳炎（FLAIR画像水平断）

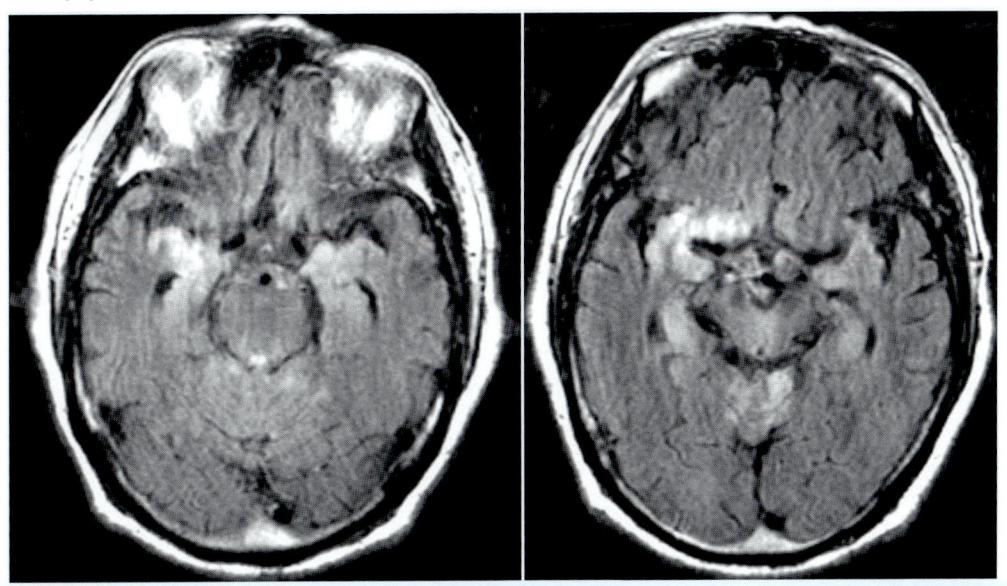

右側頭葉内側（海馬頭部，扁桃体），右前頭葉底部に高信号病変が認められる．左扁桃体にも小さな高信号病変が認められる．単純ヘルペス脳炎を疑う所見である．

図4　単純ヘルペス脳炎（拡散強調画像水平断）

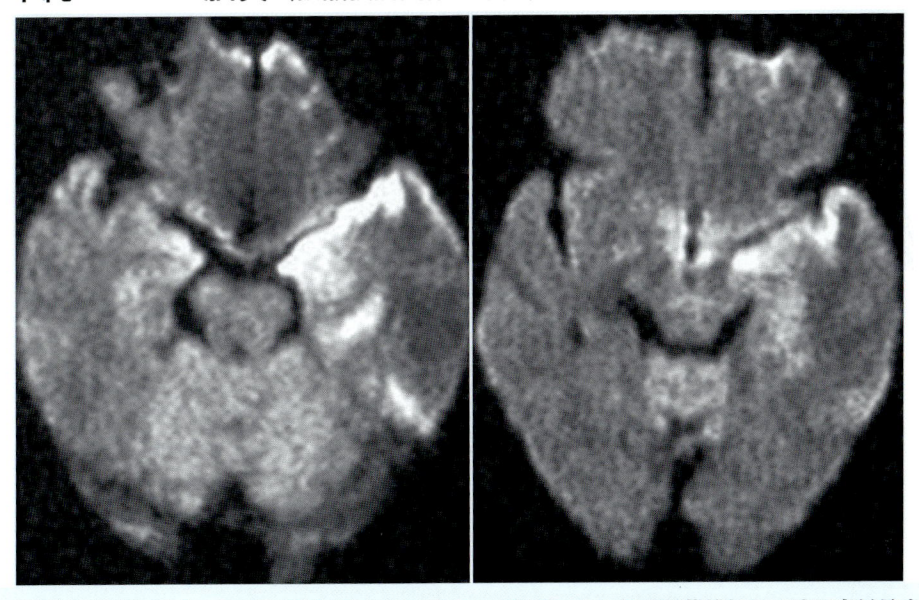

図2と同一症例を示す．左側頭葉内側（海馬頭部，扁桃体）から左側頭葉前部にかけて高信号病変が認められる．　　　　　　　　　（千葉労災病院神経内科　上司郁男先生，平賀陽之先生のご厚意による）

図5　非ヘルペス性辺縁系脳炎（FLAIR 画像水平断，T1 強調画像冠状断）

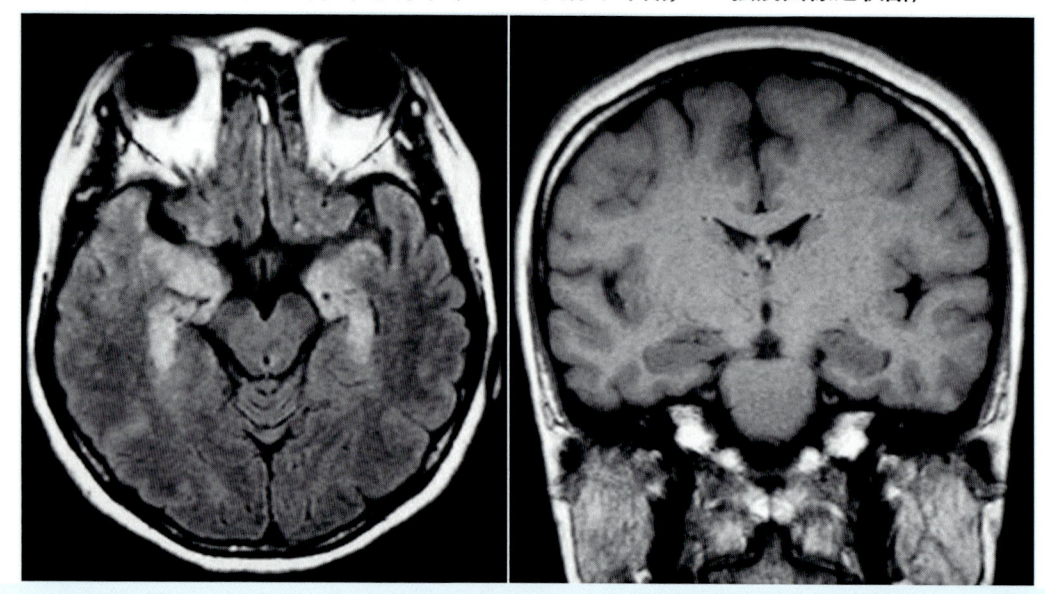

　両側海馬および扁桃体に FLAIR 高信号，T1 低信号の浮腫性病変が認められる．病変は左右対称性であり，非ヘルペス性辺縁系脳炎を疑う所見である．

図6　単純ヘルペス脳炎（頭部 CT）

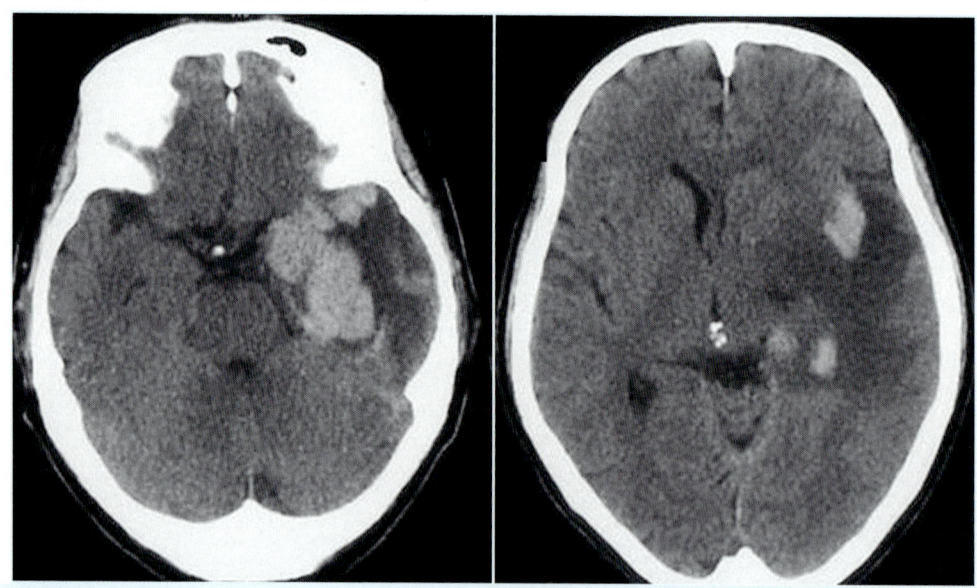

　図2と同一症例のフォローアップ CT を示す．左側頭葉内側に出血を示す高吸収域が出現している．左側頭葉には広範な浮腫（低吸収域）をともなっている．
（千葉労災病院神経内科　上司郁男先生，平賀陽之先生のご厚意による）

図7　インフルエンザ脳症（拡散強調画像水平断，ADC map）

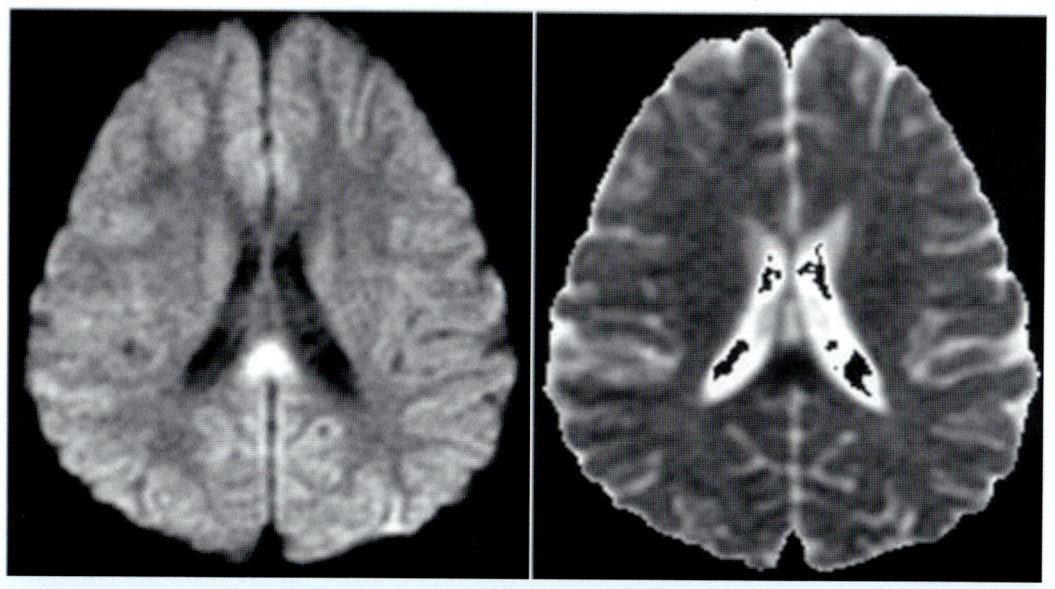

脳梁膨大部に拡散強調画像で高信号，ADC が低下している病変が認められる．この所見はフォローアップ画像では正常化していた．髄鞘・軸索の浮腫や炎症細胞浸潤が想定される．

図8　進行性多巣性白質脳症
　　　（FLAIR 画像水平断，造影 T1 強調画像水平断）

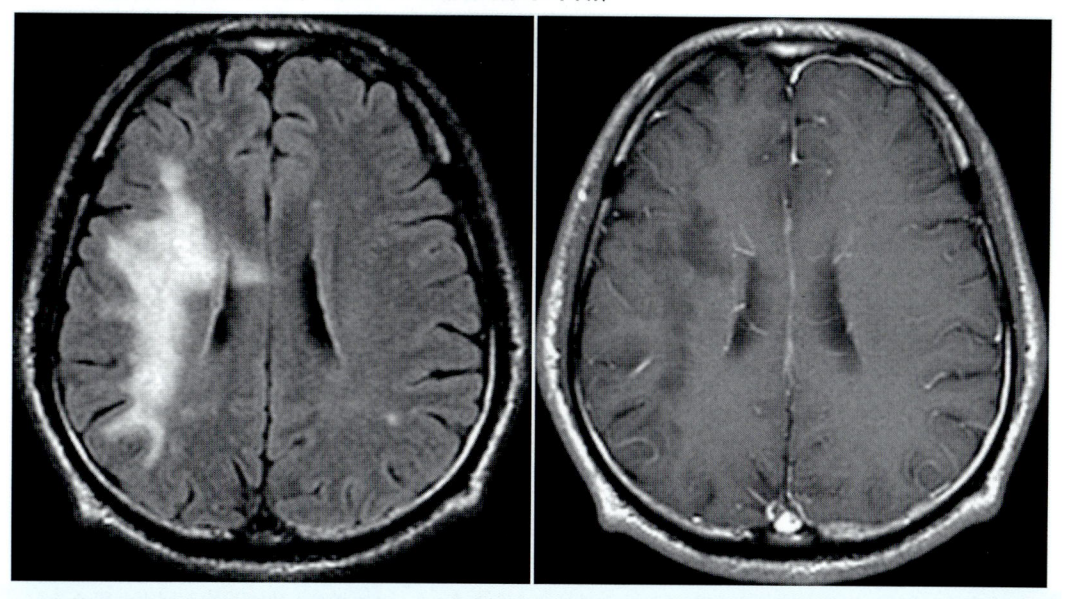

右前頭頭頂葉白質に皮質下弓状線維（U 線維）を含むびまん性の高信号病変が認められる．病変の圧排効果や造影増強効果は認められない．脳梁体部や左頭頂葉白質にも小病変が認められる．

図9　進行性多巣性白質脳症（拡散強調画像水平断）

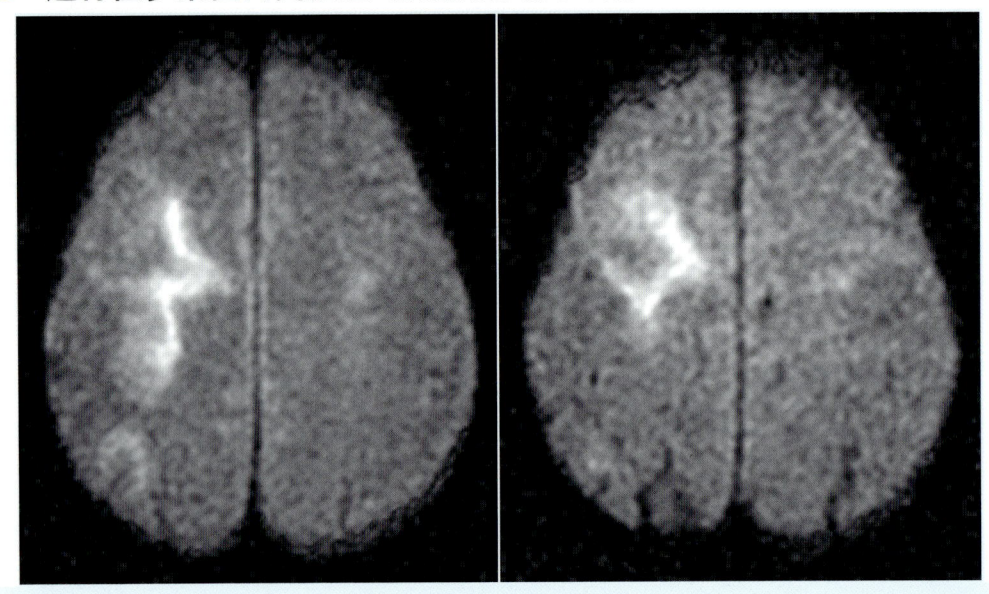

図8と同時に撮像した画像を示す．病変の辺縁部は明瞭な高信号，病変の中心部の一部は等～低信号，その他の部位は淡い高信号として描出されている．

図10　進行性多巣性白質脳症，免疫再構築症候群（T2強調画像水平断）

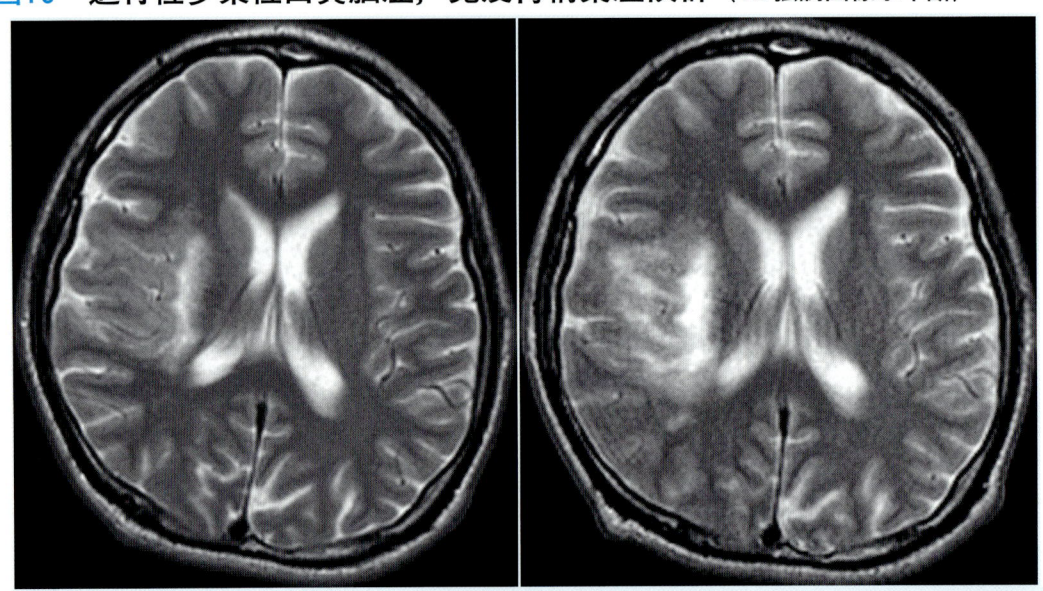

同一症例の経時的な画像を示す．免疫状態が低下している時期の画像（左）において，右島回皮質下白質にT2高信号病変が認められる．圧排効果は認められない．約3週後の免疫状態が回復してきた時期の画像（右）では，右島回皮質下白質の病変が急激に拡大している．病変に圧排効果が認められ，右側脳室三角部がやや狭小化している．免疫再構築症候群における浮腫の出現を示す所見である．

3　炎症性脳疾患
14　細菌感染症

　一般的に細菌感染症の頻度は高いが，頭蓋内は頭蓋骨，髄膜，血液脳関門などにより細菌の侵入が防がれているため，頭蓋内の細菌感染症の頻度は高くはない．しかし，ひとたび頭蓋内の細菌感染症が生じると，血液脳関門を通過しづらい抗生物質/抗菌薬が存在することや，時に外科的治療が困難であることなどにより，転帰が不良となることがある．そのため，早期診断，早期治療開始が重要となる．

　頭蓋内の細菌感染症は，脳実質外の感染である細菌性髄膜炎（bacterial meningitis）あるいは化膿性髄膜炎，硬膜外/硬膜下膿瘍（epidural/subdural abscess）と，脳実質内の感染である大脳炎（cerebritis），脳膿瘍（brain abscess）に大別できる．

1. 細菌性髄膜炎

　細菌性髄膜炎（bacterial meningitis）の起炎菌は年齢により異なる．成人では肺炎球菌の頻度が最も高い．小児ではインフルエンザ菌，肺炎球菌の順に頻度が高い．乳児ではB群溶血連鎖球菌や大腸菌が多くみられる．後天性免疫不全症候群（AIDS）患者や，薬剤等によって免疫抑制状態にある患者などの免疫抑制者（immunocompromised host）では，様々な菌が起炎菌となり得る．特にクレブシエラ属，B群連鎖球菌以外の連鎖球菌，緑膿菌，黄色ブドウ球菌などの感染に注意が必要である．

　臨床症状としては，激しい頭痛，発熱，項部硬直を認め，時に意識障害やけいれん発作をともなう．血液検査での高度の炎症反応，一般髄液検査での多核球優位の高度の細胞増多，蛋白上昇，糖低下，髄液培養での起炎菌の検出などにより診断する．

　頭部CTでは，通常は異常所見が確認できない．頭部MRIでは，髄液細胞数増多や蛋白上昇を反映して，FLAIR画像で髄液腔の信号が上昇することがある（図1，図2）．また，拡散強調画像で脳表くも膜下腔の高信号化がみられることもある（図2）．造影T1強調画像では髄膜の造影増強効果が認められる（図3）．髄膜は硬膜，くも膜，軟膜から構成されているが，特にくも膜と軟膜の造影増強効果がみられることが多く，硬膜のみの造影増強効果がみられることは少ない．脳浮腫や静脈うっ滞を反映する脳表静脈の異常造影増強効果がみられることもある．

2. 硬膜外／硬膜下膿瘍

　頭部外傷後，頭部術後の全身状態不良時，immunocompromised hostなどでは，硬膜外や硬膜下に膿瘍を形成することがある．副鼻腔炎，特に前頭洞炎を背景とすることが多い．健常者では稀な疾患である．硬膜外/硬膜下膿瘍では，髄液検査で異常を確認できず診断に苦慮することがある．この場合，拡散強調画像で高信号病変（膿瘍）を確認し，造影T1強調画像で硬膜の造影増強効果を確認することで，硬膜外/硬膜下膿瘍と診断できる．硬膜外膿瘍は頭蓋縫合を越えて拡大しない．硬膜下膿瘍は脳表・濃厚に沿った凸レンズ型の病変として認められる（図4）．いずれも隣接する硬膜の造影増強効果が明瞭である．

3. 脳膿瘍

脳膿瘍（brain abscess）では，細菌性髄膜炎と同様の臨床症状に加え，片麻痺などの巣症状が出現しうる．細菌性髄膜炎に続発する場合や，血行性に細菌感染が生じる場合がある．血行性機序の場合は，皮髄境界に病変が形成されやすい．脳実質に細菌が到達すると，まず，病変の辺縁が不明瞭で被膜形成を伴わない大脳炎をきたす（図5）．その後，反応性に被膜が形成され，境界明瞭な膿瘍を形成する（図5）．

大脳炎（cerebritis）は，頭部CTで低吸収域，T2強調画像で高信号域として認められ，著明な圧排効果をともなう．造影T1強調画像で，炎症巣の斑状の造影増強効果がみられることがある（図5）．脳膿瘍は，頭部CTでは，内部が低吸収，被膜が等～高吸収となる（図7）．頭部MRIでは，内部がT1低信号，T2高信号，被膜がT1等～高信号，T2等～低信号となる（図7）．造影T1強調画像では，被膜のリング状の造影増強効果が明瞭であり，被膜の内縁が整であることが通常である．これは，脳腫瘍におけるリング状の造影増強効果（中心部の壊死によって内縁が不整になる）とは対照的である．拡散強調画像では，膿瘍内部の粘稠度亢進などを反映して，膿瘍内部が明瞭な高信号域となる（図7）．拡散強調画像での高信号は，被膜の造影増強効果よりも炎症状態を良好に反映するといわれているため，脳膿瘍のフォローアップでは拡散強調画像の撮像が必須である．

4. 脳室炎

脳室上衣の感染症を脳室炎（ventriculitis）/脳室上衣炎（ependymitis）とよぶ．髄膜炎に続発する場合，脳膿瘍の破綻による場合，脳室シャントを介して感染する場合などがある．臨床症状のみでは脳室炎の有無を判断することは難しく，画像診断の役割は大きい．T2強調画像やT1強調画像で脳室内の信号が変化することがあるが，初期には所見は不明瞭である．造影T1強調画像では，脳室上衣の異常造影増強効果が認められる（図6）．二次的に髄液灌流が障害されるため，脳室拡大をともなうことが多い．脈絡叢炎を合併することもある．細菌性髄膜炎や脳膿瘍に脳室炎を合併すると，治療に難渋し予後不良となることが多い．

図1　細菌性髄膜炎（FLAIR画像水平断）

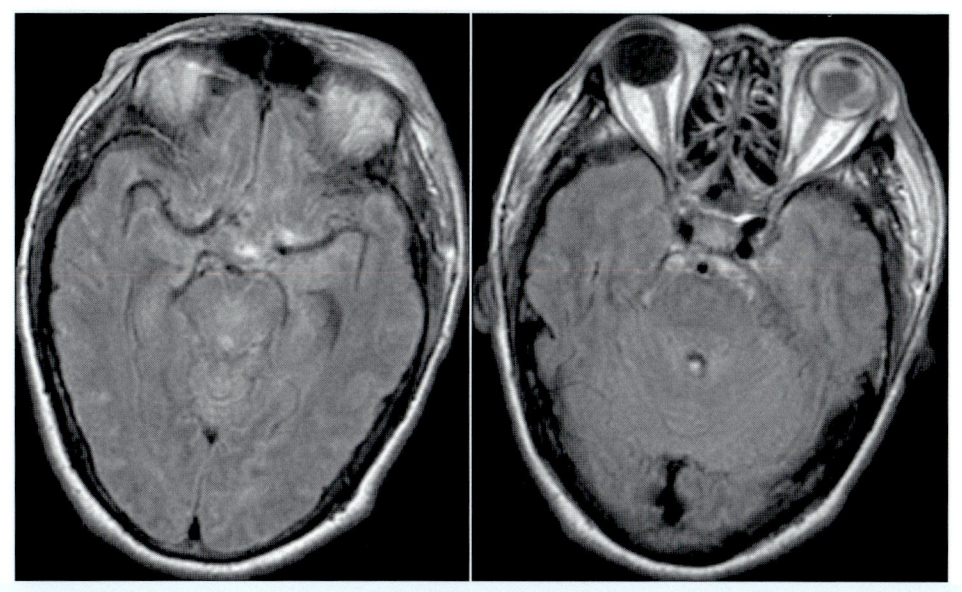

　FLAIR画像であるにもかかわらず，脳底槽などのくも膜下腔の信号が抑制されていない．本例は細胞数40,000/mm^{3}と著明な細胞増多を示していた．また，左眼球（硝子体）の信号が上昇しており，左眼球炎を合併している．

図2　細菌性髄膜炎（FLAIR画像，拡散強調画像水平断）

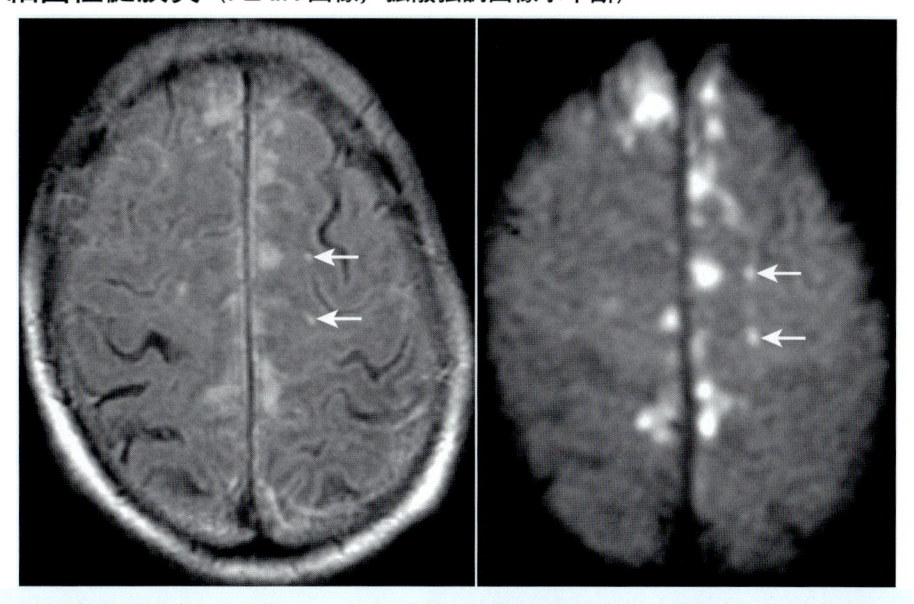

　大脳縦裂周囲の脳表くも膜下腔が，FLAIR画像，拡散強調画像ともに両側性に高信号となっており，同部位の髄膜炎（膿貯留）と考えられる．また，左前頭葉の実質内に小さな高信号病変が複数認められ，同病変は拡散強調画像でも高信号となっており，急性期梗塞と考えられる（矢印）．脱水をともなう全身状態不良，左内頸動脈の細菌性血管炎などの可能性が考えられる．

図3　細菌性髄膜炎（造影T1強調画像水平断）

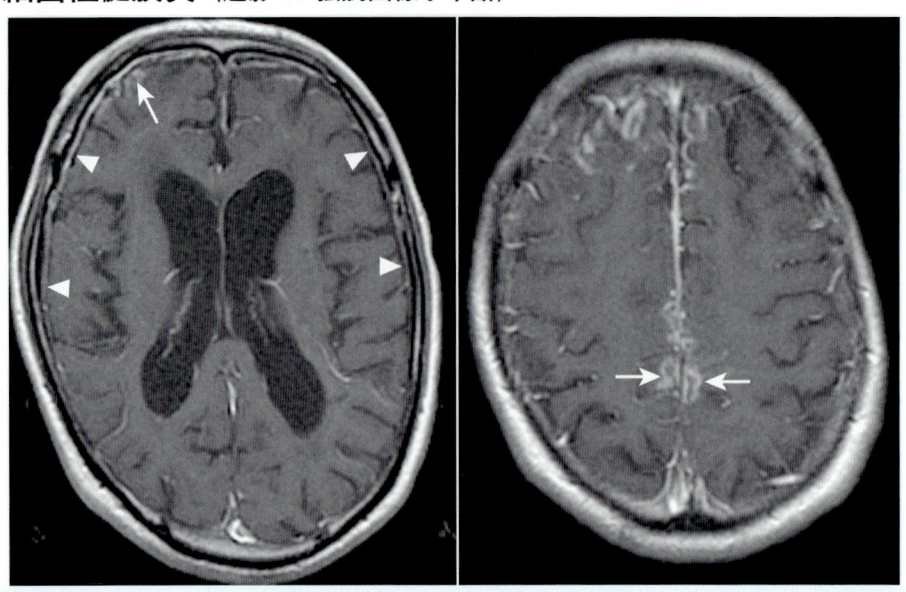

　図2と同一症例のフォローアップ画像を示す．大脳縦裂周囲や前頭葉円蓋部の軟膜/くも膜（矢印），前頭部の硬膜（矢頭）に明瞭な造影増強効果が認められる．脳表静脈の造影増強効果も通常よりも目立つ．細菌性髄膜炎の所見である．また，両側側脳室が辺縁の円形化をともなって拡大しており，二次性の軽度の水頭症を合併していると考えられる．

図4　硬膜下膿瘍（拡散強調画像水平断、造影T1強調画像冠状断）

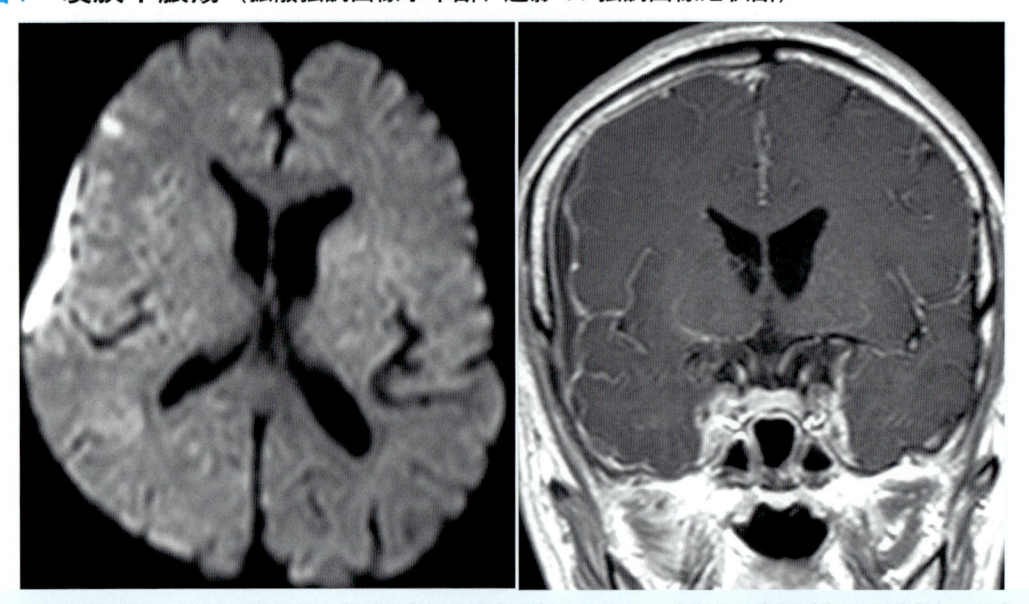

　拡散強調画像で右前頭側頭葉の表面に高信号病変が認められる．造影T1強調画像では同病変が脳表に沿うように拡大しており，辺縁が明瞭に造影されている．また，近傍の硬膜の造影増強効果も認められ，シルビウス裂内部の静脈が対側よりも強く造影されてみえる．病変内部の信号は脳室内よりもやや高い．硬膜下膿瘍の所見である．

図5　脳膿瘍，大脳炎（造影T1強調画像水平断）

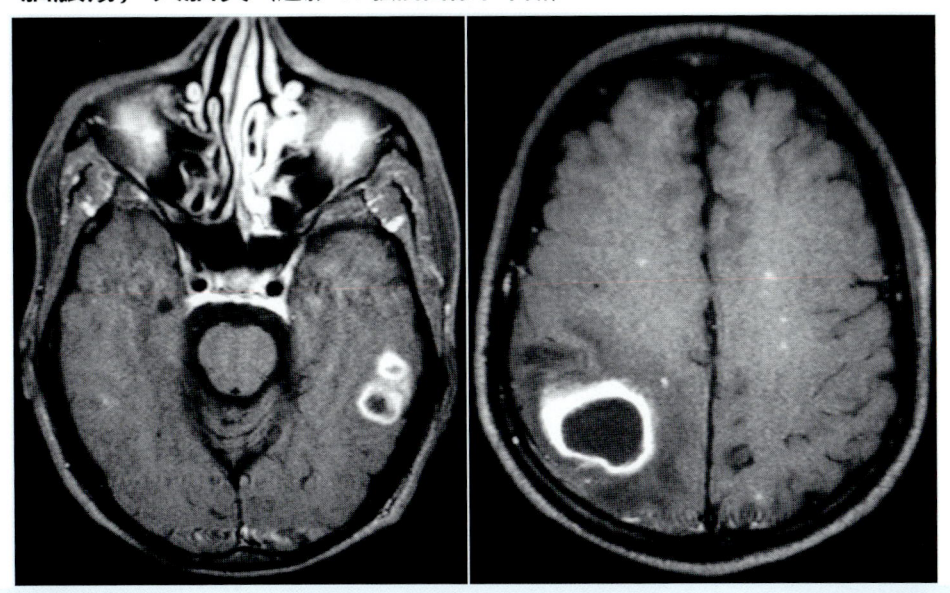

左側頭葉および右頭頂葉の皮髄境界部に，明瞭なリング状造影増強効果を示す囊胞状病変が認められる．病変周囲には浮腫が認められる．左側頭葉病変には二つの病変が隣接している（娘病変）．脳膿瘍の所見である．また，大脳白質に複数の小さな造影病変が散在している．大脳炎を示す所見と考えられる．

図6　脳膿瘍，脳室炎（T2強調画像，造影T1強調画像水平断）

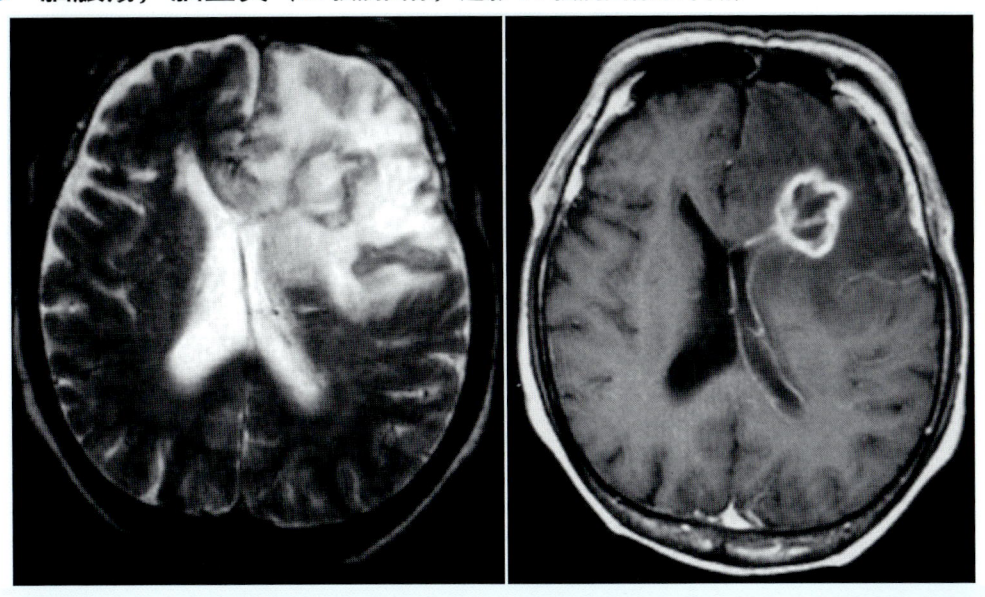

左前頭葉白質に，リング状造影増強効果を示す大きな囊胞状病変が認められる．病変周囲には広範な浮腫が認められる．脳膿瘍の所見である．膿瘍の内側部は左側脳室前角と接しており，左側脳室上衣には明瞭な造影増強効果が認められる．脳室炎を合併している．また，右側脳室がやや拡大しており，閉塞性水頭症を合併していると考えられる．

図7 脳膿瘍（頭部 CT，拡散強調画像，T2 強調画像，造影 T1 強調画像水平断）

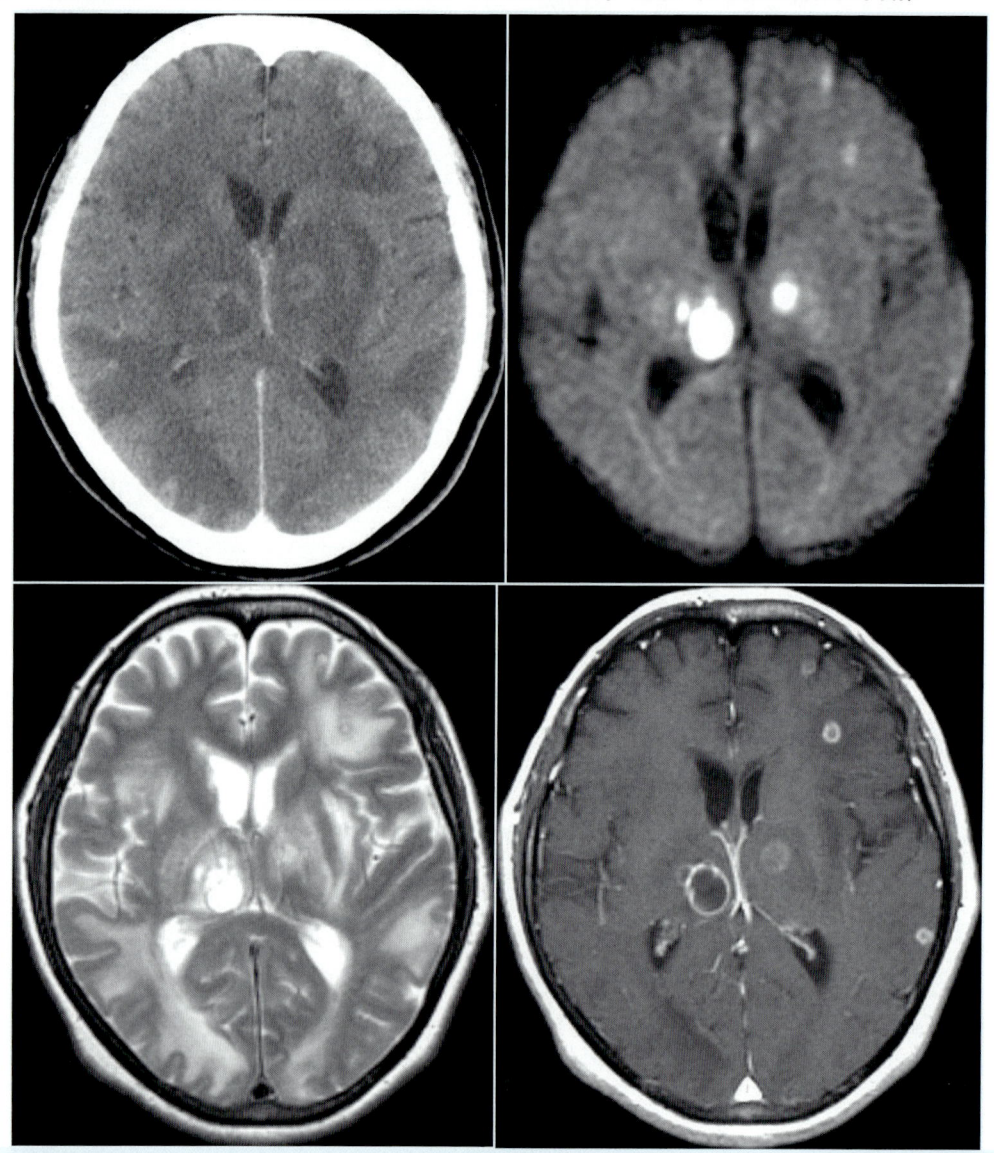

両側視床，左前頭側頭葉皮質下白質に，リング状造影増強効果を示す囊胞状病変が多発している．病変内部は拡散強調画像で明瞭な高信号となっている．病変辺縁（被膜）は CT で軽度高吸収，T2 強調画像で等信号となっている．両側大脳白質，両側視床，左線条体周囲には T2 高信号病変（浮腫）がびまん性に拡大している．多発性脳膿瘍を示す所見である．また，深部静脈の造影増強効果が強く，静脈うっ滞を示している．

3 炎症性脳疾患
15 真菌・結核・寄生虫感染症

真菌，結核感染症は，細菌やウイルス感染症と異なり，亜急性の経過をとることが一般的である．いずれも免疫抑制状態で感染しやすく，後天性免疫不全症候群（AIDS）の増加により，臨床現場で遭遇する機会が増えている．治療薬が特殊であるため，早期診断が必要である．髄液検査で単核球優位の細胞数増多，蛋白上昇，糖低下などがみられるが，これらの髄液所見のみでの鑑別は困難である．髄液の培養検査，特殊染色，抗体検査，PCRなどで確定診断を行うが，培養検査では結果確定までに時間がかかるため，画像所見も含めた総合的な診断が求められる．脳実質内に感染巣が形成された場合は，画像診断や髄液検査などで治療効果判定が行われる．

A 真菌感染症

亜急性に進行する発熱，頭痛が主徴である．意識障害，けいれん，脳神経麻痺をきたすことがある．臨床症状は結核感染症と類似しているが，結核感染症よりも経過が遅い傾向にある．カンジダ，クリプトコッカス，アスペルギルス，ムコールなどが国内では多い．コクシジオイデス，ヒストプラズマ，ブラストマイセスなどは輸入真菌であり国内での発生は少ない．アスペルギルスとムコールは血管親和性が高く，脳梗塞やくも膜下出血を合併することがある．ムコールは高血糖下で発生しやすい．カンジダ，クリプトコッカス，アスペルギルスの細胞壁の構成成分である $(1\rightarrow3)$-β-D-グルカンを血中から検出することが診断に役立つ．

1. カンジダ症

非中枢神経系の深在性カンジダ症（candidiasis）からの血行性感染が多いが，副鼻腔炎や骨髄炎からの頭蓋底への直達感染もある．髄膜炎や脳膿瘍をきたすが，画像所見は非特異的である．

2. クリプトコッカス症

クリプトコッカス症（cryptococcosis）は，頭蓋内の真菌感染症の中では頻度が高い．脳底部髄膜炎をきたしやすい．血管周囲腔を介して脳実質内に伸展する特徴があり，大脳基底核などの血管周囲腔拡大やcryptococcomaが認められる（図1）．Cryptococcomaはゼラチン様の粘液が貯留して囊胞状になったものであり，一般的に囊胞壁の造影増強効果はみられず，周囲の浮腫性変化に乏しい．この囊胞状病変の他に，脳実質内に多発性の小結節性病変（肉芽腫性病変）が認められることがある．これらの病変には造影増強効果が認められ，頭部CTでは時に石灰化が認められる．また，脳底部髄膜炎では閉塞性水頭症を合併しやすい．

3. アスペルギルス症

アスペルギルス症（aspergillosis）としては，副鼻腔炎や肺炎の頻度が高い．アスペルギルスによる副鼻腔炎では，T2強調画像で副鼻腔内部が低信号となることが特徴である（図2）．炎症によって骨破壊が生じると，頭蓋内への直達感染が生じて髄膜炎や脳炎をきたす（図2）．また，アスペルギルスの重要な特徴の一つとし

て，血管親和性の高さが挙げられる．副鼻腔炎が海綿静脈洞に及ぶと，内頸動脈の血管壁にアスペルギルスが侵入し（血管炎），最終的に同血管支配領域の脳梗塞をきたす．

肺アスペルギルス症からの血行性感染によって頭蓋内感染が生じることもある．菌糸が頭蓋内の末梢血管を閉塞して出血性梗塞をきたすと，脳実質内にアスペルギルスが侵入し，脳膿瘍を形成する．細菌性脳膿瘍との鑑別は時に困難だが，膿瘍近傍の出血（T2低信号やT1高信号）を確認できれば，アスペルギルス症を疑うことができる．

4. ムコール症

ムコールは非病原性の真菌であり，健常人の口腔，鼻腔，消化管などにも微量検出されるが，免疫抑制状態では病原性を発揮してムコール症（mucormycosis）をきたす．また，高血糖下で発育しやすいという特徴がある．頭蓋内への感染経路としては，篩骨洞から篩板を経由して前頭部に進入する場合，海綿静脈洞を介して頭蓋底に進入する場合などがあり，アスペルギルス症との鑑別が難しい．血管親和性が高く，血管炎による脳梗塞を来しやすい点も，アスペルギルス症と類似している．その他，脳表付近に多発性の脳膿瘍を形成したり，硬膜下膿瘍を形成したりすることがあるが，その所見は非特異的であり，細菌性脳膿瘍との鑑別は容易ではない（図3）．

5. コクシジオイデス症

コクシジオイデス症（coccidioidomycosis）は北米，中南米の乾燥地域の真菌性風土病である．肺コクシジオイデス症で発症し，稀に脳底部髄膜炎などの頭蓋内感染をきたす．造影T1強調画像では脳底部の著明な造影増強効果が認められる（図4）．大脳基底核や視床などの脳実質内病変を形成することもある（図4）．脳底部髄膜炎では閉塞性水頭症を合併しやすい．

B 結核感染症

結核は「古くて新しい病気」と言われている．結核の発症率は低下傾向だったが，1997年に新規発生患者数および罹患率が増加に転じ，1999年に結核緊急事態が宣言された．高齢者，糖尿病患者，透析患者，後天性免疫不全症候群（AIDS）患者などが罹患しやすい．肺結核に続発して血行性に頭蓋内感染が生じる．結核性髄膜炎と結核腫に大別される．

1. 結核性髄膜炎

結核菌の髄膜血管への血行性感染や，軟膜・軟膜下の肉芽腫性病変などにより結核性髄膜炎（tuberculous meningitis）が生じる．脳底部が好発部位であり，脳神経麻痺をきたすことがある．造影T1強調画像や造影CTで脳底槽の著明な造影増強効果が認められることがあるが，画像所見による真菌性髄膜炎との鑑別は困難である．髄膜炎により髄液還流障害が生じると，閉塞性水頭症を合併する．また，結核菌は血管親和性が高く，血管炎による脳梗塞をきたすことがある．脳底部髄膜炎に続発する血管炎では中大脳動脈とその分枝が傷害されやすく，大脳基底核などに脳梗塞が出現する．これは真菌性髄膜炎，髄膜癌腫症，サルコイドーシスなどと共通する所見だが，アスペルギルス症のように内頸動脈の血管炎をきたすことは稀と思われる．

2. 結核腫

肺結核からの血行性感染によって脳内に結核腫（tuberculoma）が形成される．結核性髄膜炎に続発することもある．粟粒肺結核からの血行性感染では結核腫が多発しやすい（図5）．テント上，テント下を問わず様々な部位に病変が形成される．血行性感染であることを反映して，皮髄境界に病変が形成されやすい．脈絡叢に病変が認められることもある（図5）．T2強調画像では，結核腫が低信号のことも高信号の

こともある．造影T1強調画像では，結核腫の著明な造影増強効果が認められる．細菌性脳膿瘍と比較すると，結核腫周囲の浮腫は弱い傾向にある．慢性期では結核腫の石灰化がみられることがある．

C 寄生虫感染症

頭蓋内の寄生虫感染症（parasitic infection）はトキソプラズマ症（toxoplasmasis）を除いて非常に稀である．トキソプラズマ症は後天性免疫不全症候群患者などで鑑別に挙がる機会が多い．トキソプラズマはマラリアとともに原虫に分類される．原虫感染症の他，嚢虫症，肺吸虫症，孤虫症，住血吸虫症，エキノコックス症，アメーバ症などが頭蓋内の寄生虫感染症として知られている．

1. トキソプラズマ症

トキソプラズマの終末宿主はネコであり，糞便中に排泄された虫体が経口的に感染する．中間宿主であるブタやヒツジなどの汚染された生肉を介して感染することもある．健常人が感染することは稀ではないが，通常は無症候性に経過する．しかし，後天性免疫不全症候群（AIDS）などの免疫抑制状態では，脳内に多発性脳膿瘍が形成され，発熱，発疹，頭痛などをきたす．造影T1強調画像でリング状の造影増強効果を有する病変が認められ（図6），拡散強調画像で病変内部が高信号となる．病変の大きさは様々だが，時に巨大な病変が形成され，悪性リンパ腫（malignant lymphoma）との鑑別が必要になる．トキソプラズマ症は悪性リンパ腫よりも多発する傾向にあるが，両者の鑑別は必ずしも容易ではない．血中の抗トキソプラズマ抗体の証明や，脳生検などにより確定診断を行う．

図1 クリプトコッカス症（T2強調画像水平断，造影T1強調画像矢状断）

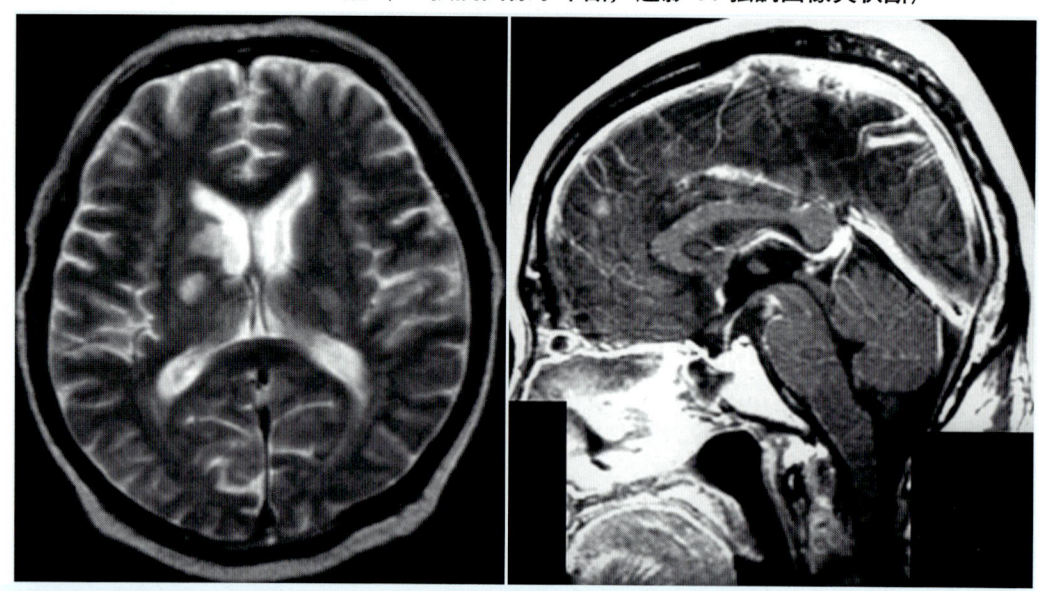

造影T1強調画像矢状断において，中脳および橋上部の腹側，上丘の背側，終板の背側などに造影増強効果が認められ，脳底部髄膜炎と考えられる．T2強調画像では，右大脳基底核や左内包後脚に浮腫をともなわない高信号病変が認められる．

図2 アスペルギルス症（T2強調画像，造影T1強調画像水平断）

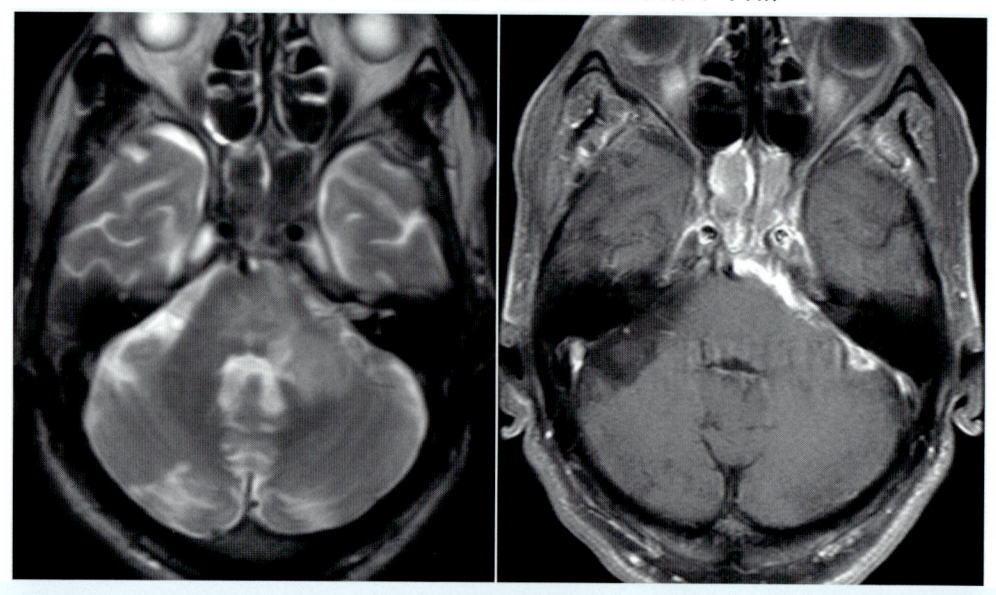

橋底部から左中小脳脚に連続するT2高信号病変が認められる．橋前槽の左側には明瞭な造影増強効果が認められる．蝶形骨洞内をT2低信号病変が占めており，蝶形骨洞壁には造影増強効果が明瞭である．副鼻腔のアスペルギルス症を原因とする頭蓋内感染の所見である．

（千葉労災病院神経内科　上司郁男先生，平賀陽之先生のご厚意による）

図3 ムコール症（造影T1強調画像水平断，冠状断）

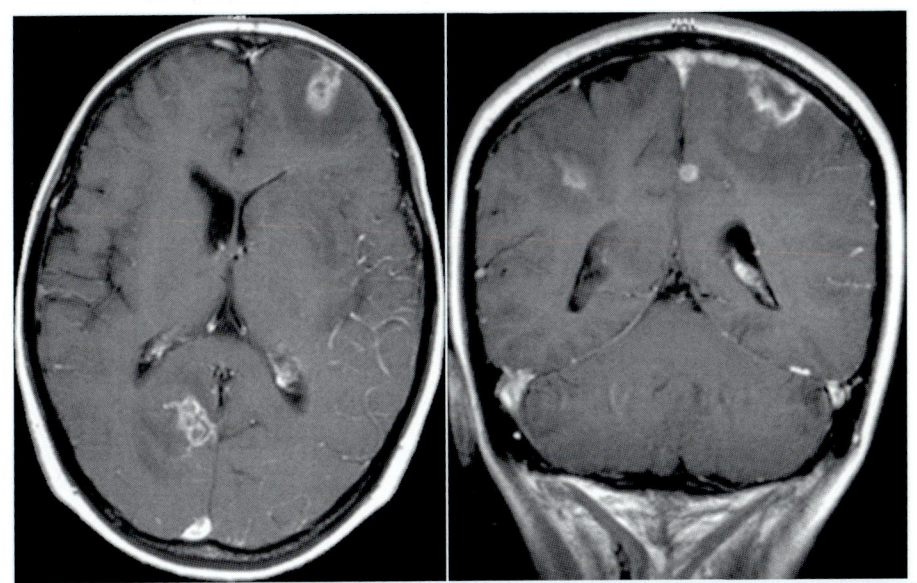

左前頭葉円蓋部，右後頭・頭頂葉移行部内側，右頭頂葉円蓋部などにリング状の造影病変が多発している．病変の周囲には軽度の浮腫（T1低信号領域）が確認できる．また，左頭頂葉円蓋部の硬膜やくも膜下腔の辺縁が造影されており，硬膜下膿瘍と考えられる．

（千葉労災病院神経内科　上司郁男先生，平賀陽之先生のご厚意による）

図4 コクシジオイデス症（T2強調画像，造影T1強調画像水平断）

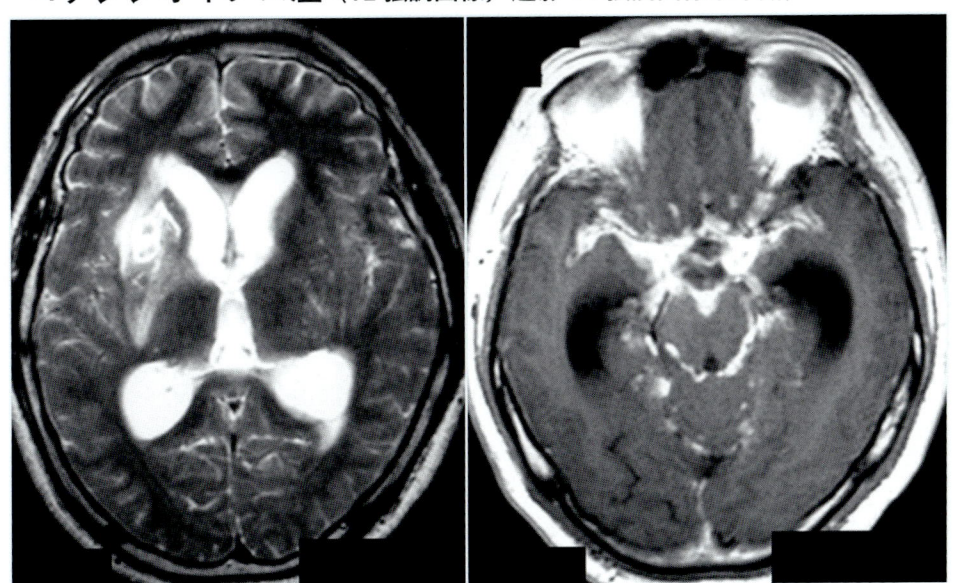

造影T1強調画像で，脳底槽，シルビウス裂，迂回槽，四丘体槽の明瞭な造影増強効果が認められ，脳底部髄膜炎と診断できる．T2強調画像では右線条体，外包，内包後脚に高信号病変が認められる．血管周囲腔を介した感染巣の拡大や，穿通枝領域の梗塞が考えられる．側脳室や第三脳室が拡大しており，水頭症を合併している．

（成田赤十字病院神経内科　片山薫先生のご厚意による）

図5 結核腫（FLAIR 画像，造影 T1 強調画像水平断）

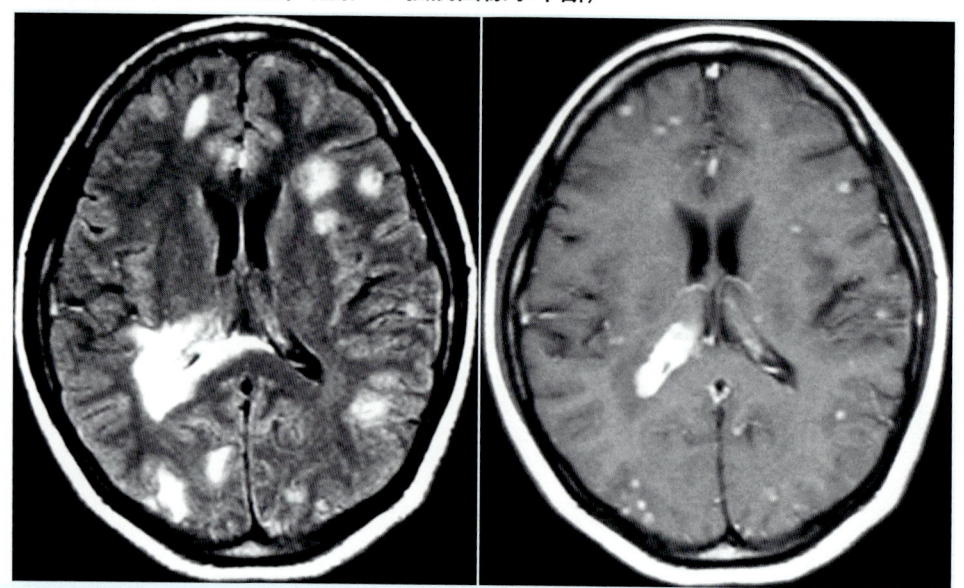

　FLAIR 画像で両側大脳の皮髄境界に高信号病変が多発している．病変の中心部には点状の造影増強効果が認められる．粟粒肺結核にともなう脳内多発結核腫の所見である．また，右側脳室三角部内の脈絡叢が明瞭に造影されており，三角部周囲白質に広範な浮腫が認められる．脈絡叢への感染と考えられる．

図6 トキソプラズマ症（造影 T1 強調画像水平断）

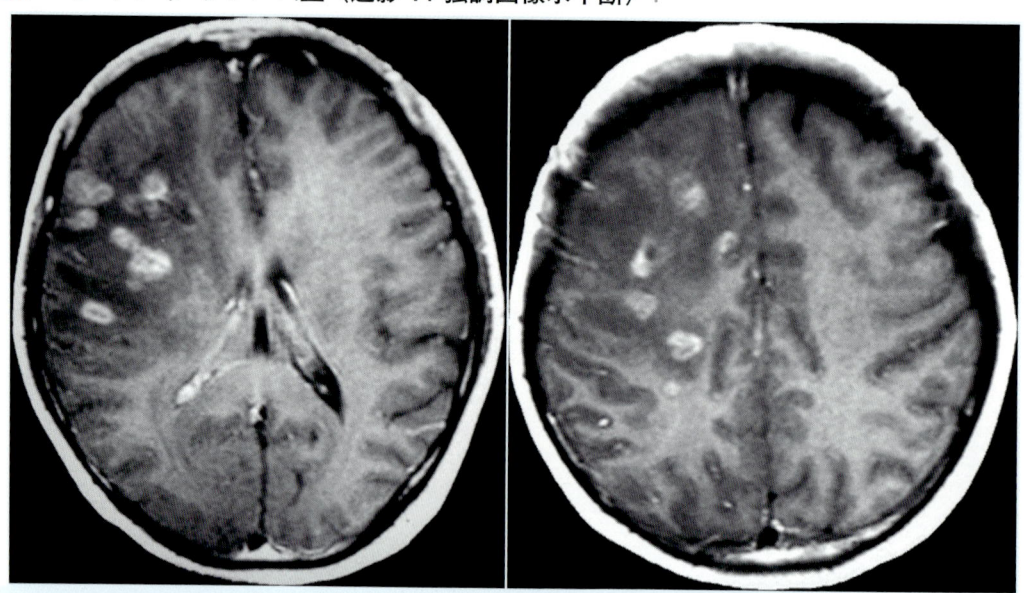

　右前頭葉に小病変が多発し，辺縁の浮腫性変化が明瞭である．病変辺縁の造影増強効果は明瞭であり，中心部にも軽度の造影増強効果が認められる．本例は脳生検の結果トキソプラズマ症と診断された．

3 炎症性脳疾患

16 プリオン病

　プリオン病（Prion disease）とはプリオン蛋白による感染症である．プリオン蛋白は正常でも存在するが，何らかの理由により感染性を獲得して異常プリオン蛋白になると，プリオン蛋白が重合して病原性を示すようになる．プリオン病は孤発性プリオン病，家族性プリオン病，感染性プリオン病に大別される．

A 孤発性プリオン病

　孤発性プリオン病はプリオン蛋白遺伝子の正常多型によって分類される．まず，プリオン蛋白遺伝子のコドン 129 が Met であるのか Val であるのかで分類され，次いで異常プリオン蛋白の分子量によって 1 型と 2 型に分類される．例えば，コドン 129 が Met/Met で 1 型のものは MM1 と記載される．MM1 あるいは MV2 は「古典的 Creutzfeldt-Jakob 病」に相当し，プリオン病の中では最も頻度が高い．MM2 は「視床型 Creutzfeldt-Jakob 病」あるいは「大脳皮質型 Creutzfeldt-Jakob 病」に相当し，MV2 あるいは VV2 は「アミロイド斑をもつ Creutzfeldt-Jakob 病」に相当する．

1. 古典的 Creutzfeldt-Jakob 病

　Creutzfeldt-Jakob 病（Creutzfeldt-Jakob disease：CJD）の年間発症率は 100 万人あたり約 1 人である．発症年齢は平均 60 歳であり，認知症，ミオクローヌス，脳波上の周期性同期性放電が古典的三徴である．進行が速く，数ヶ月で無動性無言になる．血液検査では異常が認められない．髄液検査で軽度のたんぱく増加が認められることがあるが，細胞数は正常である．早期に髄液中の 14-3-3 蛋白（神経細胞由来）やニューロン特異的エノラーゼ（NSE）の増加がみられる．ミオクローヌスが出現する時期に脳波で周期性同期性放電が出現し，末期になると脳波が平坦化する．

　頭部 MRI は早期診断に非常に有用である．特に拡散強調画像の有用性が高く，大脳皮質，大脳基底核，視床が早期より高信号となる．（図 1）．早期には大脳皮質病変のみが認められることもある（図 2）．病変は左右対称のことも非対称のこともある．病変の造影増強効果は認められない．画像所見は低酸素脳症に類似するが，低酸素脳症では海馬が傷害されやすいのに対し，Creutzfeldt-Jakob 病では海馬は傷害されにくい．末期には著明な脳萎縮をきたす（図 3）．本邦では大脳白質病変が目立つ型が多いと言われている（panencephalopathic type）（図 3）．

B 家族性プリオン病

　家族性プリオン病は，家族性 Creutzfeldt-Jakob 病，Gerstmann-Sträussler-Scheinker 病，致死性家族性不眠症などに分類される．家族性プリオン病の中にも孤発例として発病する症例があることに注意が必要である．

1. Gerstmann-Sträussler-Scheinker 病

　Gerstmann-Sträussler-Scheinker 病（Gerstmann-Sträussler-Scheinker disease：GSS）は，常染色体優性遺伝の家族歴を有することが多いが，時に孤発例も存在する．古典的 Creutzfeldt-

Jakob 病よりも進行が遅い．失調型，痙性麻痺型，進行性認知症型に分類され，多様な臨床症状や頭部 MRI 所見を呈する（図4）．拡散強調画像では異常が認められないことが多い．

2. 致死性家族性不眠症

致死性家族性不眠症（familial fatal insomnia：FFI）は，難治性不眠や自律神経症状（発汗過多，心拍亢進，高体温など）で発症し，錐体路徴候，小脳症状，認知症，ミオクローヌスが加わっていく．脳波で周期性同期性放電を認めることは稀である．視床（前角，背内側角など）と下オリーブ核にほぼ限局する神経細胞脱落やグリオーシスが病理学的に認められる．

C 感染性プリオン病

本邦の感染性プリオン病の多くは硬膜移植後の Creutzfeldt-Jakob 病であり，ヒト下垂体由来成長ホルモンや脳深部電極などからの感染は少ない．社会問題となった牛海綿状脳症（bovine spongiform encephalopathy：BSE）に関連する変異型 Creutzfeldt-Jakob 病は，ほとんどが BSE の流行地であるヨーロッパ諸国を中心に発生している．

1. 変異型 Creutzfeldt-Jakob 病

変異型 Creutzfeldt-Jakob 病（variant Creutzfeldt-Jakob disease：vCJD）は，孤発性 Creutzfeldt-Jakob 病と比べて，若年発症で経過が長いことが特徴である．初発症状は抑うつや異常行動などの精神症状であることが多い．経過とともに運動失調，不随意運動（舞踏運動，ジストニア，ミオクローヌスなど）が加わり，末期には認知症を呈する．脳波では周期性同期性放電は認められない．頭部 MRI における視床枕の病変や，視床枕から視床背内側にかけての病変が特徴的であり，前者を pulvinar sign，後者を hockey-stick sign とよぶ（図5）．

図1　古典的 Creutzfeldt-Jakob 病（拡散強調画像水平断）

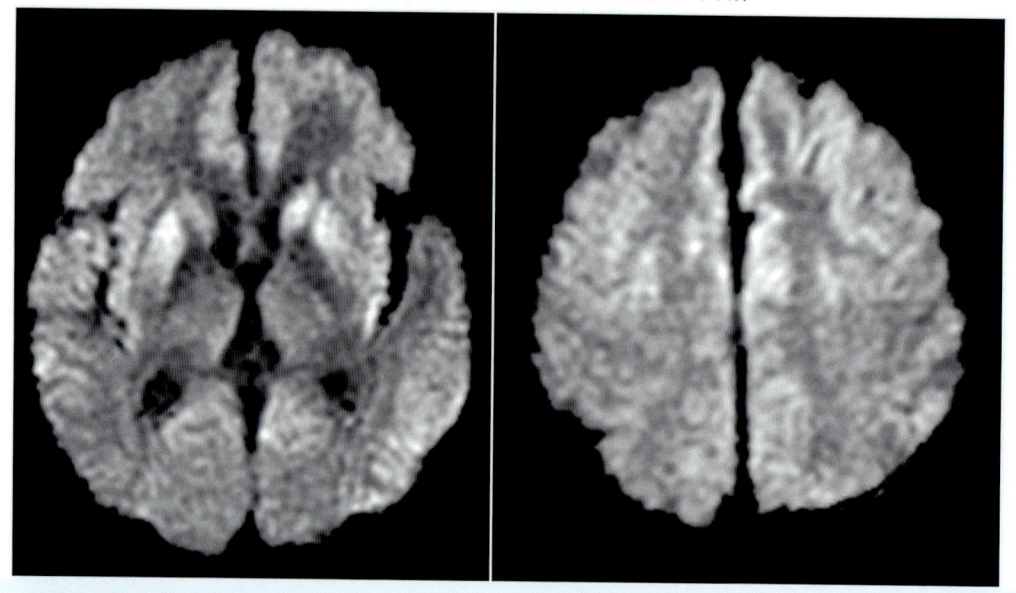

両側の尾状核頭部や被殻が高信号となっている．左前頭葉や側頭葉の皮質も高信号となっている．右前頭葉内側皮質も高信号にみえる．本例ではコドン 129 の MM1 正常多型が確認された．
（プリオン蛋白の遺伝子検査は東北大学病態神経学分野／CJD 早期診断・治療法開発分野の北本哲之先生らのご厚意による）

図2　孤発性 Creutzfeldt-Jakob 病（拡散強調画像水平断）

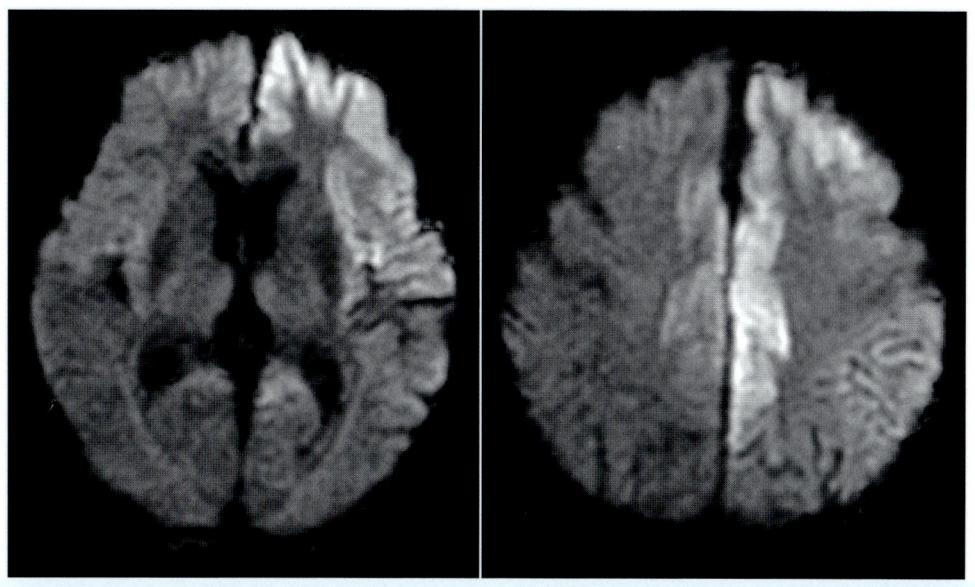

左前頭頭頂葉の皮質に明瞭な高信号化が認められる．両側視床背内側や右前頭葉皮質にもわずかな高信号化が疑われるが，大脳基底核の信号は正常である．

図3　古典的 Creutzfeldt-Jakob 病（T2強調画像水平断）

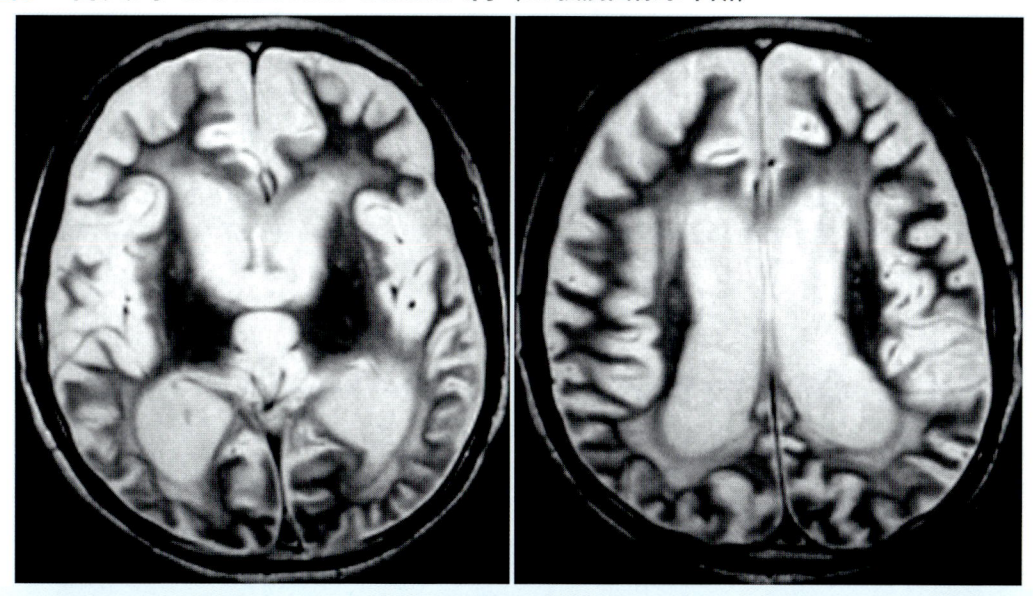

大脳全体が著明に萎縮している．残存する大脳基底核や視床は正常よりも低信号にみえる．側脳室周囲白質が高信号となっており，panencephalopathic type と考えられる．本例ではコドン129の MM1 正常多型が確認された．
（プリオン蛋白の遺伝子検査は東北大学病態神経学分野／CJD 早期診断・治療法開発分野の北本哲之先生らのご厚意による）

図4　Gerstmann-Sträussler-Scheinker 病（T1 強調画像水平断，矢状断）

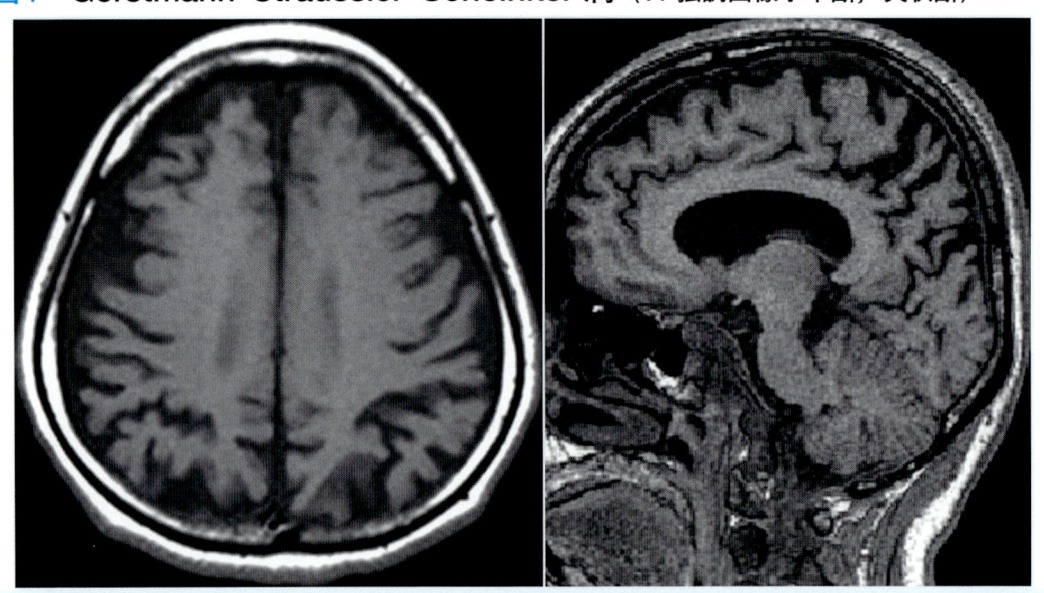

　頭頂葉や後頭葉上部の萎縮が認められる．本例は視空間認知や歩行の障害で発症し，コドン102のPro → Leu 変異が確認された．
（プリオン蛋白の遺伝子検査は東北大学病態神経学分野／CJD 早期診断・治療法開発分野の北本哲之先生らのご厚意による）

図5　変異型 Creutzfeldt-Jakob 病（FLAIR 画像水平断）

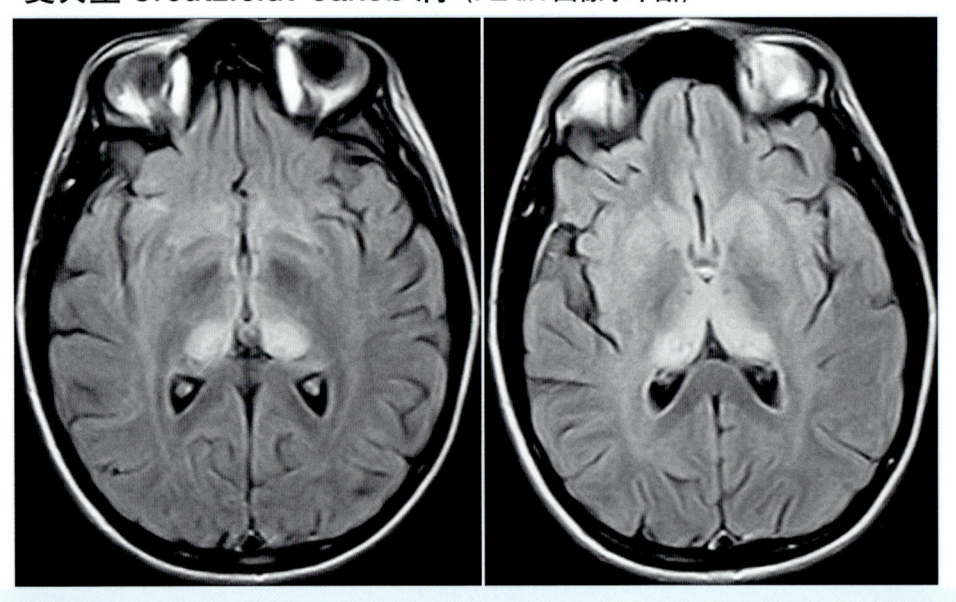

　両側視床枕に対称性の高信号病変が認められる（pulvinar sign）．また，両側視床枕から視床背内側にかけて高信号病変が拡大している（hockey-stick sign）．

3 炎症性脳疾患
17 脱髄性疾患

髄鞘の脱落を脱髄（demyelination）とよぶ．髄鞘を形成する細胞は，中枢神経では乏突起膠細胞，末梢神経ではシュワン細胞であり，これらの細胞の障害により脱髄が生じる．中枢神経障害の中で脱髄を主とする疾患を脱髄性疾患とよび，多発性硬化症と急性散在性脳脊髄炎が代表的な疾患である．最近，多発性硬化症と類似しつつも異なる病態の疾患として，視神経脊髄炎（neuromyelitis optica：NMO）の疾患概念が確立された．

1. 多発性硬化症（MS）

多発性硬化症（multiple sclerosis：MS）の本邦での有病率は10万人あたり10人強である．欧米の有病率は10万人あたり30～80人と本邦よりも高いが，本邦での有病率は徐々に上昇していると言われている．MSの有病率は高緯度地域で高く，男性よりも女性で高い傾向にある．

多発性硬化症は，視神経，脳，脊髄に多発性の病変がみられる「空間的多発性」と，再発や寛解を繰り返す「時間的多発性」が特徴とされている．このような典型的な「再発寛解型」の経過の他に，病初期より慢性進行性の経過をとる「一次進行型」，病初期は再発寛解型であったがやがて慢性進行性に経過する「二次進行型」などの経過をとることがある．しかし，欧米に比べると，本邦では一次進行型の多発性硬化症は稀である．

また，多発性硬化症は，病変分布によって分類されることもある．従来，視神経と脊髄に病変が限局する「視神経脊髄型」と，視神経，脊髄以外の様々な部位（大脳，脳幹，小脳）に病変が多発する「通常型」に分類されている．しかし，最近では，視神経脊髄型の多発性硬化症と，視神経脊髄炎（neuromyelitis optica：NMO）の異同が問題になっている．

頭部CTでは脱髄巣を確認できないことが多い．頭部MRIでは明瞭に脱髄巣（T2高信号病変）が認められる．脱髄巣は静脈の走行に沿って形成される傾向にあり，大脳病変の場合，"側脳室からわき上がるような"病変分布となることが多い（図1）．また，脳幹病変の場合，脳槽近傍に脱髄巣が認められることが多い（図2）．一般的にMSの脱髄巣は卵円形で，境界明瞭で内部均一である．

T1強調画像では，多くの脱髄巣は淡い低信号を呈する．時に脱髄巣が明瞭な低信号となることがあり，これは"T1 black hole"とよばれ，組織変性が強いことを表しており，臨床的な機能障害と関連するとされている（図3）．また，病変辺縁あるいは病変全体がT1強調画像でやや高信号となることがあり（図3），この所見は二次進行型MSでみられやすいと言われている．造影T1強調画像では，血液脳関門の破綻をともなう急性期脱髄巣で造影増強効果がみられる（図4）．しかし，実際に造影病変を確認できることは多くはない．造影増強効果は，病変全体にみられる場合と，病変辺縁にリング状にみられる場合がある．時に，不完全なリング状の造影増強効果（open ring enhancement）となることがあり（図4），これは脱髄巣に特徴的な造影増強パターンとされている．

通常の脱髄巣は浮腫をともなわないが，

tumefactive MSとよばれる浮腫をともなう大きな脱髄巣の場合，腫瘍との鑑別が必要になることがある．この場合，脱髄巣と腫瘍の鑑別にADC mapが役立つ．脱髄巣は拡散が上昇してADC mapで高信号となるのに対し（図5），腫瘍ではADCが低下〜不変であることが通常である．拡散強調画像では，T2 shine through現象の影響で脱髄巣も腫瘍も高信号となりうるので，拡散による脱髄巣と腫瘍の鑑別にはADC mapが不可欠である．ただし，急性期の脱髄巣では，病変への炎症細胞浸潤などを反映して，拡散が低下（ADC値が低下）することもあるので留意が必要である．

多発性硬化症の診断基準として広く用いられているMcDonald診断基準（2005年改訂版）では，時間的多発性と空間的多発性のMRIでの評価法が定められている．時間的多発性を証明するには，表1に示す2項目のいずれかをみたす必要がある．空間的多発性を証明するには，表2に示す4項目のうち3項目をみたす必要がある．これらの基準を用いると，一度しか臨床症状を呈していない状態（clinically isolated syndrome：CIS）においても，多発性硬化症の診断をすることが可能である．

McDonald診断基準の項目には，皮質直下病変や脳室周囲病変が含まれている（表2）．皮質直下や側脳室下角周囲の病変は，入り組んだ脳溝などの髄液腔に近い部位であり，T2強調画像では病変を見落としやすい．病変の見落としを防ぐためには，FLAIR画像での評価が有用である（図6）．FLAIR画像矢状断を用いれば，脳梁の脱髄巣も評価しやすい．脳梁の脱髄巣は体部下面に好発し，その形態が点と線をつないだようであることから"Dot-Dash sign"とよばれることがある（図6）．

2. 視神経脊髄炎（NMO）

従来，両側視神経炎と横断性脊髄炎が数週間以内の間隔で次々と起こる疾患はDevic病（Devic disease）と言われ，視神経脊髄炎（neuromyelitis optica：NMO）と同義のように扱われていた．しかし，最近になり，必ずしも両側視神経炎と横断性脊髄炎が短期間のうちに生じなくてもNMOと診断されるようになり（表3），NMOと従来のDevic病は異なる概念と考えられつつある．さらに，視神経脊髄型の多発性硬化症の一部がNMOであることが分かってきている．多発性硬化症とNMOは視神経・脊髄障害の再発・寛解を繰り返すことでは類似しているが，一般的に多発性硬化症よりもNMOの方が予後不良である．

NMOの診断基準内の支持項目の一つにNMO-IgGがある（表3）．NMO-IgGは水チャネルであるaquaporin-4（AQP4）に対する

表1　多発性硬化症の時間的多発性のMRI評価（以下のいずれかを満たす）

① 発症後3ヶ月以上のMRIで，初発症状の責任病変以外の部位に造影病変が認められる
② 発症後30日以後のMRIと比べて，新たにT2高信号病変が出現している

※McDonald診断基準（2005年改訂版）より抜粋

表2　多発性硬化症の空間的多発性のMRI評価（以下のうち3項目を満たす）

① 1つの造影病変，あるいは9つ以上のT2高信号病変
② 1つ以上のテント下病変　＊脊髄病変も含む
③ 1つ以上の皮質直下病変（juxtacortical lesion）
④ 3つ以上の脳室周囲病変（periventricular lesion）

※McDonald診断基準（2005年改訂版）より抜粋

抗体である．AQP4は星状細胞中に存在し，視神経や脊髄のみならず脳の広範囲に存在している．抗AQP4抗体によって星状細胞の障害が生じると，血液脳関門の破綻や二次的な炎症が生じる．このようにNMOの病態には液性免疫が関与しており，細胞性免疫を主体とする多発性硬化症とは異なった疾患であると考えられつつある．

NMOと多発性硬化症のMRIでの鑑別は容易ではないが，いくつかの相違点がある（表4）．最もNMOに特徴的な脳MRI所見は，病変の造影パターンである．一般的に，MSの脱髄巣では斑状あるいはリング状で境界明瞭な造影増強効果が非癒合性に認められるのに対し，NMOの病変では不整形の境界不明瞭な造影増強効果が近接部位に集簇して認められる（図7）．このNMOの造影パターンがあたかも雲が集まっているようにみえることから，われわれは"cloud-like enhancement"とよんでいる．

多発性硬化症とNMOでは，病変の形態も異なっている．多発性硬化症では卵円形の脱髄巣が多発することが一般的だが，NMOではびまん性／拡大性の病変が左右対称に認められることが多い（図8）．また，嚢胞状病変もNMOでみられやすい．さらに，病変分布もやや異なっている．通常の臨床MRIにおいては，多発性硬化症で大脳皮質病変がみられることは基本的にないが，NMOでは時に大脳皮質病変が認められる（図9）．また，視床下部病変の頻度は多発性硬化症よりもNMOで高い（図9）．大脳白質病変は両者ともに高頻度に認められるが，NMOでは病初期の白質病変の頻度が低い．稀ではあるが，NMOでは破壊性変化の強い全脳病変が出現することもある（図10）．

3. 急性散在性脳脊髄炎(ADEM)

急性散在性脳脊髄炎（acute disseminated encephalomyelitis：ADEM）は，急性に脳脊髄

表3 視神経脊髄炎（NMO）の診断基準（以下の項目を満たす）

① 視神経炎
② 急性脊髄炎
③ 以下の支持項目のうち2項目を満たす
　1. MRIでの3椎体以上にわたる連続性脊髄病変
　2. 多発性硬化症の診断基準を満たさない脳MRI所見
　3. NMO-IgG抗体陽性

※WingerchukらのNMO診断基準（2006年改訂版）より抜粋

表4 多発性硬化症（MS）と視神経脊髄炎（NMO）の鑑別

	多発性硬化症（MS）	視神経脊髄炎（NMO）
造影増強効果	斑状／リング状，境界明瞭，非癒合性	不整形，境界不明瞭，近接部位に集簇（Cloud-like enhancement）
病変形態	病初期に斑状，進行期に斑状／びまん性（癒合性）	病初期より時にびまん性／拡大性，対称性
病変分布		
大脳皮質病変	みられない	時にみられる
視床下部病変	少ない	比較的多い
大脳白質病変	病初期より多い	病初期には少ない

の散在性の炎症性病変をきたす疾患である．小児および若年成人に好発する．風疹，麻疹，ムンプス，水痘・帯状疱疹，インフルエンザなどの感染症後に発症するもの，各種ワクチン接種後に発症するもの，特発性に発症するものがある．発熱，頭痛などで発症し，病変部位に応じた様々な臨床症状を呈する．髄膜刺激症状を認めることもある．脳・脊髄症状の他に，神経根症状を合併することもある．

MRIでは脳や脊髄の散在性のT2高信号病変を確認できる（図11）．白質病変が主体だが，灰白質に病変がおよぶことがある．病変の大きさは様々であり，時に大きな病変を形成するが，脳腫瘍と比べると周囲への圧排効果に乏しい（図12）．病変は両側性で非対称性であることが多い．拡散強調画像では早期から高信号病変が認められる（図13）．脱髄を反映してADC値が上昇することが一般的だが，急性期には炎症細胞浸潤を反映してADC値が低下することもある．造影T1強調画像では，斑状，リング状などの様々な造影増強効果がみられるが，明らかな造影増強効果がみられないこともある．脳神経の造影増強効果がみられることがあり，この所見は多発性硬化症との鑑別に有用である．通常は髄膜の造影増強効果は認められない．

図1　多発性硬化症（T2強調画像水平断，矢状断）

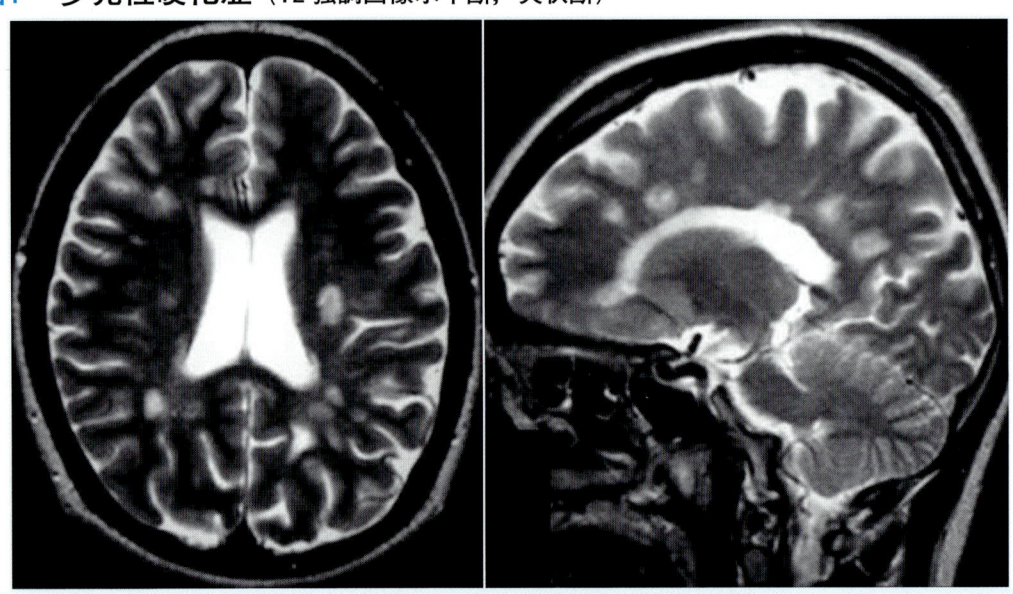

大脳白質に卵円形の高信号病変が多数認められる．矢状断では病変が"側脳室よりわき上がっているように"みえる．病変の浮腫は認められない．典型的な脱髄巣の所見である．

図2　多発性硬化症（T2強調画像水平断）

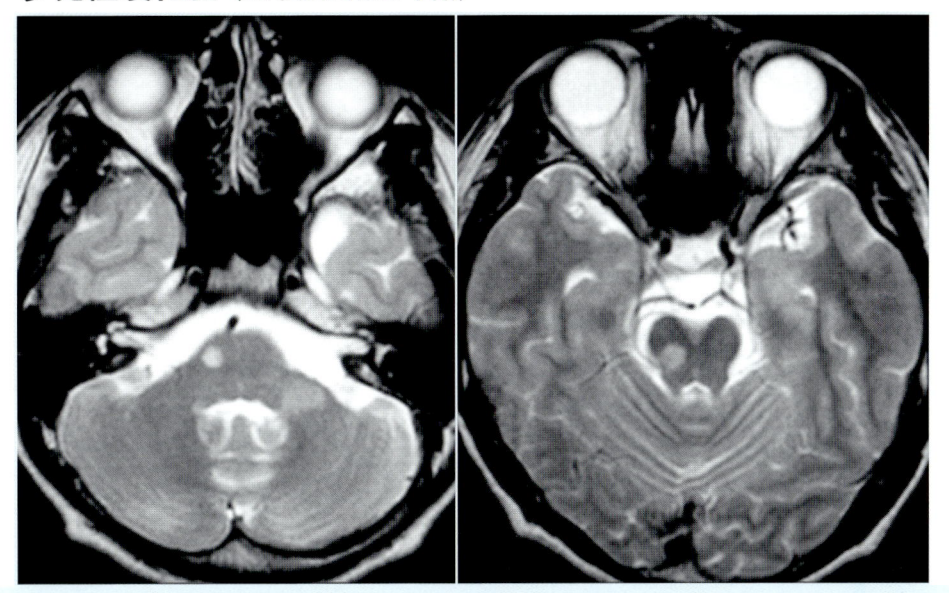

橋底部右側，中脳右外側の脳幹表面に，円形で境界明瞭，内部均一な高信号病変が認められる．また，左中小脳脚にも淡い高信号病変が認められる．これらの病変は浮腫性変化をともなっていない．

図3　多発性硬化症（T2強調画像，T1強調画像水平断）

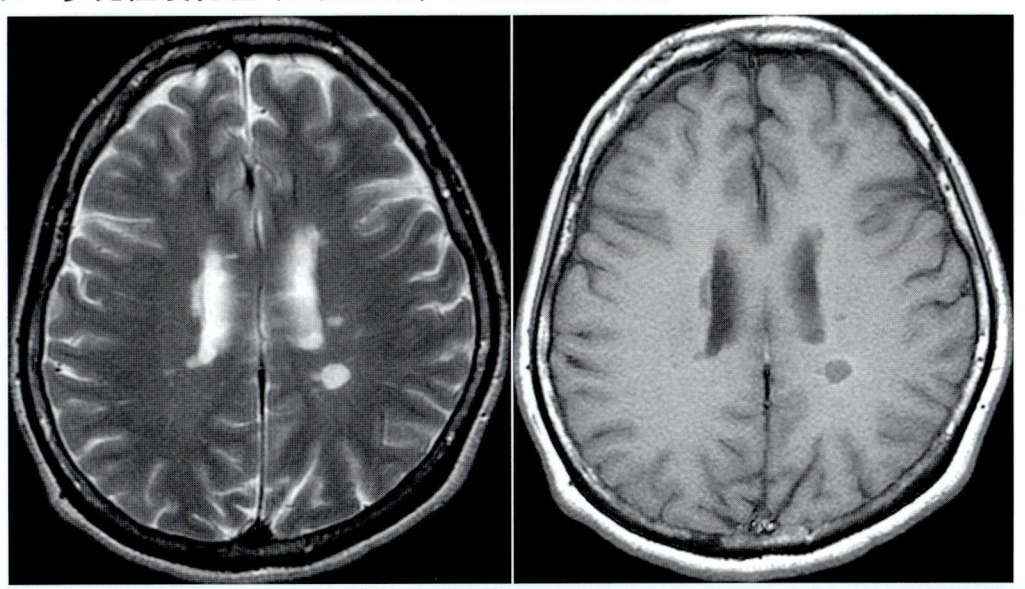

T2強調画像で側脳室周囲白質に多数の高信号病変が認められる．T1強調画像では各病変の中心部が均一な低信号を呈しており（T1 black hole），辺縁は淡い高信号となっている．また，脳梁にも複数のT2高信号病変が認められる．

図4 多発性硬化症（造影 T1 強調画像水平断）

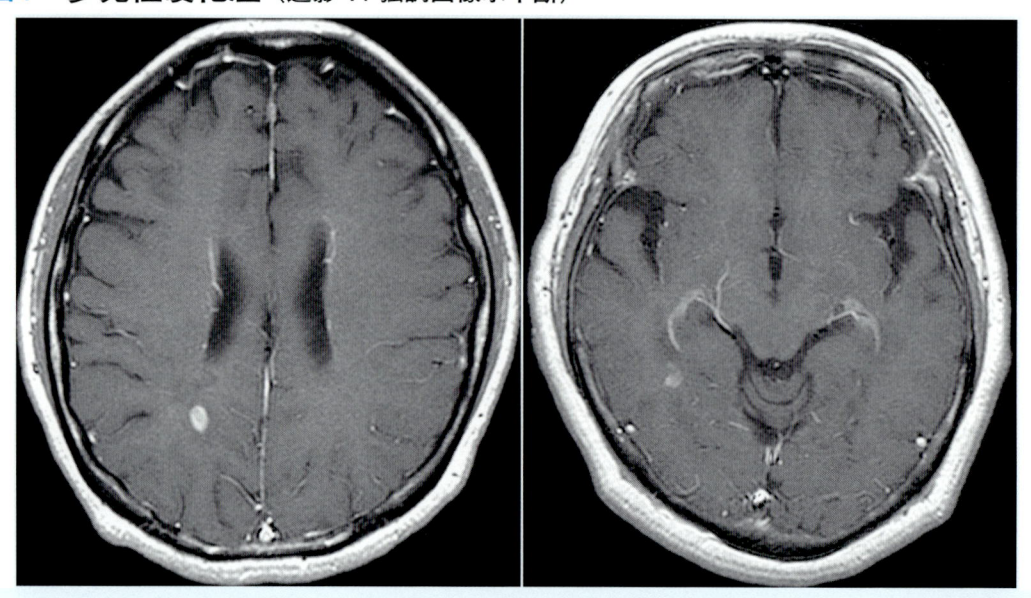

異なる症例の画像を提示する．左の画像では頭頂葉白質に卵円形の造影病変が認められ，造影増強効果は病変中央よりも辺縁で強くなっている．右の画像では右側脳室下角周囲白質に小さな造影病変が認められるが，病変の外側部には造影増強効果が認められず，不完全なリング状をていしている（open ring enhancement）．

図5 多発性硬化症（拡散強調画像，ADC map 水平断）

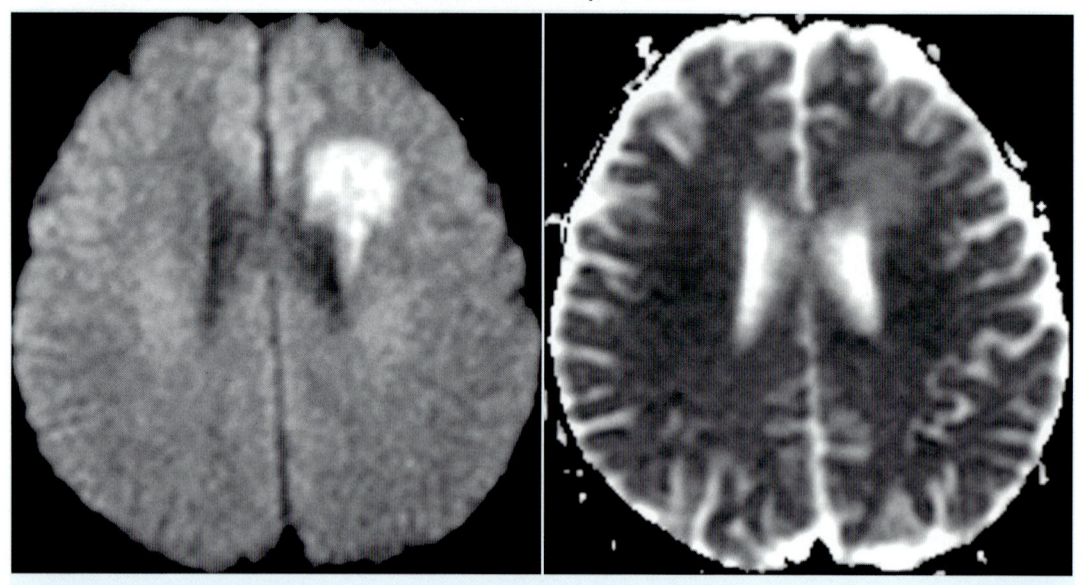

左前頭葉白質に側脳室と接する大きな病変が認められる．病変周囲への圧排効果は明らかではない．病変の内部はほぼ均一であり，拡散強調画像，ADC map ともに高信号となっている．脱髄を示す所見である．

図6　多発性硬化症（FLAIR画像水平断，矢状断）

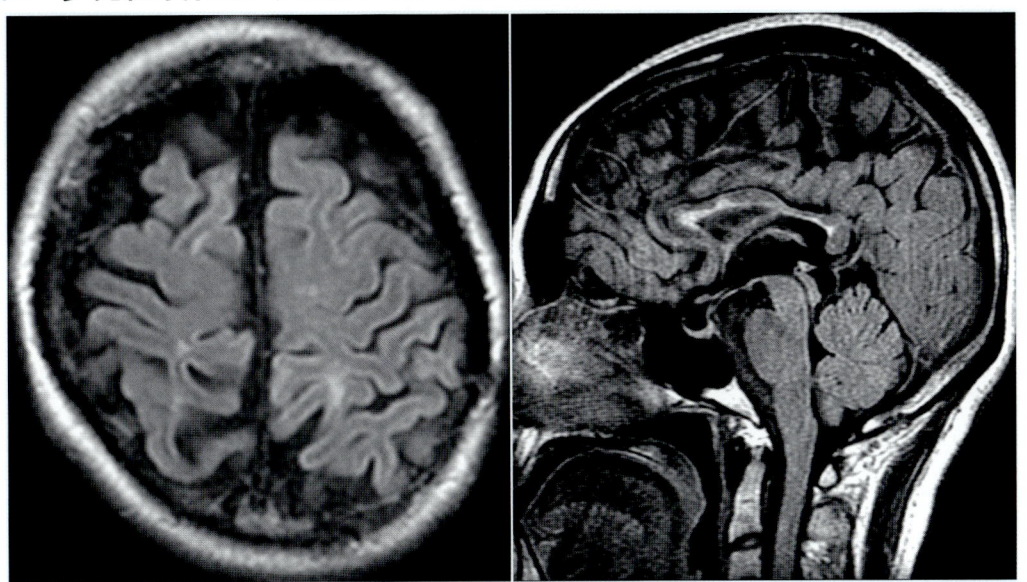

水平断において，両頭頂葉皮質下白質に小さな高信号病変が認められる（juxtacortical lesion）．この部位の病変はT2強調画像では見落としやすい．矢状断において，脳梁下部に高信号病変が認められ，点と線をつないだようにみえる（Dot-Dash sign）．

図7　視神経脊髄炎（NMO）（造影T1強調画像水平断）

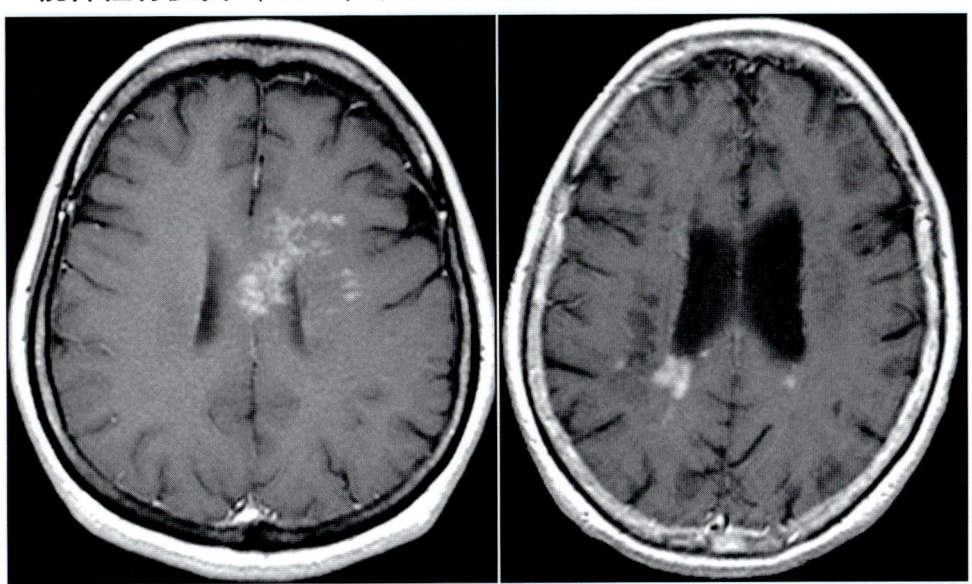

異なる症例の画像を提示する．左の画像では左前頭葉白質から脳梁にかけて多数の造影病変が集簇して認められる．右の画像では右頭頂葉の側脳室周囲白質に癒合性の造影病変が認められる．これらの造影増強効果の辺縁は不明瞭であり，集まった雲のようにみえる（cloud-like enhancement）．

図8 視神経脊髄炎（NMO）（T2強調画像水平断）

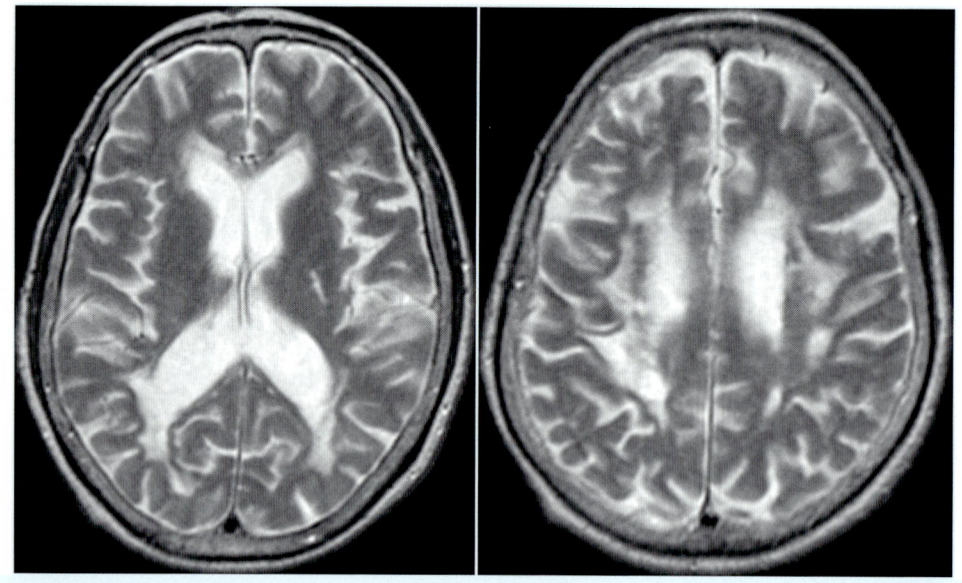

側脳室周囲白質，脳梁膝部にびまん性／拡大性で左右対称性の高信号病変が認められる．大脳および脳梁は萎縮している．

図9 視神経脊髄炎（NMO）（FLAIR画像水平断）

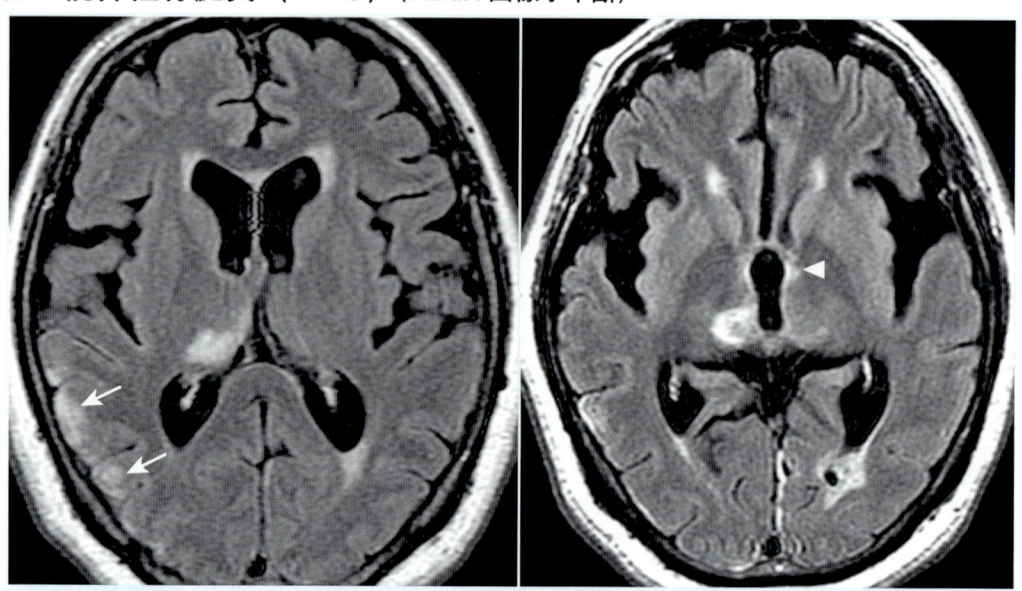

右側頭葉皮質に高信号病変が認められる（矢印）．また，右視床枕や左視床下部（矢頭）に高信号病変が認められる．左側脳室三角部周囲白質にも高信号病変が認められる．

図10 視神経脊髄炎（NMO）(T2強調画像水平断)

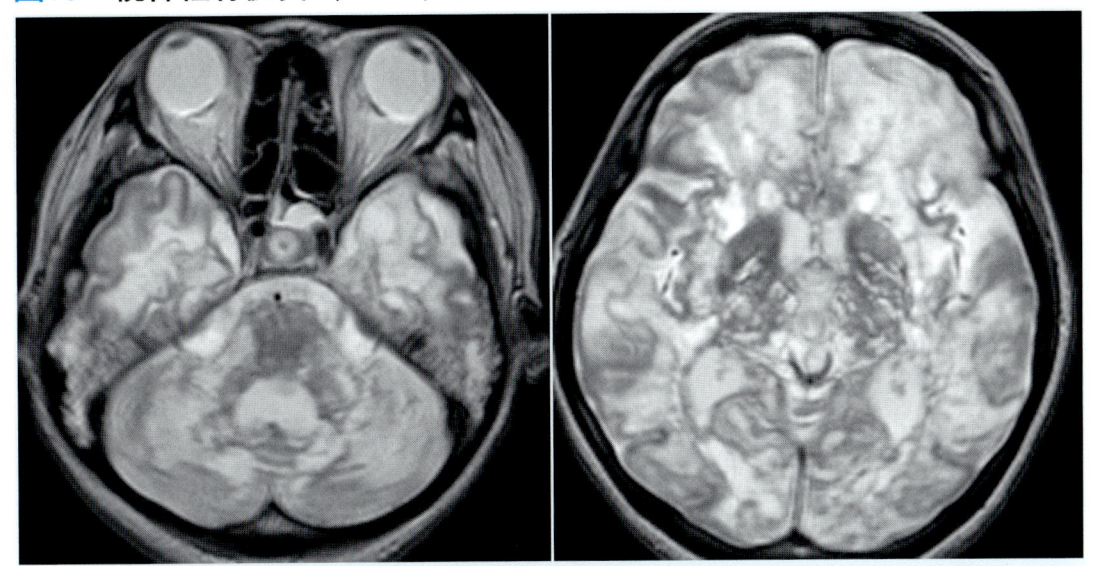

大脳白質，基底核，視床，中小脳脚，小脳白質のほぼ全域に高信号病変が拡大している．橋底部は比較的保たれてみえる．大脳白質病変の一部は皮質にも及んでいる．

図11 急性散在性脳脊髄炎（T2強調画像水平断）

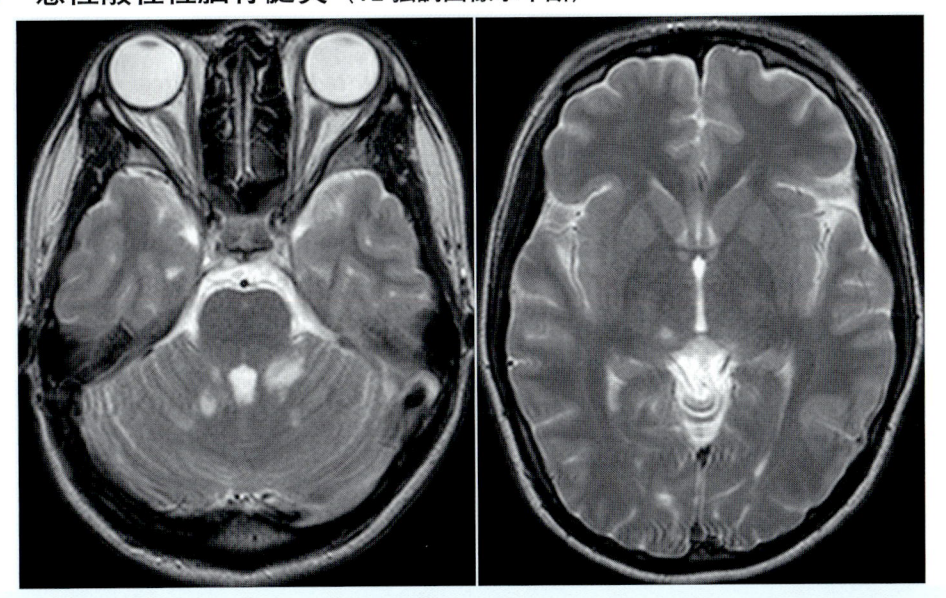

両側小脳，視床枕に様々な大きさの高信号病変が多発している．左小脳の病変には軽度の圧排効果が疑われる．

図12　急性散在性脳脊髄炎（FLAIR 画像水平断）

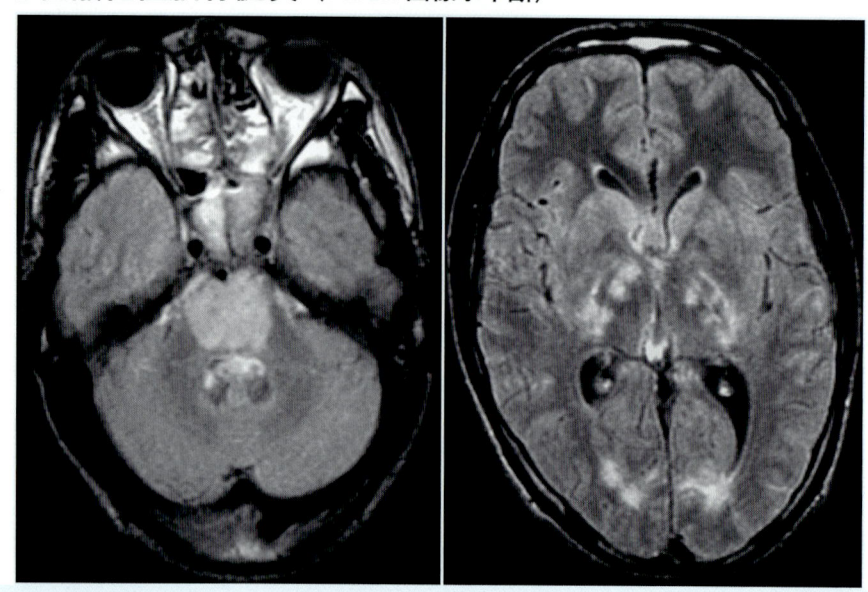

　橋底部の全域を覆うような均一な高信号病変が認められ，病変はやや腫脹している．両側内包後脚およびその近傍，後頭葉白質にも小さな高信号病変が散在，癒合している．鼻腔の粘膜肥厚や蝶形骨洞内の液体貯留も認められる．

図13　急性散在性脳脊髄炎（拡散強調画像，ADC map 水平断）

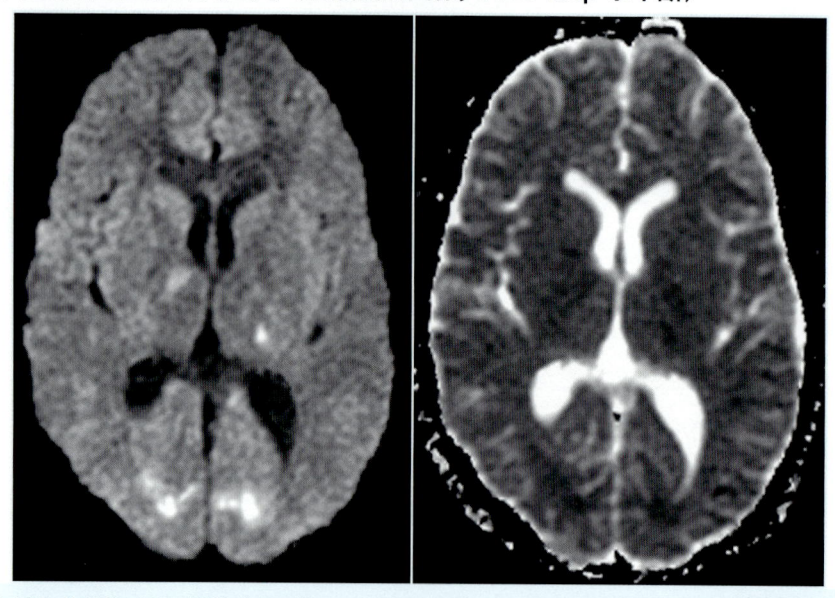

　図12と同じ症例を示す．拡散強調画像で，左視床外側，両側後頭葉白質，右内包膝部に高信号病変が認められる．ADC map では視床や後頭葉病変は低信号となっており，炎症細胞浸潤による拡散低下と推察できる．

3 炎症性脳疾患
18 自己免疫性脳症

A 抗神経抗体関連脳症

中枢神経に関連する自己抗体として，Hu抗体，Yo抗体，Ma2抗体，Ri抗体，抗amphiphysin抗体，抗NMDA抗体，抗VGKC抗体，抗GluR3抗体，抗GluRε2抗体，抗GluRδ2抗体など，多くの抗体が知られており，これらは抗神経抗体と総称される．抗神経抗体関連脳症では，抗原の分布や機能によって多様な臨床症状を呈する．画像所見が明らかでなかったり，非特異的であったりすることが多いが，病変が左右対照的であることが多く（Rasmussen脳炎を除く），これは他の炎症性脳疾患（感染性，脱髄性など）との鑑別に役立つ特徴の一つと考えられる．

1. 傍腫瘍性症候群

腫瘍の直接浸潤ではなく，腫瘍に関連する抗体が神経系に作用することによって生じる神経障害を傍腫瘍性症候群（paraneoplastic syndrome）とよぶ．液性免疫のみならず細胞性免疫も病態に関与していると考えられている．中枢神経系の傍腫瘍性症候群としては，辺縁系脳炎，小脳変性症，オプソクローヌス・ミオクローヌス症候群などが知られている．

傍腫瘍性辺縁系脳炎

傍腫瘍性辺縁系脳炎（paraneoplastic limbic encephalitis）は，肺小細胞癌や精巣腫瘍などに関連して生じることが多い．肺小細胞癌ではHu抗体，精巣腫瘍ではMa2抗体が陽性となる．認知機能障害，情動障害，けいれん発作などが亜急性に進行する．海馬，扁桃体，島回などの大脳辺縁系が主病変である．頭部MRIでは，内側側頭葉のT2高信号化が認められることあるが，明らかな異常所見が認められないこともある．高齢者に左右対称性の辺縁系病変が認められた場合には，傍腫瘍性辺縁系脳炎を疑って精査を行う必要がある．

傍腫瘍性小脳変性症

傍腫瘍性小脳変性症（paraneoplastic cerebellar degeneration：PCD）は，卵巣癌，子宮癌，乳癌，ホジキンリンパ腫などに関連して生じる．卵巣癌，子宮癌，乳癌ではYo抗体が陽性となる．小脳性運動失調が亜急性あるいは慢性に進行する．頭部MRIで，病初期に小脳腫脹や髄膜／皮質の造影増強効果がみられることがあるが，異常所見が明らかでないことも多い．病初期のFDG-PETで小脳の集積亢進を確認できることがある．進行期には小脳萎縮がみられるが（図1），その他の小脳変性疾患との鑑別は困難である．

2. 抗NMDA抗体陽性脳炎

NMDA型グルタミン酸受容体に対する抗体が陽性となる脳炎である．若年女性の卵巣奇形腫に関連して生じることが多い．意識障害，精神症状，けいれん発作に加えて，不随意運動，呼吸障害（低換気），自律神経障害などが出現する．頭部MRIでは，大脳皮質や小脳皮質のFLAIR高信号化や髄膜の造影増強効果が認められることがあるが，明らかな異常がみられないことが多い．

3. 抗VGKC抗体陽性脳炎

電位依存型カリウムチャンネル（voltage-gated K channel：VGKC）に対する抗体が陽性となる脳炎である．VGKCが海馬に多く分布していることから，辺縁系脳炎の臨床像を呈することが多い．頭部MRIで大脳辺縁系病変が認められることが典型的だが，明らかな病変が認められないこともある．大脳辺縁系の他に，大脳基底核，大脳皮質，視床下部などに病変が認められることもある（図2, 図3）．一般的に，抗VGKC抗体陽性脳炎の予後は良好である．なお，抗VGKC抗体はMorvan症候群やIsaccs症候群にも関連することが知られている．

4. Rasmussen脳炎

小児期に発症する脳炎であり，抗GluR3抗体や抗GluRε2抗体が陽性となることが知られている．内服治療に抵抗性の持続性部分てんかんが主症状であり，片麻痺を合併することもある．好発部位は一側の大脳半球であり，病初期の頭部MRIでは，軽度の片側大脳皮質の腫脹がみられ，やがて病変部位の萎縮が明らかになっていく．病変の造影増強効果はみられない．脳血流SPECTで病変への集積が低下するが，てんかん発作後に集積が亢進することもある．鑑別対象となるSturge-Weber症候群では，一側の大脳萎縮のみならず，大脳皮質の石灰化や軟膜血管腫症が認められる．

B 膠原病・血管炎関連疾患

1. 全身性エリテマトーデス

全身性エリテマトーデス（systemic lupus erythematosus：SLE）は若年女性に好発し，有病率は10万人あたり約100人である．1997年に米国リウマチ協会が提唱した診断基準に「神経障害（けいれんまたは精神障害）」が含まれているように，中枢神経はSLEで侵されやすい臓器の一つである．かつてはCNSループスとよばれていたが，最近ではSLEによる末梢神経障害（PNSループス）も含めてneuropsychiatric SLEとよばれることが多い．

Neuropsychiatric SLEの画像所見は多様である．脳症状が明らかであっても画像で異常が認められないこともある．Neuropsychiatric SLEの病理所見の一つとして微小血管障害／血管炎が知られており，最も高頻度にみられる画像所見は，非特異的な大脳白質の多発性点状／斑状病変である．その他，大脳皮質の散在性病変が認められることがあり（図4），慢性期に大脳皮質病変が皮質層状壊死様のT1高信号を呈することもある（図5）．また，大脳基底核，後頭葉，小脳などにposterior reversible encephalopathy syndrome（PRES）様の血管原性浮腫がみられることもある（図6, 図7）．大脳皮質，白質，基底核などに石灰化を認めることも多い（図8）．

2. 神経ベーチェット病

神経ベーチェット病（neuro-Beçhet disease）は，アジア，特にシルクロード周囲に比較的多くみられる疾患であり，主病態は全身の小血管炎である．ベーチェット病全体の有病率に明瞭な男女差はないが，神経ベーチェット病は若年男性に好発する．HLA-B51との関連が言われている．ベーチェット病の4大徴候は，再発性の口腔内アフタ性潰瘍，結節性紅斑様皮疹，ぶどう膜炎，陰部潰瘍だが，神経ベーチェット病でこれらの全徴候をともなうとは限らない（不全型，特殊型）．

病変の好発部位は脳幹であり，大脳，小脳，脊髄にも病変が生じうる．頭部MRIでは単発性あるいは多発性のT2高信号病変が認められ，急性期には病変の造影増強効果が認められる（図9）．時に病変周囲に浮腫性変化をともなう．上部脳幹病変の場合，赤核の周囲や内包後脚に浮腫が拡大する傾向にある．鑑別として多発性硬化症が挙げられるが，多発性硬化症で

は一般的に浮腫性変化はみられない．神経ベーチェット病では，臨床的に明瞭な髄膜刺激症状を認めても，髄膜の造影増強効果を認めることは稀である．時に血管壁の血管炎による脳梗塞や脳動脈瘤を合併する（血管ベーチェット病）．

3. 神経 Sweet 病

Sweet 病は，全身倦怠感，発熱，好中球増加，有痛性浮腫性紅斑を呈する皮膚疾患である．皮膚生検で真皮への好中球浸潤がみられるが，血管炎はみられない．中枢神経病変をともなうと神経 Sweet 病（neuro-Sweet disease）とよばれる．臨床的に神経ベーチェット病との異同が問題になるが，神経ベーチェットよりも神経 Sweet 病の方が，平均発症年齢が高く，ステロイド反応性が良好とされている．また，神経 Sweet 病には HLA-B54 が関連すると言われている．病変は大脳皮質，海馬，大脳基底核，視床，脳幹，小脳，脊髄など様々な部位に分布し，画像的に神経ベーチェット病と神経 Sweet 病を鑑別することは困難である．

4. 神経サルコイドーシス

神経サルコイドーシス（neuro sarcoidosis）は，非乾酪性肉芽腫（サルコイド結節）が種々の臓器に形成される疾患である．約5％に神経系合併症がみられる．サルコイド結節は軟膜下あるいは上衣下に形成され，血管周囲腔を介して実質内に浸潤し（図10），髄膜炎や脳神経麻痺（特に顔面神経麻痺）などの臨床症状を呈する．片麻痺などの巣症状を呈することもある．上衣下のサルコイド結節によって二次性水頭症が生じることもある（図11）．視床下部や下垂体柄にサルコイド結節が形成されると尿崩症が生じる．頭部 MRI では，サルコイド結節は T2 高信号で，明瞭な造影増強効果をともなう（図11）．硬膜，くも膜，軟膜などの髄膜に造影増強効果がみられることも多い（図10）．

5. Tolosa-Hunt 症候群

海綿静脈洞あるいは上眼窩裂部の非特異的炎症性肉芽腫による眼痛や脳神経麻痺を Tolosa-Hunt 症候群（Tolosa-Hunt syndrome）とよぶ．海綿静脈洞内を動眼神経，滑車神経，外転神経，三叉神経第1枝が通っているため，これらの障害により眼球運動障害（複視）や前額部の感覚鈍麻が生じる．病変が視神経管付近に伸展すると視神経障害を合併する．稀に両側性に発症することがある．頭部 MRI では海綿静脈洞部の著明な造影増強効果が認められる．自己免疫機序は証明されていないが，ステロイド治療が著効する．

6. 肥厚性硬膜炎

肥厚性硬膜炎（hypertrophic pachymeningitis）は，サルコイドーシス，Wegener 肉芽腫症，神経ベーチェット病，シェーグレン症候群，全身性エリテマトーデス，関節リウマチ，結節性多発動脈炎（図12）などが原因となる．結核，真菌，梅毒などの感染症でも生じる．原因不明（特発性）であることもある（図13）．肥厚硬膜近傍の脳神経や脊髄神経根の障害や，圧迫による脊髄の障害が生じる．頭部 MRI では，肥厚硬膜が T2 強調画像で低～等信号，T1 強調画像で低～等信号となり，著明な造影増強効果が認められる（図12，図13）．炎症が軟膜に波及して軟膜に沿った造影増強効果がみられることもある．

図1　傍腫瘍性小脳変性症（T1強調画像水平断，冠状断）

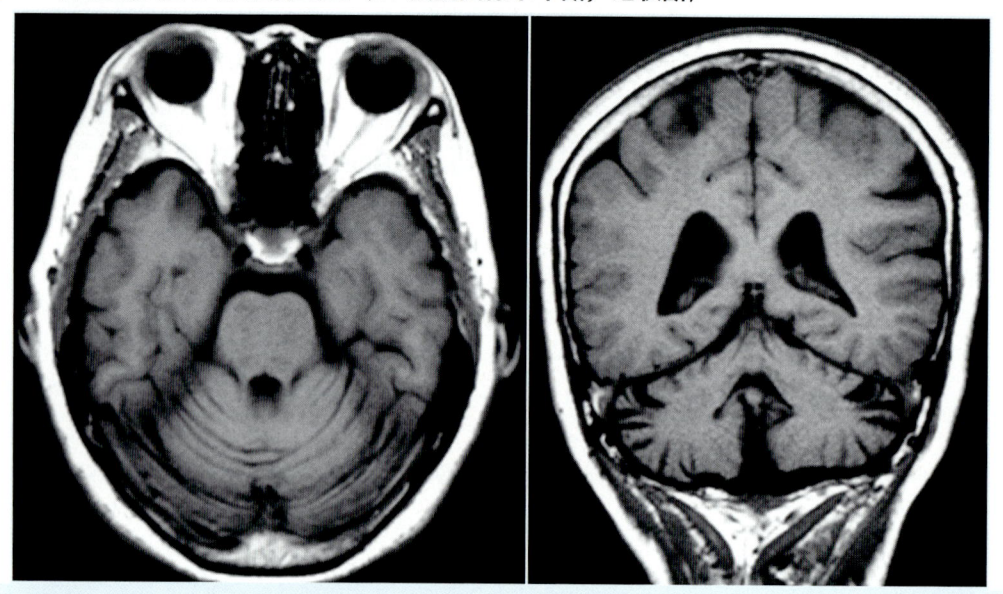

小脳萎縮が認められる．大脳萎縮や脳幹萎縮は明らかではない．

図2　抗VGKC抗体陽性脳炎（FLAIR画像水平断）

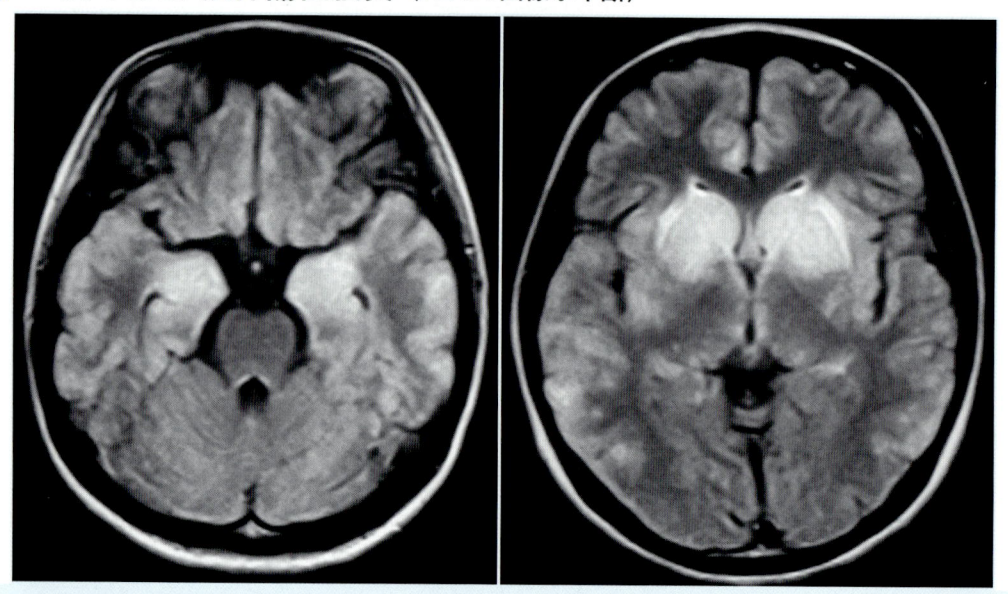

側頭葉内側，側頭葉皮質，線条体に左右対称性の浮腫状の高信号病変が認められる．外包には浮腫と思われる明瞭な高信号病変が認められる．

図3 抗VGKC抗体陽性脳炎（FLAIR画像水平断）

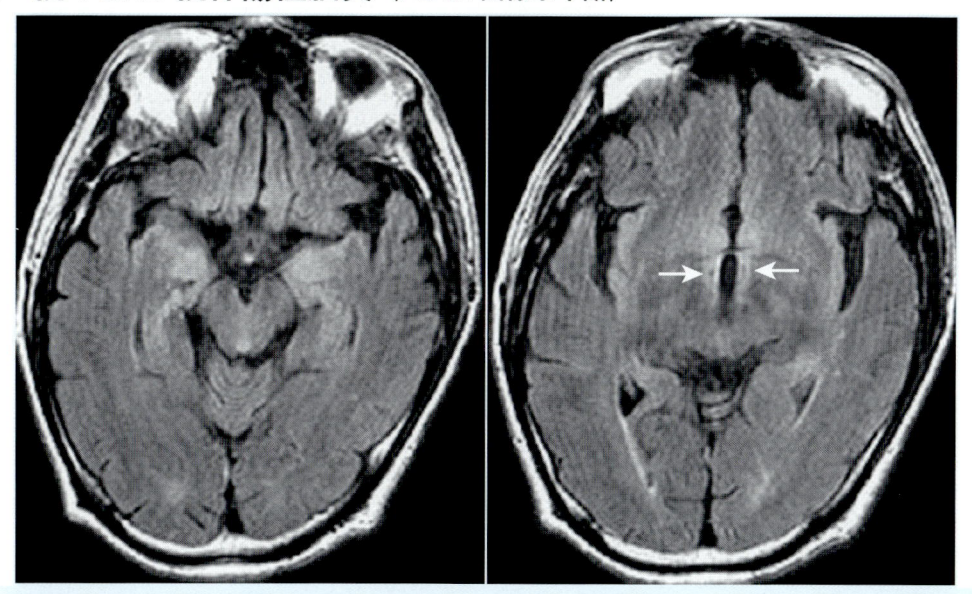

側頭葉内側に左右対称性の軽度高信号病変が認められる．両側視床下部もやや高信号となっている（矢印）．

図4 全身性エリテマトーデス（FLAIR画像水平断）

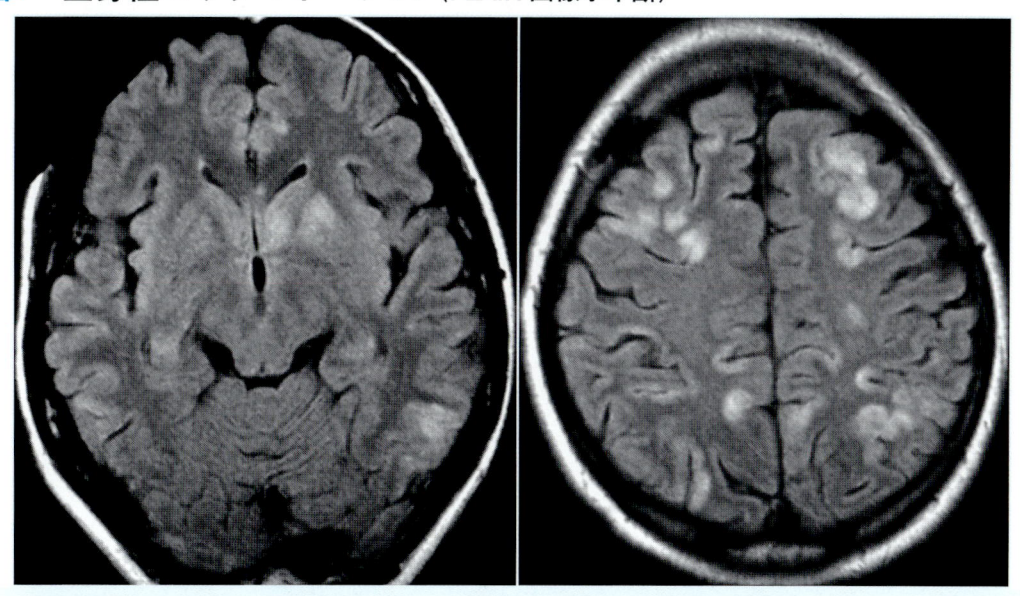

両側前頭葉，頭頂葉，左側頭葉の皮質，左線条体に散在性の高信号病変が認められる．

図5 全身性エリテマトーデス（T2強調画像，T1強調画像水平断）

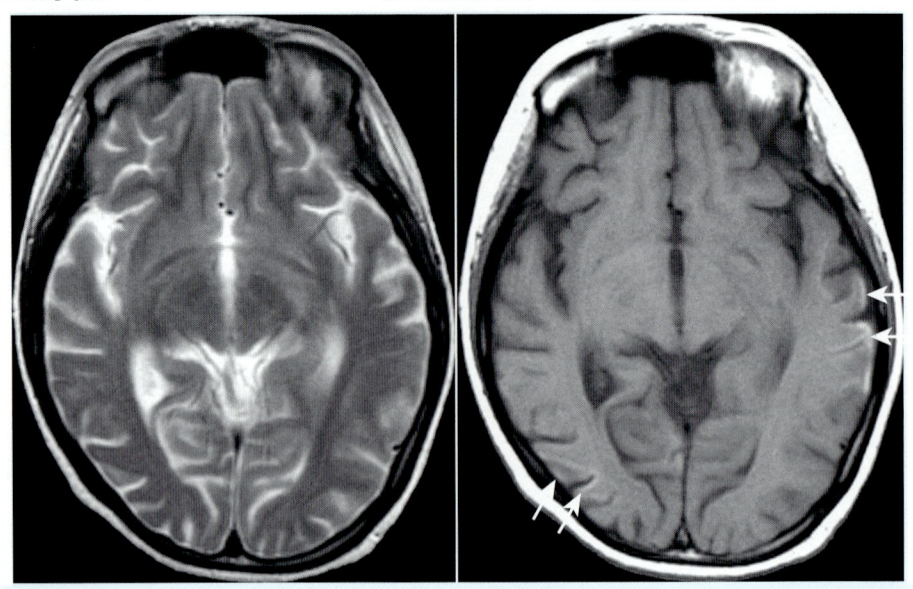

両側側頭葉皮質がT1強調画像で高信号となっている（矢印）．同病変はT2強調画像で等～低信号にみえる．

図6 全身性エリテマトーデス（FLAIR画像水平断）

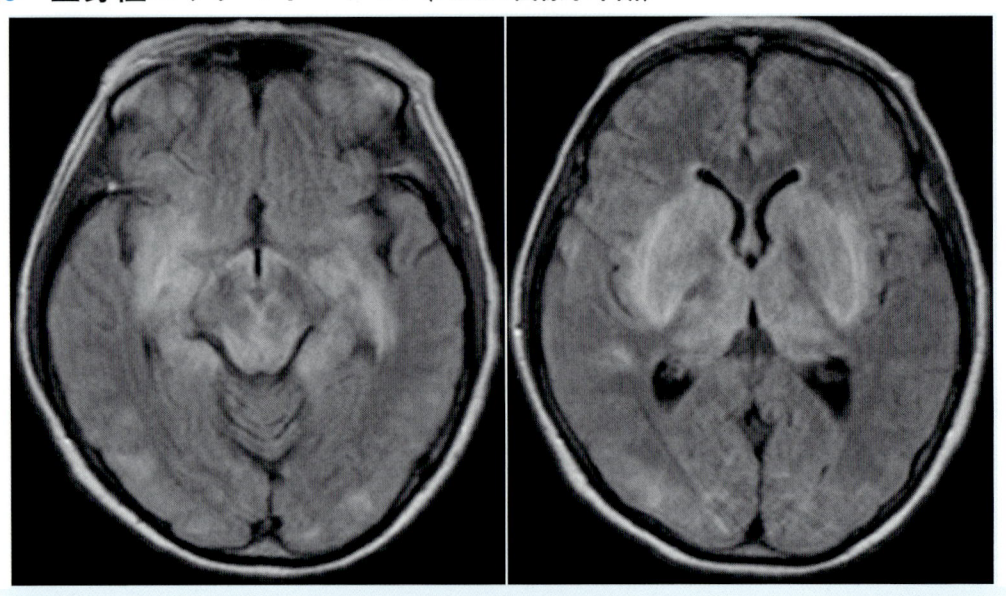

線条体，視床，側頭葉内側，側頭後頭葉，中脳に左右対称性の高信号病変があり浮腫性変化をともなっている．浮腫は中脳被蓋，視蓋，内包後脚，外包／最外包に拡大している．
（千葉県救急医療センター　古口徳雄先生，鈴木浩二先生のご厚意による）

図7 全身性エリテマトーデス（FLAIR画像，拡散強調画像水平断）

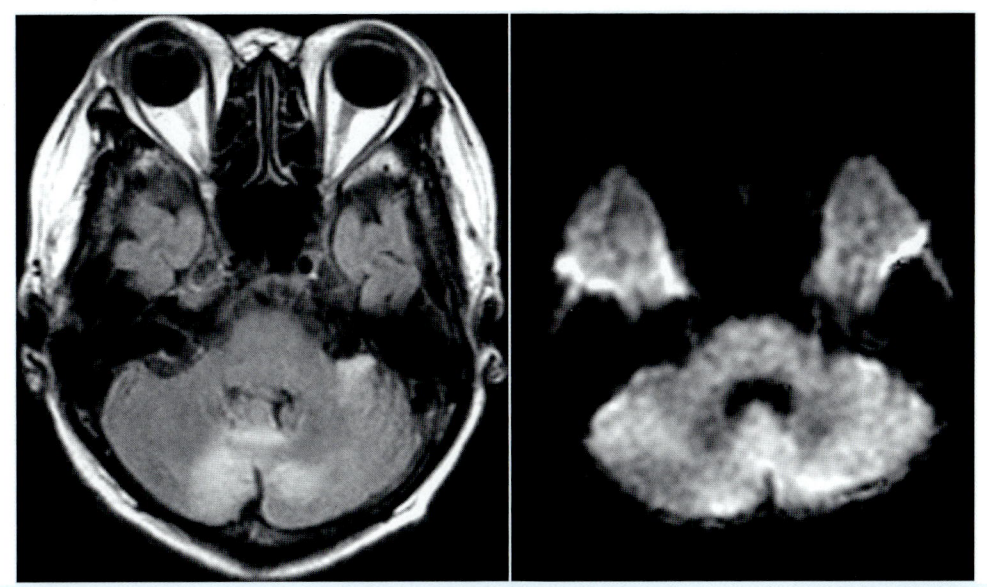

両側小脳の後内側，左後四角小葉にFLAIR高信号病変が認められる．同部位は拡散強調画像でやや高信号にみえる．

図8 全身性エリテマトーデス（T2強調画像，T1強調画像水平断）

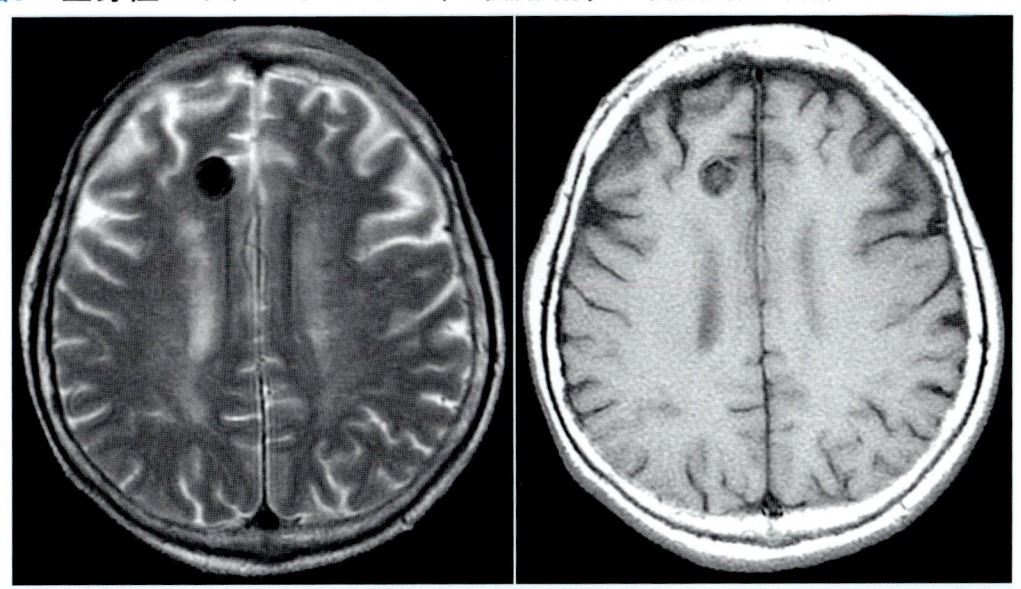

右前頭葉に，T2強調画像で内部が明瞭な低信号，T1強調画像でやや不均一な低信号を呈する境界明瞭な円形病変が認められる．石灰化を示す所見である．

図9 神経ベーチェット病（T2 強調画像水平断，造影 T1 強調画像冠状断）

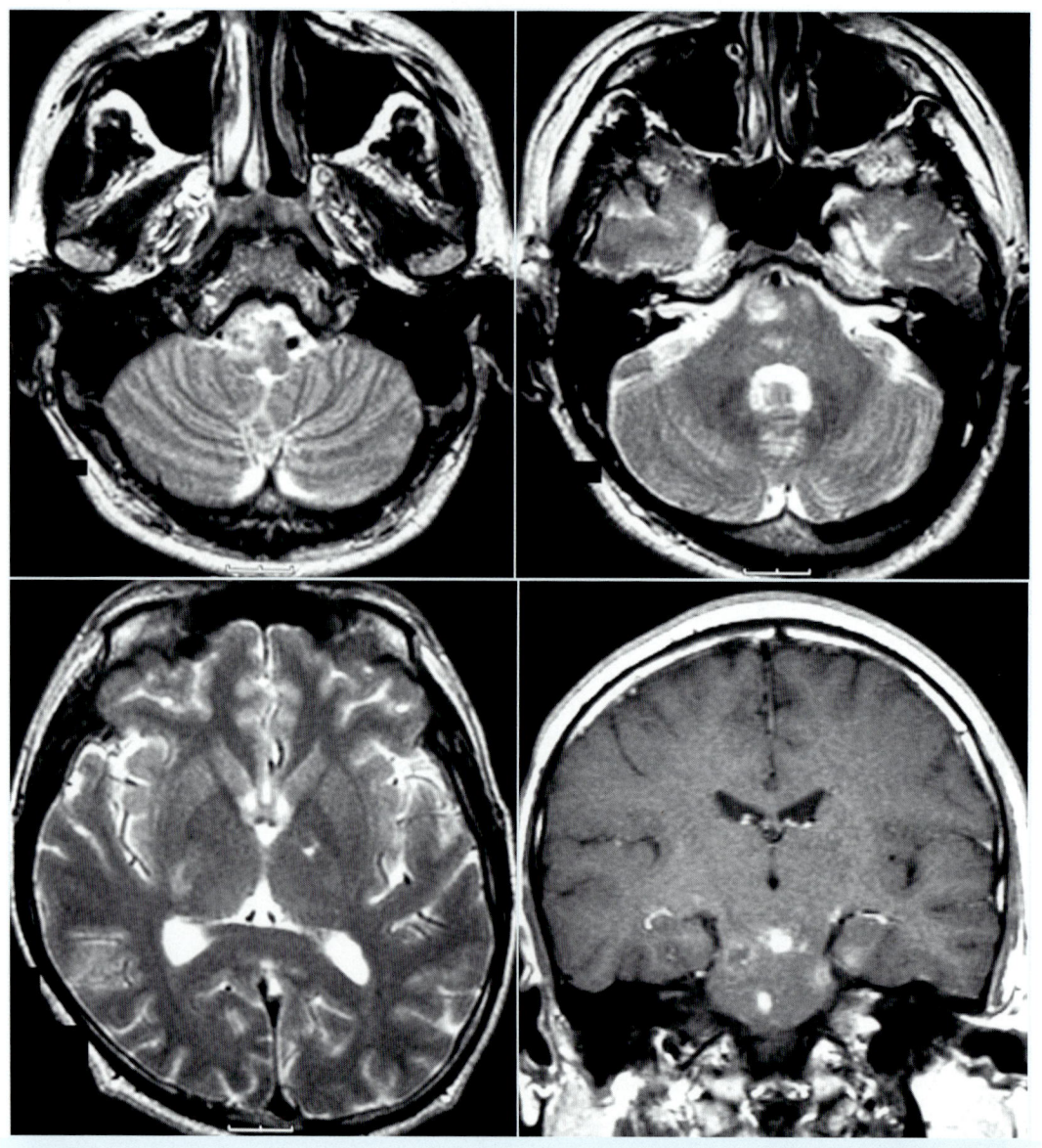

延髄，橋に多発する T2 高信号病変が認められる．境界はやや不明瞭で内部は不均一であり，病変全体あるいは辺縁の明瞭な造影増強効果が認められる．両側内包後脚の両側にも T2 高信号病変が認められる．

図10 サルコイドーシス（FLAIR 画像矢状断，造影 T1 強調画像水平断）

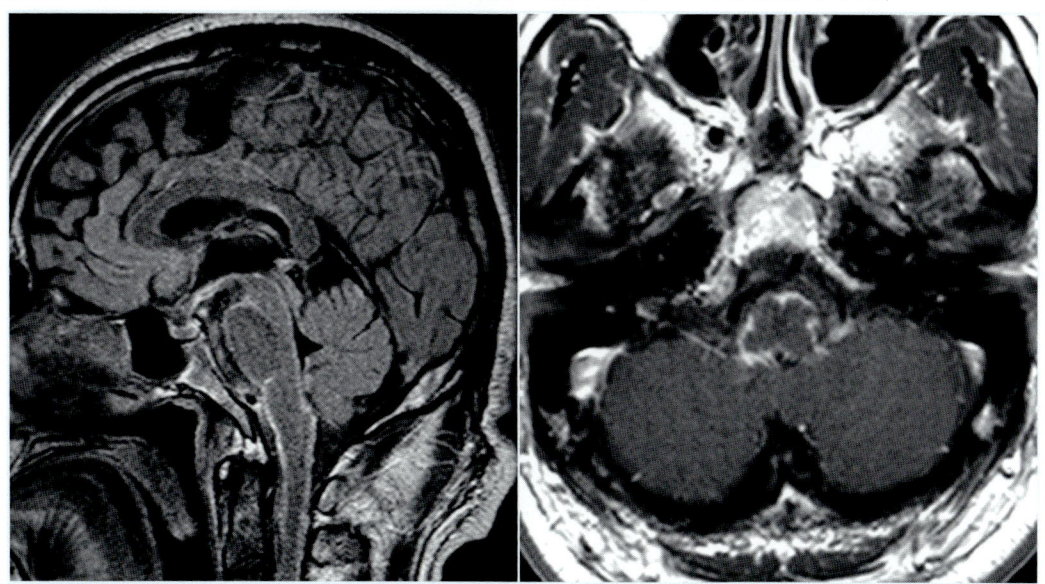

脳幹全体から頸髄の腹側および背側を覆うような FLAIR 高信号病変が認められる．延髄レベルの造影 T1 強調画像では，延髄表面を包むような明瞭な造影増強効果が認められる．明らかな実質内病変は認められない．

図11 サルコイドーシス（T2 強調画像，造影 T1 強調画像水平断）

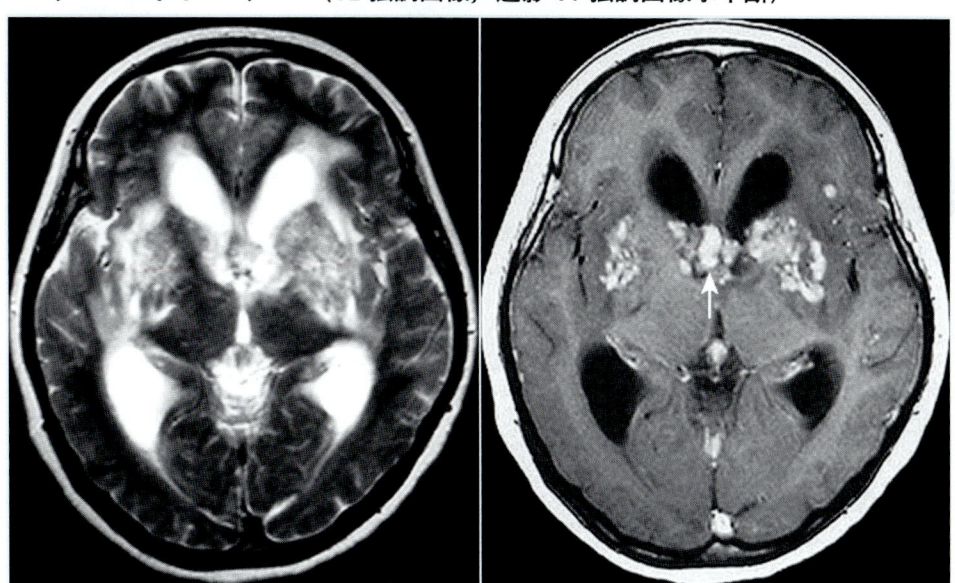

辺縁の円形化をともなう両側の側脳室拡大が認められる．T2 強調画像では，両側大脳基底核に点状の高信号病変が多発，集簇しており，外包には浮腫と思われる高信号病変が拡大している．造影 T1 強調画像では，大脳基底核病変の明瞭な造影増強効果が認められ，結節性病変による Monro 孔の閉塞が確認できる（矢印）．

（成田赤十字病院神経内科　片山薫先生のご厚意による）

図12 肥厚性硬膜炎，結節性多発動脈炎（造影 T1 強調画像水平断）

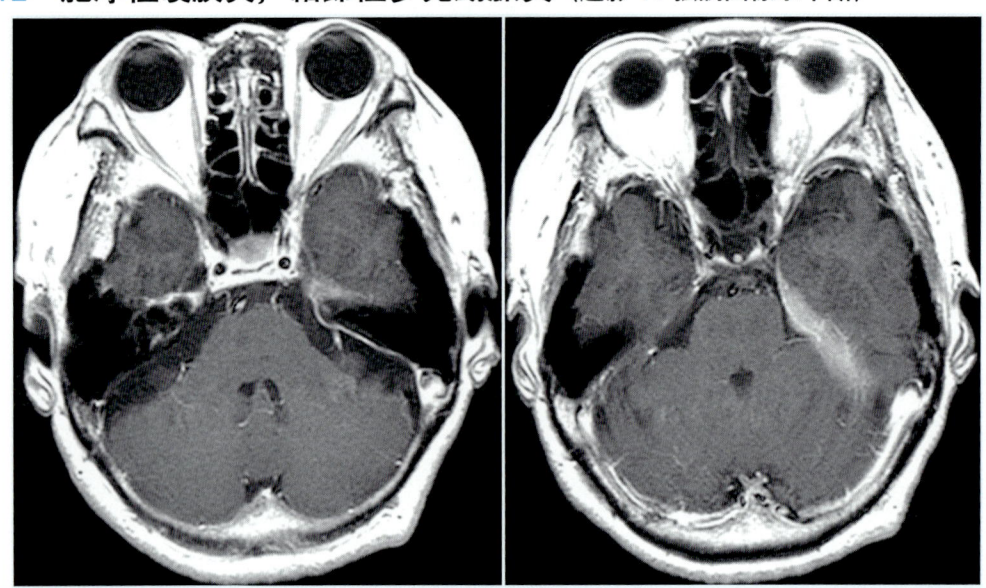

左小脳テントの肥厚および造影増強効果が認められる．

図13 特発性肥厚性硬膜炎（造影 T1 強調画像冠状断）

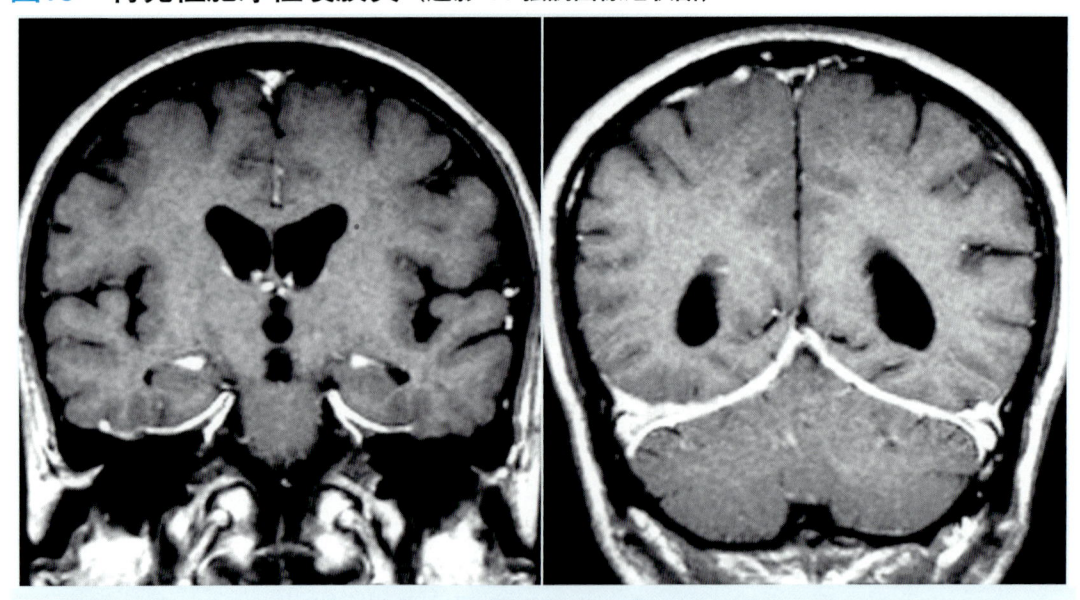

両側小脳テントの左右対称性の肥厚および造影増強効果が認められる．

4 代謝性脳疾患
19 代謝性脳症

　代謝性脳症（metabolic encephalopathy）は，アミノ酸代謝異常症，糖代謝異常症，脂質代謝異常症（ライソゾーム異常症など），ペルオキシソーム異常症，ムコ多糖症，核酸代謝異常症，金属代謝異常症など，多岐にわたっている．本項では若年／成人発症することがある代謝性脳疾患について記載する．なお，後天性の代謝性脳疾患（アルコール性／ビタミン欠乏性脳症，糖代謝異常にともなう脳症，内分泌異常にともなう脳症，浸透圧性脳症，肝性脳症，中毒性脳症，薬物性脳症など）については，別項で記載する．

A ペルオキシソーム異常症

　ペルオキシソーム異常症には，副腎白質ジストロフィー，Refsum病，Zellweger病などが含まれる．ペルオキシソームに局在する酵素系や膜構成蛋白の異常による疾患である．

1. 副腎白質ジストロフィー

　副腎白質ジストロフィー（adrenoleukodystrophy：ALD）は，X染色体長腕に責任遺伝子が存在するため，男児が罹患する．副腎機能不全に加えて，異常行動，知能低下，痙性麻痺などの神経症状が出現する．小児例では数年の経過で除脳硬直にいたる予後不良の疾患である．成人例では痙性対麻痺，排尿障害，末梢神経障害などが主症状となり，副腎脊髄ニューロパチー（adrenomyeloneuropaty：AMN）．異常遺伝子をヘテロで有する成人女性が軽い症状で発症することもある（顕性保因者）．血中の極長鎖脂肪酸の評価が診断に有用であり，C26：0やC24：0のC22：0に対する比率が正常の2～3倍に上昇する．

　頭部MRIでは，後方の大脳白質（側脳室三角部周囲白質）や脳梁膨大部に左右対称性のT2高信号病変が認められる（図1）．経過とともに，病変が前方に拡大していく．造影T1強調画像では，病変の外縁に造影増強効果が認められる．稀に大脳白質病変が片側あるいは前方優位となる．脳幹では皮質脊髄路に一致するT2高信号病変が認められる．成人発症の副腎脊髄ニューロパチーでは，皮質脊髄路を含む内包後脚のT2高信号化が認められるが，大脳白質病変は必ずしも明らかではない．

B ライソゾーム異常症

　スフィンゴリピドーシスともよばれる．異染性白質ジストロフィー（metachromatic leukodystrophy：MLD），Krabbe病，Gaucher病，Fabry病，G_{M1}ガングリオシドーシス，G_{M2}ガングリオシドーシス（Tay-Sachs病，Sandhoff病），Niemann-Pick病などが含まれる．乳幼児期の発症が多いが，異染性白質ジストロフィー，Krabbe病，Gaucher病，G_{M1}ガングリオシドーシスなどでは若年／成人期に発症することがある．

1. Krabbe病

　Krabbe病（Krabbe disease）は，病理所見からgloboid cell leukodystrophyとよばれることもある．若年／成人発症例では痙性麻痺が主症状であり，知能低下は軽度である．頭部MRIでは左右対称性のT2高信号病変が大脳白

質（後方優位），脳梁，内包後脚などに認められる．皮質脊髄路に沿ったT2高信号病変が特徴的である．視神経の肥大を認めることもある．

2. Fabry病

Fabry病（Fabry disease）は，伴性劣性遺伝形式をとる疾患である．四肢の疼痛・異常感覚で発症し，皮疹（angiokeratoma）をともなう．脳血管障害を合併しやすく，頭部MRIで小梗塞巣や主要血管の蛇行・拡張が認められる（図2）．視床枕に病変が認められることもある．

3. G_{M1} ガングリオシドーシス

G_{M1}ガングリオシドーシス（G_{M1} gangliosidosis）は，β-galactosidase欠損による疾患である．成人発症例（Ⅲ型）の主症状は緩徐進行性の錐体外路症状（ジストニー，筋固縮など）であり，知能低下は軽度である．頭部MRIでは線条体の萎縮と軽度のT2高信号化が認められる（図3）．乳幼児期の発症例（Ⅰ型，Ⅱ型）では，視床のT1高信号，T2高信号化が特徴である．

C 脂質代謝異常症

脂質代謝異常症には，上述のライソゾーム異常症（スフィンゴリピドーシス）の他に，脳腱黄色腫症，Pelizaeus-Merzbacher病，Neuronal ceroid lipofusucinosis，Bassen-Kornzweig病，Tangier病，Nasu-Hakola病などが含まれる．

1. 脳腱黄色腫症

脳腱黄色腫症（cerebrotendinous xanthomatosis：CTX）は，肝ミトコンドリアに局在する27-hydroxylaseの異常による疾患である．腱黄色腫（特にアキレス腱肥厚），白内障，知能低下，痙性麻痺，小脳性運動失調，末梢神経障害などをきたし，血清コレスタノールが著明に上昇する．頭部MRIでは，小脳歯状核のT2高信号病変が特徴的である（図4）．時に大脳白質の淡いT2高信号化が認められる．

D 金属代謝異常症

血清銅やセルロプラスミンが低下する疾患としてWilson病やMenkes病が挙げられる．セルロプラスミンは銅代謝と鉄代謝の両方に関与しているが，Wilson病やMenkes病の本態は銅代謝異常である．対して，セルロプラスミン欠損症は，鉄代謝異常を本態とする疾患である．

1. Wilson病

Wilson病（Wilson disease）は，銅イオン輸送に関与するATP7B遺伝子の異常による常染色体劣性の遺伝性疾患である．肝型と神経型に大別される．肝型では劇症肝炎，慢性肝炎，肝硬変などをきたす．神経型では大脳基底核に銅が沈着することにより，ジストニア，舞踏運動，アテトーゼ，振戦などの不随意運動をきたす．精神症状や知能低下が生じることもある．小脳性運動失調をともなうこともある．

頭部MRIでは，左右対称性の線条体病変が特徴的である（図5）．T2強調画像で線条体全体が高信号となるが，鉄沈着などを反映して線条体内部が不規則な低〜等信号となる．T1強調画像では線条体が低信号となることが多いが，辺縁部が銅沈着を反映して高信号となることもある（図5）．急性期の線条体病変は浮腫をともなう．拡散強調画像で線条体病変が高信号となるが，治療後には低信号となり線条体が萎縮する．また，肝機能障害を反映して淡蒼球がT1高信号となることもある．時に視床病変もみられる．また，歯状核赤核路の変性などを反映して，赤核周囲の中脳被蓋部がT2高信号，上丘がT2低信号となることがあり，これは"ジャイアントパンダの顔"徴候とよばれている．

2. セルロプラスミン欠損症

本邦で見いだされた常染色体劣性の稀な遺伝

性疾患である．セルロプラスミンは鉄輸送にも関わっており，セルロプラスミンの欠損により脳や肝などに著明な鉄沈着が生じる．頭部MRIでは線条体，視床，小脳歯状核などが明瞭かつ均一な T2 低信号となる．

E ミトコンドリア異常症

ミトコンドリアは電子伝達系に関連する細胞小器官である．ミトコンドリア DNA の異常による疾患をミトコンドリア異常症（mitochondrial disorders）とよび，母系遺伝の遺伝形式をとる．しかし，核 DNA の異常によってミトコンドリア機能異常が生じることがあり，この場合は母系遺伝とはならない．

1. MELAS

Mitochondrial encephalomyopathy, lactic acidosis and stroke-like episodes（MELAS）は，小児期に発症することが多いが，成人になってから発症することもある．発作性の頭痛，けいれん，進行性の認知機能障害，難聴などに加えて，脳卒中様発作を繰り返す疾患である．血液中や髄液中の乳酸，ピルビン酸が高値を示す．

脳卒中様発作の本態は血管原性浮腫であり，脳血管の閉塞はみられず，局所脳血流が亢進する．頭部 MRI では大脳皮質に孤発性／散在性の T2 高信号病変が認められる（図 6）．病変分布は主要な血管支配領域に合致しない．拡散強調画像で病変が高信号となり，ADC map での信号は多様である．血管原性浮腫を反映して ADC が上昇することもあれば，ADC がやや低下することもある．しかし，脳梗塞のように著明な ADC 低下を示すことはない．急性期の造影 T1 強調画像では，時に大脳皮質病変の造影増強効果が認められる．大脳皮質病変は経過とともに消失することもあれば，萎縮を残して残存することもある．MR スペクトロスコピーでは病変の乳酸ピークが上昇する．

2. MERRF

Myoclonus epilepsy associated with ragged-red fibers（MERRF）は，てんかん，ミオクローヌス，小脳性運動失調，難聴，四肢筋力低下などが緩徐に悪化する疾患である．小脳性運動失調が初発症状となることがあり，時に脊髄小脳変性症との鑑別が困難である．頭部 MRI で小脳や上小脳脚の萎縮がみられるが，臨床症状に比して萎縮の程度は軽い（図 7）．病状が進行すると，中脳被蓋部などの脳実質に対称性の異常信号が出現することがある（図 7）．大脳基底核の石灰化が認められることもある．

3. Leigh 脳症

Leigh 脳症（Leigh encephalopathy）は，乳幼児期の発症が多いが，成人期に発症することもある．呼吸障害，眼球運動障害，小脳性運動失調，認知症，けいれん，不随意運動，末梢神経障害などの多彩な症状を呈する．頭部 MRI では，大脳基底核，中脳水道周囲，大脳脚に左右対称性の明瞭な T2 高信号の小病変が認められる（図 8）．病変の造影増強効果は認められない．

図1　副腎白質ジストロフィー（FLAIR画像水平断）

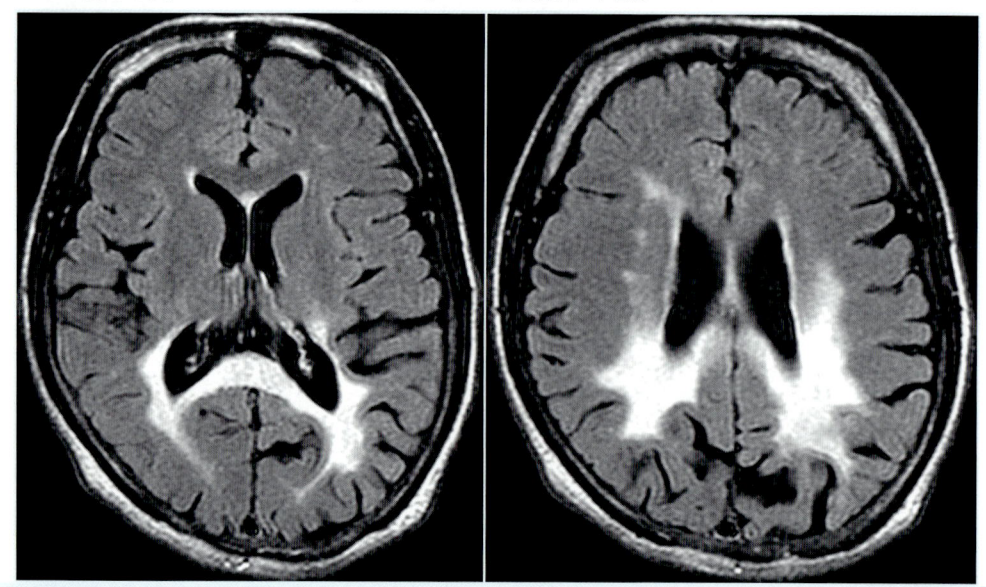

側脳室三角部周囲から脳梁膨大部にかけて左右対称性の高信号病変が認められる．両側頭頂葉が萎縮している．

図2　Fabry病（FLAIR画像水平断，MRA左前斜位像）

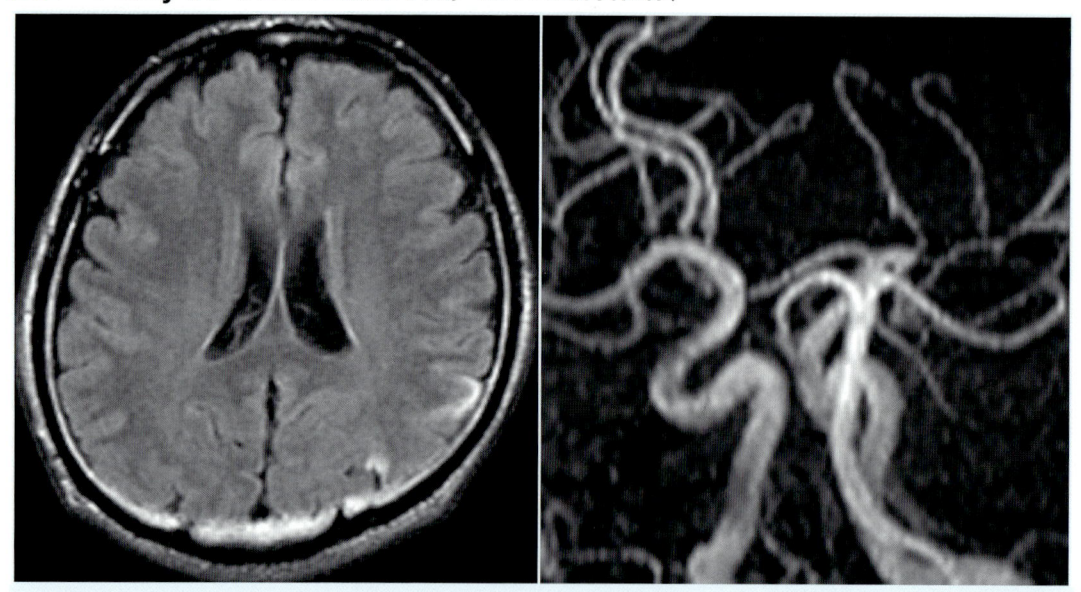

異なる症例（いずれも40歳代男性）の画像を示す．FLAIR画像では左頭頂葉皮質に高信号病変が認められる．MRAでは両側内頸動脈の蛇行・拡大が認められる．

図3　G_{M1} ガングリオシドーシス（T2 強調画像, T1 強調画像水平断）

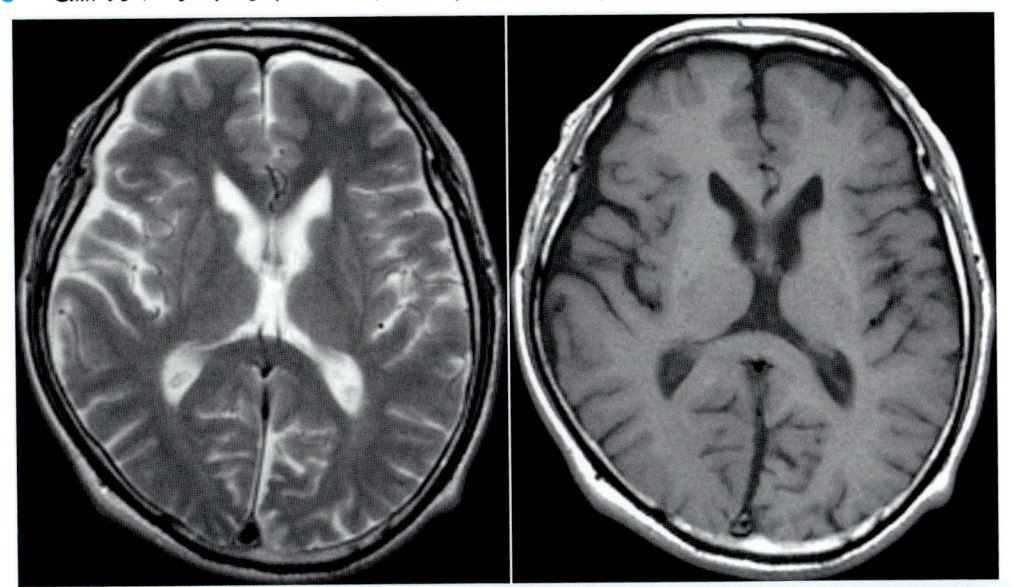

両側被殻が萎縮しており，T2 強調画像でやや高信号化して見える．両側前頭葉もやや萎縮している．

図4　脳腱黄色腫症（T2 強調画像水平断）

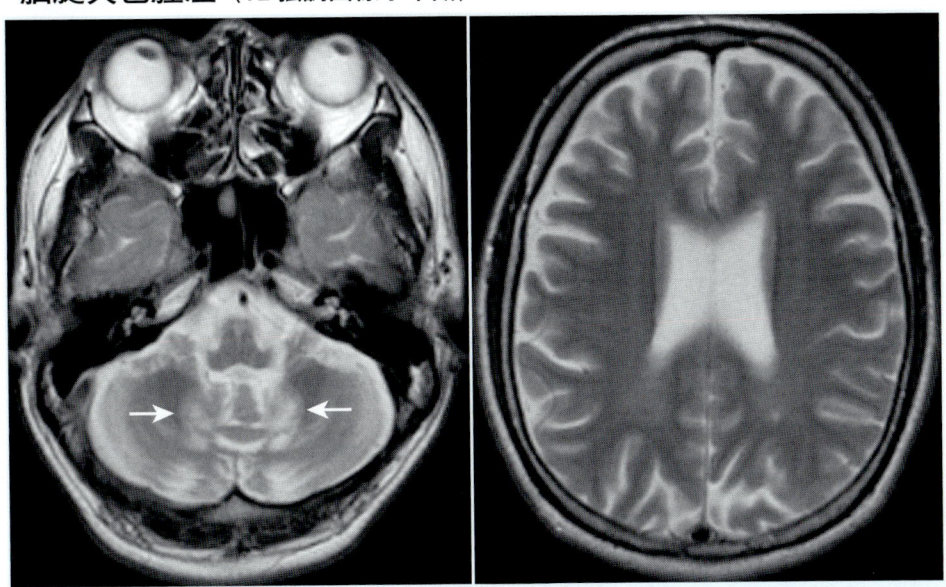

小脳が萎縮し，歯状核が高信号化している（矢印）．両側頭頂葉白質がやや高信号に見える．

図5 Wilson 病（T2 強調画像，T1 強調画像水平断）

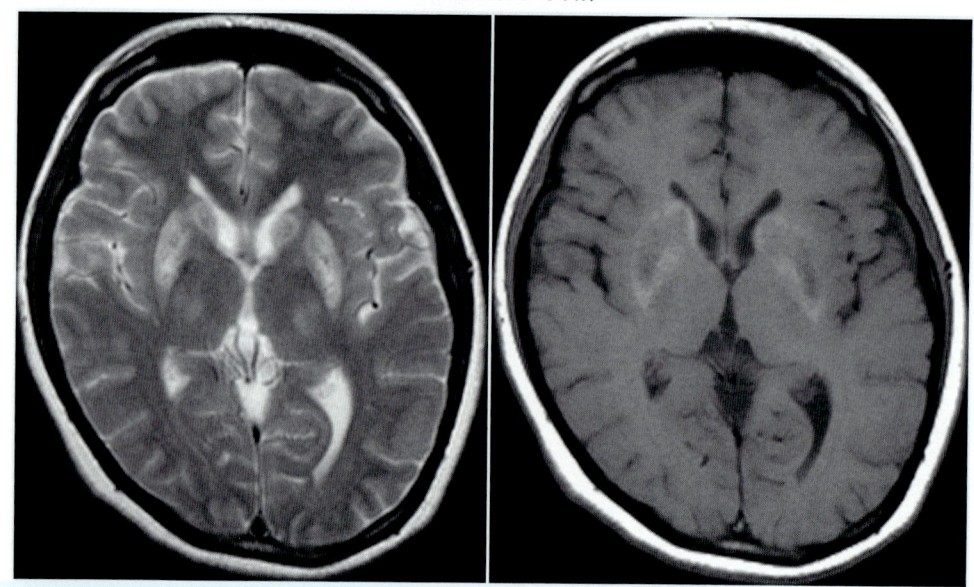

T2 強調画像で線条体全体が対称性に高信号となっている．線条体中央部はやや不規則な低～等信号を呈している．また，両側の視床外側が淡く高信号となっている．T1 強調画像で線条体が低信号であり，線条体辺縁と淡蒼球は高信号となっている．

図6 MELAS（FLAIR 画像水平断）

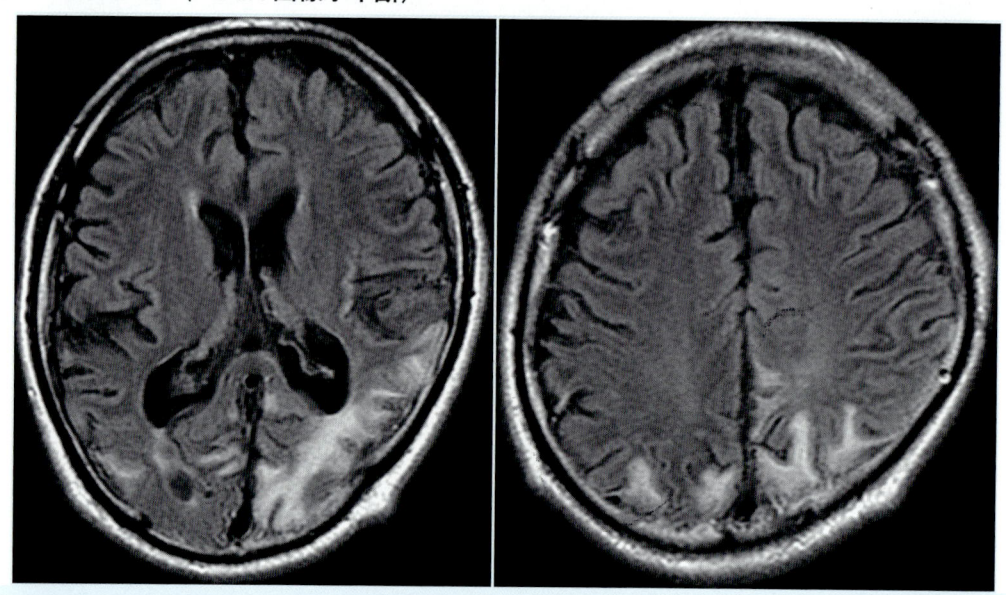

左側頭・後頭・頭頂葉，右後頭・頭頂葉の皮質・皮質下白質に高信号病変が認められる．病変分布は主要脳血管の支配領域に一致していない．

4. 代謝性脳疾患

図7　MERRF（T2強調画像水平断）

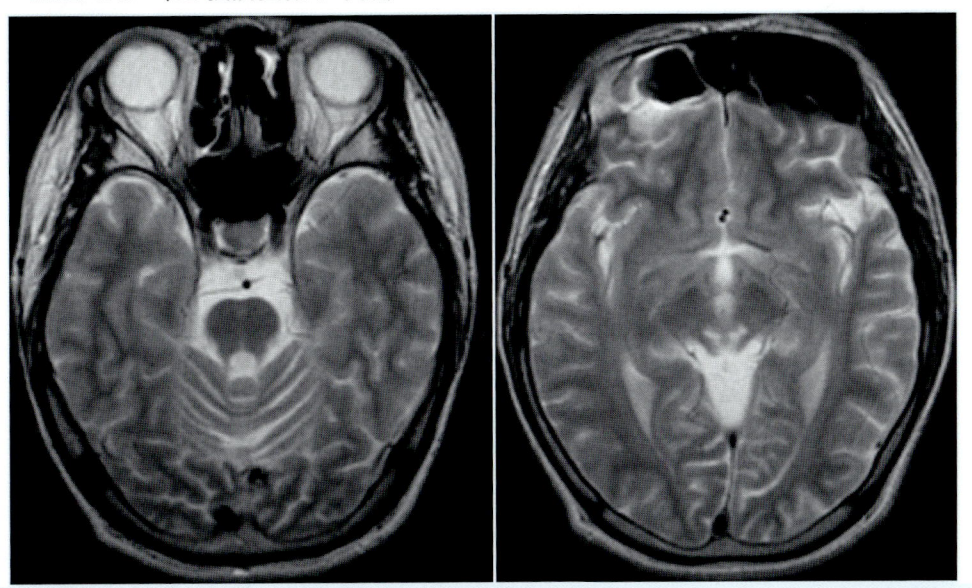

小脳上面や上小脳脚の萎縮が認められる．中脳被蓋部には対称性の明瞭な高信号病変が認められる．

図8　Leigh脳症（T2強調画像水平断）

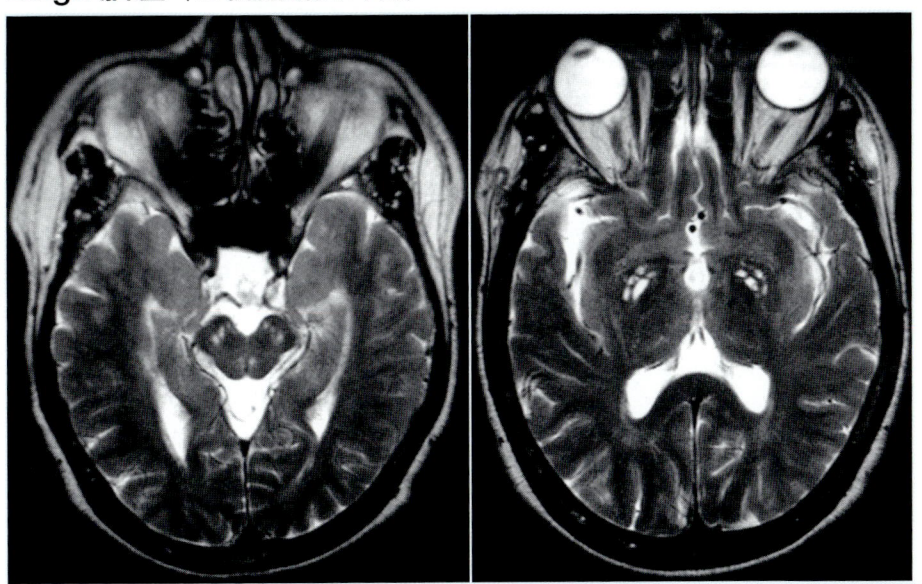

淡蒼球，中脳水道腹側，大脳脚に，左右対称性なT2高信号病変が認められる．病変は小さく，内部の信号は均一である．

4 代謝性脳疾患

20 全身性疾患にともなう脳症

A 糖代謝異常にともなう脳症

1. 低血糖性脳症

　脳細胞の活動には主に糖が用いられており，低血糖状態では脳細胞の機能障害が生じる．脳細胞が傷害される機序として，脳内での蛋白合成低下，膜イオンポンプの機能低下，興奮性アミノ酸（主にアスパラギン酸）の過剰放出，組織のアルカローシス化（アミノ酸の脱アミノ化），細胞毒性浮腫，細胞外間隙の狭小化などが考えられている．低血糖状態が長時間持続すると，脳細胞が不可逆的に傷害されて細胞脱落をきたし，低血糖性脳症（hypoglycemic encephalopathy）となる．低酸素脳症と同様，代謝需要の高い灰白質が傷害されやすく，特に大脳皮質，線条体，海馬，黒質が傷害されやすい．しかし，低血糖性脳症では，視床，脳幹，小脳は傷害されにくい．

　急性期の拡散強調画像では，細胞毒性浮腫を反映して，大脳皮質，線条体，海馬などに高信号病変が認められる．拡散強調画像での高信号化は病変の不可逆性を示している．拡散強調画像は機能予後の判定に有用であり，異常が認められない場合には，発症時の臨床症状が重篤であっても，臨床症状の回復を期待して良い．ただし，回復に数ヶ月を要することがある．また，急性期の拡散強調画像で，大脳白質，脳梁，中小脳脚などの白質に高信号病変が認められることがある．一般的にこれらの白質病変は一過性で可逆的である．

　不可逆的な脳細胞傷害が生じた場合，慢性期に大脳がびまん性に萎縮する．傷害された大脳皮質や大脳基底核は，T1強調画像で高信号，T2強調画像で低信号となる．二次性の大脳白質傷害として，大脳白質のT2高信号化が認められることもある．

2. 高血糖にともなう舞踏運動

　高度の高血糖にともなって急性に舞踏運動が出現することがある．舞踏運動は，一側上下肢に出現することが多く，頭部MRIでは，対側の大脳基底核にT1高信号病変が認められる（図1）．T2強調画像では，病変が低～等信号となる．症状・病変ともに両側性に出現することもある．病態機序として，血液脳関門の破綻にともなう微小点状出血，髄鞘破壊などが考えられているが，明らかにはなっていない．適切な血糖管理を行うと，まず舞踏運動が回復し，次いで発症から数ヶ月～半年後にMRI異常が消失する．血糖管理が不良な場合には，大脳基底核がT2強調画像で高信号となる（図2）．

　最近，T1強調画像が撮像される機会が少なくなっているが，糖尿病患者の急性発症の舞踏運動では，拡散強調画像やT2強調画像のみならずT1強調画像での評価を行わなければならない．

B 電解質異常にともなう脳症

1. 浸透圧性脳症

　従来，橋中心髄鞘崩壊症（central pontine

myelinolysis：CPM）と呼ばれていた概念に相当する．低Na血症の急速な補正によって生じるとされていたが，その限りではなく，慢性アルコール中毒や2型糖尿病などでも生じることある．疾患の本態は浸透圧変化による髄鞘崩壊と考えられており，最近では浸透圧性脳症（osmotic encephalopathy）という表現が用いられている．臨床症状としては，意識障害，複視，運動失調，四肢麻痺などが挙げられる．いわゆる閉じ込め症候群（locked-in syndrome）となることもある．

浸透圧性脳症では，橋中心部が傷害され，橋底部では縦走線維よりも横走線維が傷害されやすい．病理学的には，乏突起膠細胞傷害による髄鞘破壊が主体で，神経細胞は比較的保たれる．頭部MRIでは，橋中心部のT2高信号病変が特徴的である（図3）．病変は両側錐体路に及ぶことも及ばないこともある．病変はT1強調画像でやや低信号，拡散強調画像でやや高信号となる．稀に病変の造影増強効果が認められる（図3）．また，橋以外の部位（線条体，中脳，視床など）に病変がみられることがあり，extrapontine myelinolysis（EPM）とよばれている．

2. 副甲状腺機能低下症

副甲状腺機能低下症，偽性副甲状腺機能低下症，頸部手術後，癌転移などによって副甲状腺ホルモン（PTH）の分泌，作用不全が生じると，低Ca血症に伴って大脳基底核，小脳歯状核，半卵円中心，大脳皮質下白質などに過剰な石灰化が生じる．石灰化巣は頭部CTで明瞭に確認できる（図4）．頭部MRIでは，石灰化が強い部位がT2強調画像，T1強調画像ともに低信号，弱い部位がT2強調画像，T1強調画像ともに高信号となる．高度の石灰化をきたした症例で灰白質と白質の信号を比較すると，灰白質の石灰化巣が低信号，白質の石灰化巣が高信号となる傾向にある（図5）．なお，低Ca血症が明らかでないにもかかわらず，脳内の異常石灰化と種々の神経症状を呈する疾患として，Fahr病（Fahr disease）が知られている．Fahr病の頭部MRI所見は副甲状腺機能低下症と同様である（図6）．

C 肝性脳症

重篤な肝機能障害では，血中アンモニアが脳内に移行して肝性脳症（hepatic encephalopathy）をきたす．意識障害，不随意運動（ミオクローヌス，羽ばたき振戦など），錐体外路症状，けいれんなどの症状が出現する．肝性脳症の原因としては，肝硬変などの慢性肝疾患の頻度が高いが，明らかな肝機能障害が認められなくても，門脈から体循環への短絡血流によって肝性脳症が生じることがある（シャント脳症）．

頭部MRIでは，T1強調画像で淡蒼球や大脳脚（黒質）が高信号となる（図7）．これはマンガンの異常沈着を反映していると考えられている．T1高信号化は，シャント血流量と相関するが，血中アンモニア値とは相関しない．治療によってT1高信号病変が消失することもある．T2強調画像では，淡蒼球や大脳脚の信号変化は明らかではないが，稀に中小脳脚に対称性の高信号病変が認められる（図7）．

劇症肝炎などの高度の肝機能障害例では，急性に脳浮腫が出現することがある．脳浮腫は両側性のことが多いが，一側性に認められることもある．脳浮腫が高度になると，時に出血を合併する．

D PRES

Posterior reversible encephalopathy syndrome（PRES）は比較的新しい疾患概念である．1996年，頭頂・後頭葉白質，視床，脳幹などの脳後方の可逆性白質病変を呈する疾患群として，reversible posterior leukoencephalopathy syndrome（RPLS）という名称が提唱された．その後，大脳白質のみならず大脳皮質も傷害されることが明らかになり，"leukoencephalopathy"が"encephalopathy"に改められ，

PRESという名称が用いられるようになった.しかし,必ずしも脳後方の病変のみでなく,前頭葉などの脳前方に病変が認められることもある.また,組織変化が強い場合には,厳密には"reversible"ではない.結局,PRESとは,「血管原性浮腫を主病態とする可逆性の脳病変を呈する疾患群」ととらえることが妥当と考えられる.PRESは疾患群であり,単一の病態機序を示す疾患ではない.PRESの原因となる疾患と薬物を表1に示す.PRESの原因疾患では,腎機能障害や高血圧を背景とする疾患が多く,代表的なものが尿毒症性脳症や高血圧性脳症である.

1. 尿毒症性脳症

尿毒症性脳症（uremic encephalopathy）では,意識障害,不随意運動（ミオクローヌス,羽ばたき振戦など）,けいれんなどの症状が出現する.高血圧症を合併する尿毒性脳症ではPRESを呈することがある.尿毒症性脳症（PRES）の原因となる腎疾患として,溶血性尿毒症症候群,血栓性血小板減少性紫斑病,糸球体腎炎,ネフローゼ症候群,Schönlein-Henoch紫斑病などが知られている.頭部MRIでは頭頂・後頭葉を主体とする大脳白質のT2高信号病変（血管原性浮腫）がほぼ対称性に認められる（図8）.適切な治療により病変が消失するが,高血圧症を合併する血液透析患者では症状・病変ともに持続することがある.

2. 高血圧性脳症

脳血流の自己調節能を超える血圧上昇によって,過度に脳血流が増加し,血液脳関門が破綻することによって,高血圧性脳症（hypertensive encephalopathy）が生じる.病変の本態は血管原性浮腫である.通常は急性発症だが,稀に慢性経過をとることがある.頭部MRIでは,大脳白質（特に後頭葉）,視床,脳幹,小脳白質などに,浮腫性の高信号病変が認められる（図9）.PRESを呈する他疾患と比べて,高血

表　Posterior reversible encephalopathy syndrome（PRES）をきたす疾患・薬物

疾　患	薬　物
尿毒症	免疫抑制剤
溶血性尿毒症症候群	シクロスポリン
血栓性血小板減少性紫斑病	タクロリムス
糸球体腎炎	白金製剤
ネフローゼ症候群	シスプラチン
Schönlein-Henoch紫斑病	代謝拮抗薬
高血圧症（悪性高血圧症）	シタラビン（Ara-C）
子癇, 妊娠中毒症	メトトレキサート
膠原病	フルオロウラシル（5-FU）
全身性エリテマトーデス	テガフール
シェーグレン症候群	アルキル化薬
関節リウマチ	シクロホスファミド
結節性動脈周囲炎	微小管阻害薬
全身性強皮症	ビンクリスチン
悪性症候群	その他
高カルシウム血症	副腎皮質ステロイド
コカイン中毒, ヘロイン中毒	インターフェロン
	エリスロポエチン

圧性脳症では脳幹・小脳病変が出現しやすく，脳幹病変のみを呈することもある．拡散強調画像では，病変が淡い高信号となり，病変のADCが上昇する．MRAで脳血流の増加を確認できることもある．適切な降圧治療によって病変が消失するが，ラクナ梗塞様の大脳白質病変は残存する．高血圧性脳症で脳後方（椎骨・脳底動脈領域）に病変が形成されやすい理由としては，椎骨・脳底動脈の血管壁は内頚動脈よりも交感神経の分布が少なく，血圧変動に応じた血流調節が行われにくいためと考えられている．

3. 子癇脳症

子癇や妊娠中毒症でもPRESが生じる（図10）．血管原性浮腫が主病態であることは他疾患と同様だが，大脳基底核が傷害されやすい点が特徴的と考えられる．また，MRAで血管攣縮を確認できることもある．

図1 高血糖にともなう舞踏運動（T2強調画像，T1強調画像水平断）

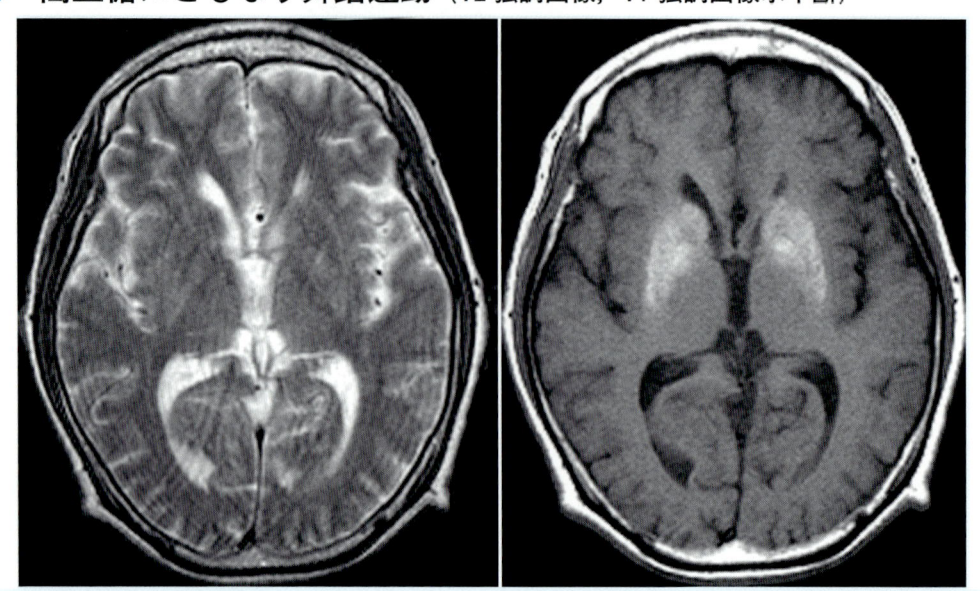

T1強調画像で両側線条体，淡蒼球が高信号となっている．T2強調画像では両側線条体がやや低信号にみえる．病変の腫脹では明らかではない．

図2 高血糖にともなう舞踏運動（T2強調画像，T1強調画像水平断）

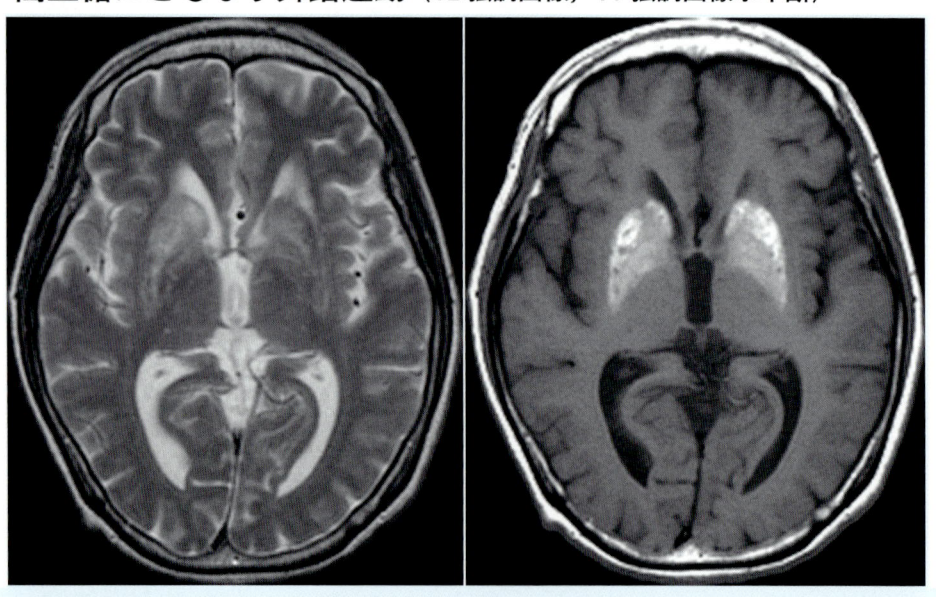

図1と同じ症例の発症約2ヶ月後の画像を示す．本例の発症後の血糖管理は不十分だった．T1強調画像のみならず，T2強調画像でも両側線条体や淡蒼球が高信号となっている．

図3 浸透圧性脳症（T2強調画像，造影T1強調画像水平断）

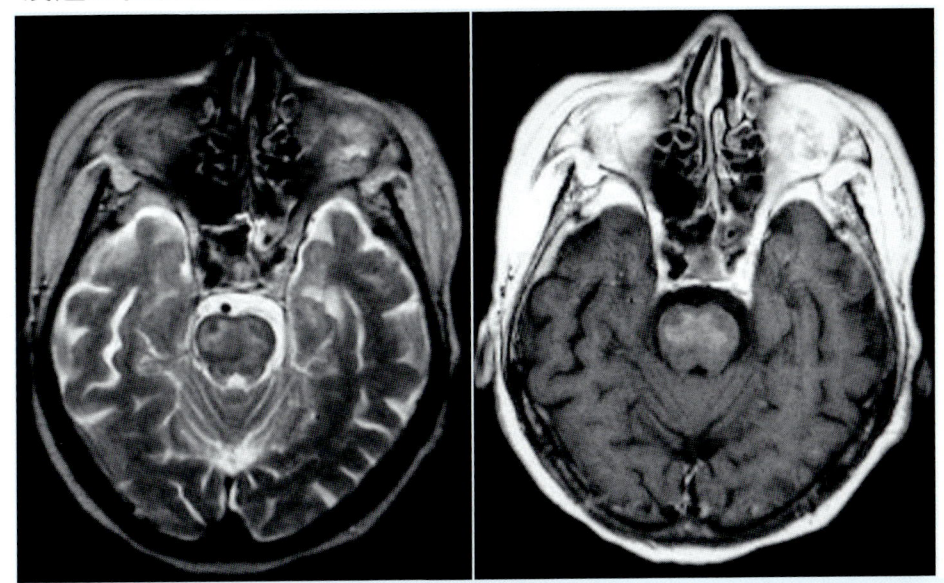

T2強調画像において，橋中心部に淡い高信号病変が認められる．病変は錐体路や橋底部表面にはおよんでいない．造影T1強調画像では，ほぼ内部均一な病変の造影増強効果が認められる．いわゆる橋中心髄鞘崩壊症の所見である． （亀田総合病院放射線科　大内敏宏先生のご厚意による）

図4 副甲状腺機能低下症（頭部CT）

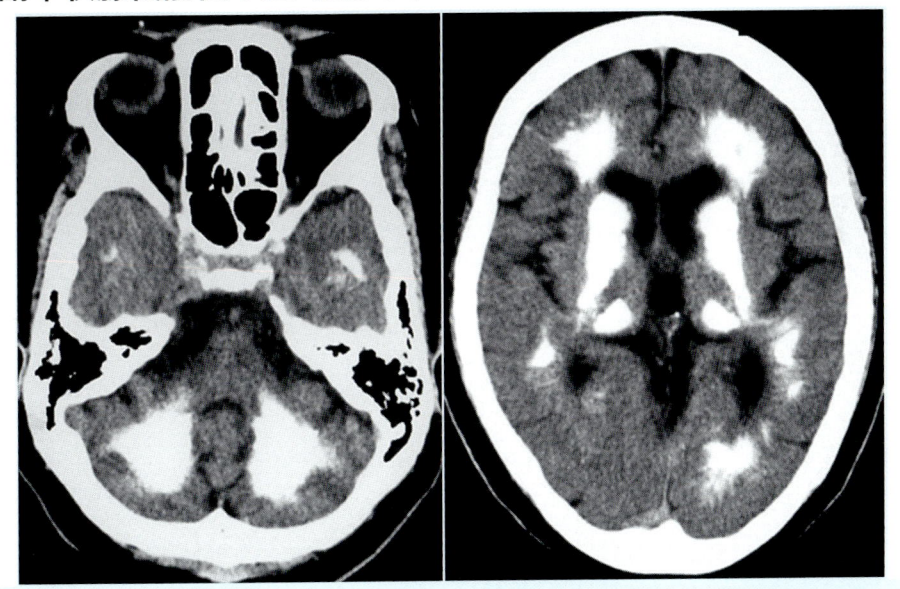

大脳基底核，視床，小脳歯状核，大脳・小脳白質に著明な高吸収病変（石灰化）が左右対称性に認められる．大脳，脳幹，小脳は全体的に萎縮している．

図5 副甲状腺機能低下症（T2強調画像水平断，T1強調画像冠状断）

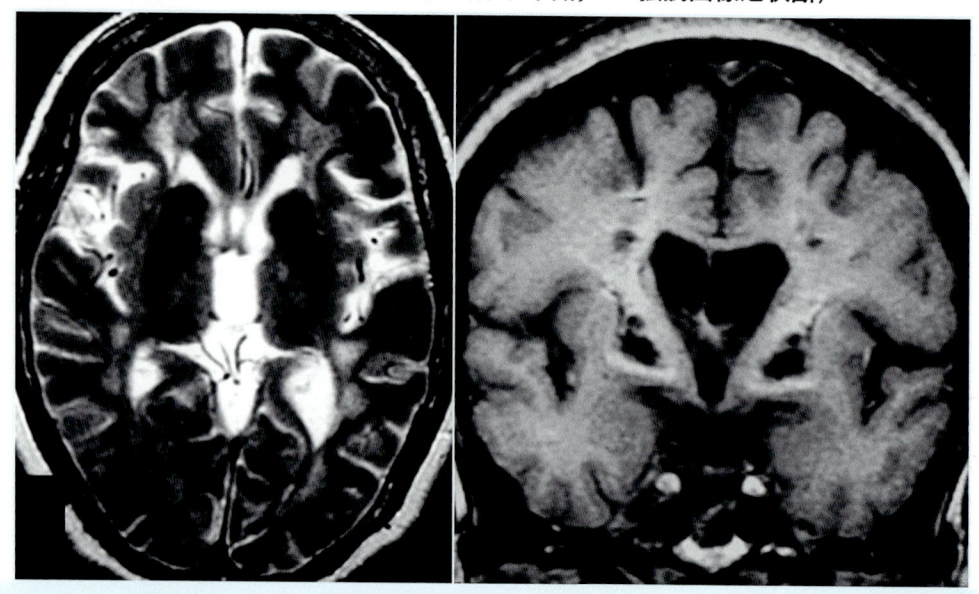

図4と同じ症例の画像を示す．大脳基底核，視床，大脳皮質下白質の一部が，T2強調画像，T1強調画像ともに低信号となっており，強い石灰化の所見と考えられる．大脳白質にはT2高信号病変が拡大しており，弱い石灰化を示していると考えられる．

図6 Fahr病（T2強調画像，T1強調画像水平断）

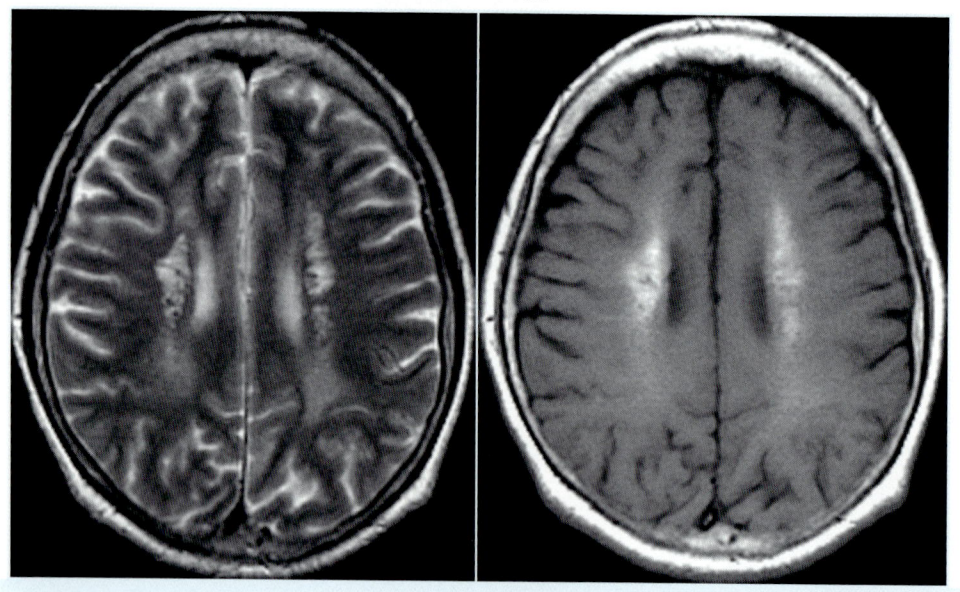

両側半卵円中心に，高信号と低信号が混在する左右対称性の病変が認められる．T2強調画像での低信号病変はT1強調画像でも低信号，T2強調画像での高信号病変はT1強調画像でも高信号となっており，石灰化を示す所見である．その他の大脳白質にも境界不明瞭な淡いT2高信号病変が拡大しており，弱い石灰化が疑われる．

図7　肝性脳症（T1強調画像，T2強調画像水平断）

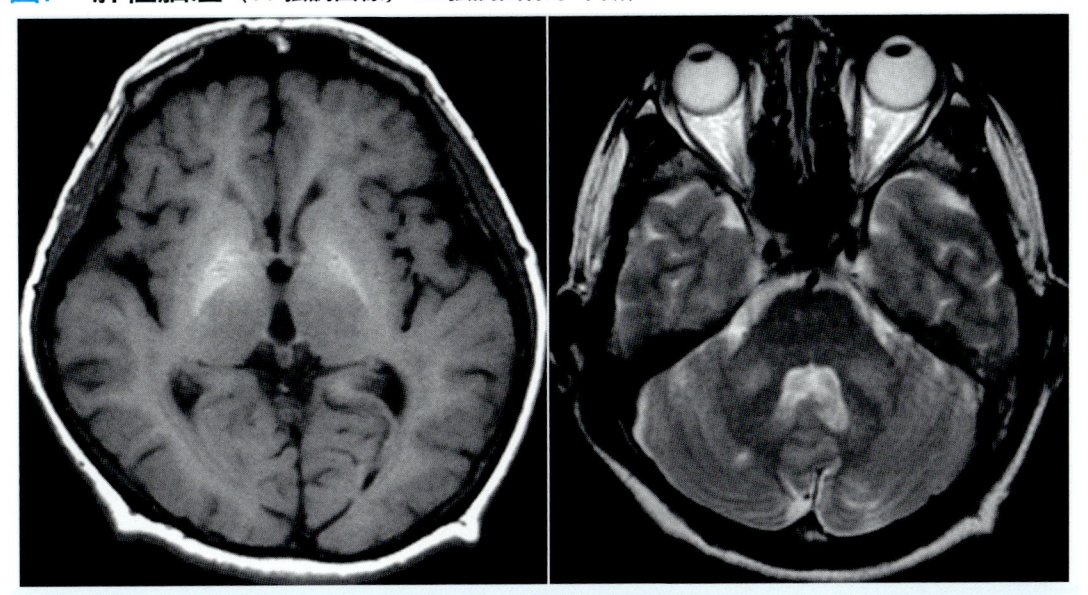

淡蒼球に左右対称性のT1高信号病変があり，典型的な肝性脳症の所見である．中小脳脚に左右対称性のT2高信号病変が認められ，これも肝性脳症による変化と考えられる．右小脳半球の小さなT2高信号病変は陳旧性梗塞と考えられる．

図8　尿毒症性脳症（PRES）（T2強調画像水平断）

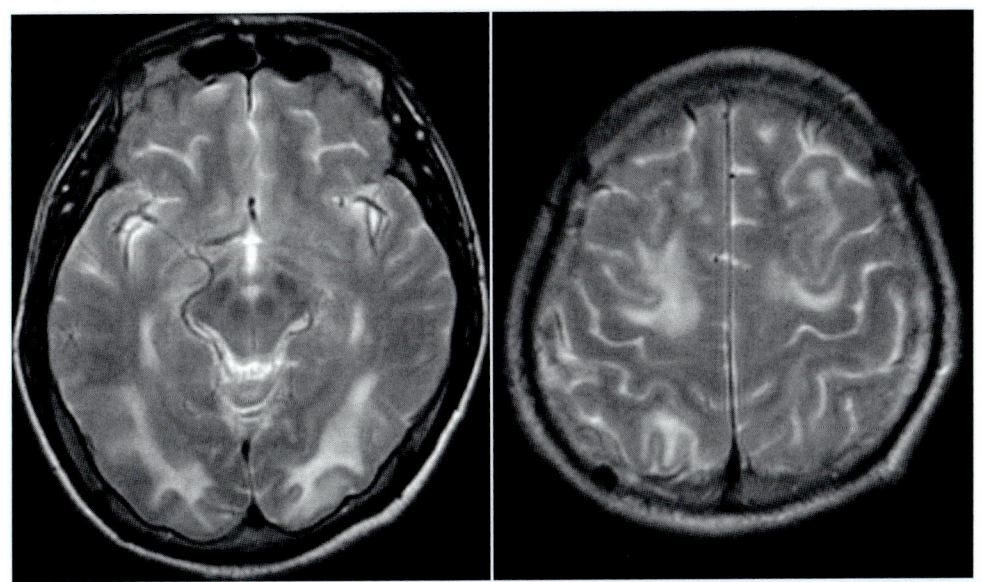

前頭葉，頭頂葉，後頭葉白質に左右対称性のT2高信号病変が認められる．病変はやや浮腫状であり，血管原性浮腫と考えられる．

図9　高血圧性脳症（PRES）（FLAIR画像水平断）

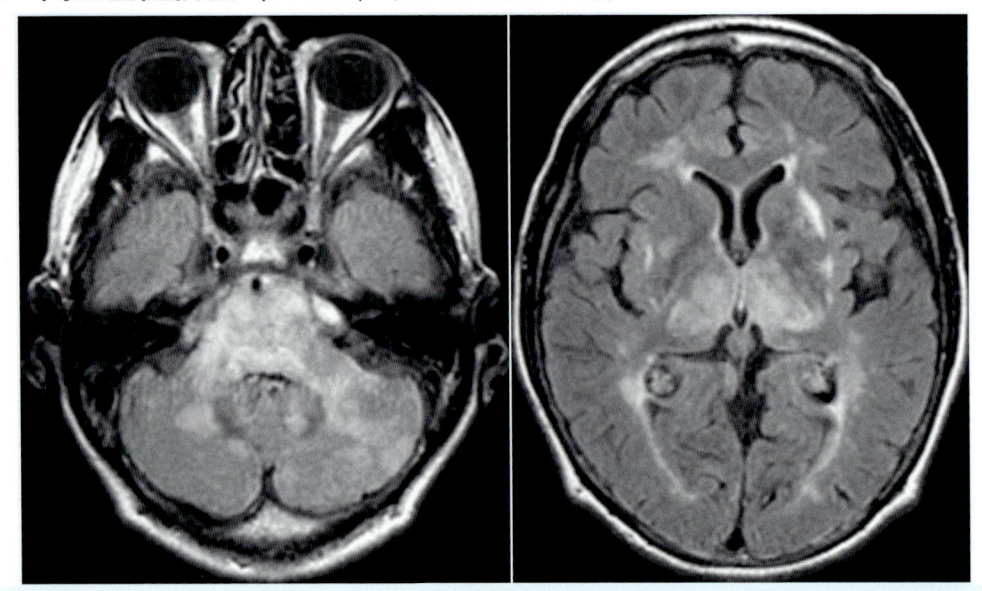

悪性高血圧（280/180 mmHg）をきたした症例の画像を示す．橋底部のほぼ全域が高信号となり明らかに腫脹している．両側小脳半球には斑状の高信号病変が散在している．両側視床には左右対称性の高信号病変が認められる．大脳白質には斑状／粒状の高信号病変が散在・癒合している．高血圧性脳症として典型的な所見である．

図10　子癇脳症（PRES）（FLAIR画像水平断）

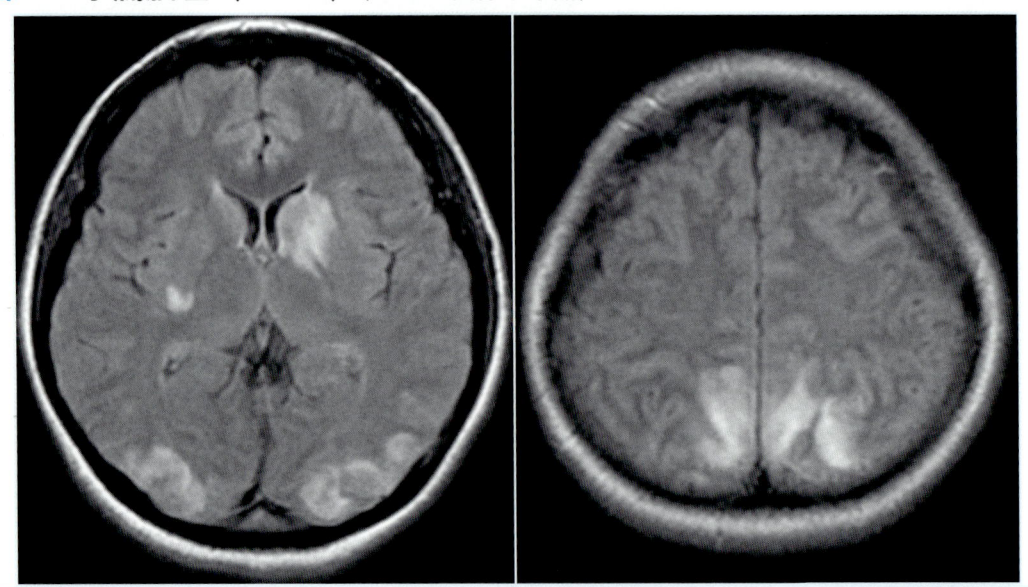

頭頂・後頭葉の皮質・皮質下白質に，左右対称性の高信号病変が認められる．左大脳基底核前部，右被殻後部にも高信号病変が認められる．

4 代謝性脳疾患
21 ビタミン欠乏性／中毒性脳症

A ビタミン欠乏性脳症

脳症をきたすビタミン欠乏症として，ビタミンB1（サイアミン），ビタミンB6，ビタミンB12，ニコチン酸（ナイアシン），葉酸の欠乏症が知られている．ビタミンB1欠乏による脳症はWernicke脳症（Wernicke encephalopathy）とよばれ，ニコチン酸欠乏による脳症はペラグラ脳症（pellagrous encephalopathy）とよばれる．ビタミンB6や葉酸の欠乏による脳症は小児でみられやすい．

1. Wernicke脳症

ビタミンB1（サイアミン）欠乏による急性脳症であり，意識障害，外眼筋麻痺，眼振，小脳性運動失調が主症状である．多発性ニューロパチーを合併することが多い．慢性アルコール中毒や妊娠悪阻などの低栄養状態でみられる．低栄養状態下でブドウ糖を大量に点滴静注すると，ビタミンB1が消費されて脳症が生じやすい．

頭部MRIでは，乳頭体，視床内側，視床下部，中脳水道周囲にT2高信号病変が認められる（図1）．大脳皮質の散在性病変がみられることもある（図1）．拡散強調画像では病変部の拡散が制限されて高信号となる．造影T1強調画像では乳頭体などの造影増強効果がみられる．乳頭体のT2高信号化と造影増強効果が唯一のMRI異常であることがあるため，FLAIR画像や造影T1強調画像の水平断・冠状断を撮像することが望ましい．慢性期になると病変部は萎縮していく．

2. ビタミンB12欠乏性脳症

胃切除後の内因子欠乏や，ビタミンB12の吸収部位である回腸の異常（盲管症候群など）などによって，ビタミンB12の吸収障害が生じる．ビタミンB12は，肉類に含まれるが野菜類にほとんど含まれていないため，厳格な菜食主義者ではビタミンB12が欠乏しやすい．ビタミンB12欠乏症では，巨赤芽球性貧血，Hunter舌炎などの全身症状のほか，亜急性脊髄連合変性症，多発ニューロパチー，視神経障害などの神経症状が出現する．また，大脳白質に散在性のT2高信号病変を呈する脳症がみられることもある．この脳病変はビタミンB12の補充によって消失しうる．

B 有機物質中毒

1. Marchiafava-Bignami病

Marchiafava–Bignami病（Marchiafava-Bignami disease）は，アルコールに関連する脳梁の脱髄性／壊死性疾患である．赤ワインなどのアルコール自体による毒性や，栄養障害が原因と考えられているが，機序は明らかになっていない．意識障害，認知機能障害，けいれんなどの臨床症状を呈する．頭部MRIでは，脳梁の中心部が傷害されて脳梁の腹側や背側は保たれる（図2）．脳梁前半を主体に病変が形成されやすいが，脳梁膨大部病変も稀ではない．大脳白質に病変が及ぶこともある．病変はT2強調画像や拡散強調画像で高信号になる（図3）．急性期に病変が腫大し，造影増強効果がみ

られることがある．慢性期には病変が空洞化して脳梁が萎縮する．

2. トルエン中毒

トルエンはn-ヘキサンと並ぶ有機溶媒であり，シンナーやボンドに含まれている．意識障害，幻覚，運動失調などの臨床症状を呈する．頭部MRIでは，内包後脚や大脳白質が左右対称性にT2高信号となり，大脳基底核や視床がT2低信号となる（図4）．大脳白質病変は時に前方優位となる．大脳は全体的に萎縮する．

3. アルコール性脳萎縮

アルコール多飲により，前方優位の大脳萎縮，第三脳室拡大，小脳前葉萎縮が生じる．臨床的には慢性進行性の認知機能障害，失調性歩行障害などを呈する．

C 薬物中毒

1. シクロスポリン

シクロスポリン（CyA）は，臓器移植後，ベーチェット病，尋常性乾癬，再生不良性貧血，赤芽球癆，ネフローゼ症候群，全身型重症筋無力症，アトピー性皮膚炎などで使用される免疫抑制剤である．Posterior reversible encephalopathy syndrome（PRES）の原因となる．大脳白質（特に頭頂・後頭葉白質）に血管原性浮腫をきたし，病変はT2強調画像，拡散強調画像，ADC mapで高信号となる．PRESの発症とシクロスポリンの血中濃度に明らかな相関はない．薬物中止により病変は完全あるいは部分的に消失する．

2. タクロリムス

タクロリムス（FK506）は，臓器移植後，骨髄移植時拒絶反応・移植片対宿主病，全身型重症筋無力症，関節リウマチ，ループス腎炎などで使用される免疫抑制剤である．シクロスポリンと同様に，Posterior reversible encephalopathy syndrome（PRES）の原因となる．

3. フルオロウラシル

フルオロウラシル（5-FU）は，悪性腫瘍（胃癌，結腸癌，直腸癌，肝癌，膵癌，乳癌，子宮癌，卵巣癌，頭頸部癌）に対して用いられる代謝拮抗薬（ピリミジン拮抗薬）である．頭部MRIでは，大脳深部白質および脳梁に左右対称性のT2高信号病変が認められる（図5）．同部位のADC値は低下し，拡散強調画像で明瞭な高信号となる．薬物中止により病変は完全あるいは部分的に消失する．

4. メソトレキサート

メソトレキサート（MTX）は，急性白血病，慢性リンパ性白血病，慢性骨髄性白血病，悪性リンパ腫，絨毛性疾患，乳癌，胃癌，尿路上皮癌などに対して用いられる代謝拮抗薬（葉酸拮抗薬）である．メソトレキサート脳症では，大脳白質のびまん性のT2高信号病変が認められる．白質病変は可逆性のことが多いが，激症型では白質が壊死をきたす（播種性壊死性白質脳症）．

5. カルモフール，テガフール

カルモフールやテガフールは，消化器癌や乳癌などに対して用いられる代謝拮抗薬（ピリミジン拮抗薬）である．稀に脳症をきたし，意識障害，けいれん，小脳症状，錐体外路症状などをきたす．大脳白質に対称性のT2高信号病変をきたし，変性が強くなるとT1低信号となる．病変は可逆的だが，薬物中止後もしばらくは症状が悪化することがある．

6. メトロニダゾール

メトロニダゾールは，腟トリコモナス症，胃・十二指腸潰瘍における*H. pylori*感染症などに用いられる抗原虫薬である．その他，アメーバ性大腸炎，アメーバ赤痢，肝膿瘍などで用いられることもある．メトロニダゾール脳症で

は，頭部 MRI での左右対称性の歯状核病変が特徴的である．その他，赤核，淡蒼球，視床，下オリーブ核，脳梁膨大部，大脳皮質下白質などに病変がみられることがある．病変は可逆性である．

補足：抗てんかん薬と脳梁膨大部病変

脳梁膨大部に一過性に T2 高信号病変がみられることがある．てんかん発作，抗てんかん薬投与，抗てんかん薬中断など，てんかんとの関連が指摘されている．その他，インフルエンザ脳症などの脳症／脳炎でも同様の脳梁膨大部病変が一過性に認められることがある．

図1 Wernicke 脳症（拡散強調画像，FLAIR 画像水平断）

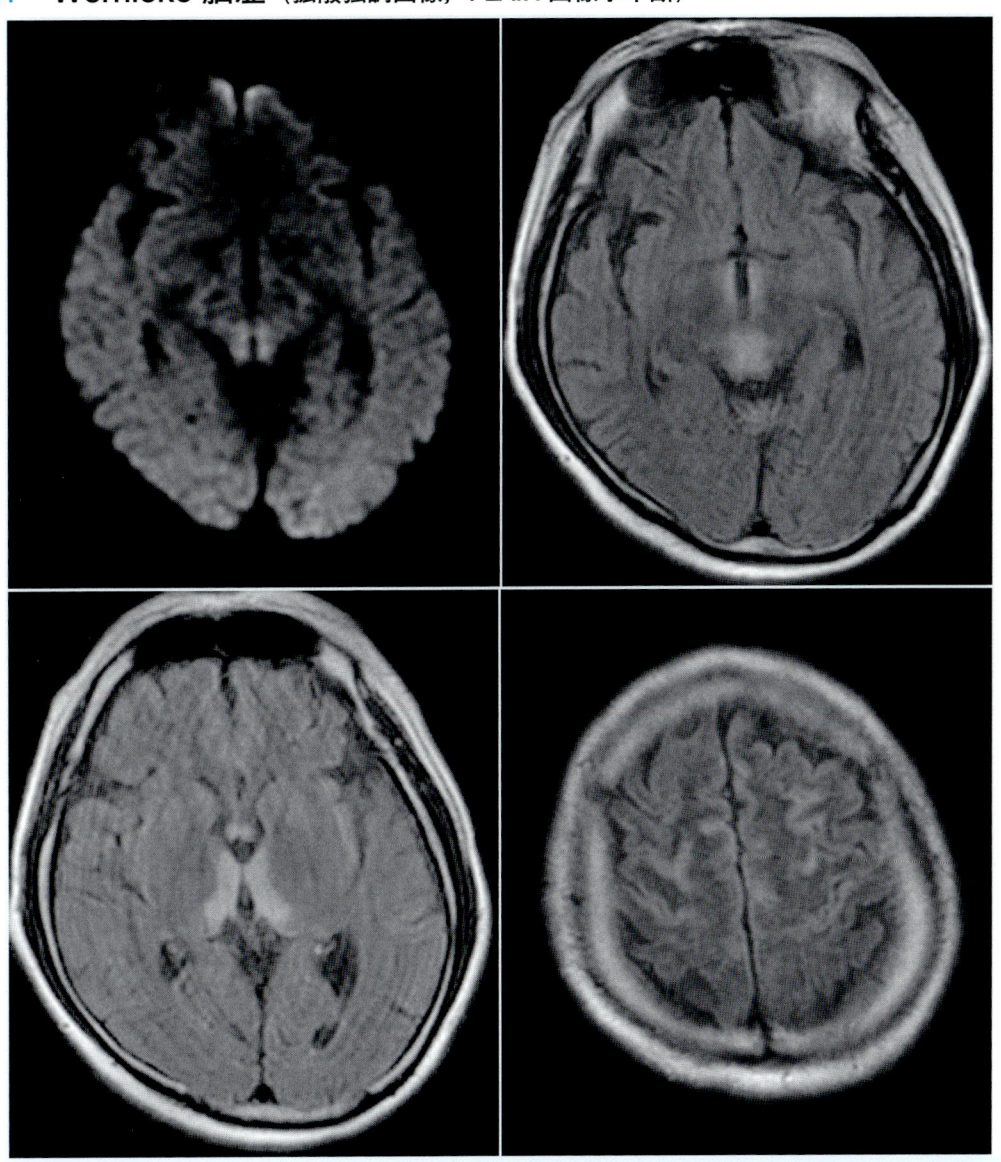

中脳水道周囲や視床内側に左右対称性の FLAIR 高信号病変が認められる．前頭葉皮質の一部も対称性に高信号となっている．中脳水道周囲の病変は，拡散強調画像でも高信号病変として認められる．

図2　Marchiafava-Bignami 病（T2強調画像水平断，冠状断）

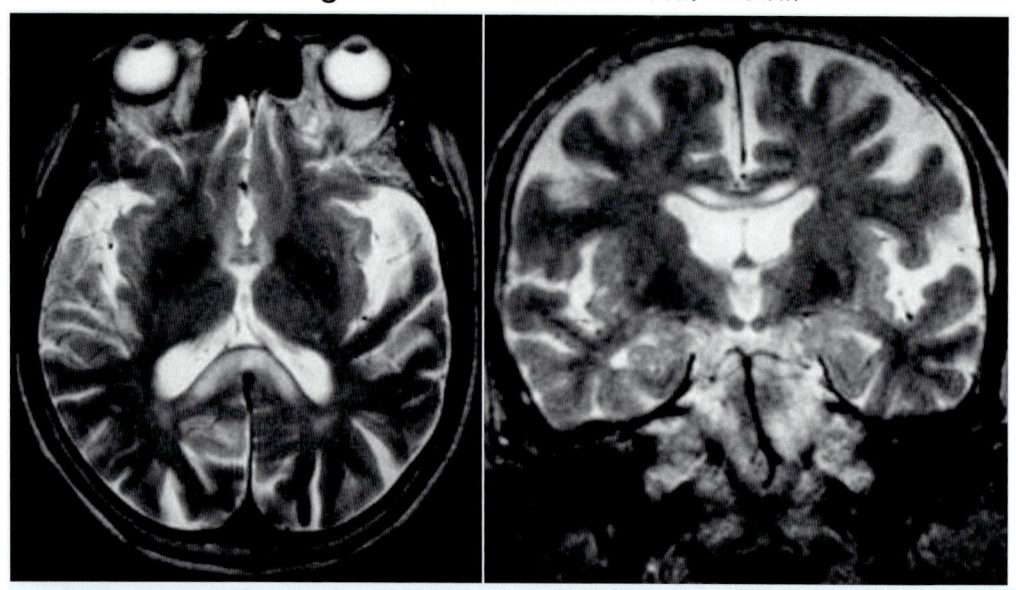

脳梁に左右対称性の T2 高信号病変が認められる．脳梁の腹側や背側は保たれている．

図3　Marchiafava-Bignami 病（拡散強調画像，FLAIR画像水平断）

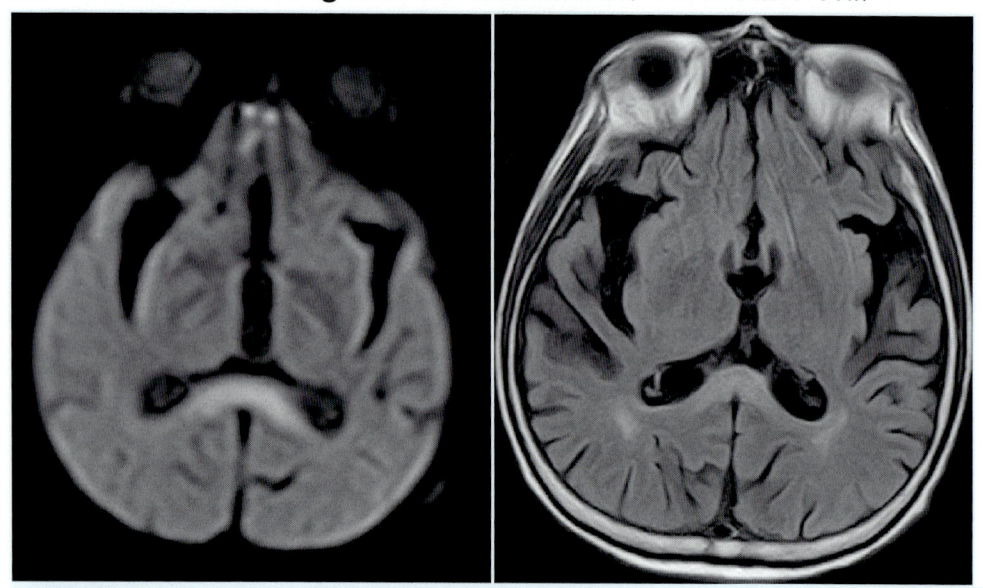

拡散強調画像，FLAIR 画像で脳梁膨大部が均一に高信号となっている．また，側脳室三角部周囲白質に淡い高信号病変が認められる．

図4　トルエン中毒（T2強調画像水平断）

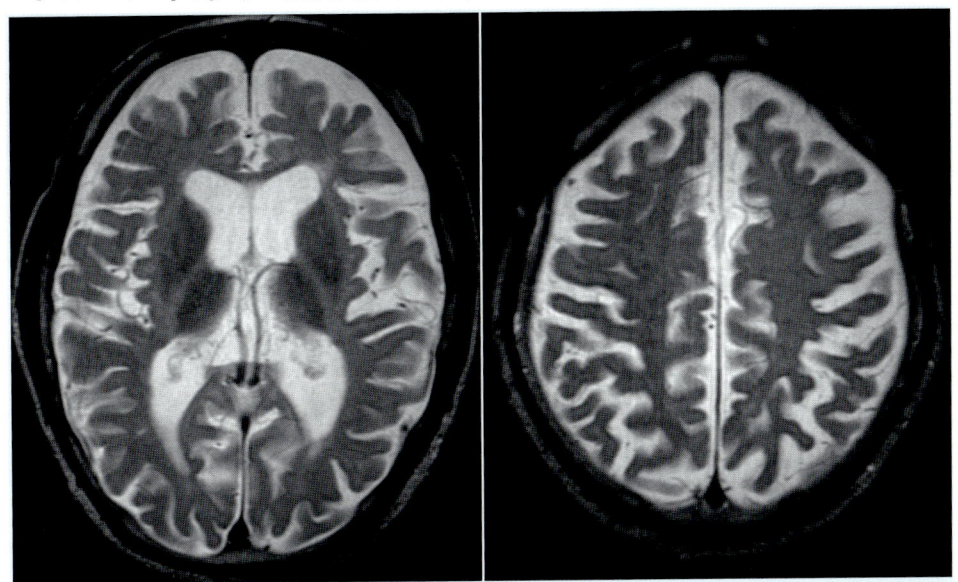

内包後脚が左右対称性に高信号となっている．外包や大脳白質も全体的に高信号である．大脳が前方優位に全体的に萎縮し，側脳室が全体的に拡大している．

(国立千葉医療センター神経内科　根本有子先生のご厚意による)

図5　フルオロウラシル脳症（拡散強調画像水平断）

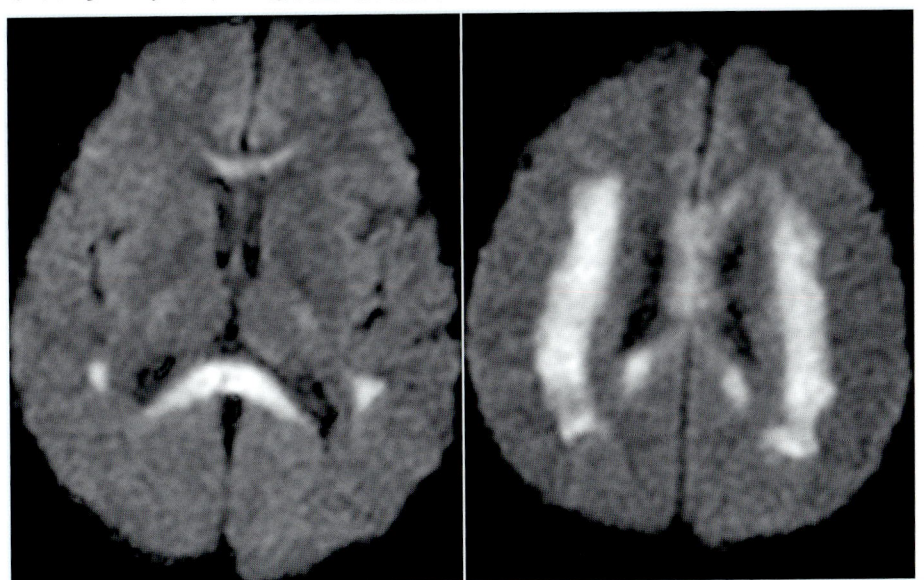

脳梁および大脳白質に左右対称性の高信号病変が認められる．大脳皮質下白質や側脳室周囲白質は保たれている．

5 神経変性疾患

22 認知症

　高次脳機能障害には，記憶障害，遂行機能障害，失語，失認，失行などがあり，記憶障害を主体とするものは認知症（dementia）と呼ばれている．1990年代以後，前頭側頭型認知症とレビー小体型認知症の疾患概念が徐々に確立されていき，認知症の分類が大きく変化した．病理学的知見に関する進歩も著しく，脳内異常構造物を構成する蛋白の主成分により，タウオパチー（タウ蛋白異常）とシヌクレイノパチー（αシヌクレイン異常）に分類される．最近では，TDP-43が新しい変性疾患関連蛋白として注目されている．認知症の病理学的分類は複雑であるため，本項では臨床的分類に基づいて記載する．

A アルツハイマー病

　アルツハイマー病（Alzheimer's disease：AD）は，認知症の原因として最も頻度が高い疾患である．記憶障害や見当識障害で発症し，やがて失語（特に健忘失語），失認，失行が加わり，末期になると錐体外路症状や原始反射がみられるようになる．タウオパチーに分類される．病理学的に重要な構造物は，異常タウ蛋白の蓄積である神経原線維変化と，アミロイドβ蛋白の蓄積である老人斑である．神経原線維変化が最初に出現する部位は，旧皮質と新皮質の移行部である transentorhinal region とされている．その後，海馬（特に CA1）や海馬傍回に病変が拡大し，次いで，側頭葉，頭頂葉，前頭葉の連合皮質に病変が拡大していく．中心前回などの一次皮質は末期まで保たれる．しかし，非典型的な病変分布や臨床症状を示す症例も少なくない．

　頭部 MRI における脳萎縮の分布は，神経原線維変化の分布とほぼ一致すると考えられる．すなわち，病初期に萎縮が認められやすい部位は，transentorhinal region とその近傍の海馬，海馬傍回である．海馬の萎縮は海馬溝，鉤溝，側脳室下角の拡大で確認でき，海馬傍回の萎縮は側副溝の拡大で確認できる（図1）．これらの異常は冠状断で評価しやすいが（図1），注意深く観察すれば水平断での評価も可能である（図2）．また，冠状断での海馬の変化として，進行にともなう海馬の回転が挙げられる．正常例では海馬溝が脳底部とほぼ平行に認められるが，アルツハイマー病の進行にともなって海馬溝と脳底部のなす角度が徐々に大きくなっていく（図1）．

　側脳室下角の拡大は非特異的であることに注意が必要である．脳室拡大は周辺構造の萎縮のみならず，水頭症によっても生じる．この両者の鑑別には，脳室辺縁の円形化や近接する脳溝拡大の有無の観察が重要である（図3）．水頭症による脳室拡大では，脳室辺縁が円形化して近接する脳溝は圧排による狭小化を呈する．

　アルツハイマー病の病期が進行すると，脳萎縮が側頭葉，頭頂葉，前頭葉に拡大していく．後頭葉は比較的保たれる．加齢性変化では前頭葉から大脳皮質の萎縮が始まるのに対し，アルツハイマー病では前頭葉よりも頭頂葉の萎縮が目立つ（図4）．ただし，高齢のアルツハイマー病では，加齢性変化による前頭葉萎縮をともなっているため，必ずしも頭頂葉優位の萎縮とはならない．なお，アルツハイマー病の脳血流

SPECTでの初期変化として，帯状回後部や楔前部の集積低下が広く知られているが，頭部MRIでは帯状回後部や楔前部の萎縮の評価は困難である．また，アルツハイマー病では，コリン作動性神経の脱落を反映して前脳基底部の無名質が萎縮することも知られている．

補足：嗜銀顆粒性認知症

嗜銀顆粒性認知症（argyrophilic grain dementia）は，大脳辺縁系を中心とする大脳皮質に嗜銀性顆粒が認められる病理学的疾患概念である．タウオパチーに分類される．アルツハイマー病と比較して，タウ病理やアミロイド病理は軽い傾向にある．嗜銀顆粒性認知症の確定診断には剖検が必要であり，その臨床像は明らかにはなっていないが，アルツハイマー病と似た症状を呈しながらも，認知機能障害が比較的軽く，病状の進行が遅い傾向にあると思われる．前頭側頭葉変性症に似た臨床症状を呈することもある．頭部MRIでは，側頭葉内側萎縮が主な所見であり，アルツハイマー病との鑑別は困難だが，比較的萎縮の程度が軽いと思われる．

B 前頭側頭葉変性症

前頭側頭葉変性症（frontotemporal lobar degeneration：FTLD）は，前頭葉と側頭葉の障害を主とする非アルツハイマー型の認知症である．いくつかの下位分類が提唱されている．1994年，臨床および病理の所見に基づいた所見として，Lund大学とManchester大学のグループにより前頭側頭型認知症（frontotemporal dementia：FTD）の概念が発表された．前頭側頭型認知症は，前頭葉変性症型，ピック型，運動ニューロン型に分類され，ピック型は更に前頭葉優位型と側頭葉優位型に分類された．1998年，臨床的な分類として前頭側頭葉変性症（FTLD）の診断基準が発表され，これは前頭側頭型認知症，進行性非流暢性失語症，意味認知症に分類された．なお，意味認知症は側頭葉優位型のピック病とほぼ対応すると考えられている．

なお，前頭側頭葉変性症は，病理学的にタウ蛋白異常を認めるものと認めないものに大きく分類される．前者には従来のピック病，認知症とパーキンソニズムを呈するFTDP-17，嗜銀顆粒性認知症などが含まれる．後者にはユビキチン陽性のFTLD-Uや運動ニューロン型の前頭側頭型認知症が含まれ，これらとTDP-43蛋白との関連が注目されている．

このように前頭側頭葉変性症の分類は複雑であるが，共通する頭部MRI所見は前頭葉と側頭葉の萎縮である．側頭葉萎縮といっても，アルツハイマー病のような側頭葉内側萎縮ではなく，側頭葉前部や外側部の萎縮が目立つこと特徴である（図5）．萎縮部位の白質にT2高信号化がみられることもある（図5）．前頭葉優位のピック型の前頭側頭葉認知症（ピック病）では，ナイフ状の著明な前頭葉萎縮が認められる（図6）．進行性非流暢性失語症では，左優位の側頭葉萎縮が認められ，シルビウス裂や上側頭溝が左優位に拡大する（図7）．意味認知症では，側頭葉優位の前頭側頭葉萎縮が様々な程度で認められるとされている．

C レビー小体型認知症

レビー小体型認知症（dementia with Lewy bodies：DLB）は，認知症をきたす疾患の中で，アルツハイマー病，脳血管性認知症についで頻度が高い．大脳皮質，脳幹（黒質など），自律神経節などへのレビー小体の沈着が病理学的特徴である．レビー小体の構成成分はαシヌクレインであり，パーキンソン病や純粋自律神経不全症とともにシヌクレイノパチーに分類される．しかし，実際には，レビー小体型認知症の多くでタウ関連病理も認められる．臨床的には，進行性の認知機能障害に加えて，幻視，パーキンソン症状，自律神経障害などが認められ，症状の変動がみられることが特徴である．

レビー小体型認知症の頭部MRIでは，びまん性の大脳萎縮と，側頭葉内側萎縮が主な所見

であるが，側頭葉内側萎縮の程度はアルツハイマー病よりも軽度である．脳血流 SPECT で後頭葉の集積低下がみられることがあるが，頭部 MRI では後頭葉優位の萎縮は明らかではない（図 8）．レビー小体型認知症に特異的な頭部 MRI 所見は明らかになっていない．

D 大脳皮質基底核変性症

大脳皮質基底核変性症（corticobasal degeneration：CBD）は，明瞭な左右差のあるパーキンソン症状，失行，失語，失認が緩徐に進行する神経変性疾患である．進行性核上性麻痺と同様，4 つの異常リン酸化部位を有するタウオパチーである．頭部 MRI では，中心溝周囲を主体とする前頭頭頂葉の萎縮が認められる（図 9）．T2 強調画像や FLAIR 画像で，萎縮した皮質の皮質下白質が高信号化することもある．進行性核上性麻痺と同様に中脳被蓋部の萎縮がみられることもある．

E 特発性正常圧水頭症

特発性正常圧水頭症（idiopathic normal pressure hydrocephalus：iNPH）は神経変性疾患ではないが，便宜的に本項で記載する．くも膜顆粒からの髄液吸収障害などが病態と考えられている．脳室辺縁の円形化をともなって左右対称性に側脳室が拡大する（図 10）．Evans index（両側側脳室前角の最大幅／同断面での頭蓋内腔の幅）が 0.3 を超えると正常圧水頭症である可能性が高い．拡大した側脳室により大脳が外側に圧排され，大脳円蓋部の脳表のくも膜下腔が狭小化する．特に大脳縦裂の狭小化は良い目安となる．また，髄液の脳室外貯留を反映して，シルビウス裂が拡大する（外水頭症）．正常圧水頭症における脳室拡大では必ずしも側脳室周囲の信号変化（periventricular hyperintensities：PVH）は認められない．

5. 神経変性疾患

図1 アルツハイマー病（T1強調画像冠状断）

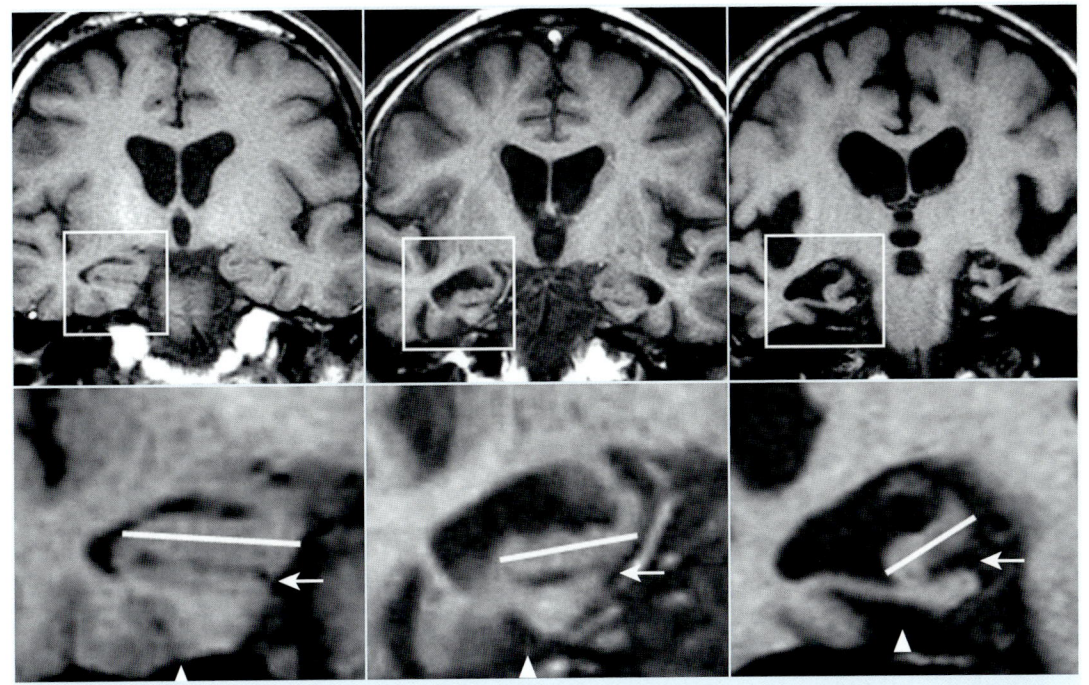

左から健常例，初期のアルツハイマー病例，進行期のアルツハイマー病例の画像を示す．下段には海馬の拡大を示す．海馬，海馬傍回の萎縮にともなって，海馬溝／鉤溝（矢印）や側副溝（矢頭）が拡大していき，側脳室下角が拡大していく．また，海馬溝と脳底部とで形成する角度が大きくなっていく．

図2 アルツハイマー病（T1強調画像水平断）

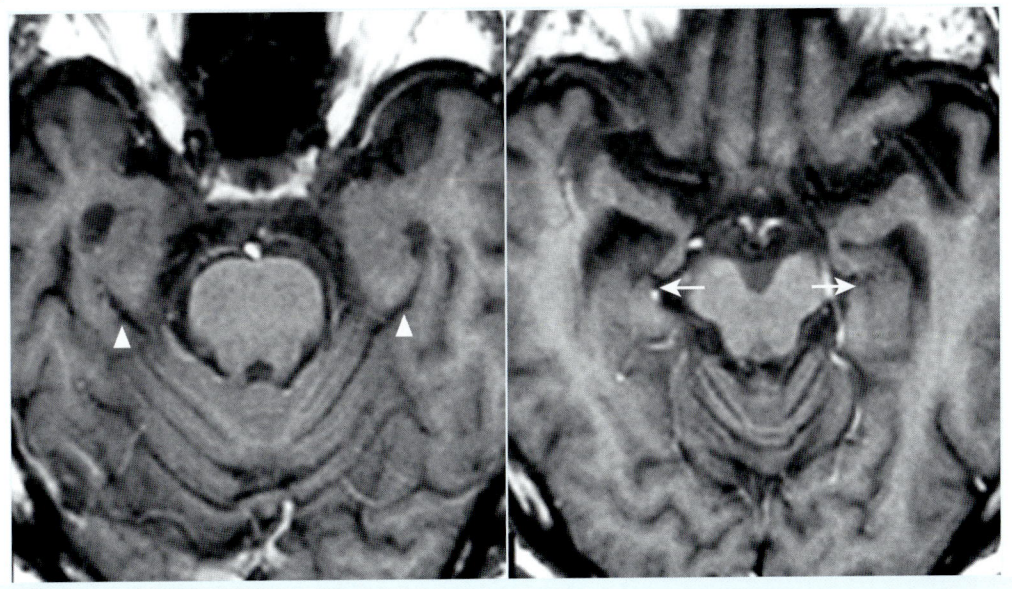

側脳室下角，鉤溝（矢印），側副溝（矢頭）が拡大しており，海馬や海馬傍回の萎縮と考えられる．

図3 アルツハイマー病（T1強調画像，T2強調画像冠状断）

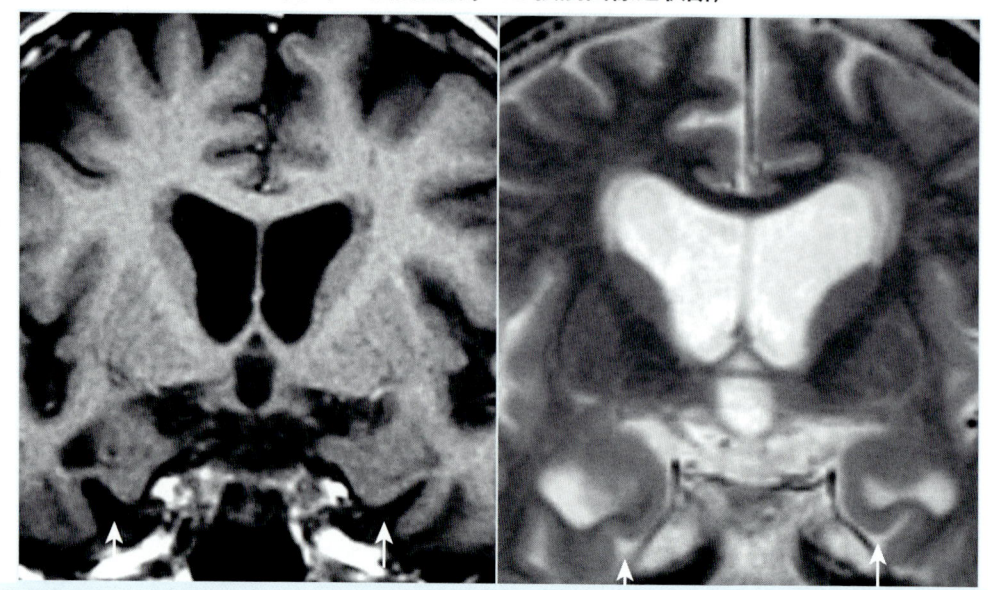

左にアルツハイマー病例，右に水頭症例の画像を示す．いずれの症例も側脳室下角が拡大しているが，アルツハイマー病では側副溝が拡大しているのに対し，水頭症では側副溝の拡大がみられない（矢印）．また，水頭症では側脳室下角のみならず前角の拡大も認められ，脳表のくも膜下腔が狭小化している．

図4 アルツハイマー病（T1強調画像水平断，矢状断）

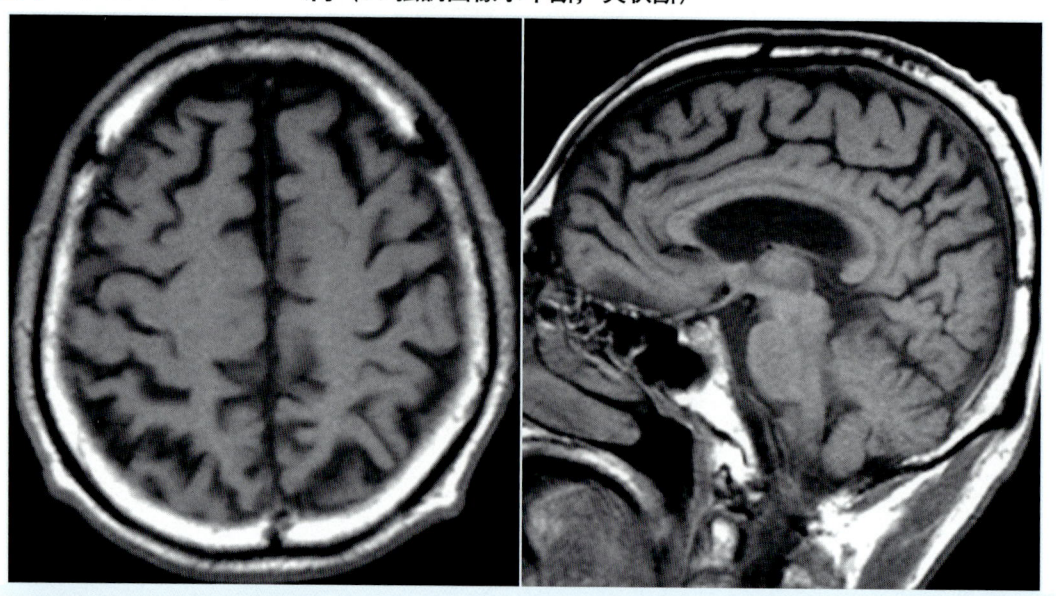

頭頂葉優位の軽度の大脳萎縮が認められる．

図5　前頭側頭葉変性症（T2強調画像水平断）

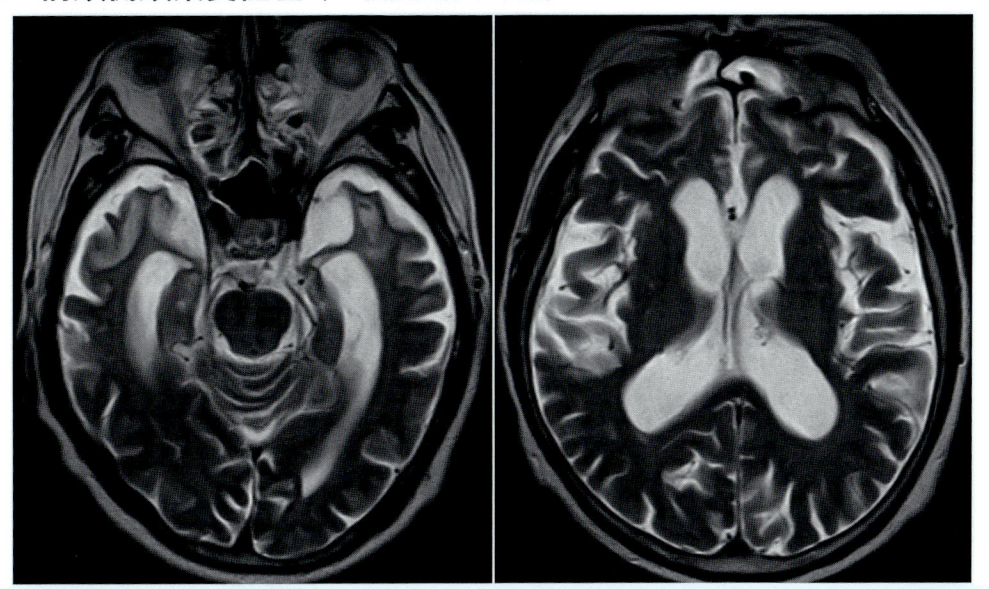

両側の側頭葉，前頭葉が萎縮している．側脳室下角周囲の側頭葉白質は高信号化している．側頭葉内側の萎縮は比較的軽い．

図6　前頭側頭葉変性症（ピック病）（FLAIR画像水平断，T1強調画像冠状断）

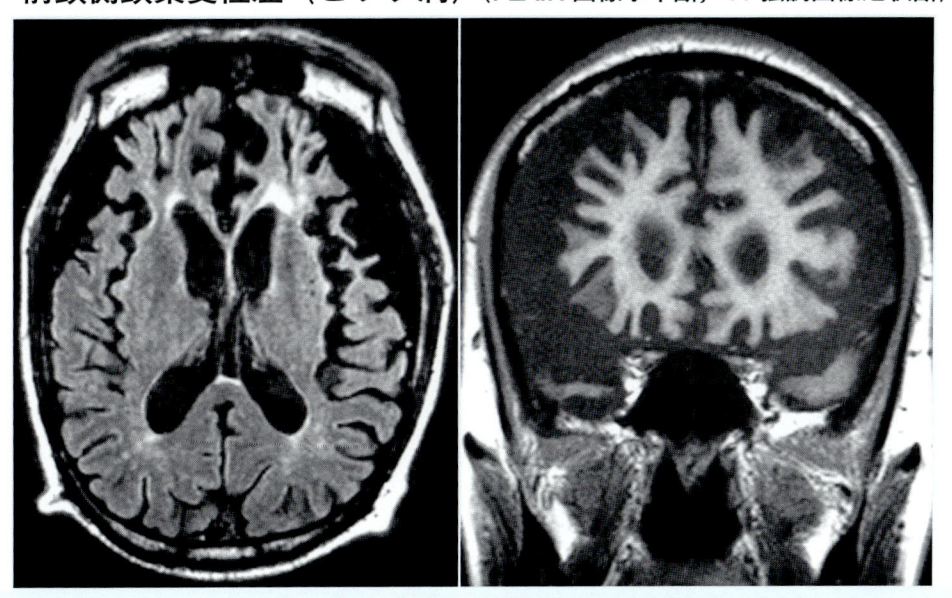

両側前頭葉の著明な枝状の萎縮が認められる．FLAIR画像で前頭葉白質がやや高信号となっている．

図7 前頭側頭葉変性症（進行性非流暢性失語症）（T1強調画像水平断，冠状断）

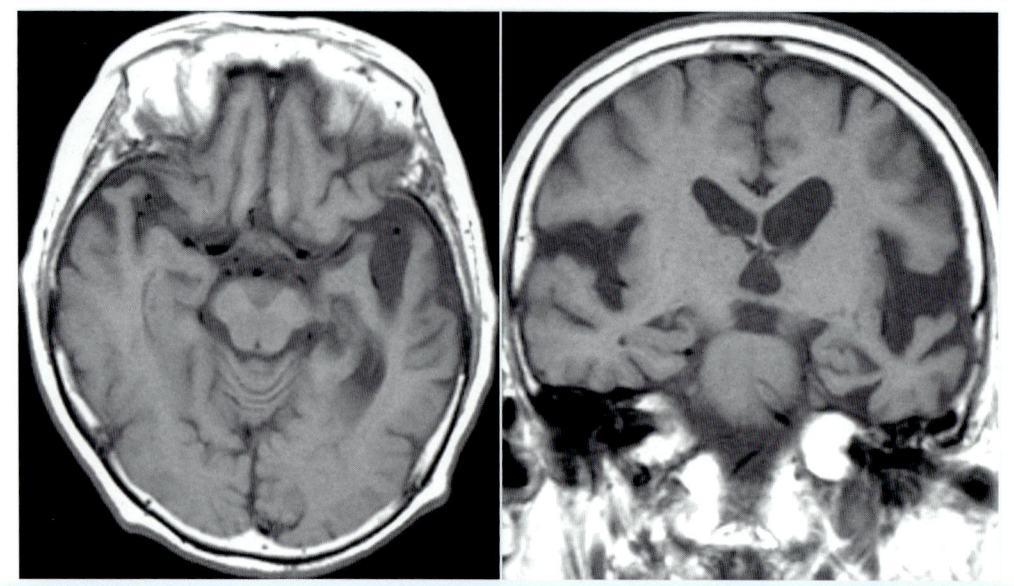

左シルビウス裂，左上側頭溝，左側副溝の拡大が認められ，左側頭葉外側および内側の萎縮と考えられる．海馬溝の拡大は軽度で，海馬の容積は比較的保たれて見える．左側脳室が右よりも拡大している．

図8 レビー小体型認知症（T2強調画像水平断）

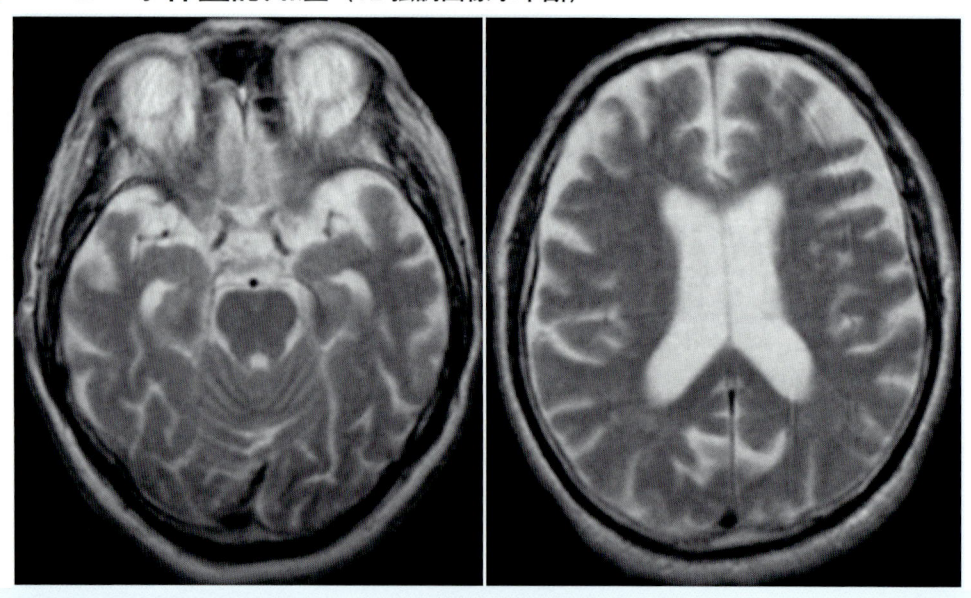

軽度の全体的な大脳萎縮が認められるが，特徴的な脳萎縮の分布ではない．

図9 大脳皮質基底核変性症（T2強調画像，T1強調画像水平断）

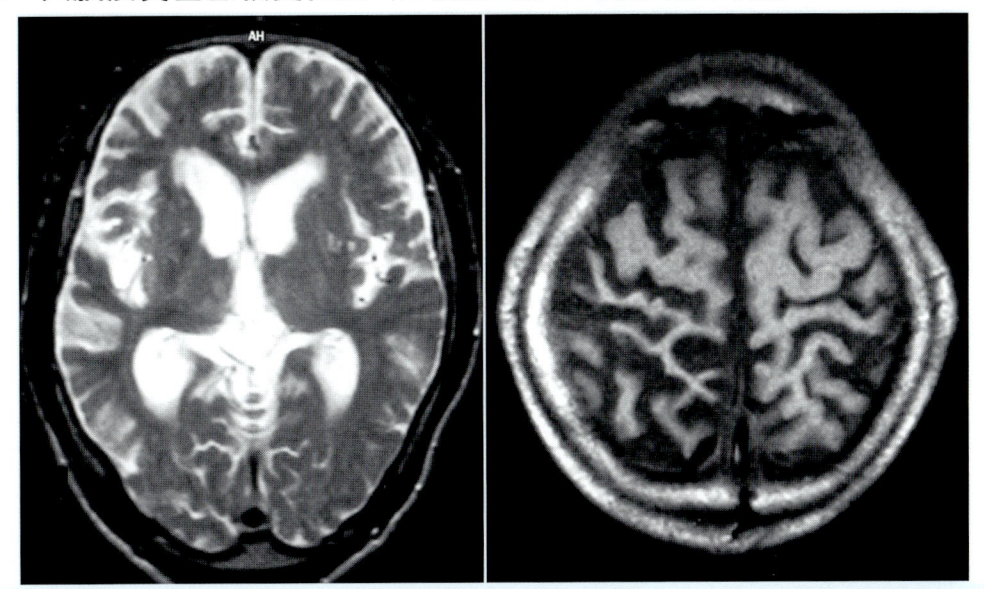

頭頂葉萎縮が右優位に認められる．前頭葉も右優位に軽度萎縮している．側脳室は右優位に拡大している．大脳基底核の信号変化は明らかでない．

図10 正常圧水頭症（FLAIR画像水平断）

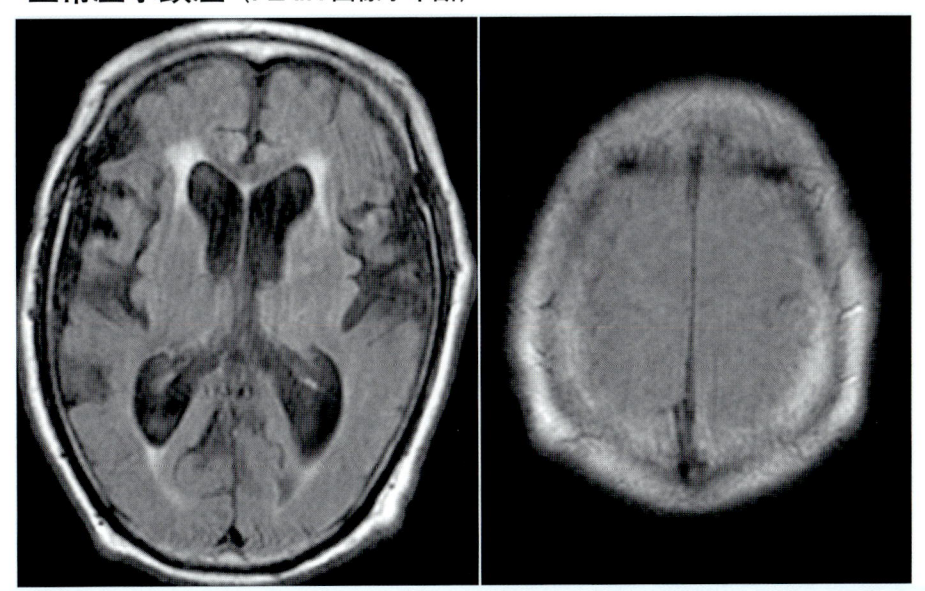

両側側脳室が円形化をともなって拡大している．大脳縦裂や脳表くも膜下腔は狭小化している．側脳室前角周囲にはFLAIR高信号病変が認められる（Periventricular hyperintensities：PVH）．

5 神経変性疾患
23 パーキンソニズム・不随意運動

A パーキンソン病

　パーキンソン病（Parkinson's disease：PD）は，有病率が10万人あたり約100人であり，頻度の高い神経変性疾患である．40歳代以後に孤発することが多いが，若年性，家族性のこともある．臨床的には，静止時振戦，筋固縮，動作緩慢／寡動，姿勢反射障害の四大徴候が重要である．症状に左右差があることが一般的である．

　病理学的に，黒質緻密層の神経細胞脱落による黒質・線条体系の機能障害が生じる．その他，青斑核，迷走神経背側核なども障害される．黒質緻密層や青斑核にはメラニン含有細胞が多く，神経細胞が脱落するとメラニンが減少する．通常の1.5テスラMRIでは，黒質緻密層や青斑核の信号変化は明らかでないが，3.0テスラMRIでは，黒質緻密層や青斑核のメラニン減少をT1高信号の消失として確認できる（図1）．パーキンソン病では，障害される脳部位が小さいため，特異的な脳萎縮は認められない．むしろ，パーキンソン病の初期からびまん性の大脳萎縮が認められた場合は，レビー小体型認知症を疑って精査を進める必要がある．

B 進行性核上性麻痺

　進行性核上性麻痺（progressive supranuclear palsy：PSP）は，初老期に発症するパーキンソン症候群の一つである．パーキンソン病よりも発症年齢が高い傾向にある．歩行障害や易転倒性で発症することが多く，その後，体軸に強い筋固縮，動作緩慢，核上性眼球運動障害，嚥下障害，前頭葉機能障害などが加わっていく．Lドーパの有効性は病初期に限られ，進行期には有効な治療法がなく，最終的に臥床状態にいたる予後不良の疾患である．

　頭部MRI所見としては，中脳被蓋の萎縮が特徴的である．特に矢状断での形態変化はハチドリ徴候（Hummingbird sign）と呼ばれている（図2）．中脳被蓋の前後径が短くなり，吻側部が凹型に変形し，"ハチドリの頭"のようになる．また，第三脳室底が"ハチドリの嘴"のようになる．橋底部は"ハチドリの胴"，小脳虫部は"ハチドリの羽"のようにみえる．しかし，病初期には必ずしもハチドリ徴候が明らかではない．また，多系統萎縮症の進行期にも，ハチドリ徴候様の脳幹萎縮がみられることがあり，ハチドリ徴候は必ずしも進行性核上性麻痺に特異的ではない．

　進行性核上性麻痺における中脳被蓋の萎縮は，水平断でも確認できる．中脳被蓋の前後径が短くなり，脚間槽と中脳被蓋の前後径の比が1：1に近くなっていく（図3）．また，中脳被蓋の外側面が凹型になる（図4）．さらに，進行性核上性麻痺では，上小脳脚の萎縮も認められる（図5）．上小脳脚の幅が迂回槽の幅よりも小さい場合，上小脳脚の萎縮を疑うことができる．その他，第三脳室拡大，前頭葉萎縮，脳梁前部萎縮なども認められるが（図6，図7），これらはアルコール性脳萎縮などでも認められる所見であり，必ずしも進行性核上性麻痺に特異的な所見ではない．

C 線条体黒質変性症（多系統萎縮症：MSA-P）

　線条体黒質変性症（striatonigral degeneration：SND）は，パーキンソニズム，小脳症状，自律神経症状などを呈する疾患であり，パーキンソン病の鑑別診断として重要な疾患である．病理学的な見地からは，オリーブ橋小脳萎縮症（olivopontocerebellar atrophy：OPCA）と同一スペクトラムの疾患であり，これらは多系統萎縮症（multiple system atrophy：MSA）とよばれている．臨床的には，パーキンソン症状が主の場合に MSA-P，小脳症状が主の場合に MSA-C として区別される．多系統萎縮症の MRI 所見については，次章で記載する．

D ハンチントン病

　ハンチントン病（Huntington disease）は，常染色体優性の遺伝性疾患であり，常染色体 4 番短腕の *huntingtin* 遺伝子の CAG リピート数が多くなっている（ポリグルタミン病）．舞踏運動と認知症が主症状であり，転倒・骨折を契機に神経症状に気づかれることもある．頭部 MRI では，両側尾状核頭部の萎縮が認められるが，病初期には分かりづらい（図 8）．冠状断での尾状核頭部の平坦化によって尾状核萎縮を疑うことが出来るが，尾状核頭部の平坦化は水頭症でも生じるので，鑑別が必要である．進行期になると尾状核頭部のみならず大脳全体が萎縮する（図 9）．

図1 パーキンソン病（T1強調画像水平断）

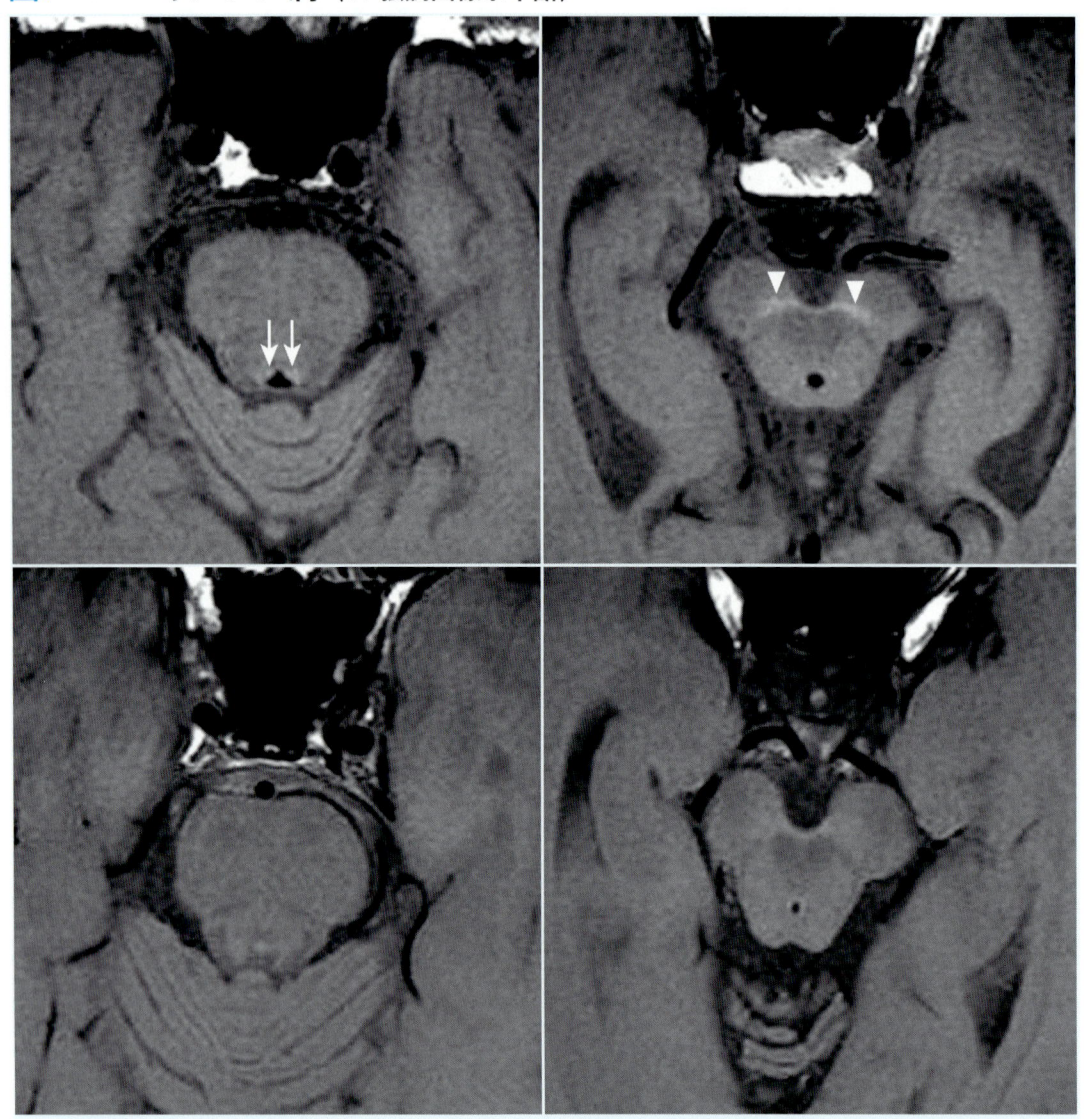

上段にパーキンソン病の早期例，下段にパーキンソン病の長期経過例の画像を示す．早期例の画像では，青斑核（矢印）や黒質緻密層（矢頭）に高信号が認められるが，長期経過例では同部位の高信号が明らかでない．メラニン色素含有細胞の脱落などを反映していると思われる．

図2　進行性核上性麻痺（T1強調画像矢状断）

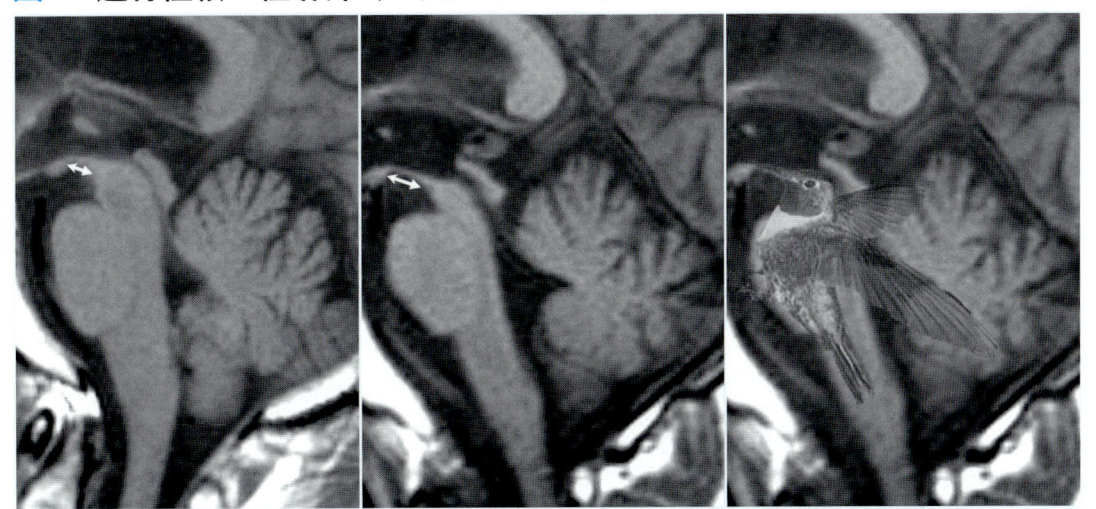

左に正常例，中央および右に進行性核上性麻痺の画像を示す．進行性核上性麻痺では，中脳被蓋の前後径が短くなり，吻側部が凹型になっており，"ハチドリの頭"のようにみえる．また，第三脳室底が延長し（両矢印），"ハチドリの嘴"のように見える．また，上丘が萎縮して中脳水道が拡大している．

図3　進行性核上性麻痺（T1強調画像水平断）

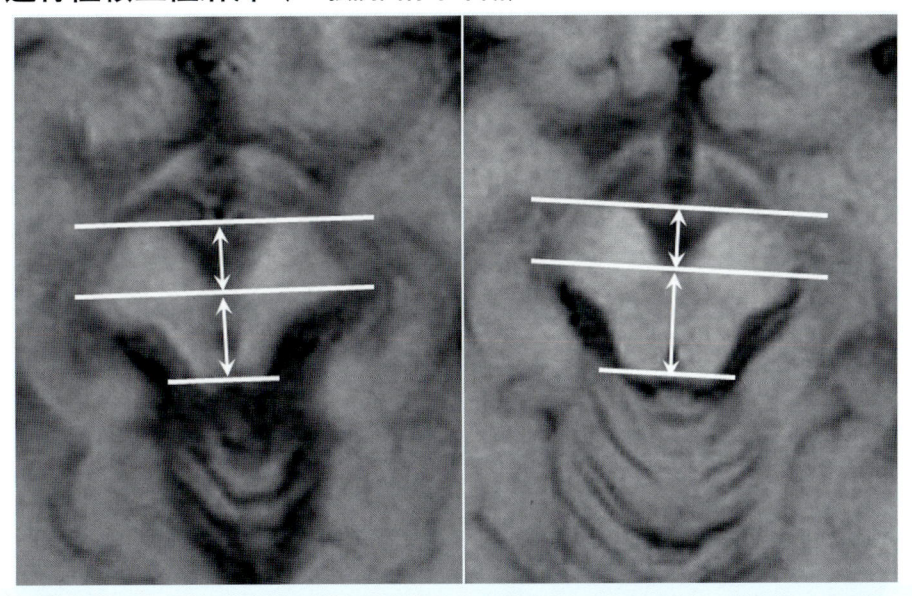

左に進行性核上性麻痺，右に正常例の画像を示す．進行性核上性麻痺では，中脳被蓋の前後径が短くなり，脚間槽の前後径とほぼ同程度になっている．正常例では，中脳被蓋と脚間槽の前後径の比は約2：1である．

図4 進行性核上性麻痺（T1強調画像水平断）

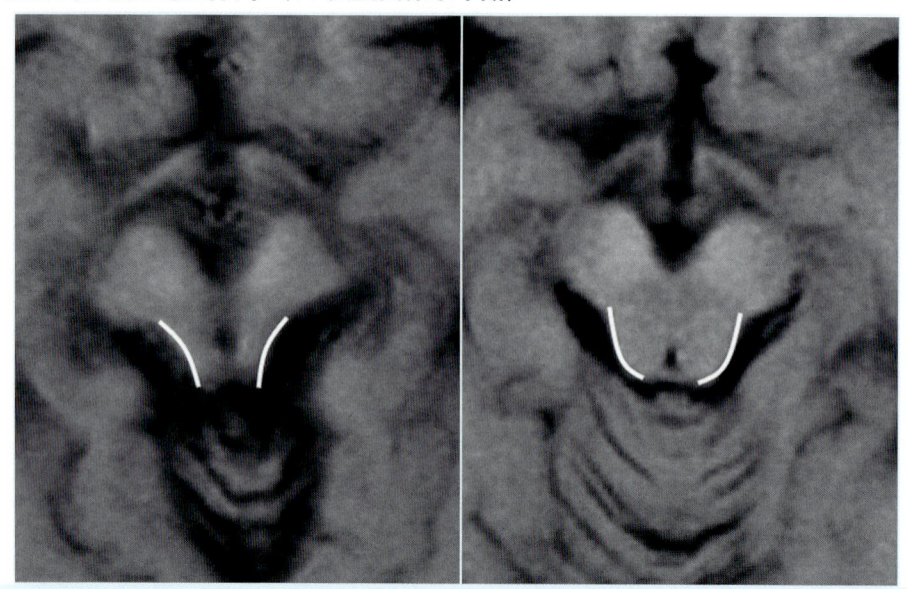

左に進行性核上性麻痺，右に正常例の画像を示す．中脳被蓋外側は，進行性核上性麻痺症例で凹型，正常例で凸型にになっている．

図5 進行性核上性麻痺（T1強調画像水平断，冠状断）

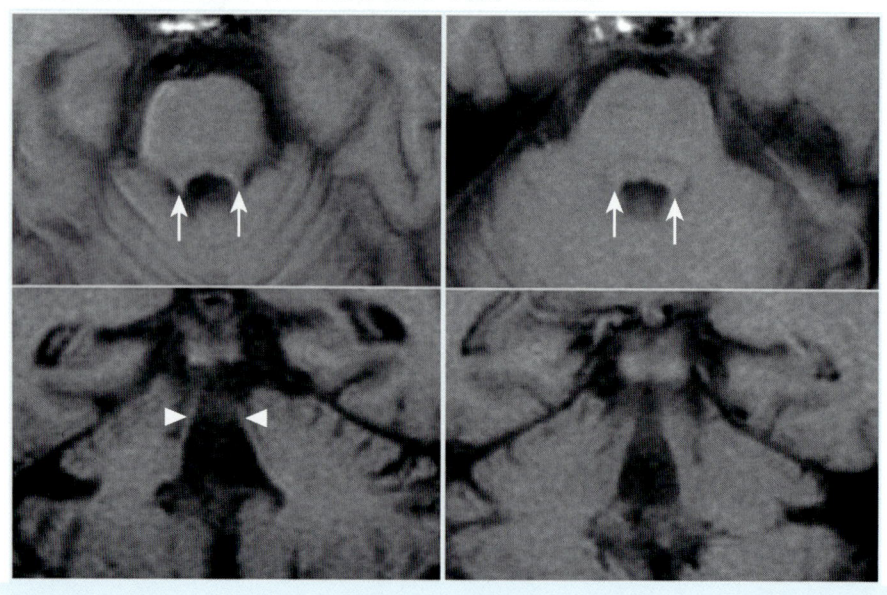

左に進行性核上性麻痺，右に正常例の画像を示す．進行性核上性麻痺では，水平断において，上小脳脚（矢印）の幅が迂回槽よりも狭くなっており，上小脳脚の萎縮と考えられる．冠状断でも上小脳脚の萎縮を確認できる（矢頭）．

図6 進行性核上性麻痺（T1強調画像水平断）

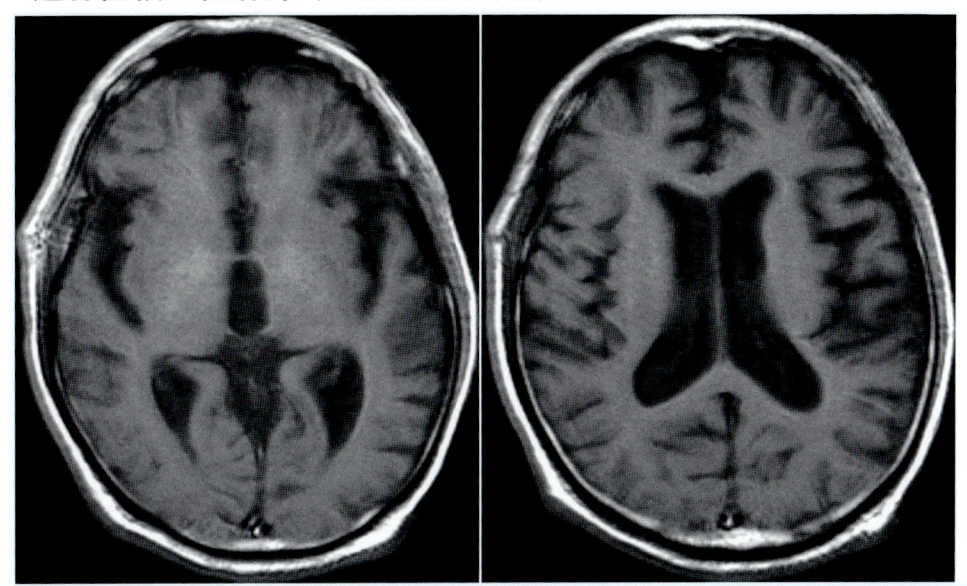

第三脳室が拡大し，前頭葉が軽度萎縮している．

図7 進行性核上性麻痺（T1強調画像矢状断）

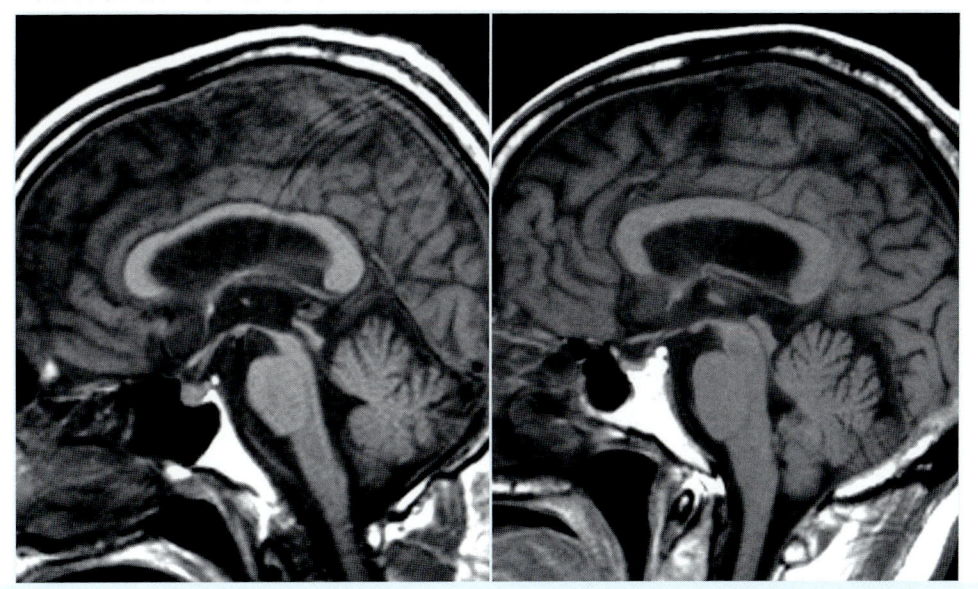

左に進行性核上性麻痺，右に正常例の画像を示す．進行性核上性麻痺では，脳梁前部（体部）が萎縮している．また，ハチドリ徴候が陽性である．

図8　ハンチントン病（T1強調画像水平断，冠状断）

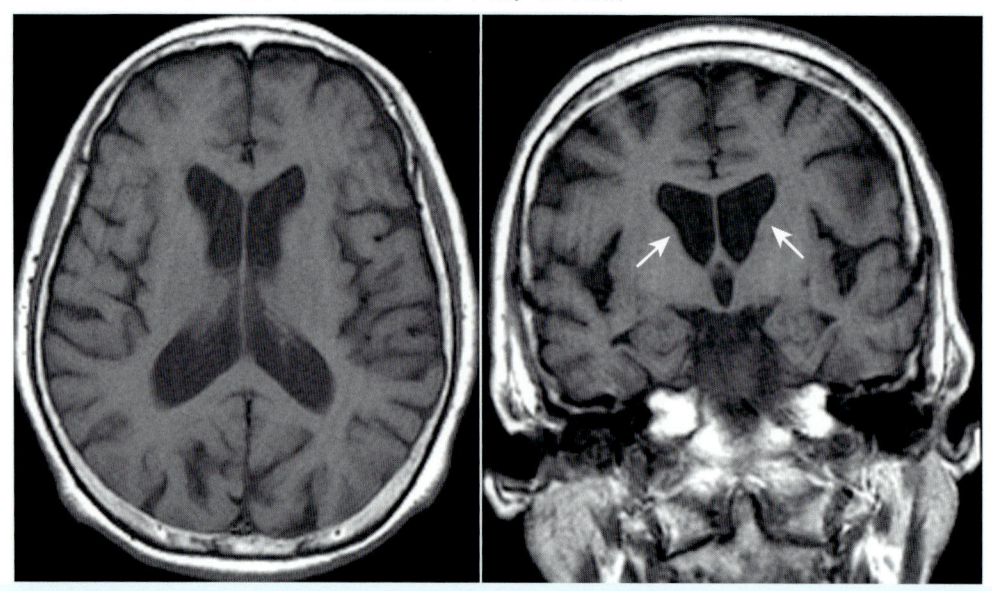

水平断では，側脳室が全体的に拡大しているが，非特異的な所見にみえる．冠状断では，尾状核頭部（矢印）の側脳室への突出が平坦化しており，尾状核頭部の萎縮と判断できる．

図9　ハンチントン病（T2強調画像水平断，T1強調画像冠状断）

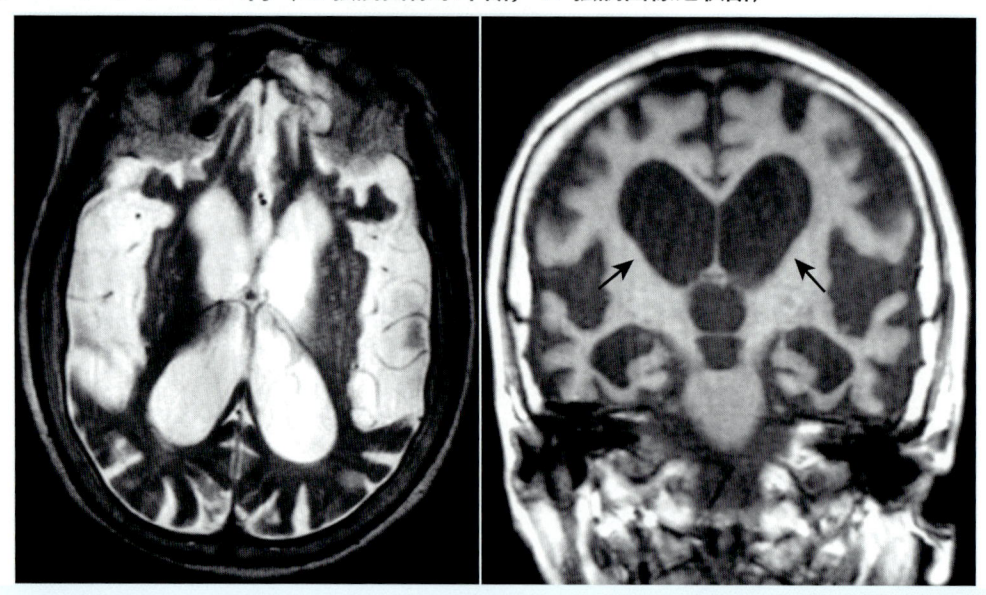

大脳全体が萎縮し，側脳室やシルビウス裂が著明に拡大している．特に側脳室前角の拡大が著明で，尾状核頭部（矢印）が明瞭に平坦化している．長期経過のハンチントン病の所見である．

5 神経変性疾患

24 多系統萎縮症

　近年，オリーブ橋小脳萎縮症（olivopontocerebellar atrophy：OPCA），線条体黒質変性症（striatonigral degeneration：SND），シャイ・ドレーガー症候群（Shy-Drager syndrome：SDS）は，同一の病態機序を有する疾患であることが病理学的に証明され，総称して多系統萎縮症（multiple system atrophy：MSA）とよばれるようになった．多系統萎縮症では，小脳症状，パーキンソニズム，自律神経症状が共通する症状である．小脳症状を主とするオリーブ橋小脳萎縮症はMSA-C，パーキンソニズムを主とする線条体黒質変性症はMSA-Pに分類される．自律神経症状を主とするシャイ・ドレーガー症候群は，小脳症状が目立つ場合はMSA-Cに，パーキンソニズムが目立つ場合はMSA-Pに分類される．これらの疾患は，病初期の症状や画像所見は異なるが，進行期には似た病状を呈するようになる．

A オリーブ橋小脳萎縮症（MSA-C）

　40～60歳代に小脳症状で初発する．やがてパーキンソニズムや自律神経症状（排尿障害，起立性低血圧など）が加わってくる．自律神経症状で初発することもある．頭部MRI所見としては，橋底部の十字状のT2高信号病変（十字徴候：cross sign / hot cross bun sign）が有名である（図1）．最初に橋底部正中の前後方向のT2高信号が出現し，その後，橋底部背側の左右方向のT2高信号が出現する（図2）．発症数年後の初診時には，すでに十字徴候が認められていることが多い．T2高信号領域が十字状になる理由としては，橋底部の横走線維（皮質橋小脳路など）の強い変性に対し，縦走線維（錐体路など）や橋被蓋が保たれるためと説明されている．進行にともなって縦走線維も変性すると，橋底部全体がT2高信号化し，十字徴候は不明瞭になる（図2）．

　橋底部の十字徴候の他，中小脳脚のT2高信号化や，小脳歯状核のT2低信号化も認められる（図3）．また，稀ではあるが，下オリーブ核の変性をT2高信号化として確認できることがある（図3）．進行期になると，線条体黒質変性症（MSA-P）と同様に，被殻の変性所見が認められるようになる（次項参照）．

　オリーブ橋小脳萎縮症（MSA-C）の脳萎縮は，小脳虫部・半球，橋底部，中小脳脚，被殻などに認められる．小脳虫部の萎縮は，前葉に強く認められる（図4；小脳萎縮の評価法は次章の晩発性小脳皮質萎縮症の項を参照）．橋底部の萎縮は，尾側部に強く認められ，進行期には橋底部が中脳被蓋よりも小さくみえる（図4）．中小脳脚の萎縮は，水平断や冠状断で判断できる．

B 線条体黒質変性症（MSA-P）

　40～60歳代にパーキンソニズムで初発する．やがて自律神経症状（排尿障害，起立性低血圧など）や小脳症状が加わってくる．自律神経症状で初発することもある．頭部MRIでは，橋底部の十字徴候などの橋・小脳の変性所見に着目されることが多いが，発症数年後の初診時には，橋・小脳の変性所見は軽微であることが多

い．むしろ，疾患名にあるとおり，線条体の変性所見が重要である．線条体（被殻）は後方優位に萎縮し，後外側部が平坦化する（図5）．また，被殻萎縮に加えて，被殻外側の線状T2高信号病変，被殻後部のT2低信号化，被殻後部のT1高信号化などの信号変化も認められる（図5，図6）．これらの信号変化の中では，線状T2高信号病変とT1高信号化が診断に有用である．T2低信号化は，加齢によって非特異的に認められる所見だが，線条体黒質変性症（MSA-P）ではより強く認められる．被殻の変性所見には左右差があることが多く，臨床症状の優位側の対側に変性が強く認められる．病状が進行すると，オリーブ橋小脳萎縮症（MSA-C）と同様に，橋・小脳の変性所見が認められるようになる．

C シャイ・ドレーガー症候群

起立性低血圧，排尿・排便障害などの自律神経症状で初発し，やがて小脳症状やパーキンソニズムが加わってくる．長期間にわたって自律神経症状が先行することもある．罹病期間に比して頭部MRIでの異常所見が軽いことが特徴である．すなわち，初診時には，橋底部の十字徴候や被殻の信号変化が明らかでなく，被殻や橋・小脳の萎縮が軽度であることが多い．臨床症状もあわせて総合的に診断を行う必要がある．

図1　オリーブ橋小脳萎縮症（MSA-C）(T2強調画像水平断)

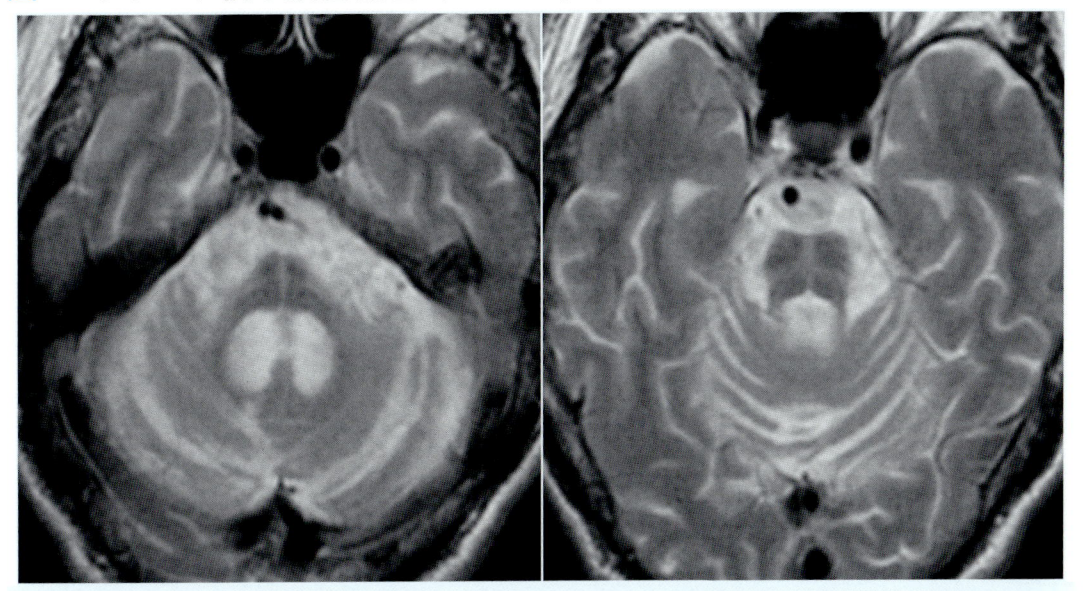

橋底部に明瞭な十字徴候が認められる．橋底部，中小脳脚，小脳が萎縮し，第四脳室，橋前槽が拡大している．

図2　オリーブ橋小脳萎縮症（MSA-C）(T2強調画像水平断)

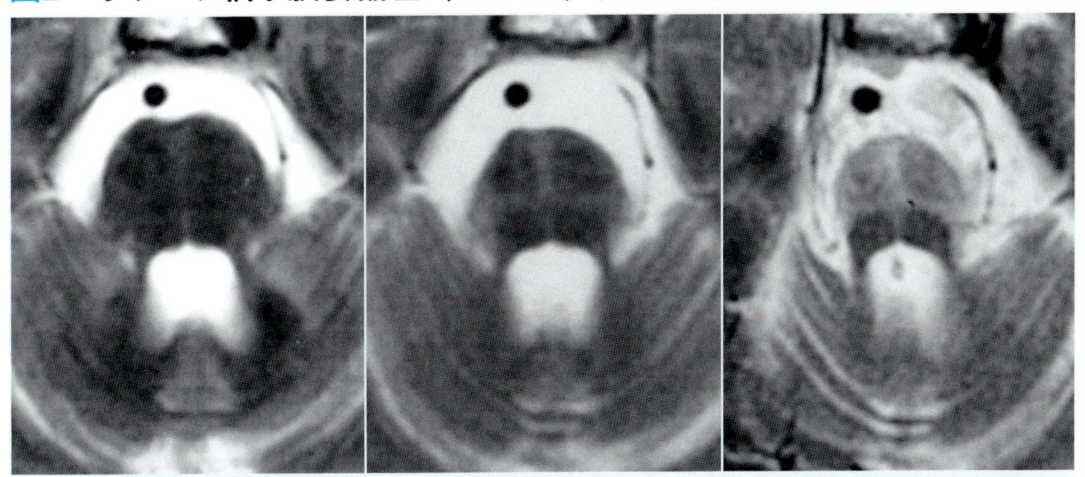

同一症例の経時的変化を示す（左から発症2年後，3年後，6年後）．発症2年後の画像では，橋底部正中の前後方向の高信号化と，中小脳脚の高信号化が認められる．発症3年後の画像では，十字徴候や中小脳脚の高信号化が明らかになっている．錐体路付近と橋被蓋の信号は同程度である．発症6年後の画像では，錐体路付近の信号上昇にともなって，十字徴候が不明瞭になっている．

図3 オリーブ橋小脳萎縮症（MSA-C）（T2強調画像水平断）

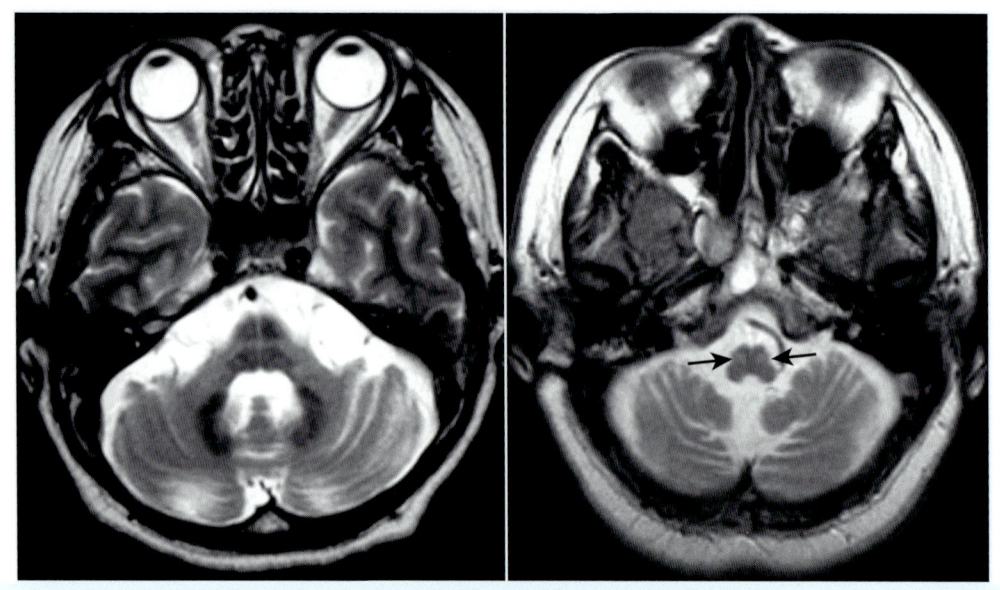

橋底部に十字徴候が認められ，中小脳脚が高信号化している．小脳歯状核は低信号となっている．また，下オリーブ核付近が高信号化している（矢印）．橋底部と小脳が萎縮している．

図4 オリーブ橋小脳萎縮症（MSA-C）（T1強調画像矢状断，冠状断）

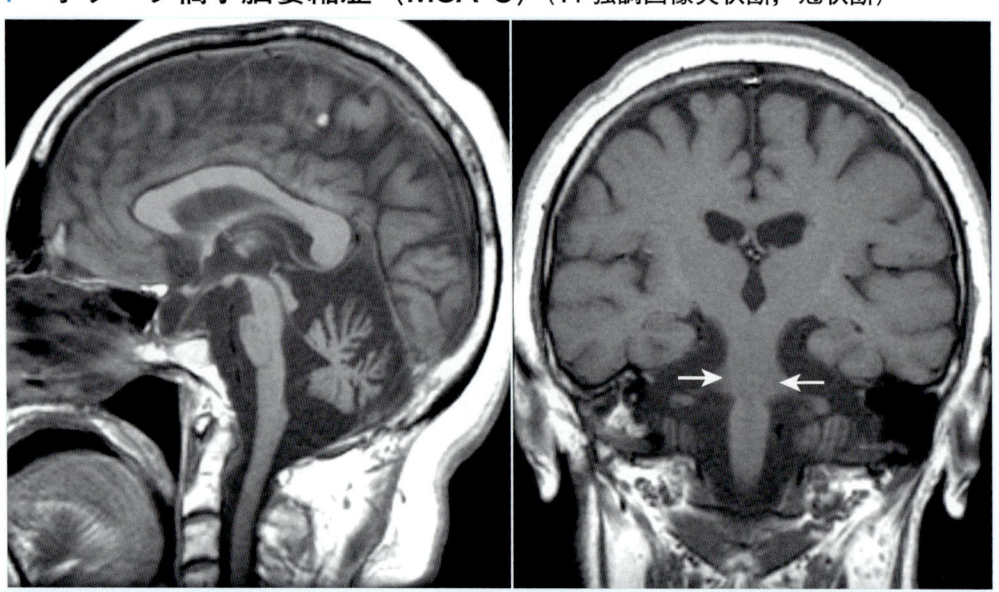

矢状断において，橋底部の萎縮が尾側優位に認められる．萎縮した橋底部は中脳被蓋とほぼ同程度の大きさにみえる．小脳虫部は前葉優位に萎縮している．冠状断において，中小脳脚の萎縮と（矢印），小脳半球後葉の萎縮が確認できる．大脳の萎縮は認められない．

図5 線条体黒質変性症（MSA-P）(T2強調画像水平断)

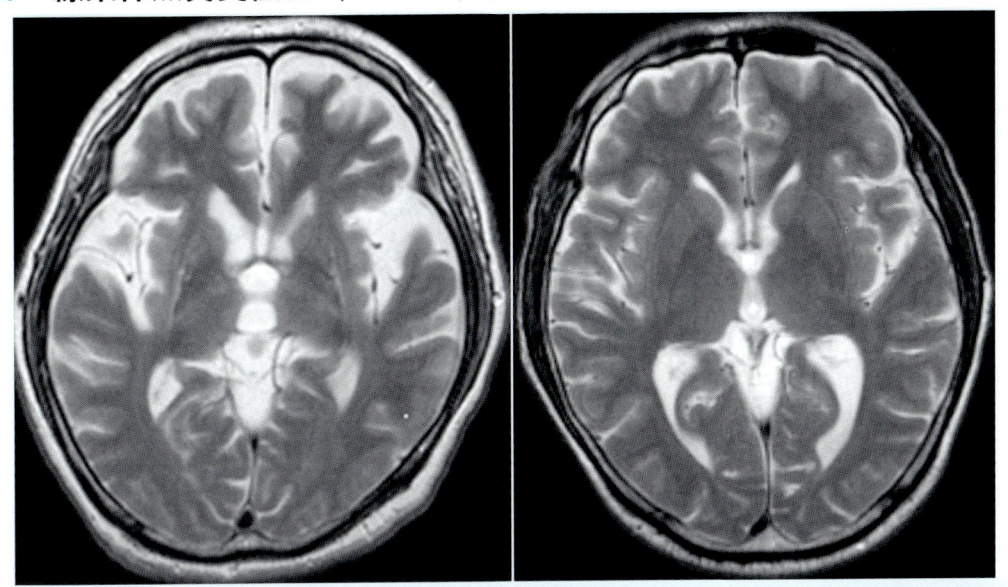

左に線条体黒質変性症（MSA-P）例の画像，右に正常例の画像を示す．線条体黒質変性症（MSA-P）では，被殻が後方優位に萎縮して，被殻の後外側部が平坦化している．また，被殻の後外側部に線状の高信号病変が認められる．

図6 線条体黒質変性症（MSA-P）(T1強調画像，T2強調画像水平断)

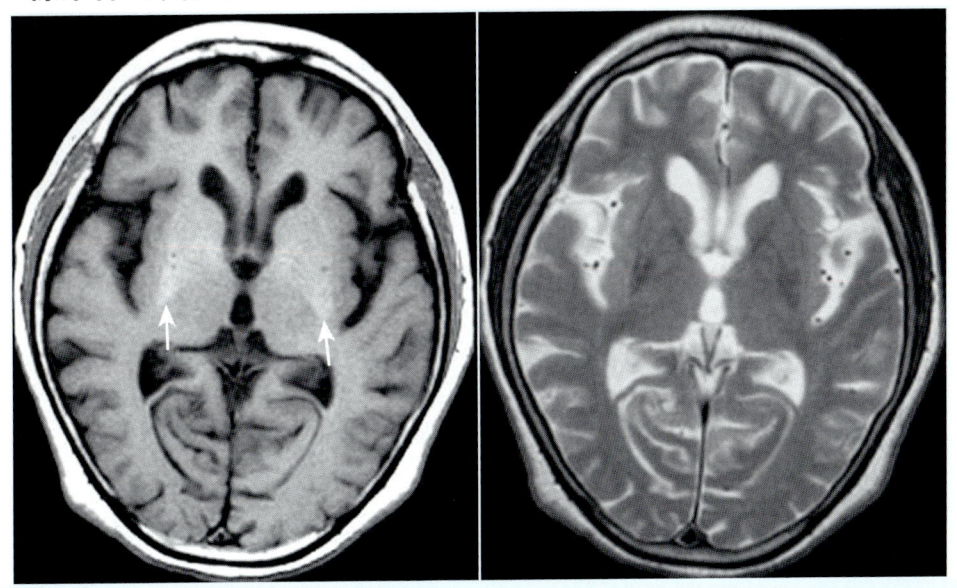

被殻後部がT1高信号（矢印），T2低信号となっている．右被殻の後外側部に淡い線状高信号病変が認められるが，T1高信号化の方が明瞭である．

5 神経変性疾患

25 脊髄小脳変性症

　脊髄小脳変性症（spinocerebellar degeneration：SCD）は，小脳あるいは小脳の入出力線維の系統的な変性をきたす疾患であり，孤発性と家族性に大別される．孤発性脊髄小脳変性症には，オリーブ橋小脳萎縮症（MSA-C）や晩発性小脳皮質萎縮症が含まれ，前者は脊髄小脳変性症の中で最も頻度が高い（10万人あたり約5人）．家族性脊髄小脳変性症は，原因遺伝子によって細分類される．本邦では，SCA3（Machado-Joseph病），SCA6，歯状核赤核淡蒼球ルイ体萎縮症（DRPLA）の頻度が高い．稀ながら，SCA1，SCA2，SCA7，SCA8，SCA17の症例も存在する．

A 孤発性脊髄小脳変性症

　孤発性脊髄小脳変性症には，オリーブ橋小脳萎縮症（MSA-C）も含まれるが，これは多系統萎縮症の章で記載した．その他の特発性の孤発性脊髄小脳変性症としては，晩発性小脳皮質萎縮症が挙げられる．また，二次性の孤発性脊髄小脳変性症には，アルコールや薬物（フェニトイン，リチウム，フルオロウラシル）によるものや，傍腫瘍性小脳変性症などが含まれる．

1. 晩発性小脳皮質萎縮症

　晩発性小脳皮質萎縮症（late cortical cerebellar atrophy：LCCA）は，初老期に発症することが多く，小脳性運動失調が緩徐に進行する．パーキンソニズムや自律神経症状はともなわない．時に腱反射亢進が認められる．頭部MRIでは，小脳虫部・半球萎縮が認められるが，橋底部などの脳幹萎縮は認められない．小脳虫部の萎縮は主に前葉に認められる．正中矢状断では，第一裂の拡大のみならず，前葉内の細かい小脳裂の拡大が認められる（図1）．水平断でも，第一裂や後上裂以外の細かい小脳裂が拡大する（図2）．冠状断では，小脳裂に直交する細かい小脳回が認められ，中小脳脚を含む断面で小脳後葉の小脳裂の拡大が認められれば，病的な小脳萎縮であると判断して良いと思われる（図3）．

B 家族性脊髄小脳変性症

　各遺伝子のコドン（CAGあるいはCTG）のリピート数が増大することによる疾患であり，多くは常染色体優性の遺伝形式をとる．遺伝子座や原因遺伝子によりspinocerebellar ataxia（SCA）として細分類されている．SCA6は小脳症状のみを呈する疾患であり，SCA1，SCA2，SCA3（Machado-Joseph病），SCA8，SCA17，歯状核赤核淡蒼球ルイ体萎縮症（DRPLA）は多系統の症状を呈する疾患である．SCA17やDRPLAは不随意運動や高次脳機能障害を呈する．

1. SCA 1

　東北，北海道に多く，常染色体6番短腕に遺伝子座があり，優性遺伝形式をとる．小脳性運動失調の他，錐体路徴候，錐体外路徴候（パーキンソニズム，ジストニーなど），外眼筋麻痺，嚥下障害，筋萎縮などを呈する．頭部MRIでは，橋や小脳の変性が認められる．

2. SCA 2

常染色体12番長腕に遺伝子座があり，優性遺伝形式をとる．小脳性運動失調の他，緩徐眼球運動と腱反射低下が特徴的である．やがて認知症，錐体路徴候，筋萎縮などが加わってくる．感覚優位の多発ニューロパチーを合併する．頭部MRIでは，橋や小脳の変性が認められるが，SCA1やSCA3よりは軽度と言われている（図4）．大脳萎縮がCAGリピート数と相関するとされている．

3. SCA 3 （Machado-Joseph病）

本邦で最も多い家族性脊髄小脳変性症であり，常染色体14番長腕に遺伝子座がある．早期発症のⅠ型では，小脳性運動失調に加えて，錐体路徴候，錐体外路徴候，びっくり眼を呈する．中高年発症のⅢ型では，小脳性運動失調と末梢神経障害を呈する．Ⅱ型はⅠ型とⅢ型の中間型である．Ⅳ型では小脳性運動失調に加え，パーキンソニズム，ジストニー，末梢神経障害を呈する．

病理学的には，小脳歯状核，赤核，ルイ体，淡蒼球内節，中脳黒質，橋被蓋，各脳神経核が障害される．頭部MRIでは，小脳萎縮に加えて，脳幹全体の萎縮が認められる（図5）．特に，橋被蓋の萎縮，顔面神経丘の平坦化が特徴的である（図6）．橋底部に多系統萎縮症と同様の十字徴候が認められることがあるが，完全な十字にはならず，正中の前後のT2高信号化のみが認められることが多い．小脳脚では，上小脳脚が中小脳脚よりも強く萎縮する．また，淡蒼球内節と視床を連絡する線維の変性を反映して，淡蒼球内節に沿う線状のT2高信号領域が認められる（図7）．この所見は加齢にともなって非特異的に出現するため，高齢者では病的意義の判断が難しい．SCA3（Machado-Joseph病）と多系統萎縮症との比較では，SCA3では上小脳脚，橋被蓋部，淡蒼球内節の変性が目立ち，多系統萎縮症では中小脳脚，橋底部，被殻の変性が目立つ点が対照的である．

4. SCA 6

西日本で最も多い家族性脊髄小脳変性症であり，東日本ではSCA3（Machado-Joseph病）に次いで多い．プルキンエ細胞に強発現する電位依存性CaチャンネルのCAGリピート数が増大している．緩徐進行性の小脳性運動失調を呈し，錐体路徴候や錐体外路徴候は呈さない．病初期にめまい発作が頻回することがある．頭部MRIでは，晩発性小脳皮質萎縮症と同様に，小脳虫部・半球萎縮を認めるが，脳幹萎縮は認められない（図8）．

5. SCA 8

常染色体13番長腕のSCA8遺伝子のCTGリピート数が増大する疾患だが，リピート数が増大しても発症しない症例がある．小脳性運動失調の他，錐体路障害（痙縮）や感覚障害を呈する．頭部MRIでは，小脳虫部・半球の萎縮を認めるが，脳幹萎縮は軽度である（図9）．画像でのSCA6とSCA8の鑑別は困難である．

6. SCA 17

TATA-binding protein遺伝子のCAGリピート数が増大する疾患である．臨床症状は多彩であり，小脳性運動失調の他，パーキンソニズム，ジストニーが生じることがあり，また，視空間認知障害などの高次脳機能障害や精神症状をきたすこともある．症状の左右差がみられることもある．頭部MRIでは，小脳萎縮に加えて大脳萎縮がみられることが特徴である（図10）．

7. DRPLA（歯状核赤核淡蒼球ルイ体萎縮症）

欧米と比較して本邦に多い疾患である．常染色体12番長腕に遺伝子座がある．若年者に発症する場合は進行性ミオクローヌスてんかん（progressive myoclonus epilepsy：PME）の臨

床型をとり，40歳以後に発症する場合には小脳性運動失調や不随意運動（舞踏運動など）を呈することが多い．頭部MRIでは，小脳半球萎縮のみならず，小脳遠心系障害を反映して上小脳脚萎縮が強く認められる（図11）．橋被蓋の萎縮も認められるが，SCA3（Machado-Joseph病）でみられる顔面神経丘の平坦化は明らかではない．病理学的に淡蒼球外節の変性が知られているが，頭部MRIでは淡蒼球の異常は明らかではない．特徴的なMRI所見として，大脳白質のびまん性のT2高信号化があり，皮質下U線維は保たれる傾向にある（図11）．しかし，若年発症の進行性ミオクローヌスてんかん型では白質変化がみられないことがある．また，中小脳脚のT2高信号化がみられることがある（図11）．

図1　晩発性小脳皮質萎縮症（T1強調画像矢状断）

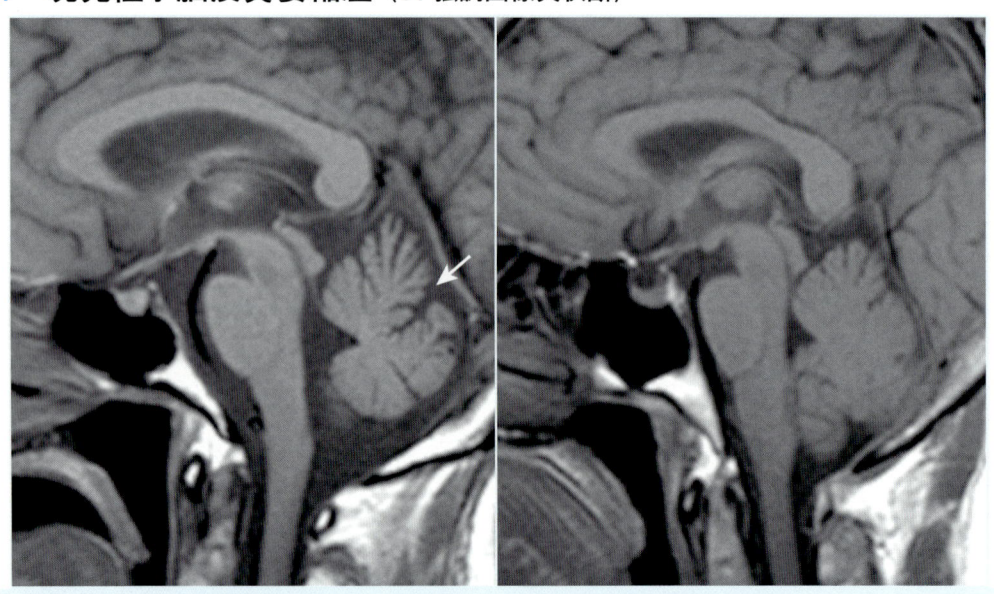

左に晩発性小脳皮質萎縮症，右に正常例の画像を示す．晩発性小脳皮質萎縮症では，第一裂の拡大が明瞭であり（矢印），前葉内の小脳裂も拡大している．

5. 神経変性疾患

図2 晩発性小脳皮質萎縮症（T1強調画像水平断）

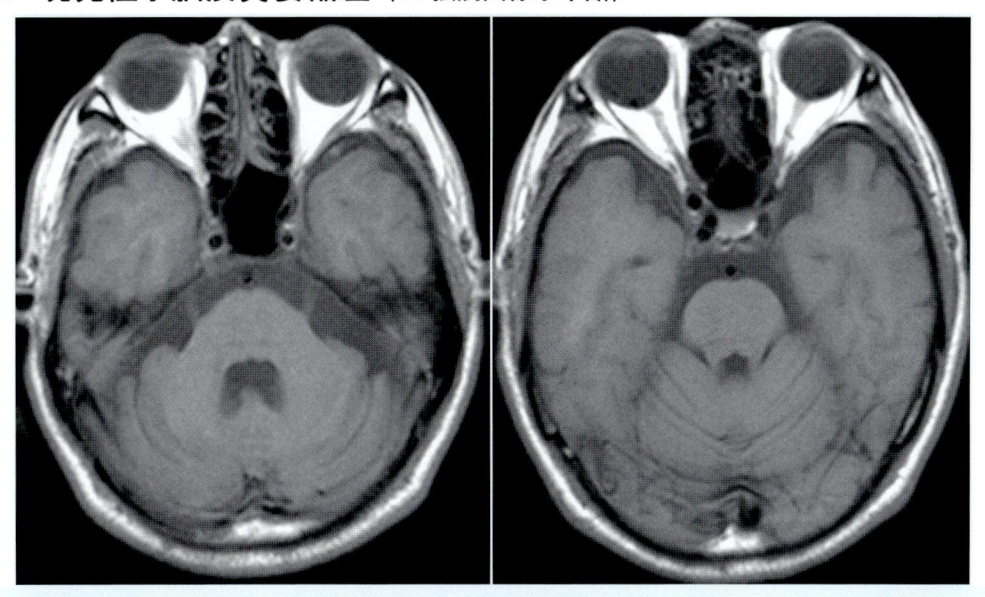

第一裂（矢印）や後上裂（矢頭）以外の細かい小脳裂の拡大が認められる．

図3 晩発性小脳皮質萎縮症（T1強調画像冠状断）

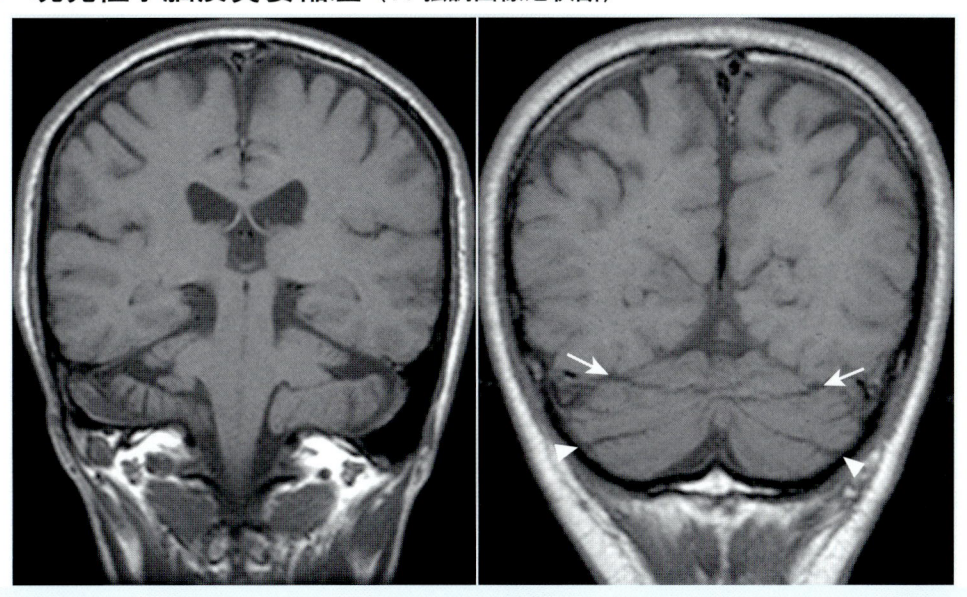

中小脳脚のレベルにおいて（左），小脳後葉内の小脳裂の拡大が認められる．小脳半球のレベルにおいて（右），後上裂（矢印）や水平裂（矢頭）の他の細かい小脳裂が拡大し，小脳裂に直交する小脳回が確認できる．

図4　SCA2（T2強調画像水平断）

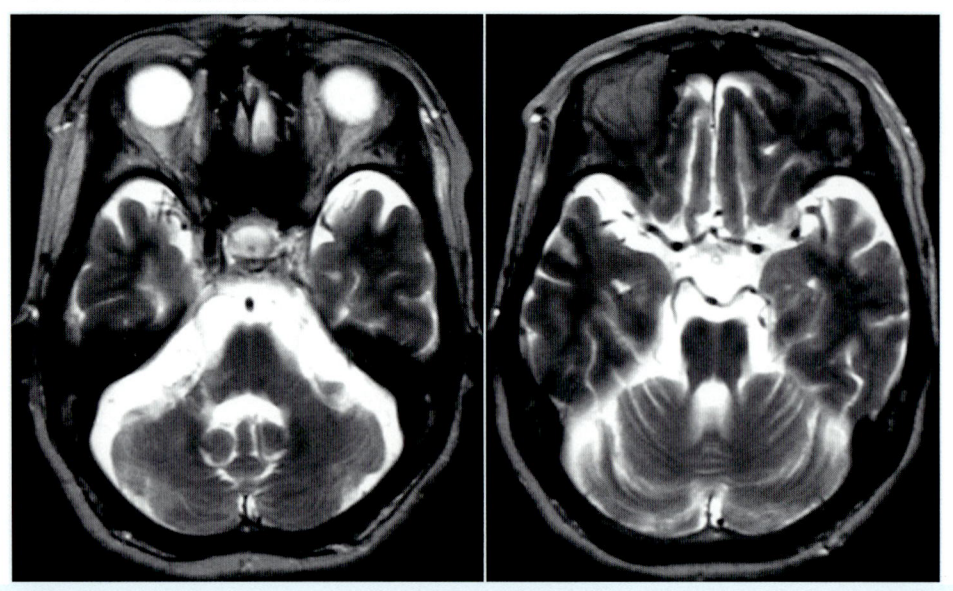

小脳や中小脳脚の萎縮が認められる．橋底部正中には前後方向のT2高信号病変が認められる．

図5　SCA3（Machado-Joseph病）（T2強調画像水平断）

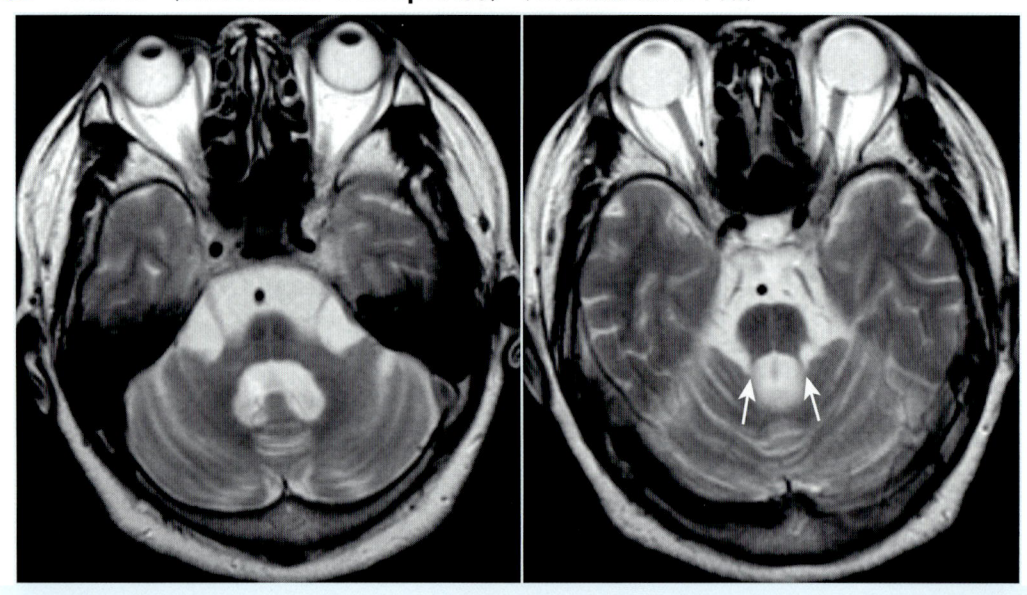

橋全体の萎縮が認められ，橋底部正中には前後方向のT2高信号領域が認められる．中小脳脚や橋被蓋が全体的にやや高信号となっている．上小脳脚は著明に萎縮している（矢印）．小脳半球も萎縮している．

図6　SCA3（Machado-Joseph 病）(T2強調画像水平断)

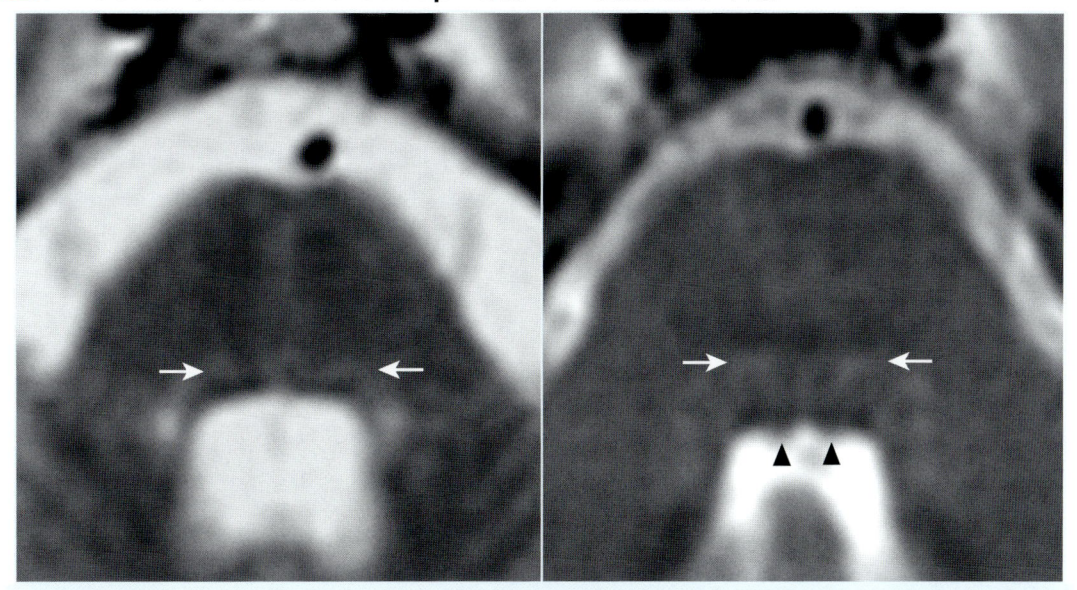

左に SCA3（Machado-Joseph 病），右に正常例の画像を示す．SCA3（Machado-Joseph 病）では，内側毛帯（矢印）より背側の橋被蓋が萎縮し，顔面神経丘が平坦化している（矢頭）．また，上小脳脚が萎縮しているため，迂回槽（上・中小脳脚の脚間）が拡大している．

図7　SCA3（Machado-Joseph 病）(T2強調画像水平断)

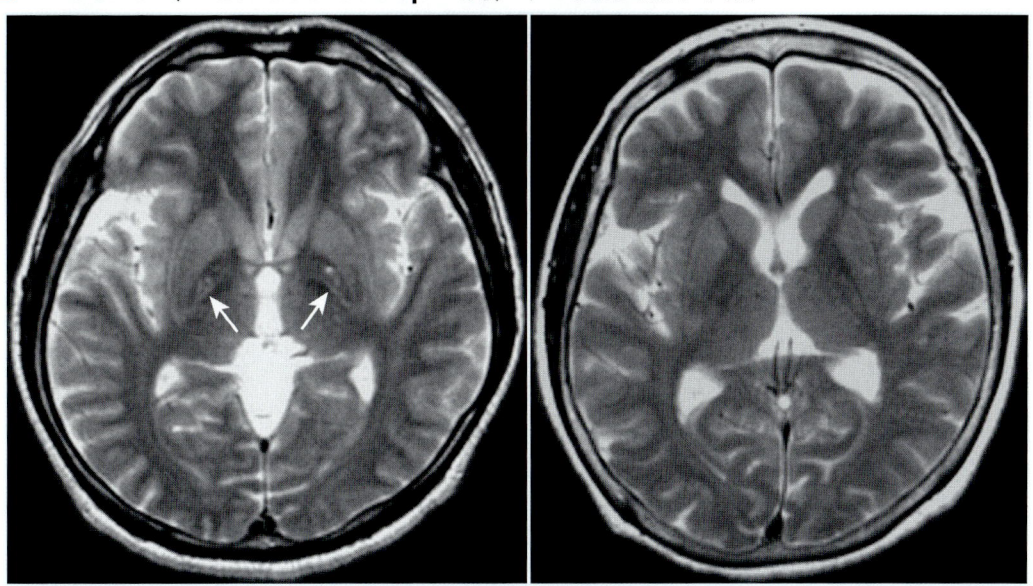

左に SCA3（Machado-Joseph 病），右に正常例の画像を示す．SCA3（Machado-Joseph 病）では，両側淡蒼球内節と内包後脚の間に線状の T2 高信号域が認められる（矢印）．

図8 SCA6（T2強調画像水平断，T1強調画像矢状断）

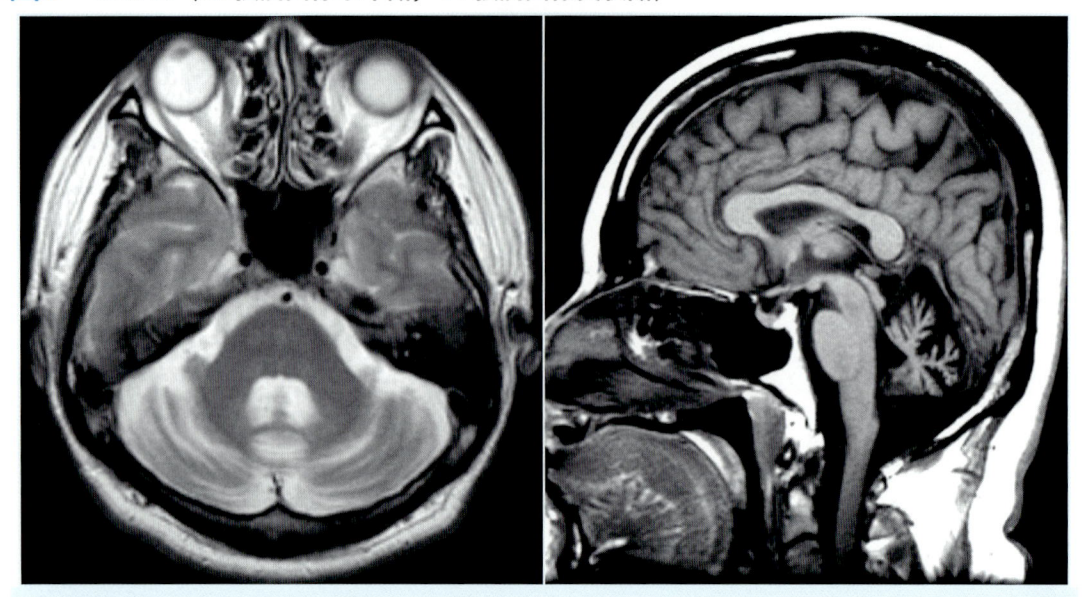

小脳虫部・半球が明らかに萎縮している．

図9 SCA8（T1強調画像水平断，矢状断）

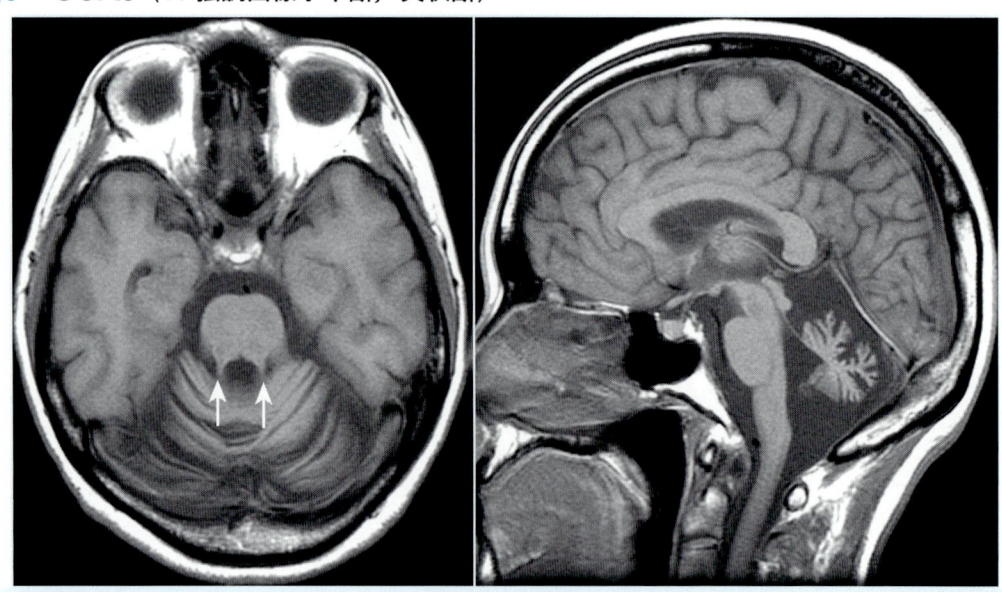

小脳虫部・半球が明らかに萎縮している．上小脳脚の萎縮も疑われる（矢印）．

図10　SCA17（T1強調画像水平断，冠状断）

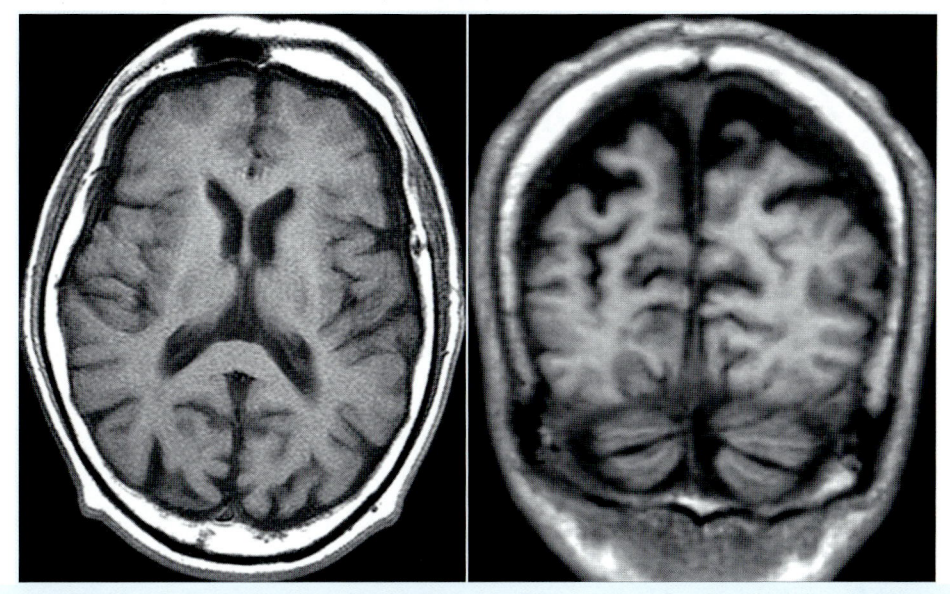

小脳萎縮のみならず，頭頂葉萎縮も認められる．

図11　歯状核赤核淡蒼球ルイ体萎縮症（DRPLA）（T2強調画像水平断）

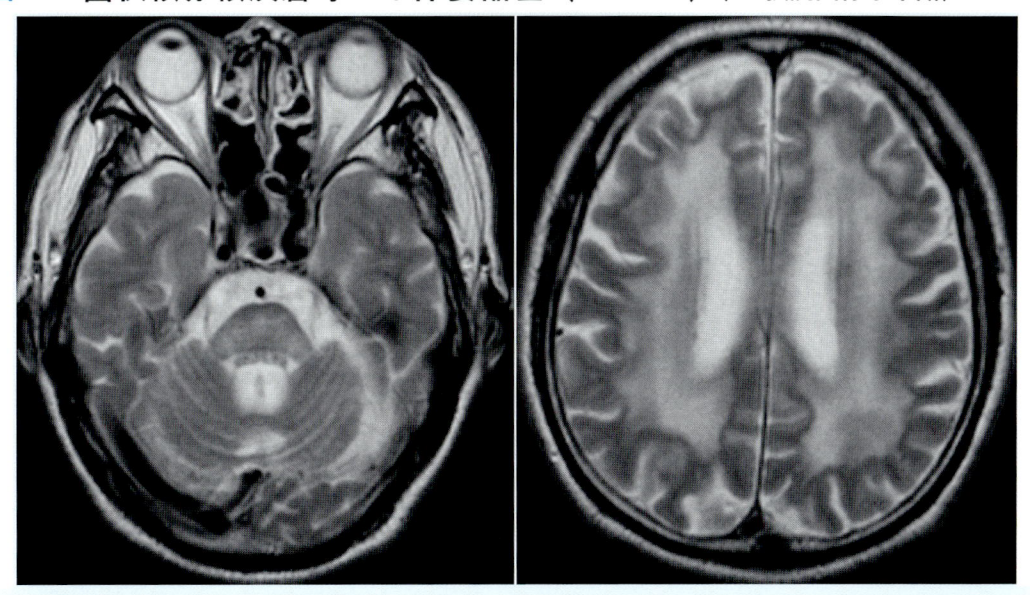

小脳萎縮は軽度で，むしろ橋被蓋や上小脳脚の萎縮が高度である．橋底部や中小脳脚も萎縮し，T2高信号化も認められる．大脳白質のびまん性のT2高信号化が認められるが，皮質下U線維は保たれている．

6　機能性，先天性脳疾患

26 てんかん，脳奇形

A てんかん重積状態

　終止傾向のないてんかん発作状態をてんかん重積状態（status epilepticus）とよぶ．具体的には，①発作が30分以上続いている場合（発作型は問わない），②意識清明な間欠期がみられないほど発作が頻発している場合，③短い間欠期があるが発作が遷延している場合，などがてんかん重積状態に該当する．てんかん重積状態では，脳細胞の酸素および糖の需要が高まり，同部位の脳血流量も増加するが，相対的に酸素や糖が不足して脳障害が生じる．障害されやすい部位は，てんかん焦点となっている大脳皮質，焦点と同側の海馬，視床枕である（図1，図2）．前頭・頭頂葉内側が焦点となっている場合には，視床枕ではなく手綱に変化が生じることがある（図3）．

　頭部MRIでは，焦点皮質，海馬，視床枕／手綱が拡散強調画像で高信号となる（図1，図2，図3）．同部位のADCは正常あるいはやや低下する．T2強調画像やFLAIR画像で淡い高信号となる．MRAでは，てんかん焦点の血流増加を反映して，同部位を灌流する血管の描出が良好となる（図2）．適切な治療によって早期にMRI異常が消失するが，てんかん重積状態が遷延すると脳障害が残存することもある．

　てんかん重積状態で上述のような病変が認められた場合，てんかん重積状態の原因であるか，結果であるか，判定に苦慮することがある．てんかん重積状態と脳梗塞との鑑別については，てんかん重積状態の病変分布が血管支配領域に一致しないことから，両者の鑑別が可能である．また，脳梗塞では視床枕病変は稀である．MRAなどでの血流増加に関しては，脳塞栓症の血管再開通などで血流増加がみられることがあるので，必ずしも鑑別には有用ではない．てんかん重積状態と脳炎との鑑別もある程度可能である．てんかん重積状態では，通常は一側性／一側優意に皮質，海馬，視床病変が形成される．ウイルス性脳炎でも，病変が一側性／一側優意に形成されうるが，辺縁系病変に視床枕病変をともなうことは稀である．自己免疫性脳炎では，通常は左右対称性の両側性病変がみられる．

B 内側側頭葉硬化

　側頭葉てんかんの原因として最も多いものが内側側頭葉硬化（mesial temporal sclerosis），別名，海馬硬化（hippocampal sclerosis）である．内側側頭葉硬化は，熱性けいれんの既往のある患者で高頻度に見られる．複雑部分発作となることが多く，自動症が特徴的である．発作中の記憶がなく，発作後にもしばらく朦朧状態が続くことが多い．前兆としては，気の遠くなる感じ，不快な臭覚，腹部不快感などがある．内側側頭葉硬化の症例の多くでは，海馬摘出術を施行すると発作が消失する．

　頭部MRIでは，海馬のT2高信号化や萎縮，海馬傍回の皮髄境界の不明瞭化，同側の側頭葉萎縮などがみられる（図4）．難治例では，同側の乳頭体，脳弓，視床の萎縮がみられることがある．同側の視床前核がT2高信号となることもある．

C 皮質形成異常

　胎生期には，神経管／脳室周囲に脳細胞原基が集合する胚芽層があり，胚芽層で増殖した神経細胞が辺縁層に遊走し，分化して大脳皮質を形成する．神経細胞の遊走，分化の障害により，異所性灰白質，滑脳症，裂脳症，多小脳回，限局性皮質異形成などが生じる．

1. 異所性灰白質

　灰白質が通常とは異なる部位に認められる状態を異所性灰白質（heterotopic gray matter）とよぶ．側脳室上衣下や皮質下白質に認められる（図5，図6）．皮質下白質の異所性灰白質はけいれんをきたしやすい．頭部MRIにおいて，異所性灰白質は，T2強調画像，FLAIR画像，T1強調画像など全てのシークエンスで灰白質と同程度の信号強度を示し（図6），造影増強効果は認められず，石灰化も認められない．病変内部の信号は均一である．

　X染色体に連鎖するXLIS遺伝子の異常が女性に生じると，帯状異所性灰白質（band heterotopia, double cortex）が生じる．帯状異所性灰白質とは，異所性灰白質が大脳皮質と側脳室との間に存在するものであり，大脳皮質と異所性灰白質の間には大脳白質が介在している．

2. 滑脳症

　脳回が形成されずに大脳表面が平滑となっている状態を滑脳症（lissencephaly）とよぶ．女性の帯状異所性灰白質の原因遺伝子であるXLIS遺伝子の異常が男性に生じると，高度の滑脳症をきたす．広義には，部分的に脳溝がない領域を滑脳症とよぶこともある（図7）．

3. 多小脳回

　多小脳回（polymicrogyria）は胎生の遅い時期に生じる皮質形成異常であり，通常の皮質6層構造は認められない．頭部MRIでは，通常よりもやや厚い不整形の皮質として認められる．細かい脳回形成が認められることもある（図8，図9）．病変の信号強度に異常はみられない．

4. 裂脳症

　脳表面から脳室へいたる裂隙を裂脳症（schizencephaly）とよぶ．裂隙の表面は多小脳回になっている．頭部MRIでは，上述の多小脳回の所見に加えて，透明中隔の欠損がみられることが特徴である．異所性灰白質や海馬の形態異常を合併しやすい．

5. 限局性皮質異形成

　大きな異型神経細胞を有する限局的な皮質形成異常を限局性皮質異形成（focal cortical dysplasia）とよぶ．病理学的な概念であり，単に局所的な皮質形成異常を指すのではない．通常，脳回形成は正常である．頭部MRIでは，限局性の皮質の肥厚，皮髄境界の不明瞭化，大脳白質のT2高信号化が特徴的な所見である（図10）．

D 破壊性病変

1. 瘢痕脳回

　脳溝深部の皮質が限局性に傷害された状態を瘢痕脳回（ulegyria）とよぶ．主要脳血管の境界領域に生じることが多い．周産期の低酸素症が原因とされている．

2. 孔脳症

　胎生期あるいは出産早期の脳傷害によって，脳組織が液体で置換された状態を孔脳症（porencephaly）とよぶ．頭部MRIでは，脳表くも膜下腔や脳室と交通する腔が認められる（図11）．両側性のこともある．腔にチェックバルブ機構が生じると，近接する頭蓋骨が変形して薄くなる．

3. 脳室周囲白質軟化

新生児，特に未熟児での低酸素血症による脳傷害では，動脈の境界領域である脳室周囲白質が壊死に陥りやすく，脳室周囲白質軟化（periventricular leukomalacia）とよばれる変化をきたす．慢性期の頭部 MRI では，側脳室が不整な形として認められる（図 12）．

E 脳梁欠損

胎生 12～20 週の脳梁形成期の異常により，脳梁欠損あるいは脳梁低形成が生じる．脳梁欠損では，交連線維が交叉できずにプロブスト束とよばれる線維束を側脳室内側に形成する．左右の側脳室間の距離は拡大し，脳梁が存在するはずの大脳内面は大脳皮質で覆われる（図 13）．脳梁欠損／低形成では，その他の脳奇形や脂肪腫（lipoma）などを合併しやすい（図 14）．

図1 てんかん重積状態（拡散強調画像水平断）

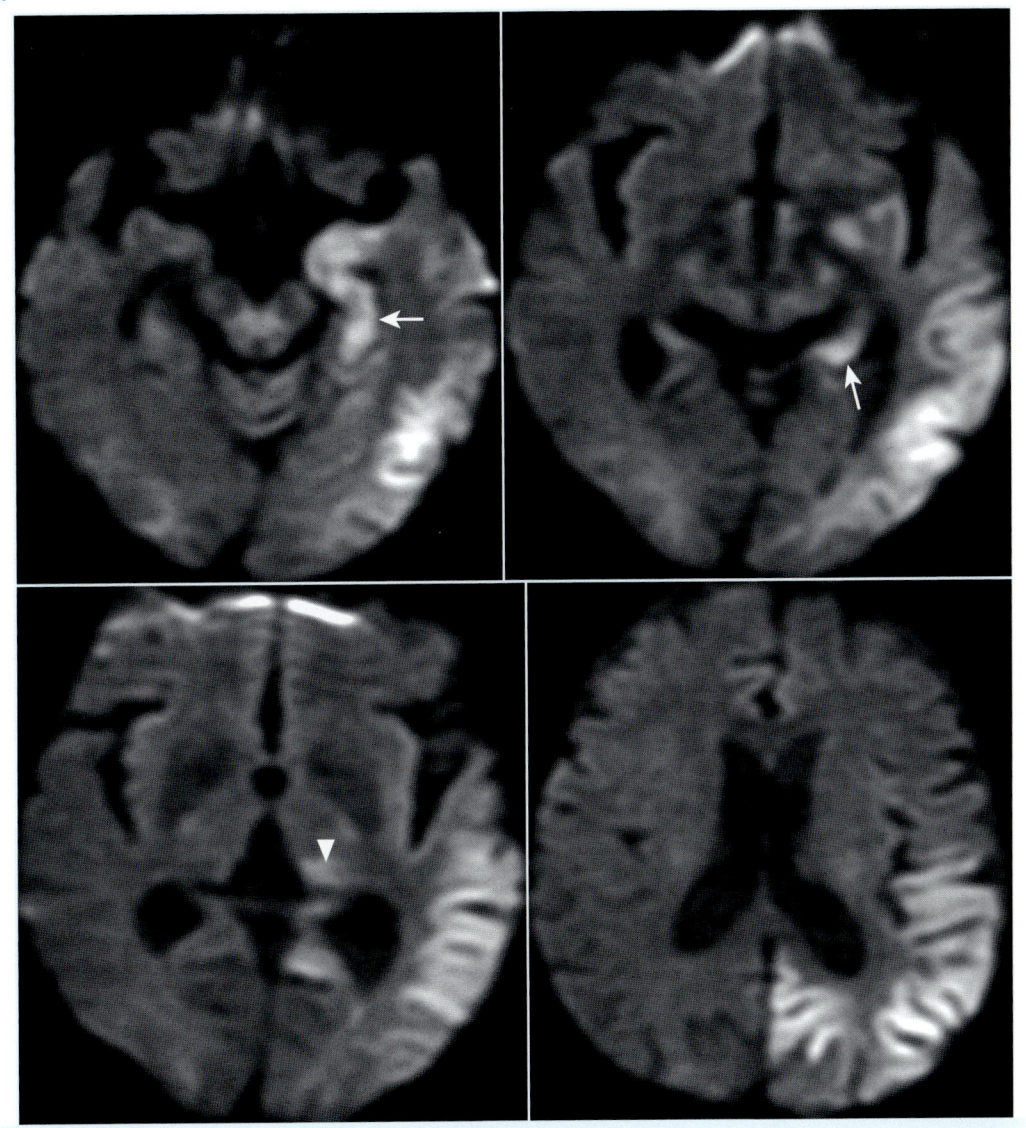

左側の側頭・頭頂葉皮質，扁桃体，海馬頭部・体部・尾部（矢印），左視床枕（矢頭）に高信号病変が認められる．これらの病変分布は血管の支配領域に一致しない．左側頭・頭頂葉を焦点とするてんかん重積状態の二次性変化と考えられる．

図2 てんかん重積状態（拡散強調画像水平断, 造影MRA上面像）

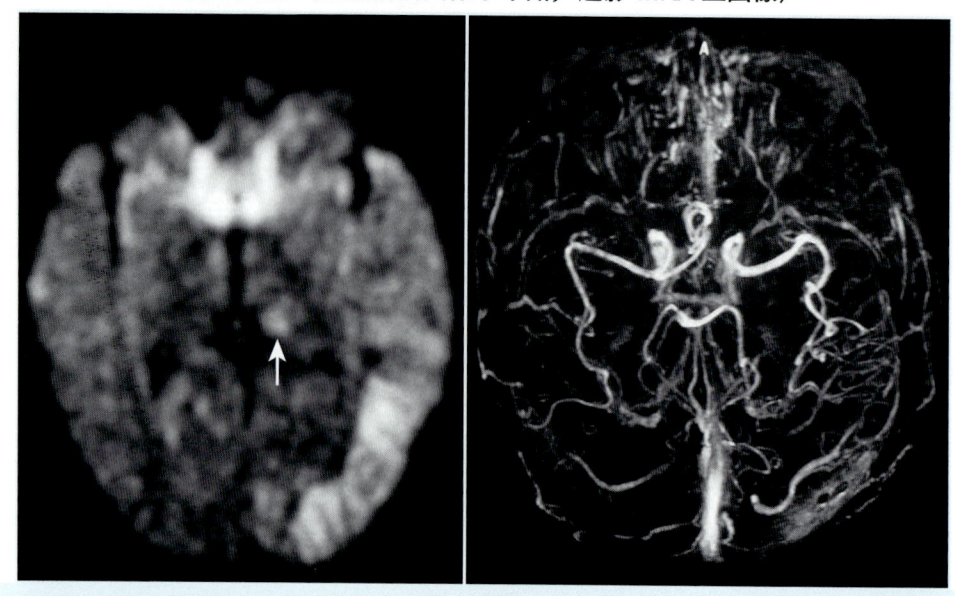

　左頭頂葉の動静脈奇形術後の症例である. 左側頭葉後部から後頭葉にかけて連続性の皮質病変があり, てんかん焦点と考えられる. 左視床枕にも高信号病変があり（矢印）, 二次性変化と考えられる. 同部位を潅流する左中大脳動脈は, 対側よりも末梢まで明瞭に描出されており, てんかん焦点の血流増加が確認できる.
（亀田総合病院放射線科　大内敏宏先生のご厚意による）

図3 てんかん重積状態（拡散強調画像水平断）

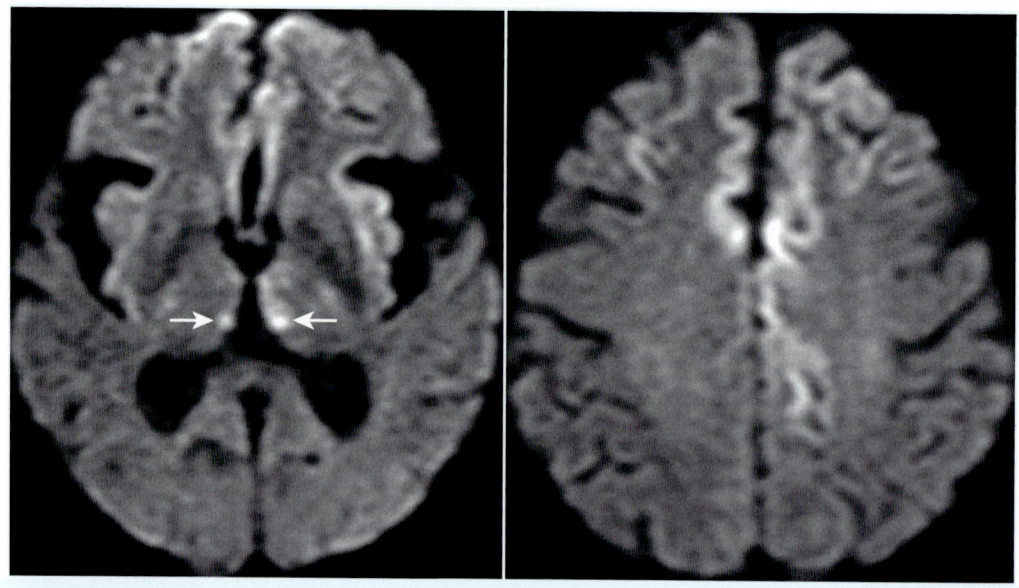

　両側前頭葉円蓋部および内側部の皮質に左優位の高信号病変が認められる. また, 両側手綱にも左優位に高信号病変が認められ（矢印）, 二次性変化と考えられる.

6. 機能性，先天性脳疾患

図4　内側側頭葉硬化（T2強調画像冠状断，FLAIR画像水平断）

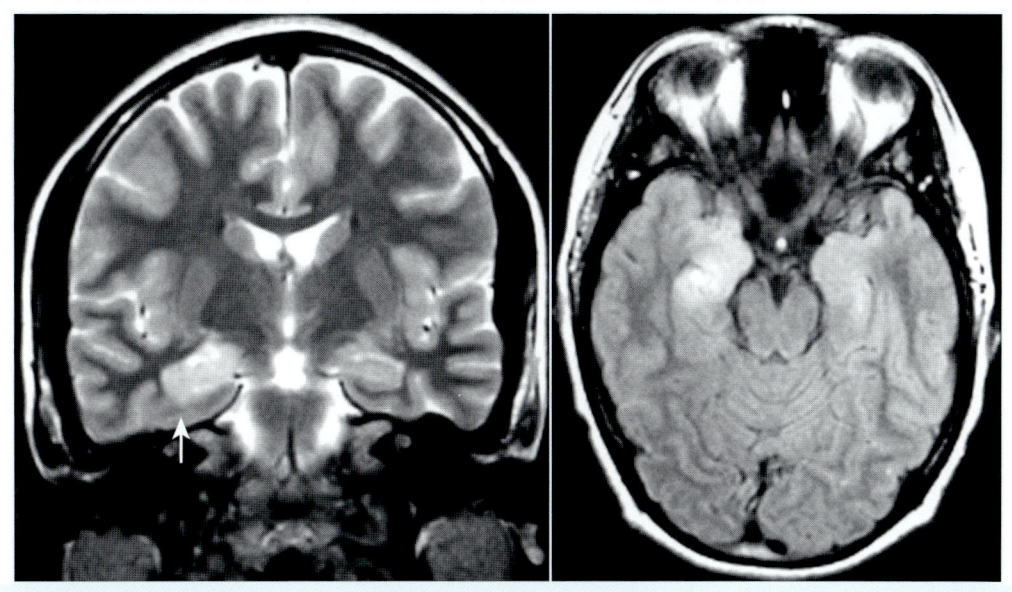

右海馬が高信号となっており，右海馬傍回の皮髄境界が不明瞭になっている（矢印）．

図5　異所性灰白質（T2強調画像水平断，冠状断）

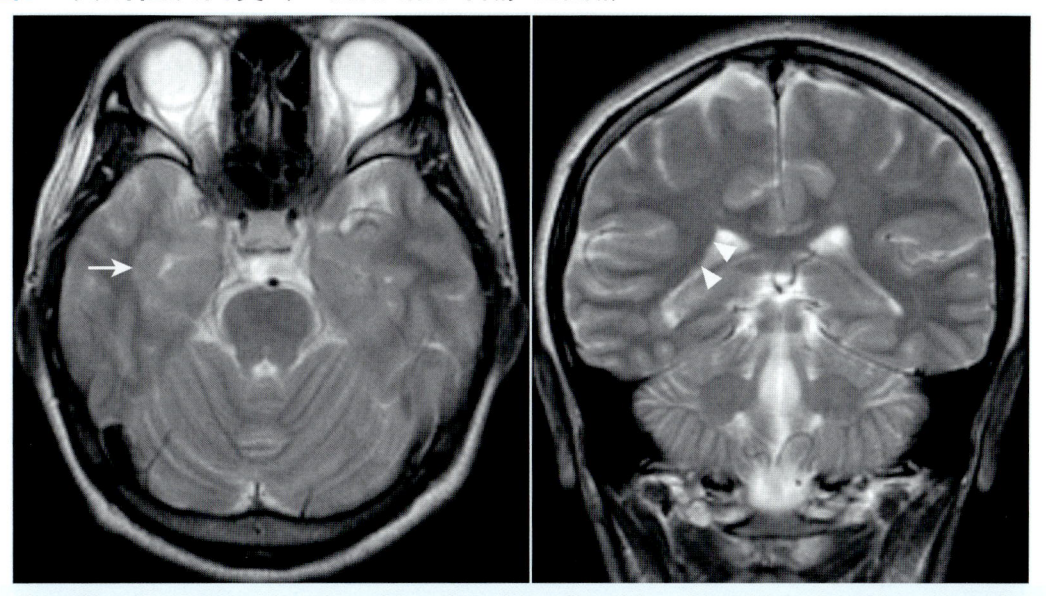

右側脳室下角の周囲に，大脳皮質と等信号の病変が認められる（矢印）．また，右側脳室三角部の辺縁に小さな高信号病変が複数認められる（矢頭）．上衣下の異所性灰白質と考えられる．

179

図6 異所性灰白質（T2強調画像，T1強調画像水平断）

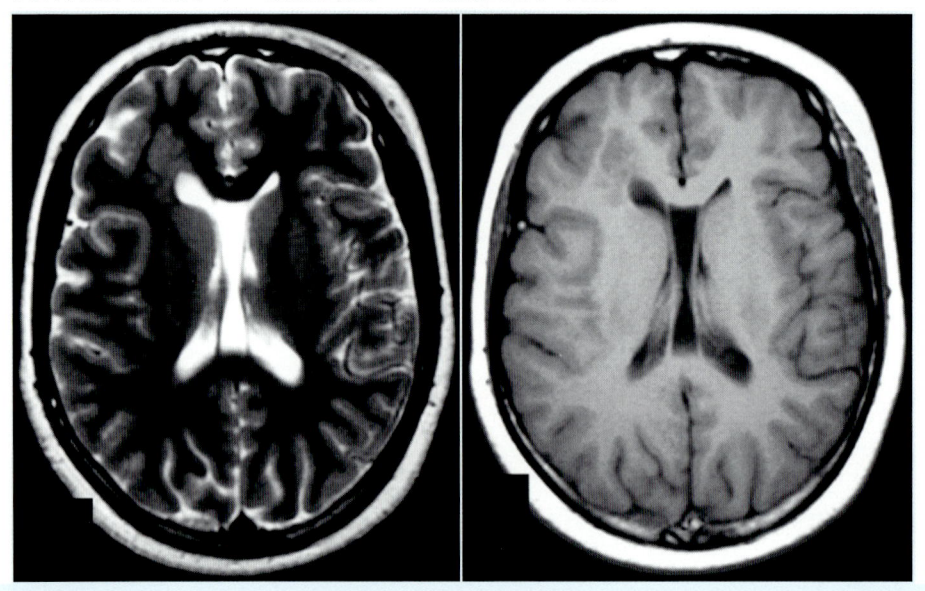

右側脳室前角周囲に，大脳皮質と等信号の不整形の病変があり，異所性灰白質と考えられる．右側脳室前角は拡大している．また，本例では透明中隔腔とベルガ腔が開存している．

図7 滑脳症（FLAIR画像水平断）

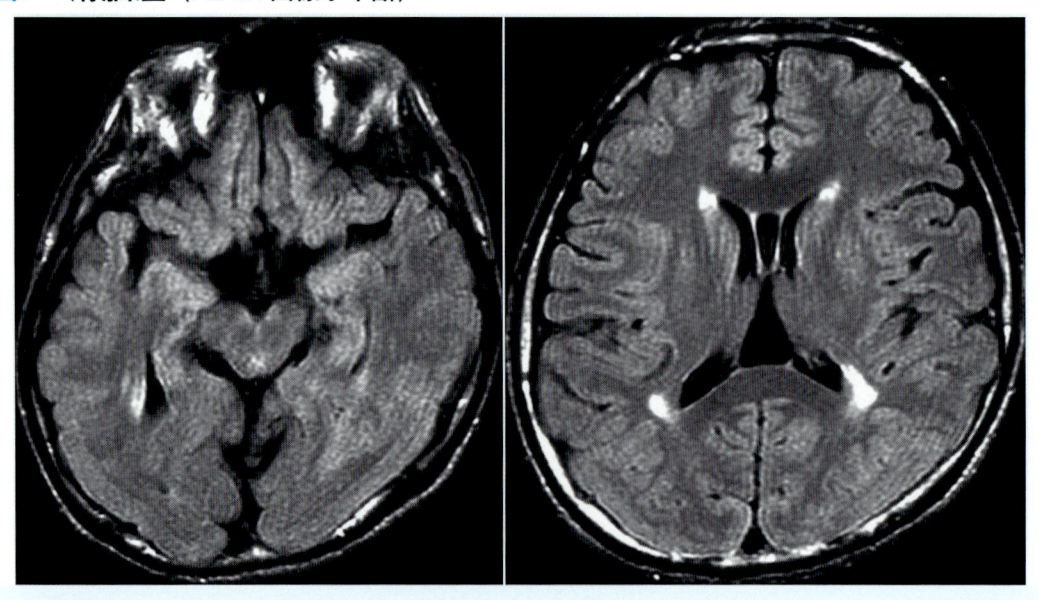

両側後頭葉の表面が平坦で脳回形成が認められず，部分的な滑脳症と考えられる．

6. 機能性，先天性脳疾患

図8　多小脳回（T2強調画像水平断，矢状断）

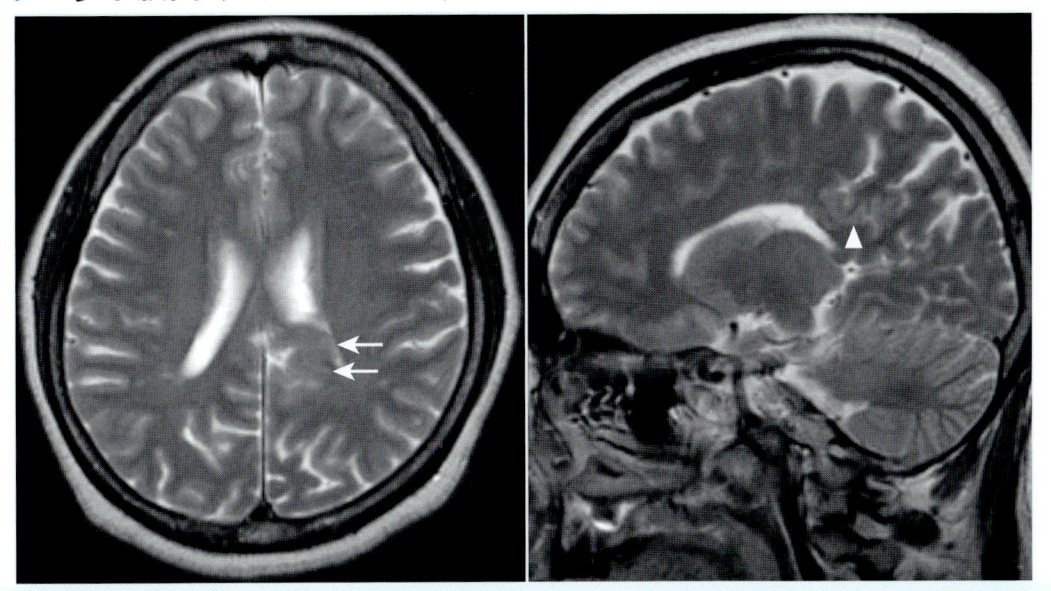

左頭頂葉内側の皮質が通常よりも厚く不整形になっている（矢印）．矢状断では通常よりも細かい脳回形成が確認できる（矢頭）．

図9　多小脳回（T2強調画像水平断）

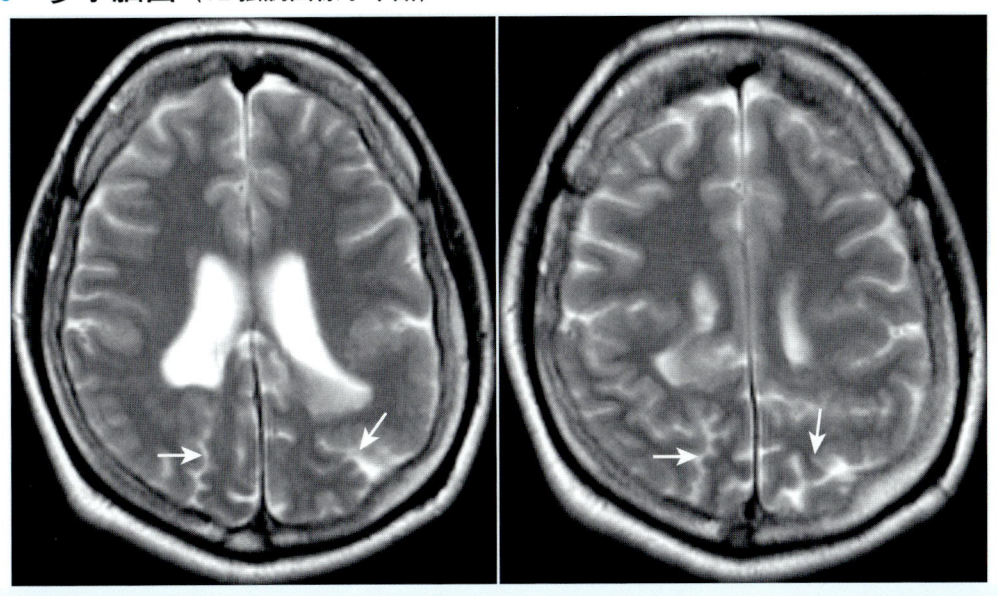

両側頭頂葉の皮質形成が異常であり，厚い皮質や細かい脳回形成が認められ，多小脳回と考えられる．脳表のくも膜下腔と側脳室との交通はみられないが，裂脳症的に脳溝が走行しており（矢印），同部位の表面は多小脳回で覆われている．

図10 限局性皮質異形成（T2強調画像水平断）

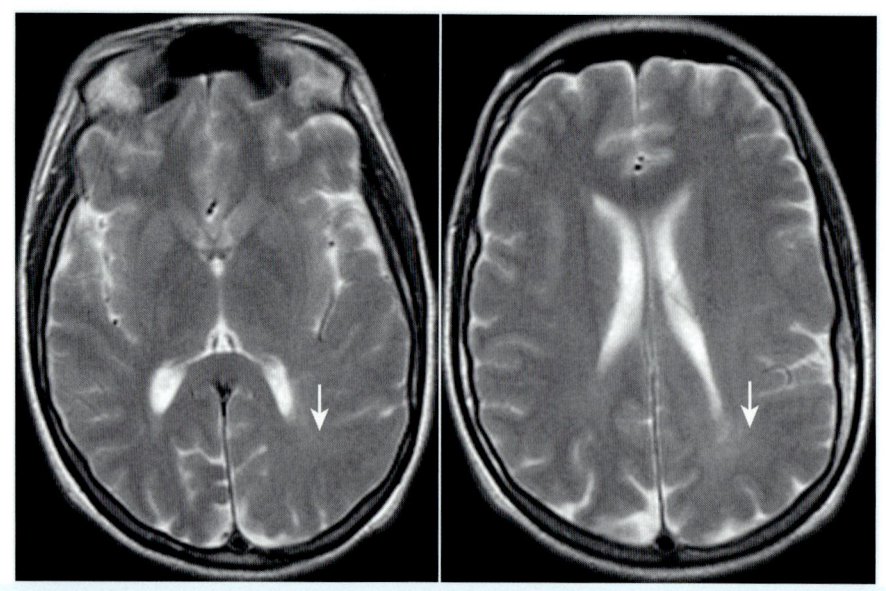

左頭頂・後頭葉白質に淡く境界不明瞭な高信号病変が認められ（矢印），左側脳室三角部が変形している．左後頭葉の皮髄境界が不明瞭になっている．

図11 孔脳症（FLAIR画像水平断，T2強調画像冠状断）

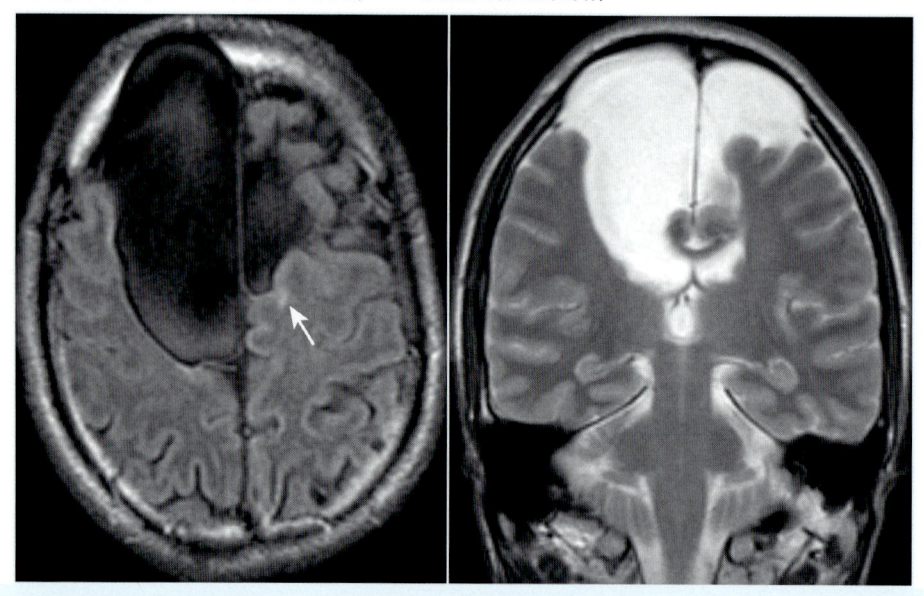

両側前頭葉内側の一部が欠損し，右側で側脳室と交通し，髄液で置換されている．腔の後方の脳実質には，小さな不全軟化巣が認められる（矢印）．虚血などによって破壊された結果の孔脳症と考えられ，分布からは上矢状静脈洞閉塞が疑われる．なお，腔の拡大によって頭蓋骨が変形している．

図12 脳室周囲白質軟化（T2強調画像，FLAIR画像水平断）

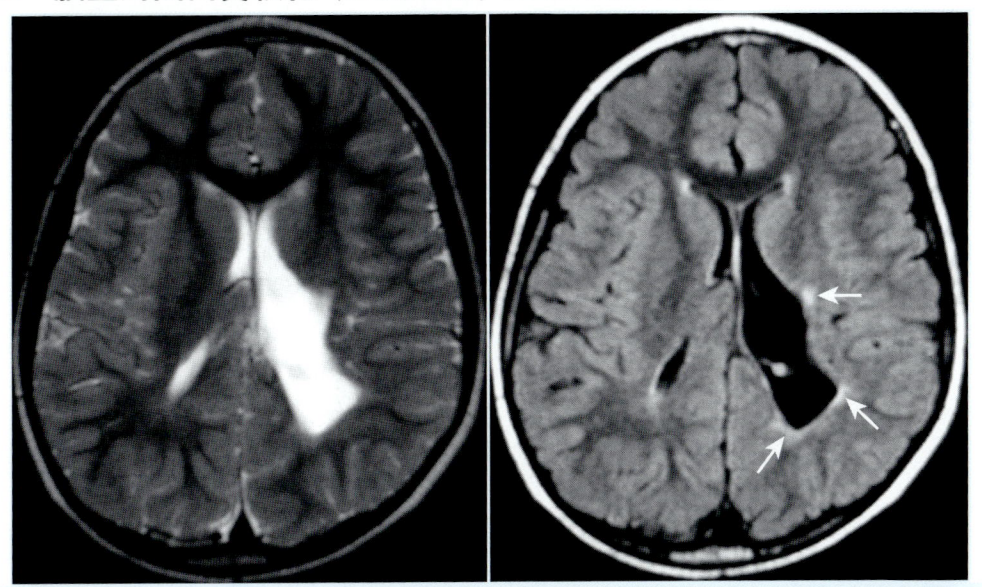

左側脳室が不整に拡大している．脳室周囲白質の一部には，FLAIRで高信号の不全軟化巣を確認できる（矢印）．

図13 脳梁欠損（T2強調画像水平断）

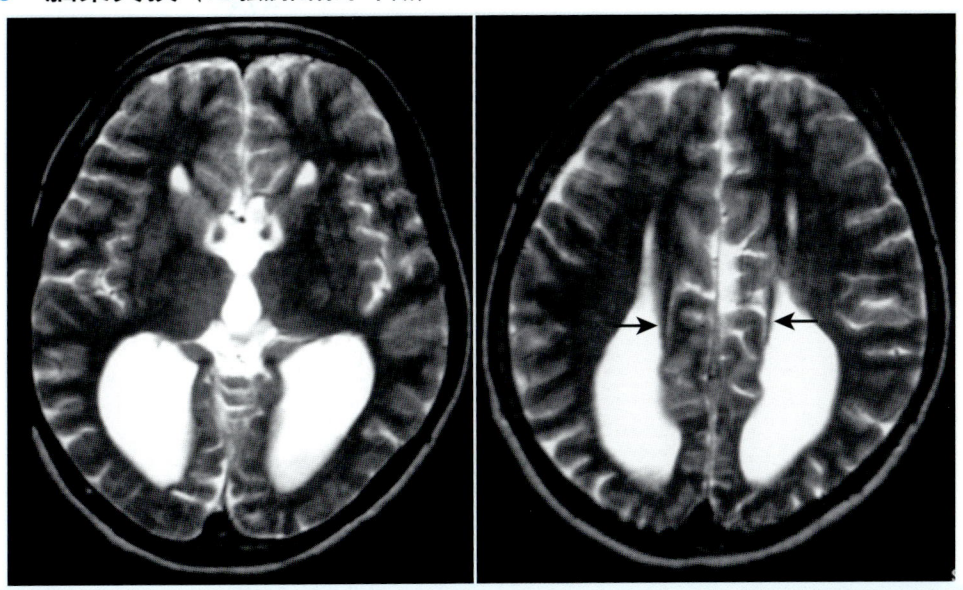

両側側脳室が拡大し，脳室間の距離が拡大している．本来脳梁が存在する部位は大脳皮質で覆われている．側脳室内側にはプロブスト束が確認できる（矢印）．

図14　脳梁低形成，脂肪腫（T2強調画像水平断，T1強調画像矢状断）

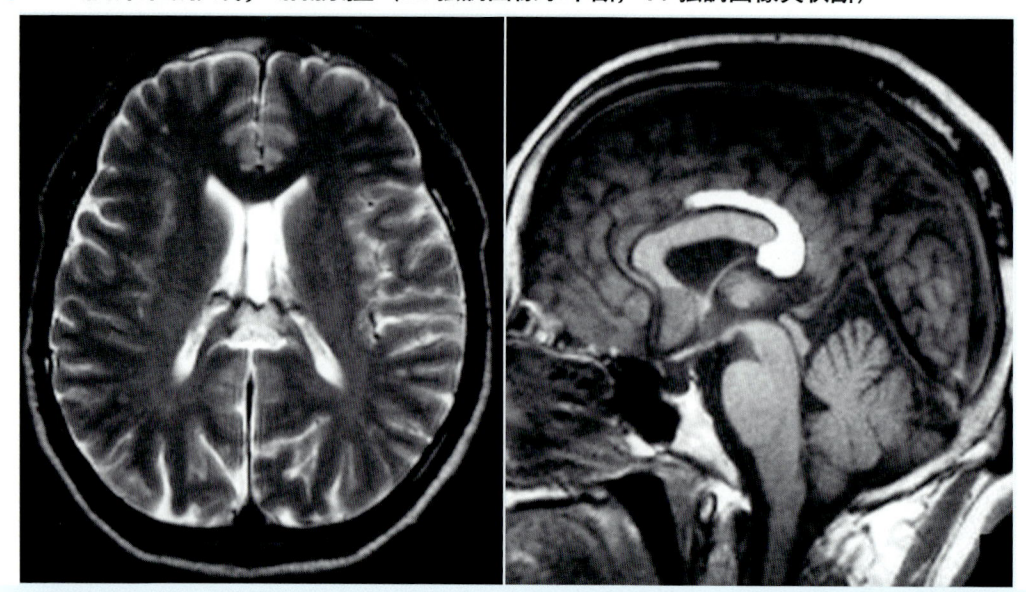

両側側脳室体部後方の脳室間距離が拡大し，同部位にT2高信号，T1高信号の病変が認められる．矢状断で脳梁膨大部が認められず，替わりにコンマ状の高信号病変が認められる．脳梁低形成と脂肪腫の所見である．　　　　　　　（亀田総合病院放射線科　大内敏宏先生のご厚意による）

7 脳腫瘍

27 脳実質内腫瘍

　頭蓋内の脳実質内／外に発生する新生物を脳腫瘍（brain tumor）とよぶ．本書では脳実質内腫瘍と脳実質外腫瘍に大別して記載するが，実際には脳実質内／外のいずれから発生した腫瘍であるか，判断に苦慮することがある．脳実質内腫瘍としては，転移性脳腫瘍の頻度が最も高いが，脳腫瘍全体に占める割合は正確には分かっていない．脳実質内に発生する原発性脳腫瘍としては，神経膠腫（glioma）の頻度が最も高い．

A 転移性脳腫瘍

　転移性脳腫瘍（metastatic brain tumor）の原発巣は，肺癌の頻度が最も高く，次いで乳癌や消化器癌である．欧米では悪性黒色腫の頻度が高いが，本邦では稀である．大脳半球に多発性に発生することが多い．血行性に転移するため，血流が滞留しやすいとされる皮髄境界付近に発生しやすい．腫瘍の信号は，T2強調画像で脳実質よりもやや高信号となることが一般的だが，ムチン産生性の消化器癌ではT2強調画像でやや低信号となる．腫瘍の周囲に広範な浮腫をともなうことが多く，造影CTやMRIで著明なリング状の造影増強効果が認められる．腫瘍の中心部が壊死に陥ってリング状となるため，リング内縁が不整であることが多い（図1，図2）．転移性脳腫瘍の画像診断では，多発性であるか単発性であるかの判断が臨床的に重要であり，頭部MRIでは複数方向で撮像して丁寧に診断を行う必要がある（図2）．脳表付近の転移性脳腫瘍では，近接する皮質に病変が拡大することがある（図3）．

　肺小細胞癌（small cell lung carcinoma），腎明細胞癌（renal clear cell carcinoma），悪性黒色腫（malignant melanoma）の転移性脳腫瘍は，各々に特徴がある．肺小細胞癌の転移性脳腫瘍の場合，扁平上皮癌や腺癌とは異なり，腫瘍周囲の浮腫は少なく，腫瘍辺縁が比較的整であることが多い（図4）．腎明細胞癌では強い血管増生がみられやすく，腫瘍内に出血や血管構造（flow void効果）が認められ，血管腫のような画像所見となることがある（図5）．悪性黒色腫では，メラニンのT1緩和時間が短いことを反映して腫瘍がT1高信号病変として認められる（図6）．悪性黒色腫の転移性脳腫瘍は，脳表面に沿って拡大しやすい．

B 原発性脳腫瘍

　原発性脳腫瘍の中では，神経膠腫の頻度が最も高く，次いで悪性リンパ腫である．神経膠腫，悪性リンパ腫ともに，典型例から非典型例まで様々な画像所見を呈する．

1. 神経膠腫

　神経膠腫（glioma）はあらゆる年齢層で発生し，臨床，画像，病理において多様な所見を呈する．星細胞腫（astrocytoma），退形成性星細胞腫（anaplastic astrocytoma），膠芽腫（glioblastoma）の順に悪性度が高くなり，星細胞腫と膠芽腫の頻度が高い．その他，星細胞腫の亜型である毛様細胞性膠腫（pilocytic astrocytoma），乏突起膠細胞由来の乏突起膠腫（oligodendroglioma），上衣細胞由来の上衣腫（ependymoma）や脈絡叢乳頭腫（choroid plexus papilloma）がある．

星細胞腫

星細胞腫は大脳半球に好発し，緩徐かつ浸潤性に発育する．頭部MRIでは，T2高信号，T1低信号である．周囲の浮腫や圧排効果は軽度であり，腫瘍内出血の頻度は低い．時にCTで石灰化を確認できる．小児や若年者では，脳幹に星細胞腫が発生することがあり，脳幹神経膠腫（brainstem glioma）あるいは橋神経膠腫（pontine glioma）とよばれる．脳底動脈を巻き込むようにexophyticに拡大することが特徴である（図7）．造影増強効果の程度は様々である．

退形成性星細胞腫

退形成性星細胞腫（anaplastic astrocytoma）は，星細胞腫よりも悪性度が高いが，膠芽腫のような壊死を認めない神経膠腫である．頭部MRIでは，星細胞腫と比較すると，信号が不均一で周囲への圧排効果が強く，腫瘍の辺縁部に不規則な造影増強効果が認められる（図8）．

膠芽腫

膠芽腫（glioblastoma）は，神経膠腫の中で最も悪性度が高く，腫瘍内部に壊死，出血などをともなう．浸潤性が強く，脳梁を介して対側大脳半球へ，また大脳基底核を経て脳幹へと浸潤する．大脳白質（主に前頭葉，側頭葉，頭頂葉）に好発し，後頭蓋窩での発生は稀である．頭部MRIでは，境界不明瞭で，内部に壊死，出血，囊胞をともなうT2高信号病変として認められる（図9）．造影増強効果は明瞭である．内部の壊死をともなう場合，造影増強効果がリング状に認められ，リングの内縁は不整形となる．星細胞腫からの悪性転化の場合を除き，石灰化がみられることは稀である．膠芽腫は多様な画像所見を呈しうるため，非定型の脳実質内腫瘍では常に鑑別に挙げるべき疾患と思われる．

乏突起膠腫

乏突起膠腫（oligodendroglioma）は，主に乏突起膠細胞からなる腫瘍であり，浸潤性だが発育が遅い．大脳半球や大脳基底核に発生する．多くの症例で腫瘍辺縁の石灰化を確認できる．

2. 神経節膠腫

神経節膠腫（ganglioglioma）は，神経細胞と神経膠細胞からなる腫瘍であり，若年者にみられ，側頭葉に好発する．てんかん原性が強く，側頭葉てんかんの原因として，内側側頭葉硬化／海馬硬化とともに重要な疾患である．頭部MRIでは，壁在結節がある囊胞性病変として認められる場合，充実性腫瘤として認められる場合（図10），浸潤性病変として認められる場合などがある．石灰化が認められることも少なくない．造影増強効果は不均一で様々である．

3. 悪性リンパ腫

中枢神経系の悪性リンパ腫（malignant lymphoma）は，転移性よりも原発性の頻度が高い．原発性の多くは非ホジキンリンパ腫であり，diffuse large B cell typeが多い．臓器移植後や後天性免疫不全症候群（AIDS）などの免疫抑制者が発症しやすいが，健常者も発症しうる．Epstein-Barrウイルスと関連して発症することもある．病変は単発性のことも多発性のこともある．大脳，特に大脳基底核などの深部灰白質，脳室周囲白質（図11），脳梁（図12）に好発する．小脳に病変が形成されることは少ない．転移性の場合，脳実質のみならず，眼窩内への転移の確認も必要である（図13）．

頭部MRIでは，T2高信号，T1低信号の病変として認められ，周囲の浮腫や圧排効果は明瞭である．ほとんどの症例で明らかな造影増強効果が認められる．悪性リンパ腫は細胞密度が高い腫瘍であり，組織中の細胞核／細胞質の比が上昇する．このことを反映して，T2強調画像で大脳皮質よりやや低信号となったり（図11），拡散強調画像で高信号，ADC mapで低信号となったりすることがある（図12）．

なお，血管内に発育する悪性リンパ腫である血管内リンパ腫（intravascular lymphoma）では，脳実質内への腫瘍浸潤はみられず，血管閉

塞によって脳梗塞をきたす（「特殊な脳梗塞」の章参照）．

4. 胚細胞腫瘍

胚細胞腫瘍（germ cell tumor）には，胚細胞腫（germinoma），奇形腫（teratoma），卵黄嚢腫瘍（yolk sac tumor），絨毛細胞癌（choliocarcinoma）などがある．小児や若年者にみられ，絨毛細胞癌は女性にみられる．発生部位は，松果体部，鞍上部，大脳基底核・視床下部の順に多い．胚細胞腫で髄液中のhCG上昇，卵黄嚢腫瘍で髄液中のαフェトプロテイン（AFP）上昇がみられることがある．

脳実質内の胚細胞腫の画像所見は特徴的である．CTでは病変の淡い石灰化が認められる（図14）．頭部MRIでは淡いT2高信号病変として認められ，同側の大脳半球の萎縮も認められる（図14）．造影増強効果の程度は様々である．

5. ランゲルハンス細胞組織球症

ランゲルハンス細胞組織球症（Langerhans cell histiocytosis）は，小児や若年者が発症する疾患である．ランゲルハンス細胞による肉芽腫が神経系や骨などに形成される．神経系では，間脳付近に病変が形成されやすく，尿崩症や下垂体機能不全をきたす．両側の中小脳脚や小脳半球に左右対称性の病変が形成され，臨床的に緩徐進行性の四肢・体幹の小脳性運動失調を呈することがある．頭部MRIでは，病変はT2高信号で浮腫や圧排効果に乏しく，斑状の淡い造影増強効果が認められる（図15）．

図1　転移性脳腫瘍（造影CT）

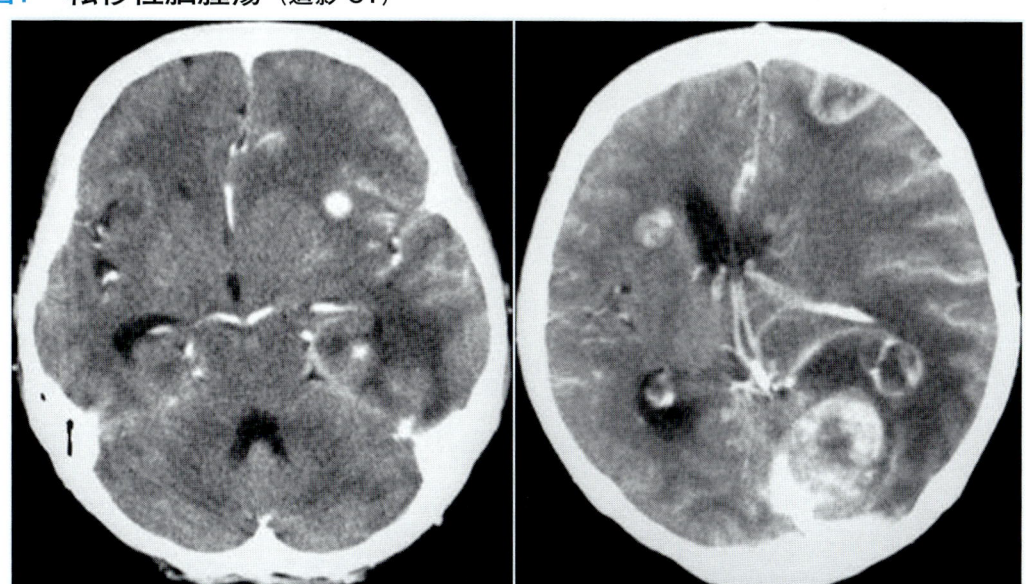

両側大脳半球に多発性病変が認められる．病変周囲の浮腫や圧排効果は著明であり，大脳中心部が左から右へ偏位している．造影増強効果は結節状あるいはリング状で，後頭・頭頂葉病変の造影増強効果の内縁は不整であり，中心部の壊死を示していると思われる．

図2 転移性脳腫瘍（T2強調画像水平断，造影T1強調画像矢状断）

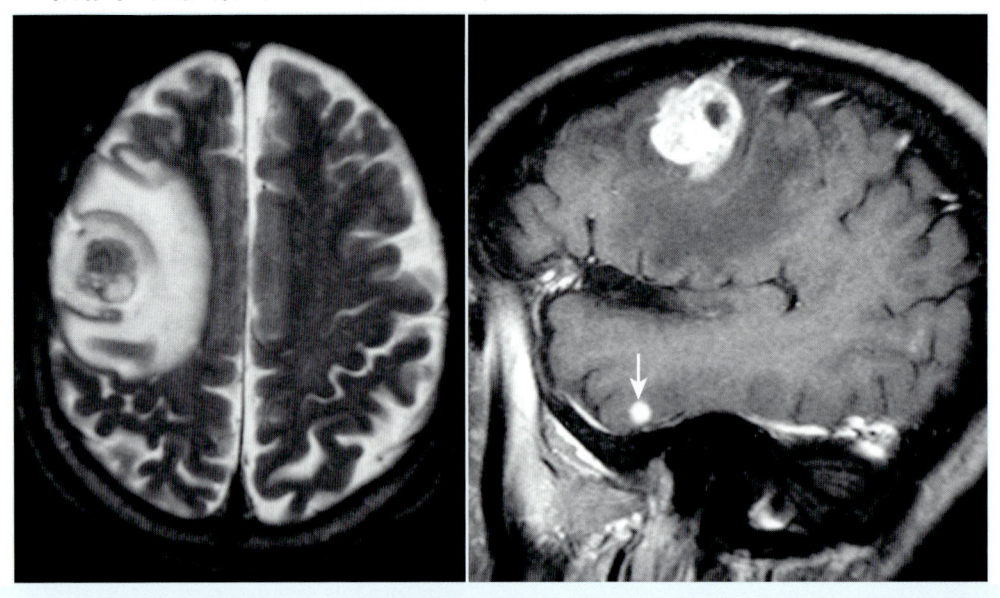

　右前頭葉外側の皮髄境界付近に，T2強調画像で等信号（内部に高信号）の，著明な造影増強効果をともなう境界明瞭な病変があり，周囲には著明な浮腫が認められる．右側頭葉下部にも，結節状の造影増強効果をともなう小病変が認められる（矢印）．

図3 転移性脳腫瘍（造影T1強調画像水平断）

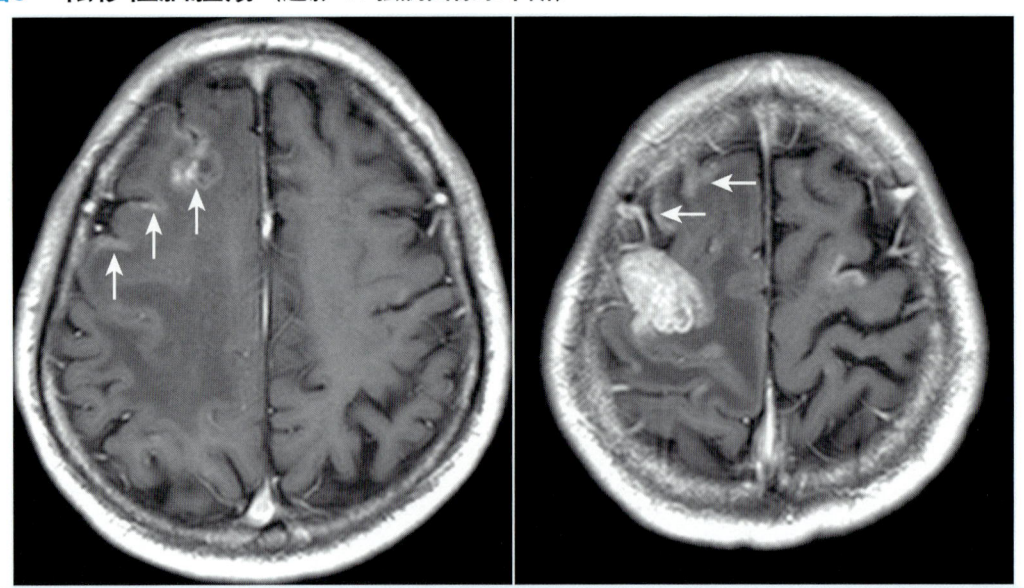

　右中心前回に，内部不均一で明瞭な造影増強効果をともなう腫瘍性病変が認められる．周囲には浮腫が広範囲に拡大している．右前頭葉の皮質に沿うような造影増強効果が認められ（矢印），腫瘍の浸潤と考えられる．

図4　転移性脳腫瘍（肺小細胞癌）(造影 CT)

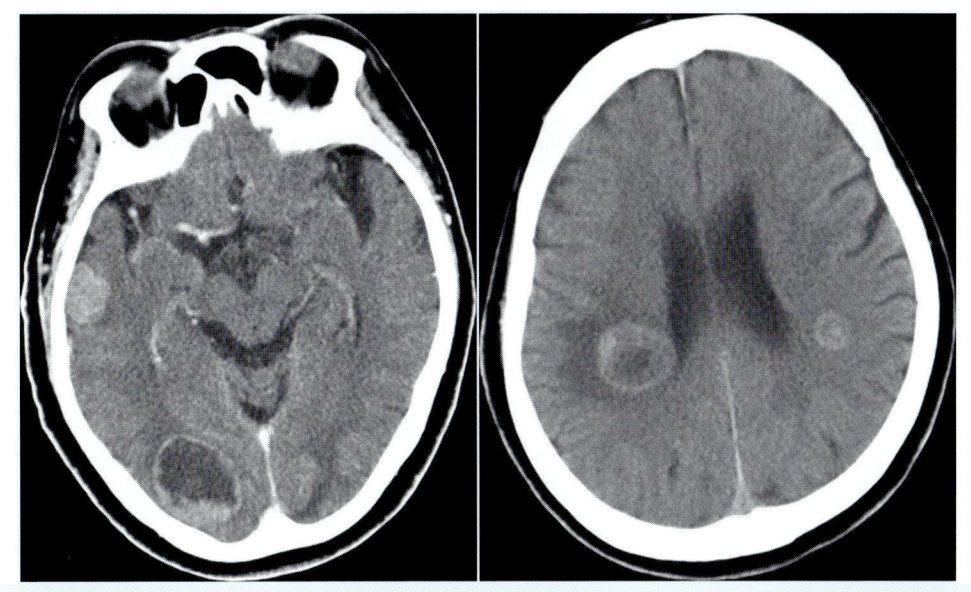

両側大脳半球に辺縁明瞭で造影増強効果をともなう病変が多発している．右側頭葉病変や左後頭葉病変は充実性，その他の病変は嚢胞性で，病変周囲の浮腫は軽度である．図1で示した症例と比較すると，嚢胞壁の内縁は整である．

図5　転移性脳腫瘍（腎明細胞癌）(T2 強調画像，造影 T1 強調画像水平断)

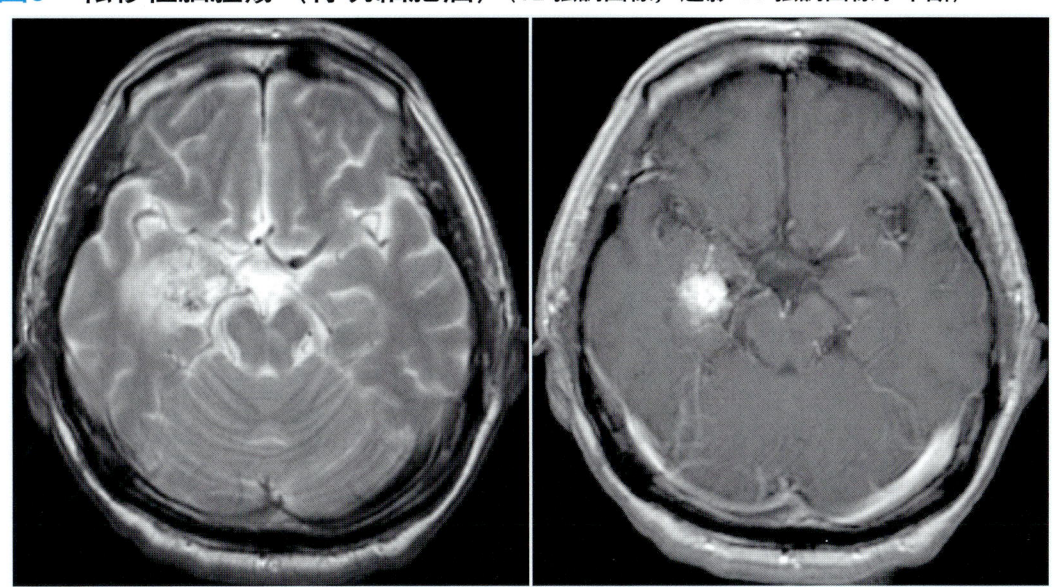

右側頭葉内側に高信号病変があり，内部に小さな T2 低信号領域が散在している．同病変には明瞭な造影増強効果が認められる．血管成分に富む腫瘍が疑われる所見である．

図6　転移性脳腫瘍（悪性黒色腫）（FLAIR 画像，T1 強調画像水平断）

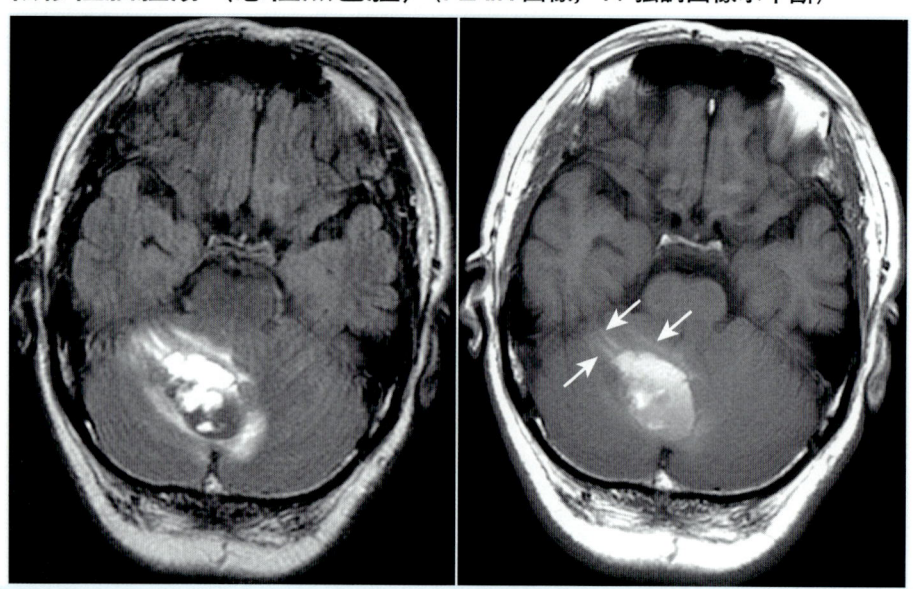

小脳虫部から右小脳半球にかけて，巨大な T1 高信号病変が認められる．病変の前部は T1 強調画像，FLAIR 画像ともに明瞭な高信号，病変の後部は T1 強調画像で淡い高信号，FLAIR 画像で低信号になっている．右小脳裂には線状の T1 高信号病変があり（矢印），小脳裂に沿って腫瘍が拡大していると思われる．

図7　脳幹神経膠腫（FLARI 画像水平断，矢状断）

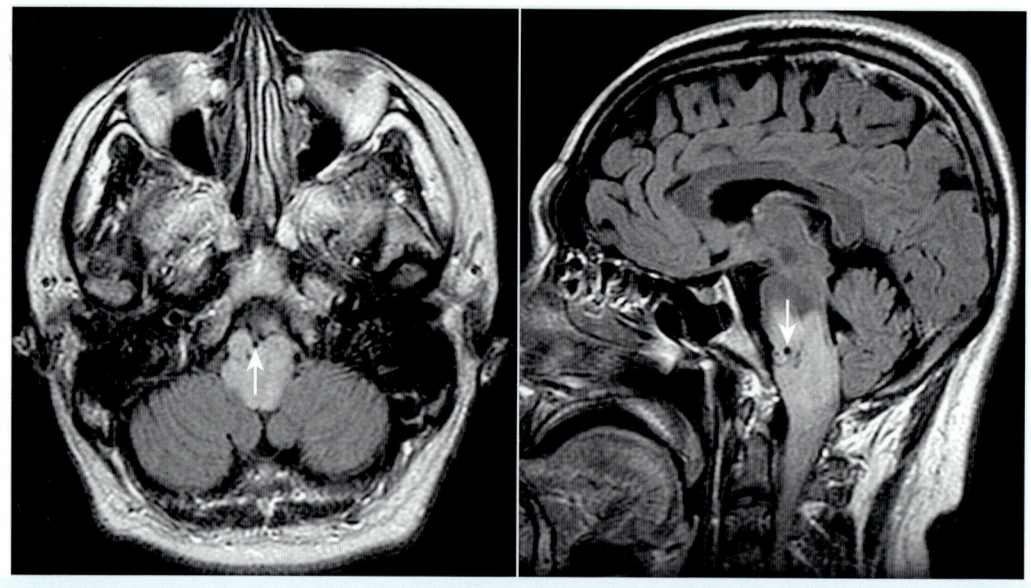

橋下部から延髄にかけて，内部均一な高信号病変が認められる．病変が椎骨・脳底動脈を巻き込むように（矢印），exophytic に拡大している．なお，本病変には造影増強効果は認められなかった．

図8 退形成性星細胞腫（T2強調画像，造影T1強調画像水平断）

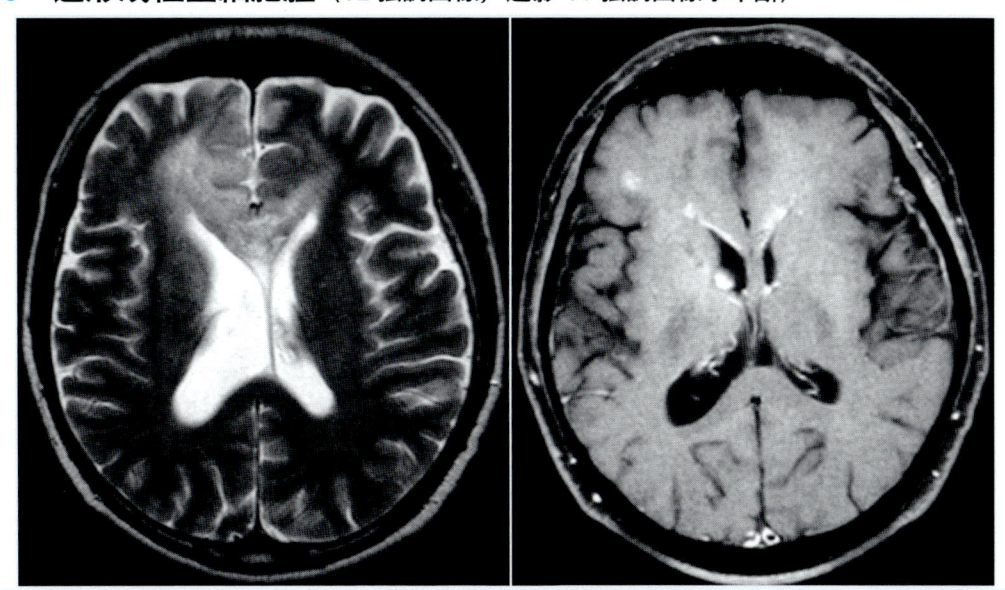

脳梁から両側前頭葉白質にかけて，連続性のT2高信号病変が認められる．病変の圧排効果により両側側脳室前角が変形している．病変の一部に散在性の造影増強効果が認められる．

図9 膠芽腫（T2強調画像，造影T1強調画像水平断）

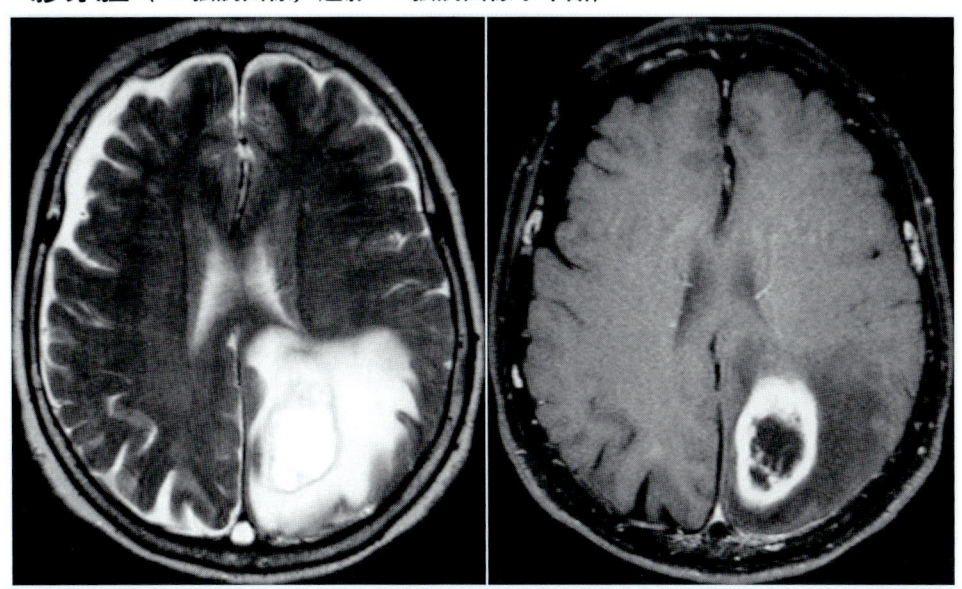

左頭頂葉に囊胞状の病変があり，病変周囲の浮腫や圧排効果が著明である．リング状の造影増強効果が認められ，造影病変の内縁は不整である．病変内部はT2高信号，T1低信号であり，壊死性変化と考えられる．

図10 神経節膠腫（FLAIR 画像水平断，T2 強調画像冠状断）

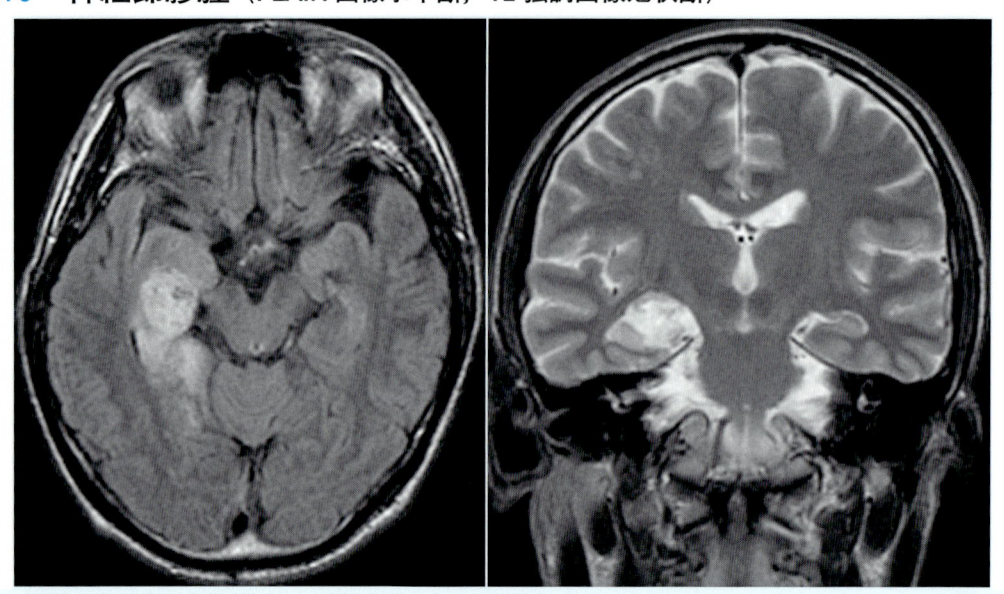

右海馬に高信号病変があり，正常の海馬構造は確認しづらい．病変内部の信号はやや不均一である．病理検査で神経節膠腫と診断された．

図11 悪性リンパ腫（原発性）（T2 強調画像，造影 T1 強調画像水平断）

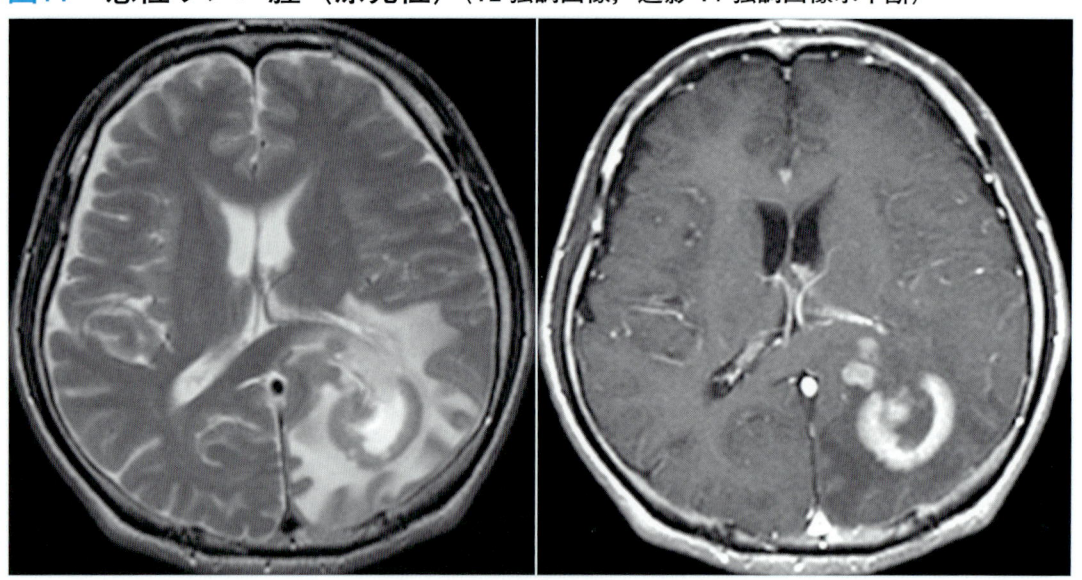

左側脳室三角部周囲白質に，T2 強調画像で大脳皮質よりやや低信号の病変が多発しており，病変周囲には著明な浮腫が認められる．病変の造影増強効果は均一で明瞭である．

図12　悪性リンパ腫（原発性）(T2強調画像，拡散強調画像水平断)

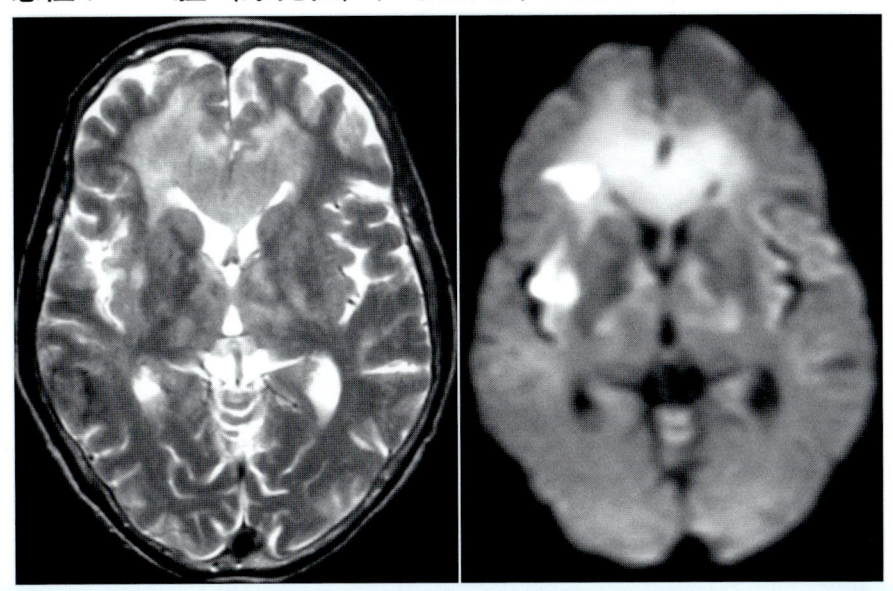

脳梁膝部にT2高信号の病変があり，脳梁膝部が膨大して側脳室前角が変形している．同部位は拡散強調画像で高信号となっている．細胞密度が高い悪性リンパ腫を示す所見である．また，拡散強調画像で右前頭葉や右島回に明瞭な高信号病変があり，何らかの機序による虚血性変化と思われる．また，両側視床に斑状のT2高信号病変が散在している．

図13　悪性リンパ腫（転移性）(FLAIR画像，T2強調画像水平断)

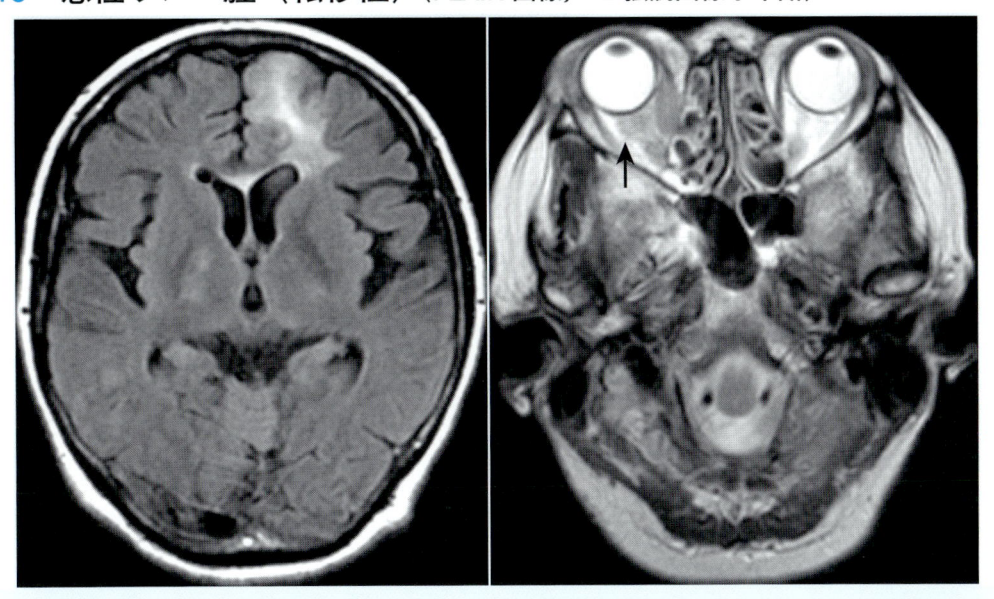

左前頭葉内側円蓋部から左側脳室前角周囲にかけて，皮質・白質ともに含む高信号病変が認められる．非ホジキンリンパ腫の脳転移を示す所見である．さらに，右眼球後部に低信号病変があり（矢印），右眼の内直筋が局所的に腫大しており，悪性リンパ腫の眼窩内浸潤と思われる．

図14 胚細胞腫（CT，T2 強調画像水平断）

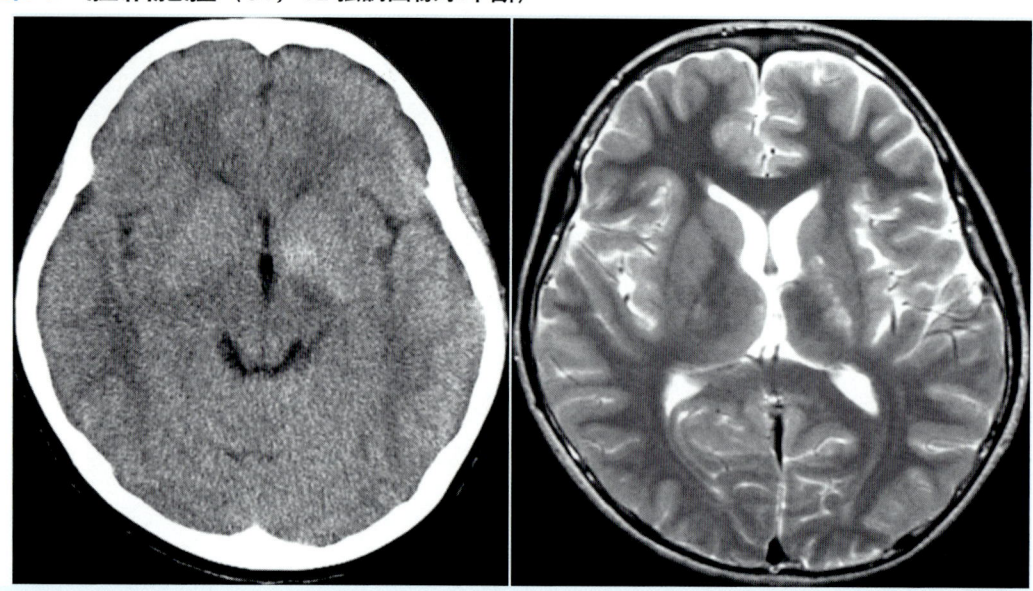

CT で左淡蒼球に淡い高吸収領域があり，石灰化をともなう病変と考えられる．T2 強調画像では，淡蒼球から内包にかけて境界不明瞭な高信号病変が認められる．左被殻や視床が萎縮し，左シルビウス裂がやや拡大している．

図15 ランゲルハンス細胞組織球症（T2 強調画像，造影 T1 強調画像水平断）

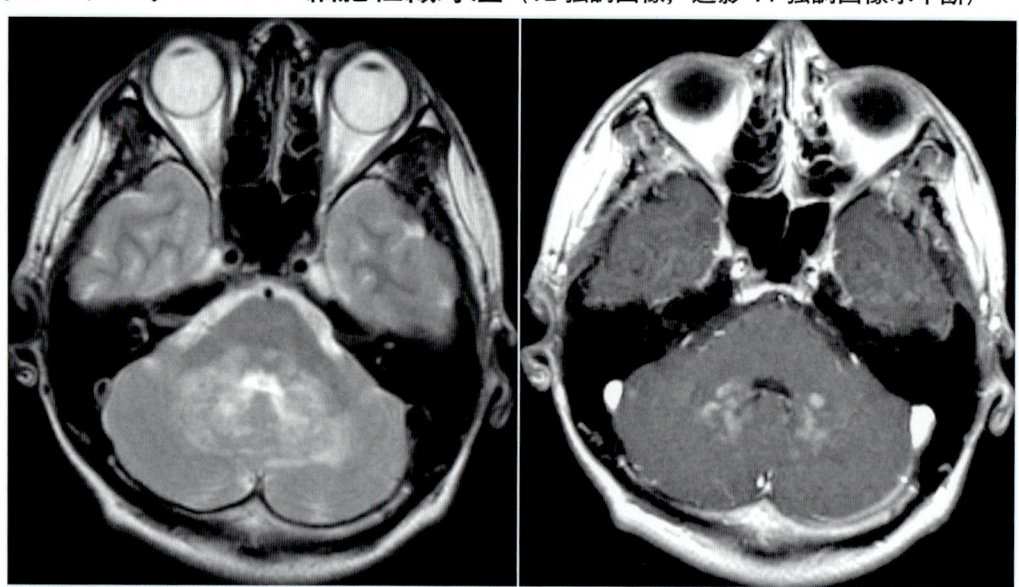

両側中小脳脚から小脳半球に，左右対称性に斑状 T2 高信号病変が集簇している．周囲の浮腫や圧排効果は明らかではない．病変の一部に散在性に造影増強効果が認められる．

7 脳腫瘍

28 脳実質外腫瘍,神経皮膚症候群

A 脳実質外腫瘍

 脳実質外腫瘍の頻度は,髄膜腫,下垂体腺腫,神経鞘腫(聴神経鞘腫,三叉神経鞘腫),頭蓋咽頭腫,胚細胞腫の順に高い.髄膜腫は神経膠腫とほぼ同程度の頻度である.本章では,脳実質外腫瘍として,転移性頭蓋底腫瘍や髄膜癌腫症についても記載する.

1. 髄膜腫

 髄膜腫(meningioma)は,髄膜から発生する腫瘍であり,成人女性に多く発生する.円蓋部,蝶形骨縁,傍矢状部(図1),大脳鎌,嗅窩(図2)など,テント上に発生することが多いが,小脳橋角部などのテント下にも発生する.多くは病理学的に良性だが,稀に悪性となる.

 頭部MRIでは,正常灰白質と比してT1強調画像でほぼ等信号,T2強調画像で様々な信号強度を呈する.石灰化部位はT1低信号,T2低信号となる.腫瘍内部に壊死や囊胞を形成することもある(図1).約2/3の症例で腫瘍周囲の浮腫が認められるが,腫瘍をとりかこむ髄液を確認できれば,脳実質外腫瘍であると判断できる(図1).腫瘍の造影増強効果は明瞭であり,腫瘍と接する硬膜にも高頻度に造影増強効果が認められる(dural tail sign).ただし,髄膜腫以外の腫瘍でも,硬膜血管のうっ滞によって硬膜の造影増強効果がみられることがあるので注意が必要である.髄膜腫は血流が豊富な腫瘍であり,T2強調画像やMRAで腫瘍周囲の血流増加を確認できることがある(図3).

2. 下垂体腺腫

 下垂体腺腫(pituitary adenoma)は,下垂体前葉から発生する腫瘍であり,トルコ鞍部腫瘍の中で最も頻度が高い.前葉ホルモンを分泌することも分泌しないこともある.分泌の有無は腫瘍の大きさとは関連しない.腫瘍径が10 mmを超えるものはmacroadenoma,10 mm以下のものはmicroadenomaとよばれる.頭部MRIでは,T1強調画像,T1強調画像ともに灰白質と同程度の信号を呈し,造影増強効果は明瞭である(図4).内部に壊死,囊胞をともなうこともある.微小腺腫(microadenoma)は,dynamic techniqueを用いないと検出しづらく,正常の下垂体前葉よりも造影増強が遅い領域として認められる.

下垂体卒中

 下垂体腺腫(macroadenoma)内に出血が生じると,腫瘍容積の急激な増大と,腫瘍組織の急激な崩壊が生じ,急性発症の頭痛,視力・視覚障害,外眼筋麻痺,下垂体機能低下,発熱などが生じる.これを下垂体卒中(pituitary stroke)とよぶ.頭部MRIでは,出血部位が時期に応じて様々な信号強度を呈する.T1強調画像ではメトヘモグロビンを示す高信号域が確認できる(図5).

3. 頭蓋咽頭腫

 頭蓋咽頭腫(craniopharyngioma)は,胎生期の頭蓋咽頭管の遺残から発生する良性腫瘍である.頭部MRIでは囊胞性病変として認められることが多く,囊胞壁に石灰化をともなう壁

在結節が認められ，同部位は不均一に造影される（図6）．囊胞内は通常はT2高信号，T1低信号である．ラトケ囊胞（Rathke cyst）との鑑別が必要だが，ラトケ囊胞の場合，囊胞内がT1高信号であることが多く，原則として造影増強効果がみられず，石灰化が稀であることから鑑別が可能である．

4. 胚細胞腫瘍

胚細胞腫瘍（germ cell tumor）には，胚細胞腫（germinoma），奇形腫（teratoma），卵黄囊腫瘍（yolk sac tumor），絨毛細胞癌（choliocarcinoma）などがある．松果体部や鞍上部に発生することが多い．胚細胞腫で髄液中のhCG上昇，卵黄囊腫瘍で髄液中のαフェトプロテイン（AFP）上昇がみられることがある．胚細胞腫は，灰白質と比してT2等信号，T1等信号となることが多いが，T2低信号，T1高信号となることもある（図7）．一般に造影増強効果は明瞭である．奇形腫は石灰化や脂肪をともなうことがある．

5. 聴神経鞘腫

聴神経鞘腫（acoustic neurinoma）は，前庭神経のSchwann細胞より発生する腫瘍であり，小脳橋角部腫瘍の中で最も頻度が高い．前庭神経由来でありながら，聴力低下，耳鳴などの蝸牛症状で初発することが多く，進行すると顔面神経麻痺や小脳症状をきたす．急性に発症して，突発性難聴と診断されることもある．頭部MRIでは，灰白質と比してT1強調画像でほぼ等信号，T2強調画像で様々な程度の高信号の病変として認められる（図8）．造影増強効果は明瞭である．内耳道から連続して小脳橋角部で増大するのでコンマ型と形容される．腫瘍によって内耳道が拡大し，小脳橋角部は内側後方へ圧排される．

6. 転移性頭蓋底腫瘍

担癌患者が一側の進行性の下部脳神経麻痺（頚静脈孔症候群や舌下神経麻痺）をきたした場合，転移性頭蓋底腫瘍を疑う必要がある．肝細胞癌など，転移性脳腫瘍をきたしにくい腫瘍でも，頭蓋底腫瘍を形成しうる．頭部MRIでは，後頭蓋底が撮像範囲外とならないように，通常よりも尾側よりに水平断を撮像したり，冠状断を撮像したりする工夫が必要である．頚静脈孔症候群では，骨CTでの頚静脈孔の拡大が腫瘍の存在を示す参考所見になる（図9）．舌下神経麻痺では，SPGR画像などの薄いスライスで評価すると，小さな舌下神経管の評価が可能である（図10）．

7. 髄膜癌腫症

髄膜癌腫症（meningeal carcinomatosis）は，くも膜下腔を癌細胞が浸潤している状態であり，やがて脳実質内に癌細胞が浸潤していく．頭部MRIでは，くも膜や軟膜の造影増強効果がみられることがあるが，髄膜の造影増強効果が軽度で脳実質内浸潤のみ認められることもある（図11）．髄膜癌腫症は小脳橋角部に発生しやすく，両側性の実質内浸潤が生じると，中小脳脚に対称性のT2高信号病変が認められるようになる．実質内病変は必ずしも浮腫をともなわない．腫瘍によりLuschka孔やMagendie孔が閉塞すると水頭症を合併する．最終的に髄液細胞診で診断を確定する．

B 神経皮膚症候群

神経皮膚症候群（neurocutaneous syndrome）は，別名，母斑症（phacomatosis）ともよばれている．遺伝性の疾患であり，腫瘍性増殖能を有する病変が外胚葉起源の神経系と皮膚に発生する．多くの種類が知られているが，神経線維腫症Ⅰ型と結節性硬化症の頻度が高い．

1. 神経線維腫症

神経線維腫症（neurofibromatosis）は，常染色体優性の遺伝性疾患である．Ⅰ型（NF1）はvon Recklinghausen病ともよばれ，小児期に発

症し，けいれんや精神発達遅滞などをきたす．皮膚の café au lait spot，末梢神経の神経線維腫，叢状神経線維腫（plexiform neurofiborma），中枢神経の視神経膠腫，星細胞腫，上衣腫，蝶形骨形成不全や長管骨病変などが知られている．Ⅱ型（NF2）は両側の聴神経腫瘍で知られている．

2. 結節性硬化症

結節性硬化症（tuberous sclerosis）は，幼児期以降に発症する常染色体優性の遺伝性疾患であり，顔面の血管線維腫，てんかん，精神発達遅滞が臨床上の三徴である．大脳全体に結節が散在する．結節は tuber とよばれ，病理学的に過誤腫に類似し，神経細胞脱落，グリア増生，異常な巨大異所性細胞が認められる．大脳皮質・白質の結節は，前頭葉，頭頂葉，側頭葉に多く，後頭葉にみられることは少ない．正常灰白質に比して T2 高信号，T1 等信号であり，造影増強効果は認められない（図12）．上衣下結節は Monro 孔周囲にみられやすく，石灰化をきたしやすい（図12）．上衣下結節が脳室内へ突出する様子は candle guttering とよばれている．その他，非腫瘍性の中枢神経系病変として，大脳皮質形成異常（多小脳回など）や脳梁欠損などが知られている．また，全身性の合併症として，両側性の腎血管筋脂肪腫の頻度が高い．

3. Sturge–Weber 症候群

孤発性あるいは常染色体優性の稀な疾患である．顔面のぶどう酒様血管腫（port–wine stain），脈絡膜血管腫，脳軟膜の静脈性血管腫が特徴である．頭部 CT，MRI では，脳回に沿った石灰化，病側の大脳萎縮，頭蓋骨肥厚が特徴的である．脳回に沿った石灰化は脳軟膜の静脈性血管腫と関連しており，造影 CT，MRI では脳回に沿った造影増強効果が認められる．

4. von Hippel–Lindau 病

常染色体優性の稀な疾患であり，小脳・脳幹・脊髄の多発性血管芽腫，網膜血管腫，膵臓や腎臓の嚢胞，腎癌，褐色細胞腫などをきたす．頭部 MRI では，小脳・脳幹の多発性の嚢胞性病変が認められ，嚢胞内の信号は T2 等〜高信号，T1 低〜高信号と様々である．造影 T1 強調画像で造影される壁在結節（mural nodule）を確認できる（図13）．

図1　髄膜腫（T2 強調画像水平断，造影 T1 強調画像冠状断）

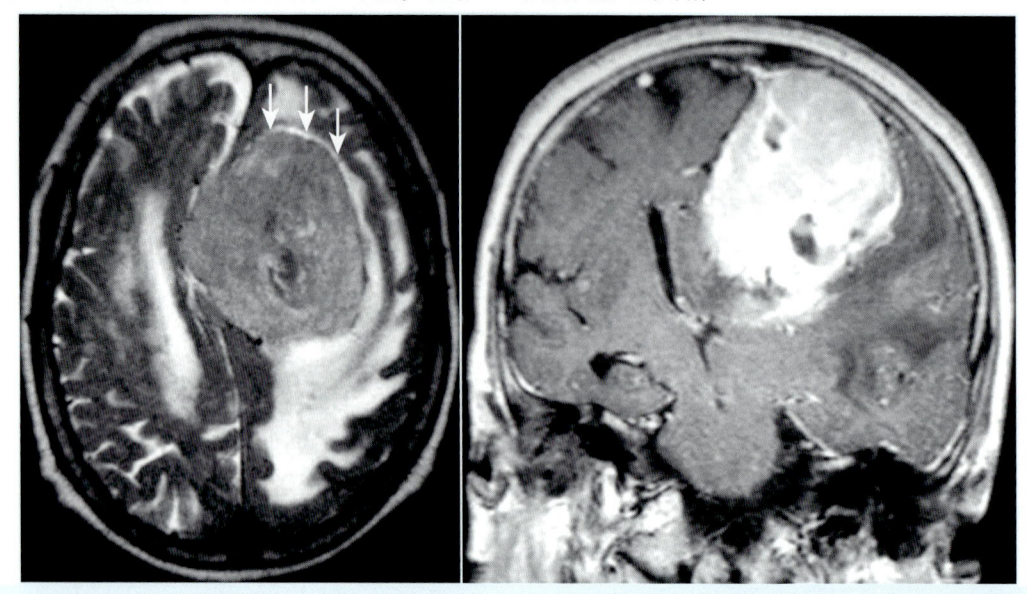

　左傍矢状部に大脳鎌と接する腫瘍性病変が認められる．腫瘍周囲に広範な浮腫をともなっているが，腫瘍をとりかこむ髄液（矢印）が確認できるので，脳実質外腫瘍であると判断できる．腫瘍は T2 強調画像でやや高信号で，明瞭な造影増強効果をともなっており，腫瘍内部には T2 低信号で造影されない壊死性病変が認められる．大脳鎌が右へ偏位し，大脳鎌下ヘルニア（帯状回ヘルニア）が認められる．
（亀田総合病院放射線科　大内敏宏先生のご厚意による）

図2　髄膜腫（T2 強調画像，T1 強調画像水平断）

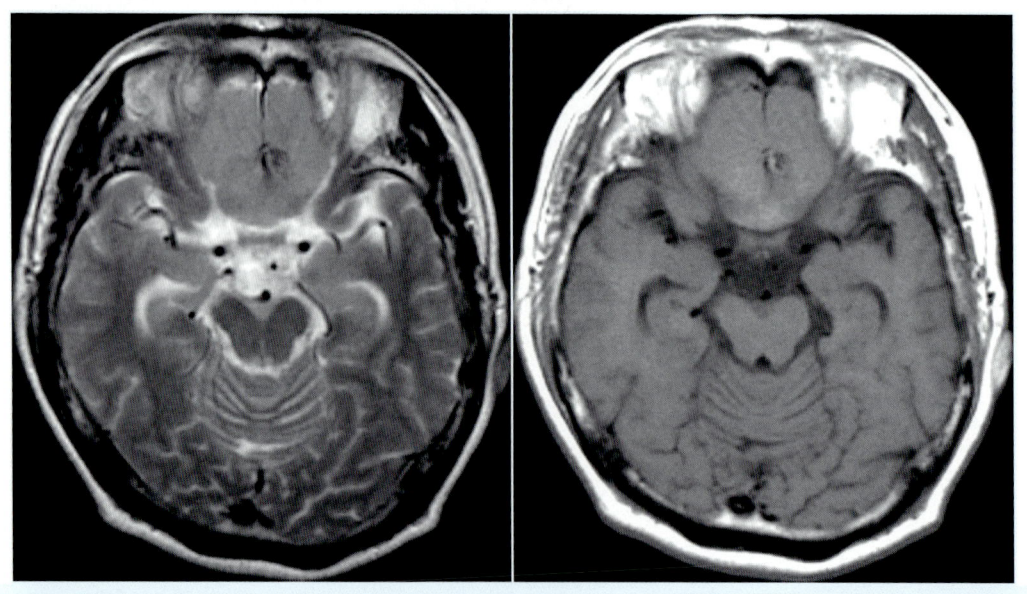

　嗅覚低下を主訴に受診した症例の画像を示す．前頭蓋底に，灰白質と比して T2 等信号，T1 等信号の病変が認められる．病変の中心部には T2 低信号，T1 低信号の領域があり，石灰化をともなっていると考えられる．嗅窩で発生した髄膜腫と考えられる．

図3　髄膜腫（T2強調画像水平断，MRA上面像）

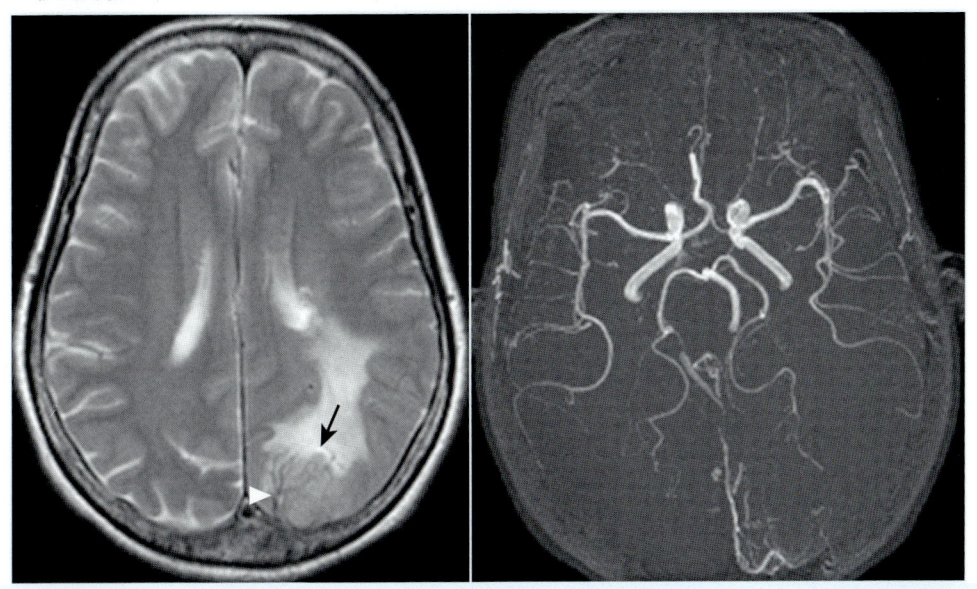

　T2強調画像で，灰白質とほぼ等信号の病変が左頭頂・後頭部に認められ，周囲には浮腫が認められる．病変前方を取り囲む髄液が認められ（矢印），脳実質外腫瘍と考えられる．病変を取り囲むようなflow voidが認められ（矢頭），MRAでも同部位の血流が描出されており，血流豊富な脳実質外腫瘍，すなわち髄膜腫と考えられる．

図4　下垂体腺腫（T2強調画像水平断，造影T1強調画像冠状断）

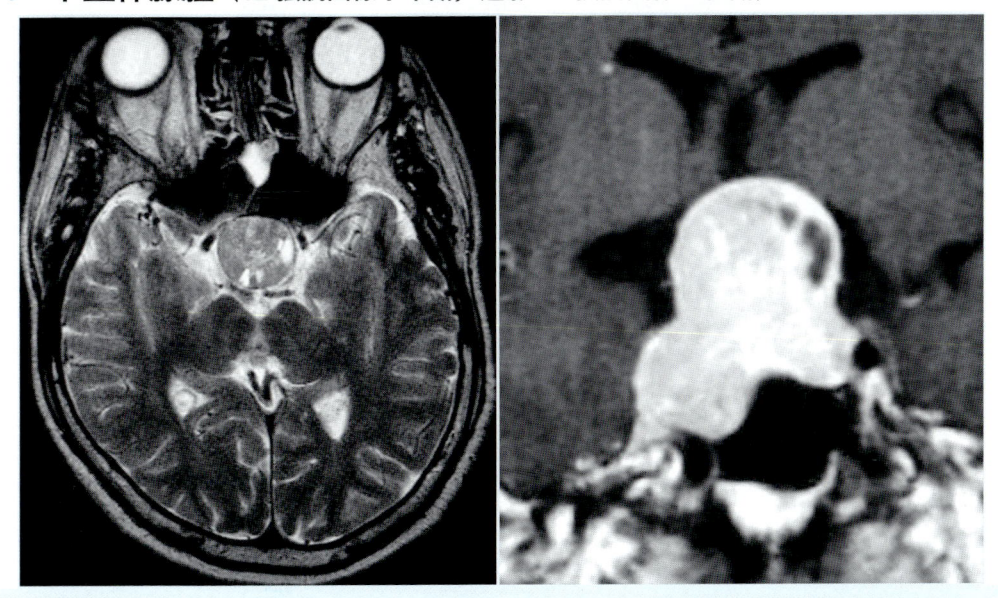

　T2強調画像で，灰白質とほぼ等信号の境界明瞭な病変がトルコ鞍部に認められる．冠状断では，同病変が上方および右下方に向かってダルマ型に拡大し，明瞭に造影されていることが確認できる．トルコ鞍底の右側に変形がみられることから，下垂体の右側から発生した下垂体腺腫が疑われる．なお，内部にはT2高信号，T1低信号の小さな囊胞状領域が認められる．

図5 下垂体卒中（T1強調画像冠状断，矢状断）

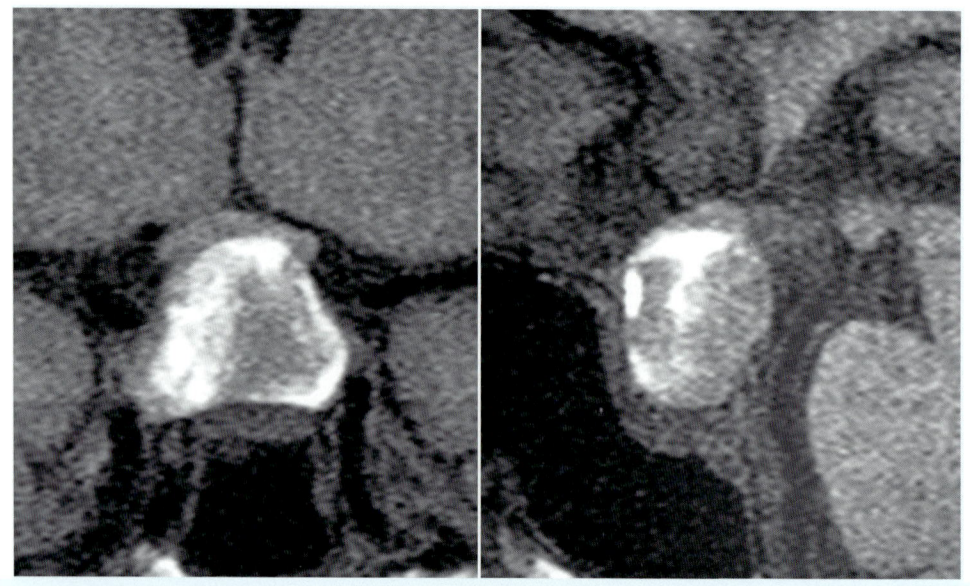

トルコ鞍部に視交叉を下方から圧排する腫瘍性病変が認められ，下垂体腺腫と考えられる．腫瘍の辺縁および内部にT1高信号領域があり，腫瘍内出血，すなわち下垂体卒中の所見と考えられる．

図6 頭蓋咽頭腫（頭部CT，T2強調画像水平断）

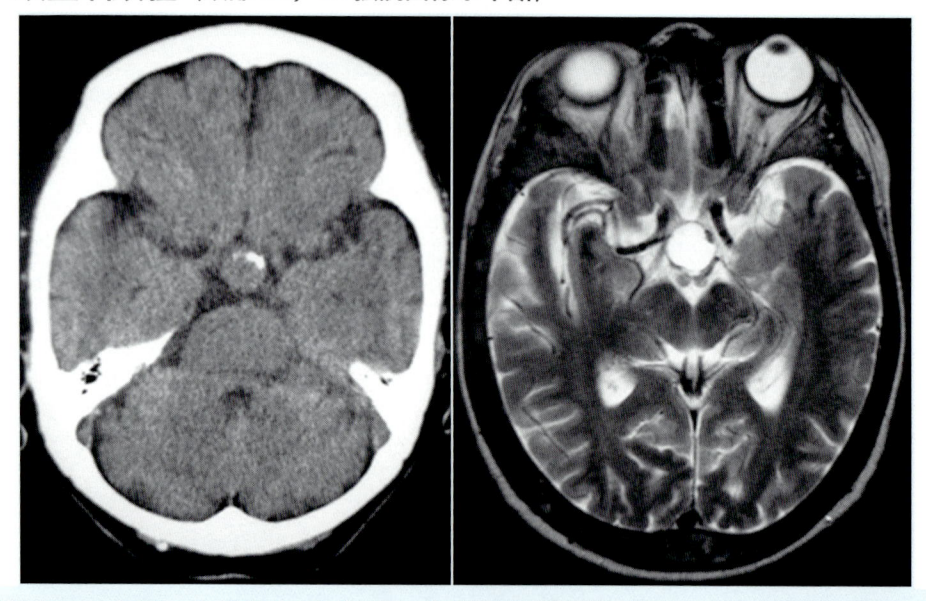

頭部CTで，辺縁に石灰化をともなう球形の病変が鞍上部に認められる．T2強調画像では内部が髄液と同程度の高信号であり，嚢胞性病変であることが確認できる．嚢胞壁には壁在結節が認められる（矢印）．

図7　胚細胞腫（T2強調画像水平断，造影T1強調画像矢状断）

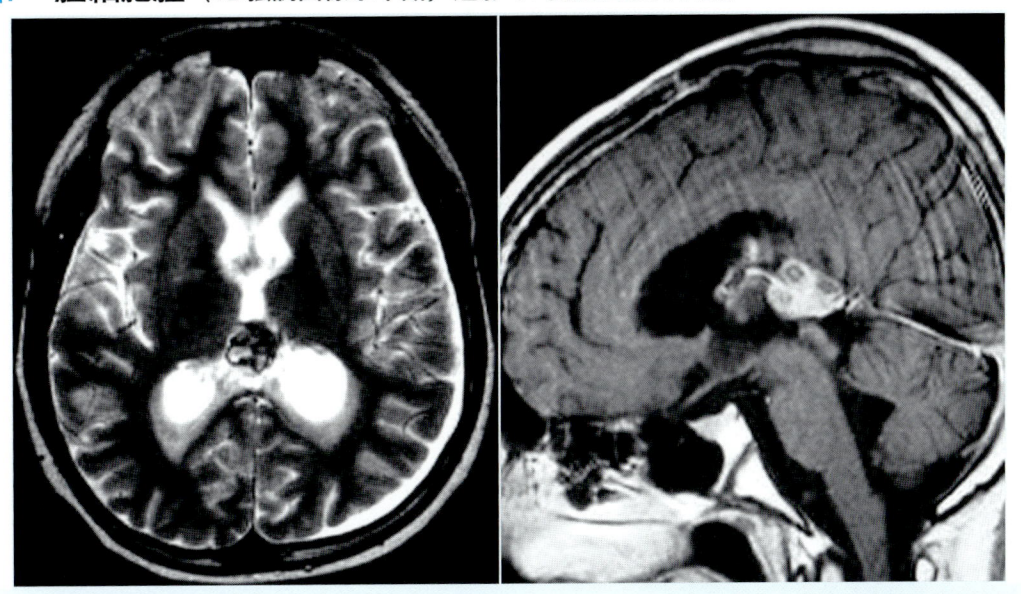

T2低信号で明瞭に造影される病変が松果体部に認められる．内部にはT2高信号で造影されないT1低信号領域も認められる．
（亀田総合病院放射線科　大内敏宏先生のご厚意による）

図8　聴神経鞘腫（T2強調画像水平断，T1強調画像冠状断）

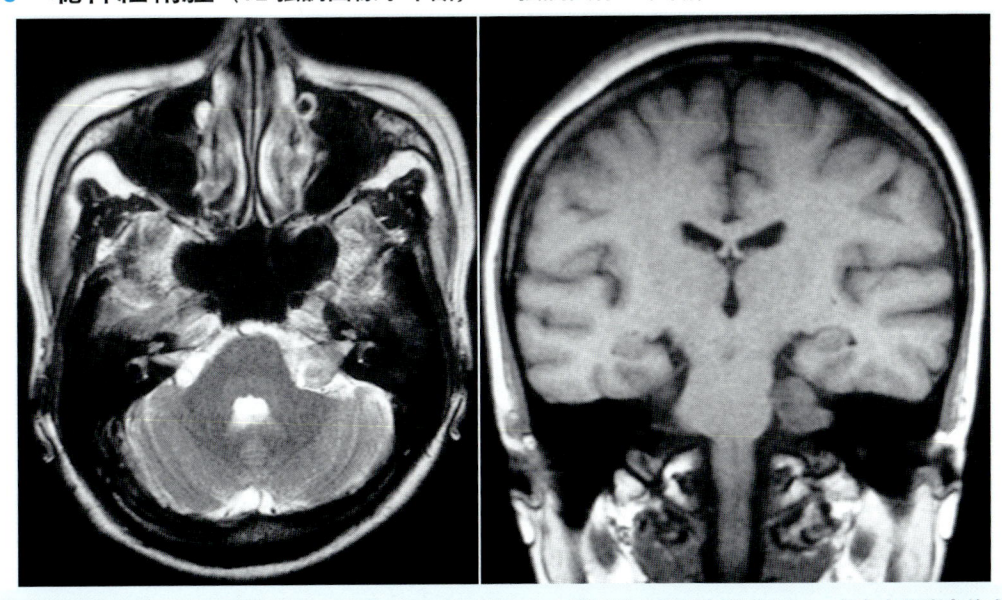

左小脳橋角部に，灰白質に比してT2等～高信号，T1等信号の病変が認められ，左中小脳脚を後内側に圧排している．左内耳道から小脳橋角部に連続する病変で，左内耳道の拡大がみられることから，聴神経鞘腫と考えられる．

図9　転移性頭蓋底腫瘍（T1強調画像冠状断，3D-CT）

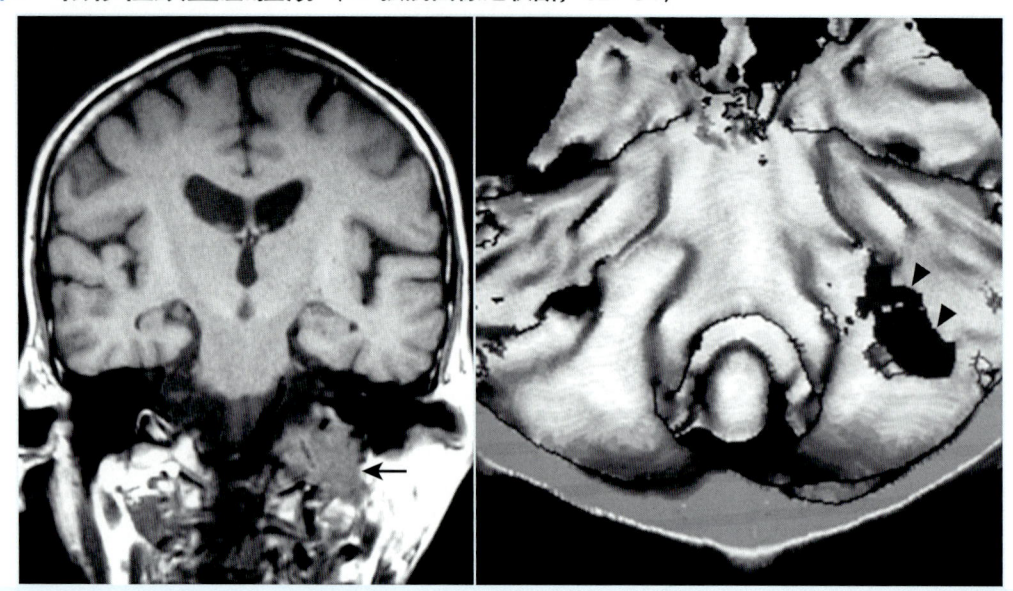

左頸静脈孔症候群をきたした肝細胞癌患者の画像を示す．T1強調画像で左上頸部の後頭蓋底付近に腫瘤性病変が認められる（矢印）．後頭蓋底の骨を再構成した3D-CTでは，左頸静脈孔の拡大が認められる（矢頭）．

図10　転移性頭蓋底腫瘍（造影SPGR画像水平断）

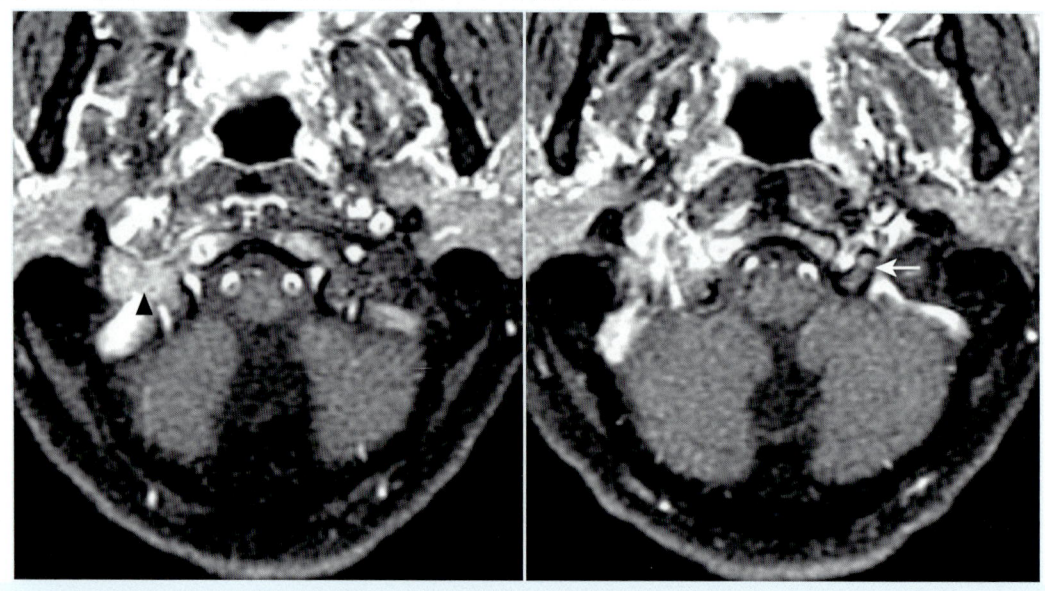

右舌下神経麻痺をきたした肺腺癌患者の画像を示す．左舌下神経管（矢印）は正常に描出されているが，右舌下神経管には頭蓋外へ発育する腫瘤性病変が認められる（矢頭）．

図11 髄膜癌腫症（FLAIR画像水平断）

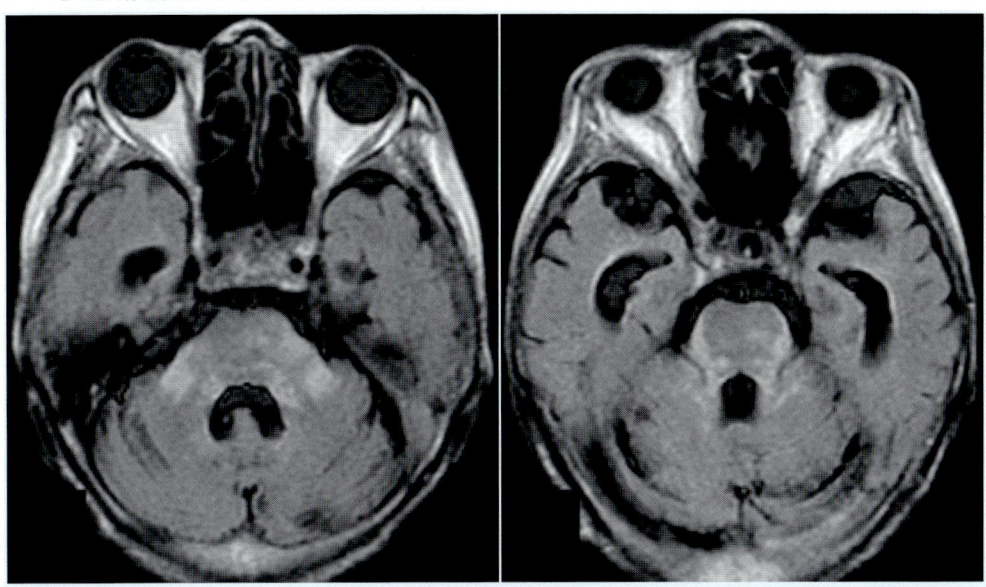

両側中小脳脚，橋上部外側，上小脳脚の髄液に接する部位に，左右対称性の高信号病変が認められる．病変周囲の浮腫や圧排効果は明らかではない．本例の造影T1強調画像では，橋上部の一部を除き，髄膜の造影増強効果は明らかではなかった．髄液細胞診でclass Vの所見であり，髄膜癌腫症と診断した．

図12 結節性硬化症（T1強調画像，FLAIR画像水平断）

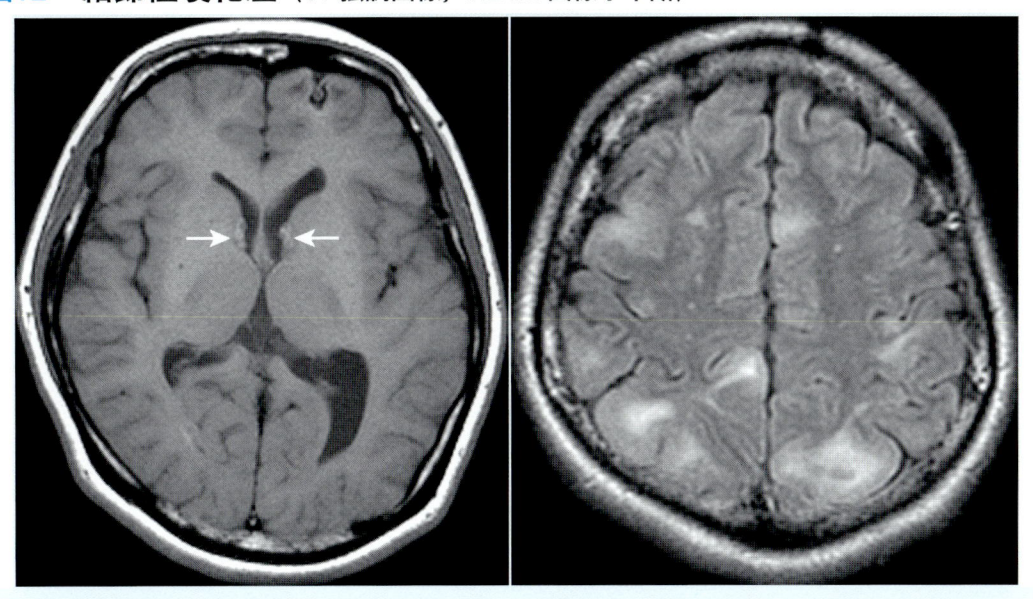

T1強調画像で，両側側脳室前角の上衣下のMonro孔付近に，やや高信号の小結節病変が認められ（矢印），石灰化と考えられる．FLAIR画像では，両側前頭・頭頂葉の皮質・皮質下白質に，浮腫性変化に乏しい高信号病変が散在している．

図13 von Hippel-Lindau 病（T2強調画像，造影T1強調画像水平断）

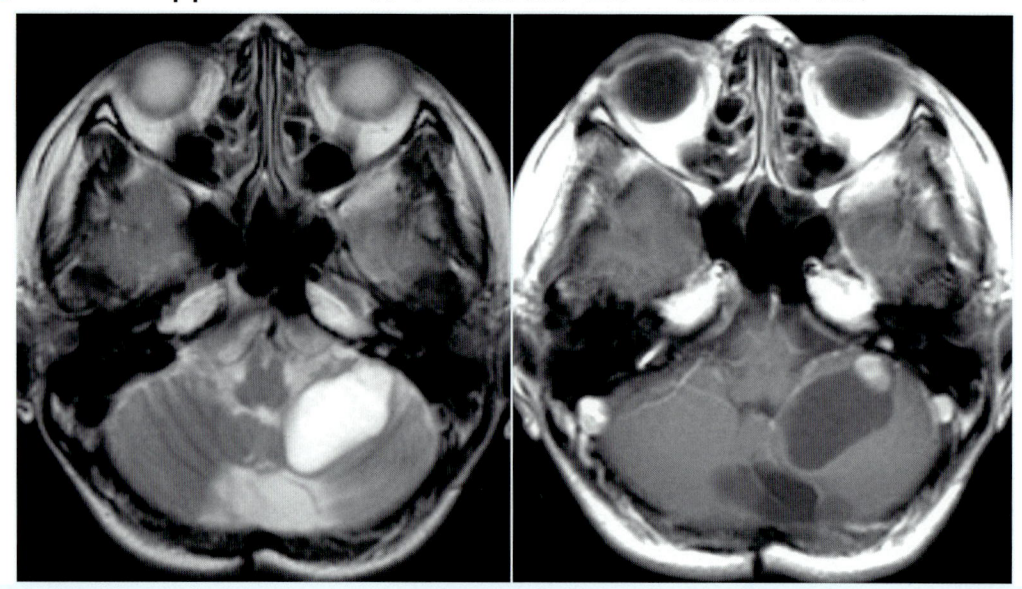

左小脳半球や小脳虫部を中心に，T2高信号，T1低信号の囊胞性病変が認められる．病変周囲の浮腫は明らかではない．左小脳半球病変の前外側部には，造影される壁在結節が認められ，血管芽腫と診断できる．

第Ⅱ部
脊髄のMRI診断

8 脊椎変性疾患

29 頚椎変性疾患，脊髄損傷

　椎体，椎間板，椎体周囲靱帯に変性をきたす疾患を脊椎変性疾患とよぶ．加齢等にともなって脊椎変性が生じると，脊椎構造に変化が生じて，脊髄や神経根の圧迫性障害が生じる．脊椎変性疾患は高頻度であり，整形外科や脳神経外科のみならず，神経内科でも診療する機会が多い疾患である．

A 頚椎変性疾患

1. 頚椎症性脊髄症

　頚椎の可動範囲は大きいため，加齢等によって変性が生じやすい．頚椎の病的な変性を頚椎症（cervical spondylosis）とよび，脊柱管狭窄による脊髄障害を頚椎症性脊髄症（cervical spondylotic myelopathy），椎間孔狭窄による神経根障害を頚椎症性神経根症（cervical spondylotic radiculopathy）とよぶ．

　頚椎症では，頚椎の生理的前弯が消失して後弯傾向となっていることが多い．頚椎のアライメントは不整である．椎体は変形して骨棘を形成し，椎間板の変性・膨隆や，靱帯の肥厚もみられることが多い．頚椎MRIでは，変性した椎体がT2強調画像やT1強調画像で様々な信号を呈する．変性した椎間板は，水分含量の低下を反映してT2低信号となる．時に椎間板内にガス貯留がみられることがある（vacuum disc）．C3-C6椎体レベルで脊柱管狭窄が生じやすく，圧迫された脊髄は扁平化して萎縮する（図1）．高度の圧迫が長期にわたった場合には，両側の前角に相当する部位がT2高信号となる（snake eye appearance；図1）．時に髄内病変の造影増強効果や病変周囲の浮腫がみられることがあり，脊髄腫瘍や脊髄炎との鑑別が必要になる．髄液検査等で鑑別を行うことになるが，頚椎症性脊髄症の頻度の高さやMRI所見の多様性を考慮して，容易に鑑別疾患から頚椎症性脊髄症を除外しない方が良い．

　頚椎中間位で明らかな脊髄圧迫がみられなくても，後屈位や前屈位で脊髄圧迫がみられることがある．中間位のみで脊髄圧迫の有無を判断せず，前後屈位での単純X線，脊髄造影，MRIなども観察して，総合的に圧迫の有無を判断することが望ましい．前屈位に生じる圧迫性脊髄障害はflexion myelopathyとよばれている．

2. 頚椎椎間板ヘルニア

　頚椎椎間板ヘルニア（cervical disc herniation）では，C5/6，C6/7，C4/5椎間板の脱出が生じやすい．高齢者ではC4-C6椎体の可動性が低下して代償的にC3/4の可動が大きくなるため，C3/4椎間板が脱出しやすい．頚椎MRI矢状断では椎間板間隙の狭小化と椎間板の脱出が確認できる（図2）．脱出した椎間板が頭側や尾側に移動することがある．水平断では椎間板の脱出方向（正中部，傍正中部，外側部）が確認できる（図2）．脱出した椎間板がT2高信号である場合，辺縁部に造影増強効果が認められる場合などは，ヘルニアが自然に退縮することがある．なお，椎間板が椎体終板を経由して椎体内に脱出することもある（Schmorl結節）．

3. 後縦靱帯骨化症

　後縦靱帯骨化症（ossification of posterior longitudinal ligament：OPLL）は，本邦を含むアジアに多い疾患である．頸椎，次いで胸椎に好発する．後縦靱帯は椎体後方正中を縦走する靱帯であり，多椎体を連結している．後縦靱帯骨化症は，骨化の分布から連続型，分節型，混合型，限局型に分類される．骨化した靱帯はT2強調画像，T1強調画像ともに低信号となるが，内部に骨髄組織をともなう場合はT2強調画像，T1強調画像ともに高信号となる（図3）．

なお，長期にわたって血液透析を受けている患者などでは，後縦靱帯を含む椎体周囲の靱帯に石灰化がみられることがある．後縦靱帯骨化症と同様の靱帯肥厚を呈するが，脊柱管後方にも石灰化（T2強調画像，T1強調画像ともに低信号）がみられることから鑑別が可能である（図4）．

4. 全身性特発性骨増殖症

全身性特発性骨増殖症（diffuse idiopathic skeletal hyperostosis：DISH）は，脊柱の広範な靱帯骨化が生じる疾患である．いわゆるForestier病とほぼ同義だが，脊柱に限らず四肢の靱帯にも骨化が生じるため，現在ではDISHとよばれることが多い．DISHでは前縦靱帯骨化が著しいが，脊柱管内の靱帯（後縦靱帯など）の骨化もともないやすい．そのため，後縦靱帯骨化症がDISHの範疇に含まれることがある．臨床的に骨化部位の痛みや強直が主症状だが，骨化した前縦靱帯によって食道狭窄が生じて嚥下障害を呈することもある．頸椎MRIでは椎体前面の前縦靱帯の骨化像や骨棘形成を確認できる（図5）．

B 若年性一側上肢筋萎縮症（平山病）

若年性一側上肢筋萎縮症（平山病）は，頸椎前屈時の頸髄圧迫が主病態であるため便宜的に本章で記載するが，いわゆる脊椎変性疾患ではない．本邦で頻度が高く，欧米では頻度が低い．思春期（成長期）の男性に好発し，通常は発症から3〜5年で病状の進行が停止する．一側上肢あるいは一側上肢優位の筋萎縮と筋力低下が特徴である．下位頸髄レベル（C7〜C8）の障害が主体であり，前腕では腕橈骨筋が保たれて尺側手根屈筋が障害される．手内筋では小指外転筋が障害されやすい．そのため，oblique atrophyとよばれる特徴的な分布の筋萎縮となる．その他，手指の寒冷麻痺や振戦をともなうことが多い．原則として感覚障害はともなわない．

頸椎MRIの中間位では，下位頸髄の萎縮が様々な程度で認められるが，椎体や椎間板による頸髄圧迫は認められない（図6）．時に頸髄前角付近のT2高信号化がみられる．頸椎前屈位では，硬膜管後壁の異常な前方移動により頸椎下部の脊柱管が狭窄し，頸髄圧迫が明らかになる（図6）．ただし，必ずしも患側優位に頸髄圧迫がみられるわけではない．硬膜管の前方移動によって硬膜管後方の硬膜外腔が拡大すると，硬膜外腔内の静脈叢が拡張してflow voidとして認められるようになる．

若年性一側上肢筋萎縮症（平山病）の診断には，硬膜管後壁の異常な前方移動の確認が必要である．臨床的に本疾患を疑ったら，積極的に頸椎前屈位での画像評価（MRI，脊髄造影）を行う必要がある．

C 脊髄損傷

1. 脊髄損傷

脊髄損傷（spinal cord injury）では，椎体骨折・脱臼をともなう場合とともなわない場合がある．可動域の大きい頸髄の損傷が生じやすい．脊柱管狭窄や椎間板ヘルニアがある症例では，明らかな椎体骨折・脱臼をともなくても脊髄損傷が生じる（図7）．このような症例では脊髄中心部を主体とする損傷がみられる（中心性脊髄損傷）．病理学的には，脊髄の中心灰白質は比較的保たれ，側索の軸索損傷が主体であるとされている．側索や後索に高度の壊死が生じた場合，慢性期に側索や後索のワーラー変性

（wallerian degeneration）がみられることがある．側索のワーラー変性は下行性に認められ，後索のワーラー変性は上行性に認められる（図8）．後索のワーラー変性は，薄束核や楔状束核のある延髄より吻側には拡大しない．

2. 椎体骨折・脱臼

椎体骨折・脱臼の画像診断では，単純X線やCTが有用である．MRIは骨折・脱臼よりも周囲組織の評価に優れている．

環椎骨折としては，環椎後弓骨折に次いで，Jefferson骨折の頻度が高い．Jefferson骨折は，環椎の前弓と後弓に骨折がみられるものであり，脊柱管が拡大するため脊髄損傷は生じにくい．高所からの転落などで生じやすい．

軸椎骨折としては，歯突起骨折やhangman骨折が知られている．軸椎の関節突起間部の骨折をhangman骨折とよぶ．絞首刑の際に生じやすいことから命名されたが，現実には交通事故時に前額部を強打して頸椎が急激に過伸展した際に生じやすい．Jefferson骨折と同様に，脊柱管が拡大するため脊髄損傷は生じにくい．

脊椎損傷では椎間関節の脱臼の評価も必要である．両側の椎間関節が脱臼すると高度の脊髄損傷が生じる．

図1 頸椎症性脊髄症（T2強調画像矢状断，水平断）

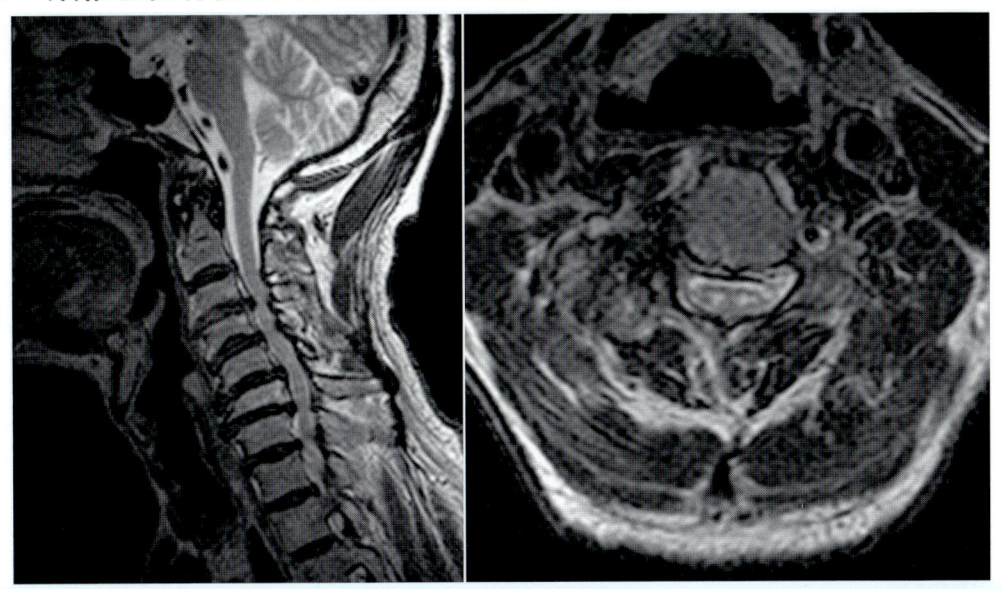

C3-C7椎体が変形し，頸椎全体のアライメントが不整で後弯している．中位頸椎レベルで脊柱管が狭窄し，特にC3/4，C4/5レベルでは狭窄が高度で頸髄圧迫が明らかである．水平断では頸髄の扁平化と萎縮，頸髄前角付近のT2高信号病変（snake eye appearance）が認められる．

図2 頸椎椎間板ヘルニア（T2強調画像矢状断，水平断）

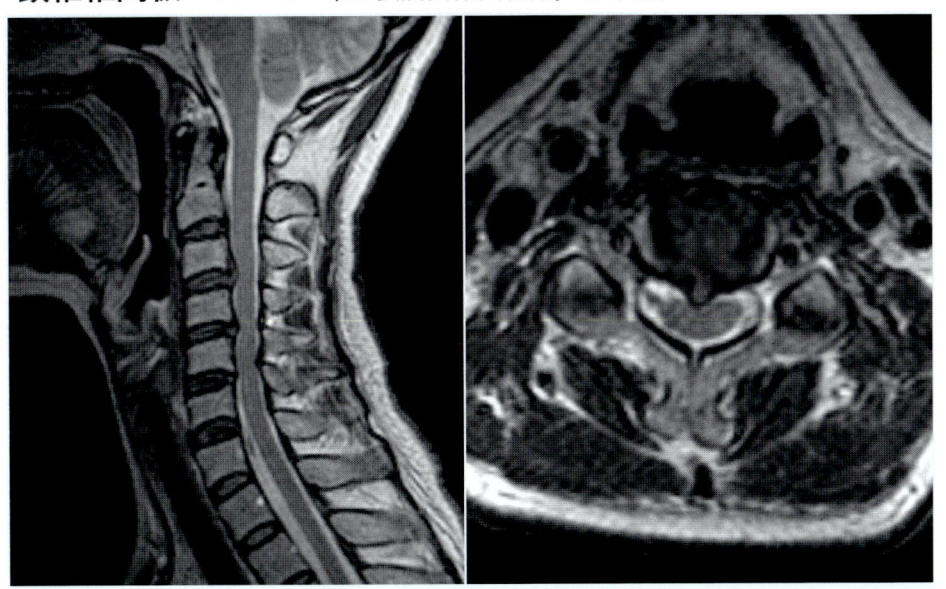

C3/4およびC4/5椎間板が膨隆している．矢状断では，脱出したC3/4椎間板の頭側への移動が確認できる．水平断では，正中に脱出した椎間板（髄核）がT2高信号領域として認められる．

図3　後縦靱帯骨化症（T2強調画像，T1強調画像矢状断，水平断）

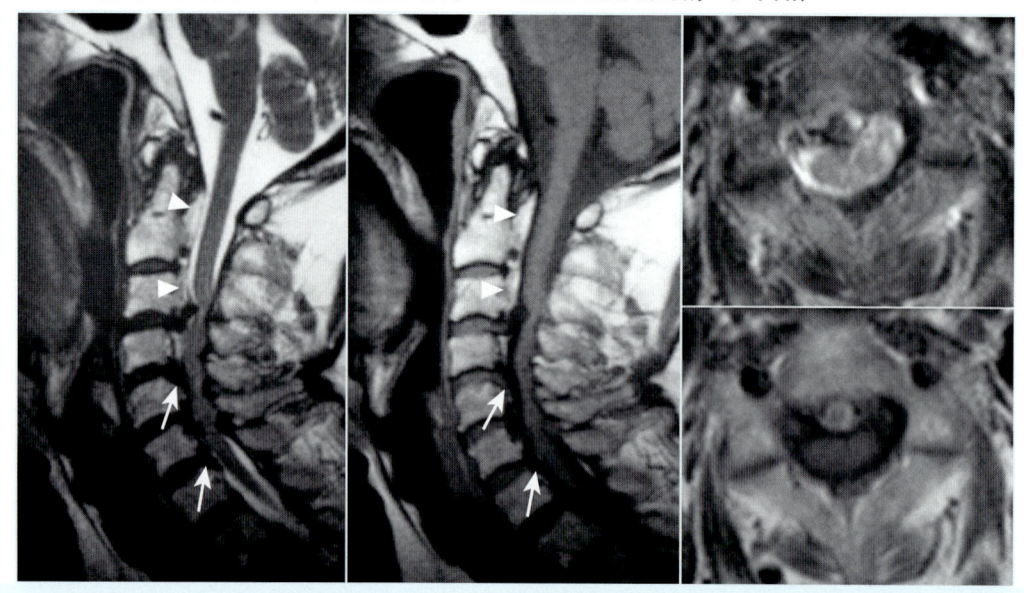

C3–C6椎体レベルの後縦靱帯の肥厚・骨化（T2強調画像，T1強調画像ともに低信号）が認められる（矢印）．C2–C3椎体レベルの骨化靱帯内には，椎体の骨髄と同程度の高信号領域が認められ（矢頭），骨髄形成と考えられる．

図4　硬膜石灰化（T2強調画像矢状断，水平断）

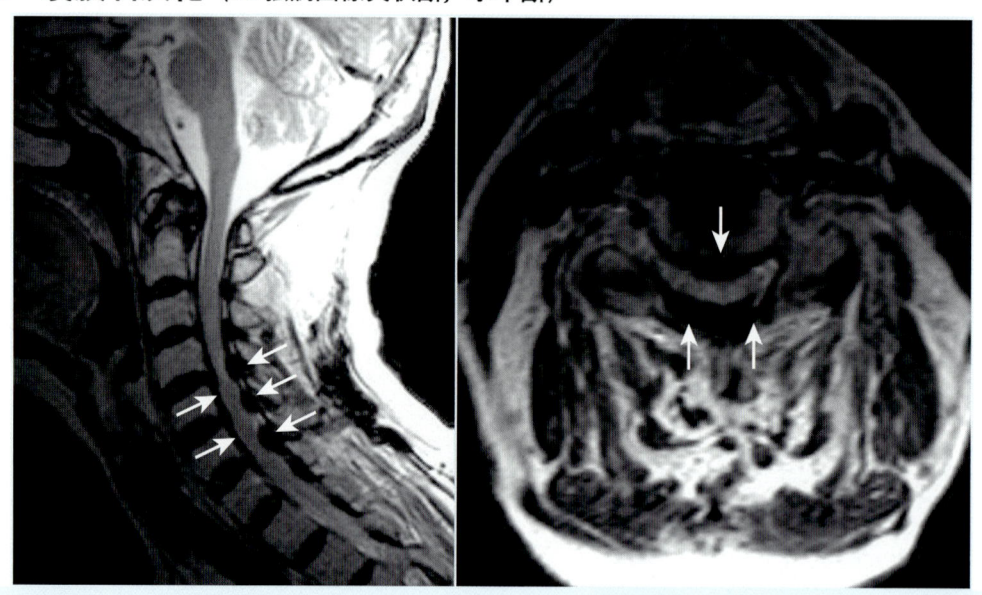

長期にわたって血液透析を受けている症例の画像を示す．脊柱管前方のみならず，脊柱管後方の靱帯／硬膜のT2低信号化と肥厚が認められる（矢印）．頸部全体の脊柱管が狭窄し，特にC4/5椎間板レベルでの狭窄が強い．同レベルでは脊髄全体が淡い高信号にみえる．

図5 全身性特発性骨増殖症（DISH）(T2強調画像矢状断，単純X線側面像)

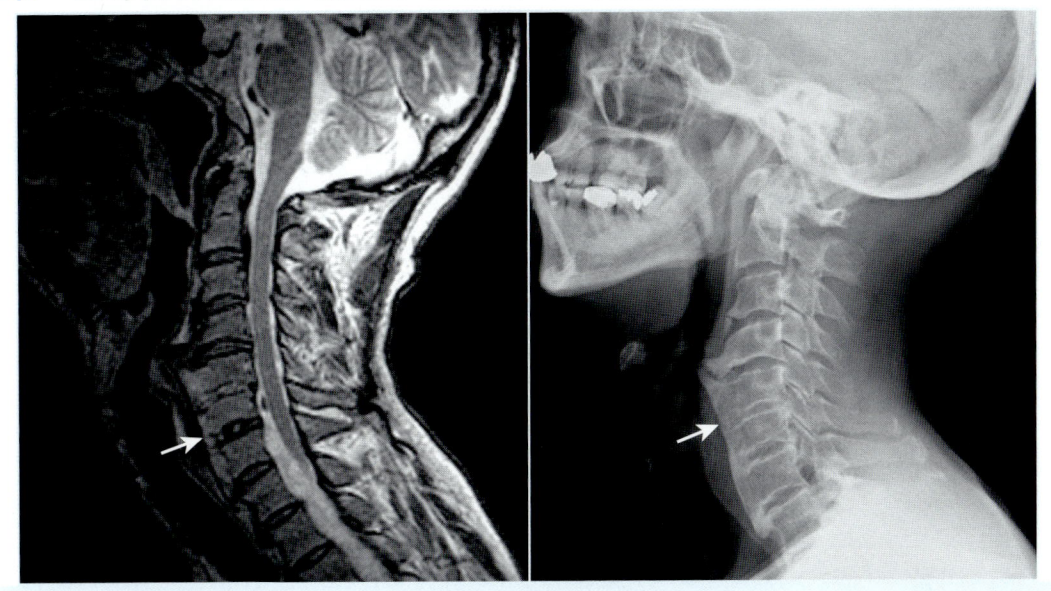

T2強調画像，単純X線ともに，C4–C7椎体前面の骨化が認められ（矢印），前縦靱帯の骨化と考えられる．C4下面とC5上面の前方への骨棘形成が明瞭である．

図6 若年性一側上肢筋萎縮症（平山病）
（T1強調画像中間位，T2強調画像前屈位矢状断）

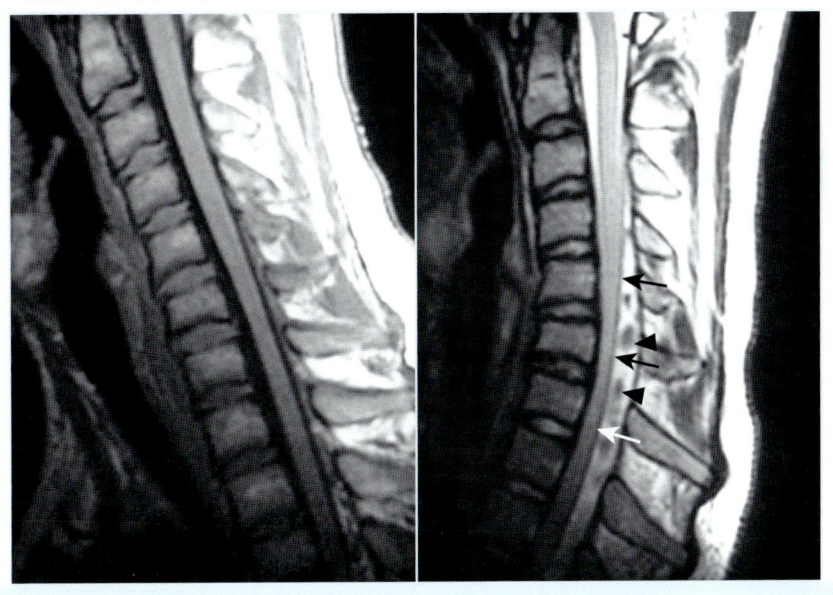

頸椎中間位でC5–C7椎体レベルでの頸髄萎縮が認められ，特にC6椎体レベル（C7–C8脊髄レベル）で萎縮が強い．前屈位では硬膜管後壁の異常な前方移動が認められ（矢印），下位頸髄が明らかに圧迫されている．後方の硬膜外腔には静脈叢の拡大を示すflow voidが認められる（矢頭）．

図7 頚髄損傷（T2強調画像，T1強調画像矢状断，T2強調画像水平断）

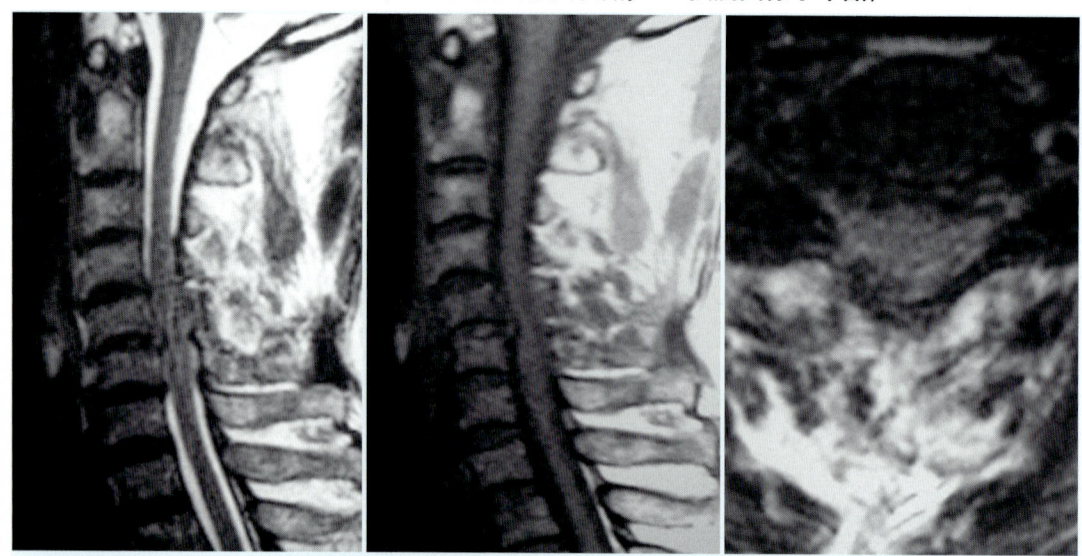

軸椎歯突起の上部がT2強調画像，T1強調画像ともに低信号化しており，骨折線と思われる線状T2高信号域が認められるが（矢印），歯突起の偏位は明らかではない．C5-6椎体レベルで脊柱管狭窄と頚髄圧迫が認められる．C3-C4棘突起周囲の軟部組織の信号が不均一であり，筋などの軟部組織損傷が疑われる．

図8 頚髄損傷，後索のワーラー変性（T2強調画像，T1強調画像矢状断，水平断）

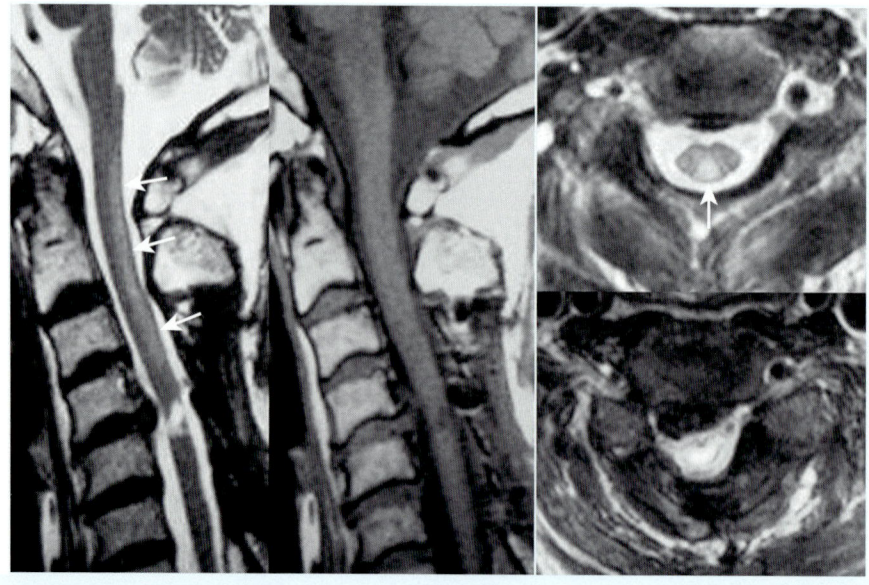

C4/5椎間板が後方に膨隆しており，同レベルの頚髄内にT2高信号，T1低信号の横断性病変が認められる．同病変より頭側に後索のT2高信号化が認められ，後索のワーラー変性と考えられる（矢印）．

8 脊椎変性疾患

30 胸腰椎変性疾患

A 黄色靱帯骨化症

黄色靱帯骨化症（ossification of yellow ligament：OYL）は頸椎，胸椎，腰椎のいずれにも発生するが，胸椎に発生する頻度が高い．黄色靱帯は関節突起の前面から棘間靱帯に結合する靱帯であり，脊柱管の後方に存在するため，黄色靱帯骨化症では脊髄が後外側から圧迫される（図1）．骨化の分布により連続型と局所型に分類され，連続型は連続波状と連続棒状に分類される．連続波状の黄色靱帯骨化症では脊髄症状が生じやすいとされている．胸椎黄色靱帯骨化症では，対麻痺，脊髄圧迫レベル以下の感覚障害，排尿障害などが生じ，脊髄性間欠跛行（歩行時の下肢脱力の出現）が生じることもある．また，一側体幹の帯状の感覚障害をきたすこともある．MRIでは骨化部位がT2低信号，T1低信号の領域として認められる（図1）．黄色靱帯骨化症は後縦靱帯骨化症を合併することもある．

B 腰部脊柱管狭窄症

腰部脊柱管狭窄症（lumbar canal stenosis）では，脊柱管狭窄によって様々な程度の運動障害，感覚障害，排尿障害などが生じる．症状は左右非対称性であることが多い．馬尾性間欠性跛行が広く知られている症状であり，歩行時に下肢のしびれ感が増強し，座位などの休息により改善する．脊柱管狭窄の原因は，先天性／発育性と，後天性（変性性，外傷性など）に分けられる．脊柱管狭窄に関与する構造としては，椎間板，後縦靱帯，黄色靱帯，椎間関節，椎弓根などが挙げられる．脊柱管狭窄は椎間板レベルにみられることが多い．

腰椎MRIでは変性した椎間板がT2低信号となる．椎間関節の変性は，脊柱管内の骨性増殖／黄色靱帯骨化をともないやすい．腰部脊柱管の全体は矢状断で容易に確認ができる（図2）．脊柱管狭窄で馬尾が圧迫されると，時に馬尾が蛇行して認められる（redundant nerve root）．

なお，椎間孔の評価に関しては，水平断のみでは椎間孔全体の評価が困難であり（椎間板レベルの水平断では椎間孔下部のみを描出），傍正中部の矢状断も用いて評価する必要がある（図3）．

C 腰椎椎間板ヘルニア

腰椎椎間板ヘルニア（lumbar disc herniation）はL4/5，L5/S1に好発するが，高齢者ではより高位に認められることがある．椎間板の突出方向により，正中型，傍正中型，外側型に分類される．最も多いのは傍正中型であり（図4），神経根の圧迫により，痛み，しびれ感，運動麻痺，腱反射低下が生じる．典型的には，L4/5，L5/S1椎間板ヘルニアでは坐骨神経痛，L3/4椎間板ヘルニアでは大腿神経痛が生じる．なお，正中型の椎間板ヘルニアでは神経根は圧迫されない．また，外側型の椎間板ヘルニアでは，椎体外側部で1レベル上の神経根が圧迫されることがある．この場合，正中矢状断では突出椎間板の評価が困難であり，水平断や冠状断の評価を行わなければならない．

また，椎間板の突出程度により，椎間板突出

(protrusion)，椎間板脱出（extrusion），髄核遊離（sequestration）に分類される．椎間板脱出はsubligamentousとtransligamentousに分類されるが，MRIでは必ずしも区別が容易ではない．脱出椎間板に造影増強効果がみられる場合やT2高信号の場合，あるいは髄核遊離の場合には，脱出椎間板が自然に退縮しやすい．

D 腰椎変性すべり症

腰椎変性すべり症は中高年の女性に多くみられる．椎間関節異常や椎間板変性などで椎体の支持が不良となることが原因である．X線側面像やMRI矢状断で脊柱の階段状変形がみられ，MRI水平断で脊柱管の前後方向への変形・狭窄が確認できる（図5）．黄色靱帯のたわみや肥厚も認められることが多い．

E 脊椎圧迫骨折

脊椎圧迫骨折は骨粗鬆症（osteoporosis）に関連して生じる頻度の高い疾患である．高齢女性の罹患率が高く，ステロイド製剤の長期内服も発症要因となる．骨粗鬆症による脊椎圧迫骨折では，超急性期にはMRIでの信号変化は明らかではないが，約1週間でT2高信号，T1高信号となり，数ヶ月の経過で正常椎体と同程度の信号に戻る．

脊椎圧迫骨折のMRI診断では，骨粗鬆症と転移性脊椎腫瘍（metastatic spinal tumor）との鑑別が重要である．転移性では椎体のほぼ全域にT1低信号域が認められるのに対し，骨粗鬆症性では椎体全域のT1低信号化は稀である．また，転移性では椎弓や棘突起などの後方要素にも信号変化がみられやすく，時に椎体終板が破壊されて骨外に発育する．

図1 黄色靱帯骨化症（T2強調画像矢状断，水平断）

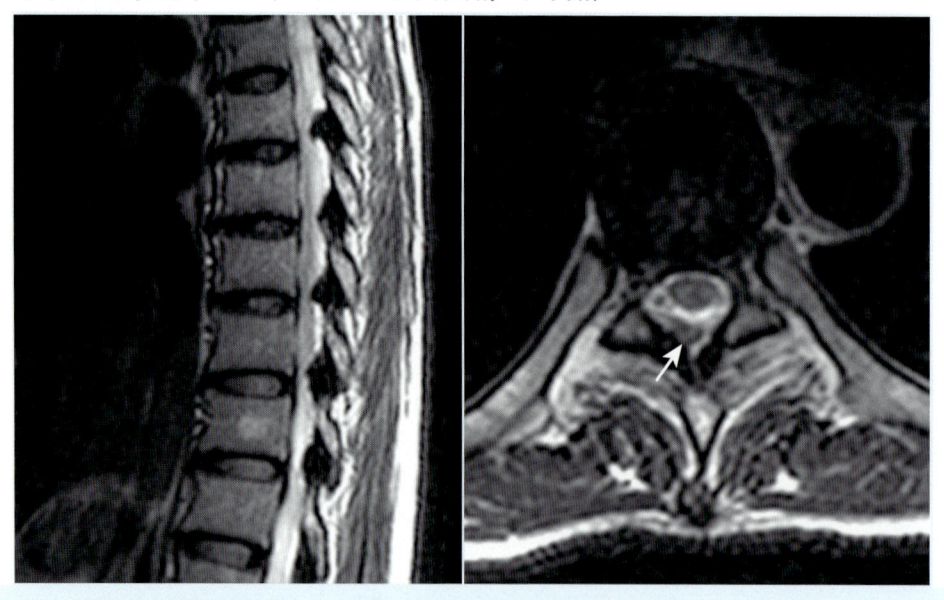

中位〜下位胸椎の黄色靱帯骨化（T2低信号）が連続波状に認められる．一部は瘤状になっている．水平断でも靱帯骨化が確認できるが（矢印），同レベルでは脊髄圧迫は認められない．

図2　腰部脊柱管狭窄症（T2強調画像矢状断，水平断）

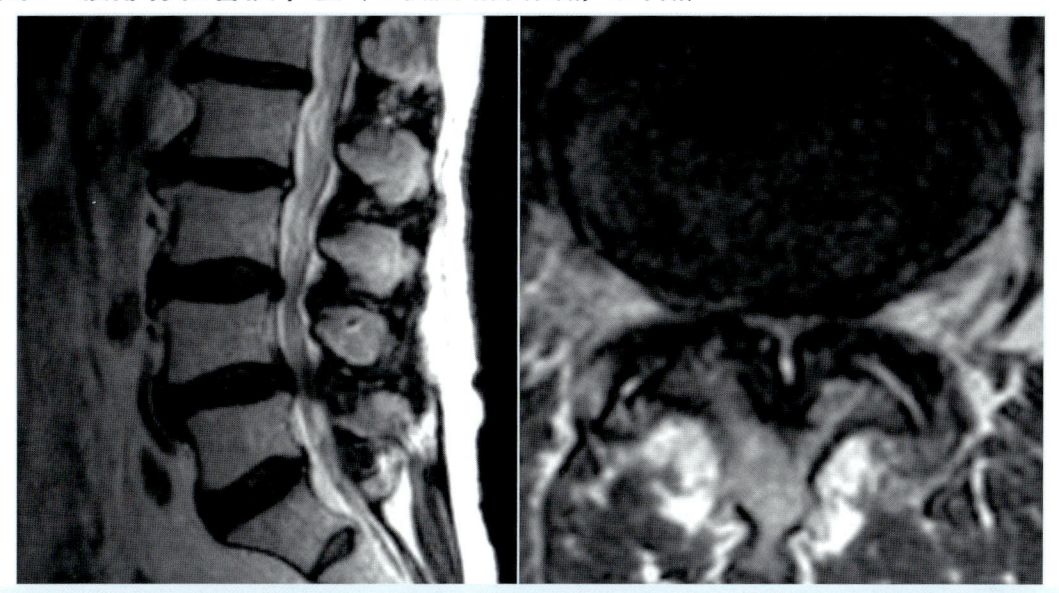

　L3–L5レベルの脊柱管狭窄が認められる．L4/5レベルの水平断では，前方からの椎間板膨隆，後方からの黄色靱帯のたわみ／骨化による高度の脊柱管狭窄を確認できる．また，馬尾の蛇行（redundant nerve root）が認められる．

図3　腰椎症（T2強調画像矢状断，水平断）

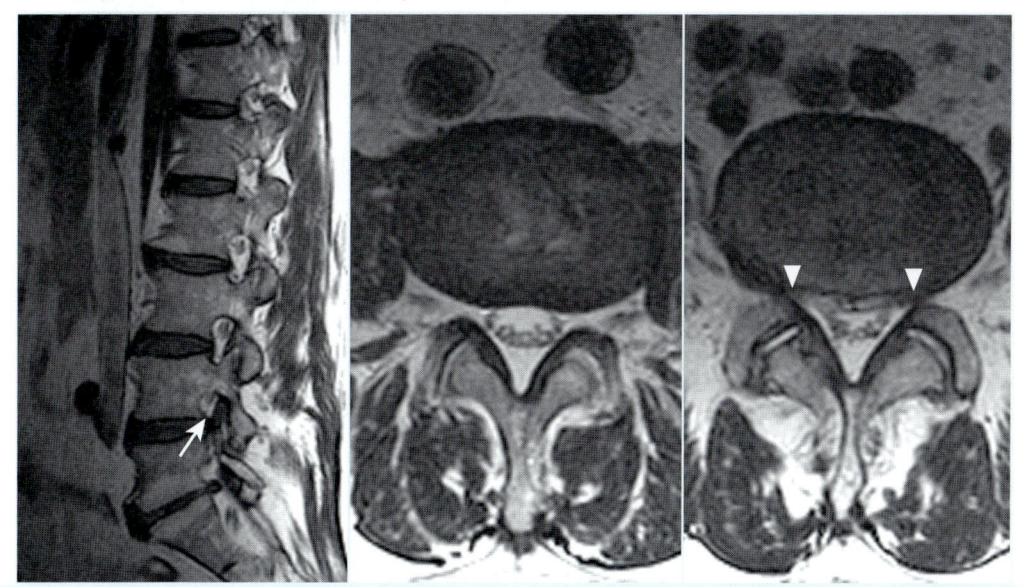

　傍正中部の矢状断において椎間孔の観察が可能である．L1/2，L2/3，L3/4椎間孔は正常に認められるが，L4/5椎間孔，特にその下部が狭窄している（矢印）．水平断でもL3/4椎間孔は正常に認められるが，L4/5椎間孔が椎間板膨隆などにより狭窄している（矢頭）．

図4　腰椎椎間板ヘルニア（T1強調画像矢状断，T2強調画像矢状断，水平断）

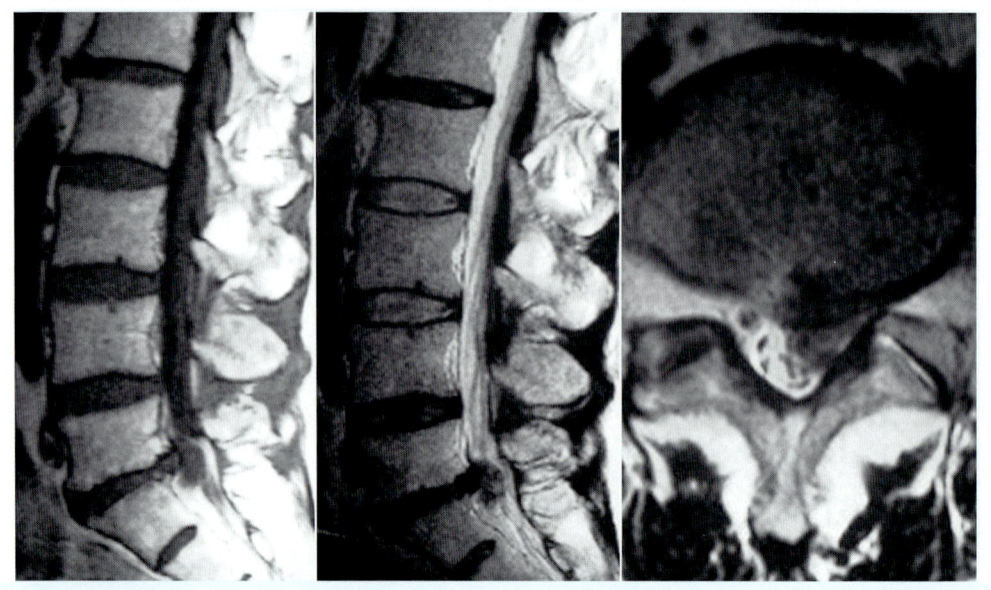

L5/S1椎間板の傍正中部への脱出が認められ，脱出椎間板の信号がT1等信号，やや T2高信号になっている．脊柱管左側と左椎間孔が狭窄している．

図5　腰椎変性すべり症（T2強調画像矢状断，水平断）

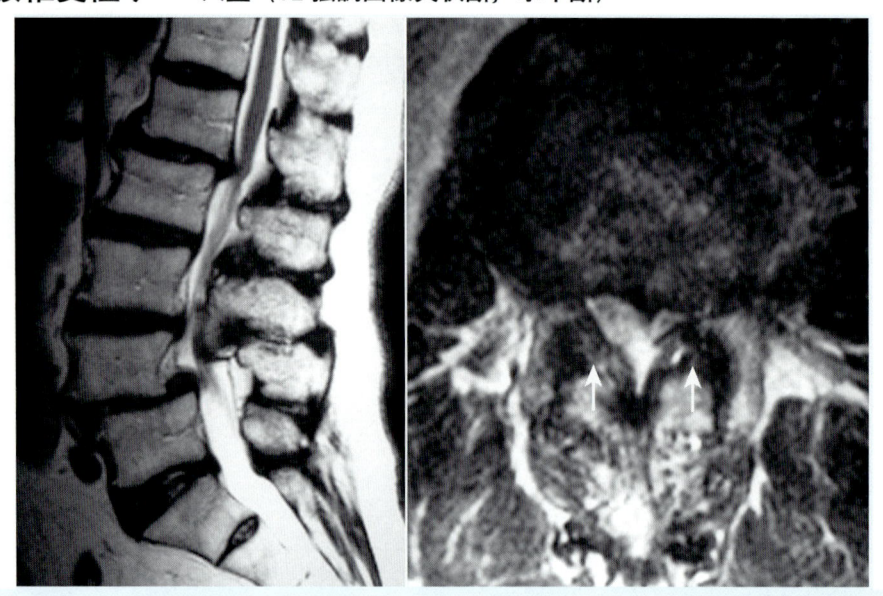

L4椎体の前方すべりが認められる．L4/5レベルの水平断では，脊柱管の前後方向への変形が認められ，両側椎間関節が変性・偏位して見える（矢印）．また，L1/2椎間板ヘルニアも認められる．これらにより脊柱管狭窄と馬尾圧迫が生じている．

9 脊髄血管障害

31 脊髄梗塞，脊髄血管奇形

A 脊髄梗塞

　脊髄梗塞（spinal cord infarction）の発症様式は急性である．原因として多いのは大動脈解離（aortic dissection）であり，大動脈手術の合併症として生じることもある．大動脈関連の脊髄梗塞の場合，Adamkiewicz動脈と呼ばれる神経根髄質動脈の閉塞により前脊髄動脈領域の梗塞が生じる．Adamkiewicz動脈は第9胸椎から第1腰椎の間のレベルで大動脈より起始することが多いため，下位胸髄レベルの脊髄梗塞の頻度が高い．大動脈関連の他，神経根髄質動脈のアテローム性動脈硬化，塞栓，血管炎，外傷などの局所的要因や，過凝固状態などの全身的要因によっても脊髄梗塞が生じる．

1. 前脊髄動脈症候群

　前脊髄動脈領域の虚血による症候群を前脊髄動脈症候群（anterior spinal artery syndrome）とよぶ．前脊髄動脈は脊髄の前面正中を走行し，髄節毎に前正中裂より脊髄中央に分枝し，脊髄中心動脈を形成する．脊髄中心動脈は左右交互に髄質枝を出す．脊髄の前2/3を両側性に支配しており，支配領域には前角，皮質脊髄路，脊髄視床路などが含まれる．臨床症状は，前角障害による髄節性の筋力低下，皮質脊髄路障害による病変以下の筋力低下や排尿障害，脊髄視床路障害による病変以下の温痛覚障害が生じるが，後索が保たれるため深部感覚は障害されない．

　脊髄MRIでは，急性期にはT2強調画像で病変が確認できない．拡散強調画像の有用性が報告されているが，実際には撮像条件の設定が難しく，良好な画像を得ることは困難である．亜急性期にはT2強調画像で高信号病変が認められ，造影T1強調画像で病変辺縁の造影増強効果を確認できる（図1）．脊髄中心動脈が左右交互に分枝するため，病変が一側性に認められることが稀ではない．なお，脊髄梗塞に脊椎梗塞を合併していることがあるので，脊椎病変の有無もチェックする必要がある．

　頚髄レベルの脊髄梗塞では，前脊髄動脈の主幹動脈である椎骨動脈の異常が原因であることがある（図2）．頭部MRAで椎骨動脈の評価を行い，同時に脳梗塞の合併の有無も評価する必要がある．

2. 後脊髄動脈症候群

　後脊髄動脈領域の虚血による症候群を後脊髄動脈症候群（posterior spinal artery syndrome）とよぶ．後脊髄動脈症候群は非常に稀である．2本の後脊髄動脈が脊髄の後面を走行しているが，これらの血流は必ずしも独立しておらず，毛細血管網を介在した血流ネットワークが構築されている．そのため，後脊髄動脈症候群は一側性には生じにくい．後脊髄動脈が支配している脊髄の後1/3には，後角，後索の他に皮質脊髄路の一部が含まれている．臨床的には，後角障害による髄節性の全感覚鈍麻，後索障害による病変以下の深部感覚障害に加えて，皮質脊髄路障害による病変以下の筋力低下が生じるが，筋力低下の回復は通常は良好である．

　脊髄MRIでは，前脊髄動脈症候群と同様，亜急性期以後にT2高信号病変が確認できる（図

3). 前脊髄動脈症候群と比べると，頭尾方向への病変の広がりが小さく，病変の確認が困難であることが多いので，注意深い画像診断が必要である．

B 脊髄血管奇形

脊髄血管奇形は一般的に次のように分類される．Ⅰ型：dural arteriovenous fistula（AVF）（硬膜動静脈瘻），Ⅱ型：intramedullary glomus arteriovenous malformation（AVM），Ⅲ型：juvenile or combined AVM，Ⅳ型：intradural perimedullary AVF．最も頻度が高い脊髄血管奇形は硬膜動静脈瘻（Ⅰ型）である．

1. 脊髄硬膜動静脈瘻

脊髄硬膜動静脈瘻は胸椎レベルにみられやすい．神経根髄質動脈と脊髄内あるいは脊髄表面の静脈に瘻が形成されることにより，脊髄の静脈灌流圧が上昇して脊髄障害が生じる．時に静脈性梗塞や出血をきたす．中年以後の男性に好発し，亜急性ないし慢性の経過で進行する横断性脊髄障害を呈する．胸椎レベルの脊髄硬膜動静脈瘻の場合，両下肢の運動障害，体幹以下の感覚障害，膀胱直腸障害，腰背部痛などが出現する．歩行・運動により上記症状が悪化して安静により改善することが特徴である（脊髄性間欠性跛行）．

脊髄MRIでは，広範な脊髄浮腫と拡張・蛇行する硬膜内静脈が認められる（図4）．拡張した硬膜内静脈は，T2強調画像でflow voidとして認められるが，造影T1強調画像でも高信号領域として確認できる．MRIの撮像範囲を広く設定した場合，小さな拡張静脈が描出されないことがあるので，臨床症状から撮像部位を推定して詳細な評価を行う必要がある．冠状断では蛇行する硬膜内静脈の全体像を把握しやすい．稀にMRIで確認できない脊髄硬膜動静脈瘻も存在する．

C 放射線脊髄症

放射線脊髄症（radiation myelopathy）は，急性一過性と慢性進行性に分類される．照射線量が50Gyでの発症率は約5％，60Gy超での発症率は約50％である．病理学的に毛細血管の内皮細胞障害による血行障害性壊死が主体であるため本章で記載する．その他，静脈壁の硝子化，線維素血栓，白質神経線維の脱髄，間質壊死，小動脈閉塞なども認められる．白質では側索と後索が障害されやすい．

脊髄MRIでは，照射野に一致する脊髄内にT2高信号，T1高信号の病変が認められる．病変部位が相対的にやや腫大するが，慢性期には病変およびその周囲が萎縮していく（図5）．時に病変の造影増強効果が認められ，脊髄炎や脊髄腫瘍との鑑別が必要となる．脊椎が照射野に含まれていた場合は，赤色髄が脂肪に置換されてT1高信号となる．

図1　前脊髄動脈症候群（T2強調画像矢状断，水平断，造影T1強調画像水平断）

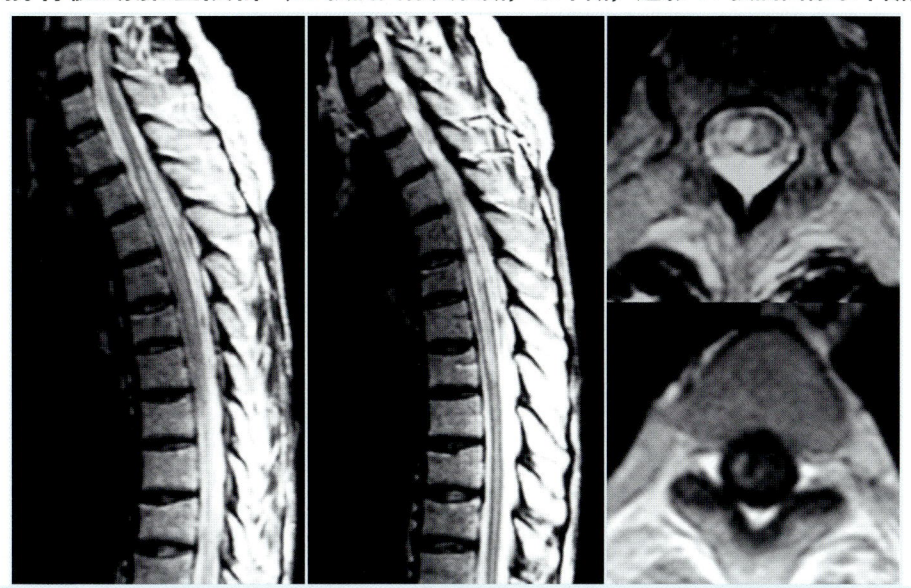

　胸髄内にT2高信号病変があり，病変がやや腫大している．水平断で右前2/3の脊髄が明瞭にT2高信号となっており，病変を縁取るような造影増強効果が認められる．

図2　前脊髄動脈症候群（T2強調画像水平断，MRA正面像）

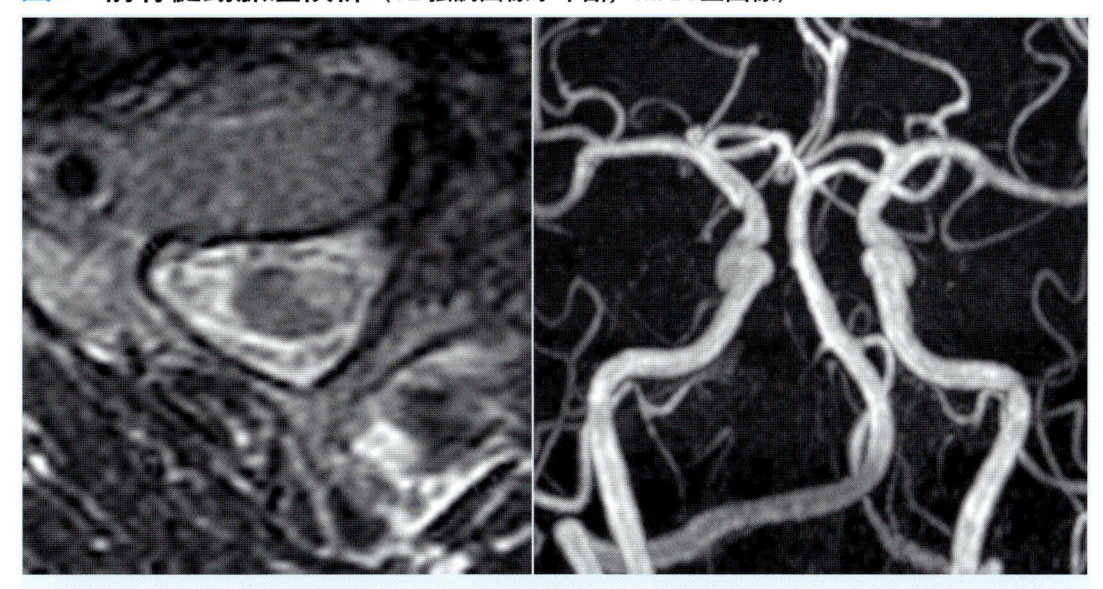

　頸髄の左前2/3にT2高信号病変が認められる．同断面で右椎骨動脈のflow voidが明瞭に認められるが（矢印），左椎骨動脈のflow voidは明らかでない．MRAでは左椎骨動脈遠位部の狭窄が確認できる（矢頭）．椎骨動脈狭窄による前脊髄動脈症候群と考えられる．

図3 後脊髄動脈症候群（T2強調画像矢状断，水平断）

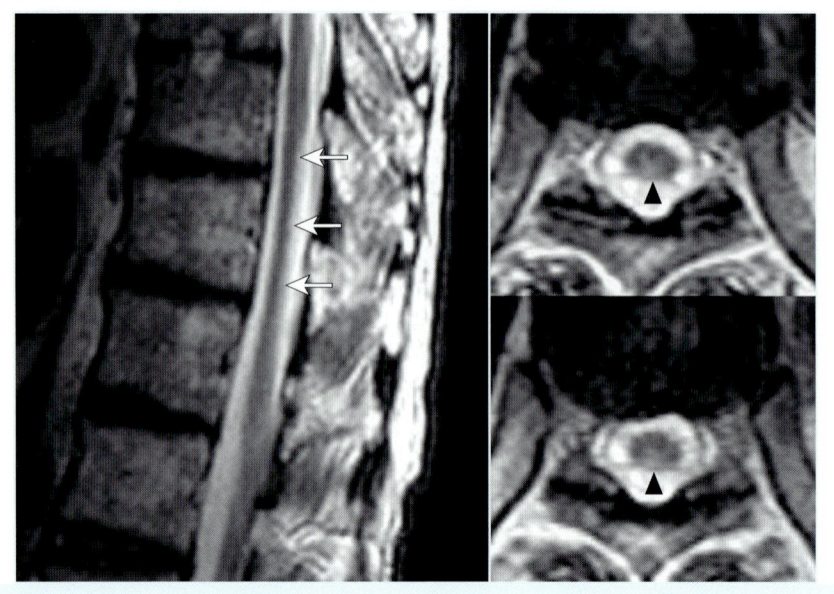

T2強調画像矢状断で下位胸髄の後方が高信号となっている（矢印）．水平断では後1/3の左右対称性のT2高信号病変が確認できる（矢頭）．

図4 脊髄硬膜動静脈瘻（T2強調画像，造影T1強調画像矢状断，水平断）

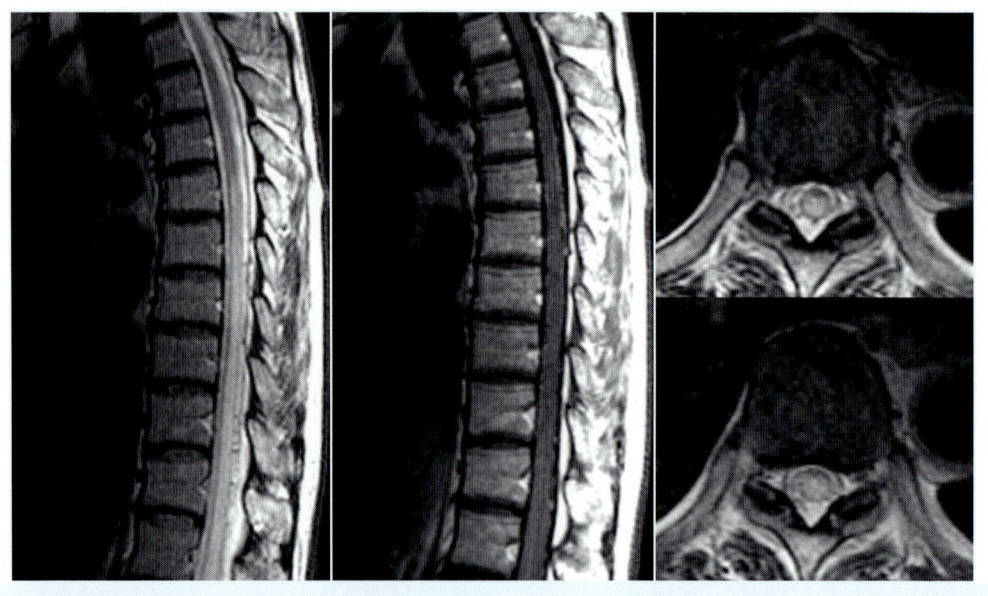

中下位胸髄が広範にT2高信号となり腫大している．脊髄／硬膜表面には多数の点状のT2低信号領域（flow void効果）が認められ，拡張・蛇行する硬膜内静脈と思われる．これらの一部に造影増強効果が認められるが，髄内病変には造影増強効果は認められない．

図5 放射線脊髄症（T2強調画像矢状断，水平断）

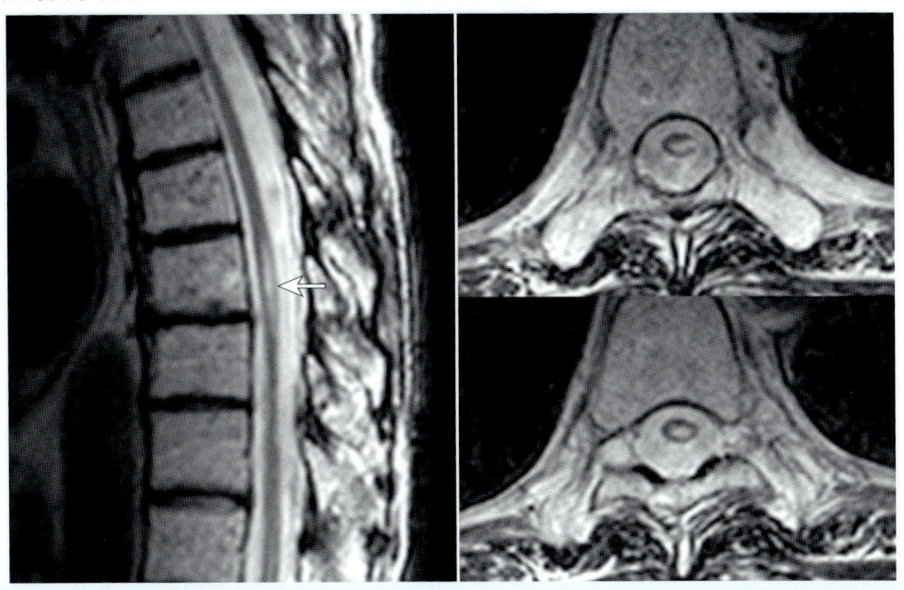

食道癌に対して放射線照射を受けた症例の画像を示す．照射野に一致する脊髄内にT2高信号病変が認められ，矢状断では同部位が相対的にやや腫大してみえる（矢印）．水平断では病変部位を含む胸髄が萎縮してみえる．病変はやや左側（食道側）に位置している．

10 炎症性脊椎・脊髄疾患

32 脊椎炎

A 細菌感染症

細菌感染症による脊髄障害の原因としては，化膿性脊椎炎や硬膜外膿瘍による圧迫性脊髄障害の頻度が高い．起炎菌はブドウ球菌が多い．脊髄の細菌感染症，すなわち脊髄膿瘍は稀である．

1. 化膿性脊椎炎

椎体および椎間板の細菌感染症を化膿性脊椎炎（pyogenic spondylitis）とよぶ．原因としては，敗血症からの血行感染や，近接部位（傍脊柱筋，咽頭後壁など）からの感染波及が挙げられる．血行感染の場合，血管が豊富な椎体終板付近から感染が始まり，椎体や椎間板に感染が拡大する．進行すると硬膜外膿瘍を形成し，脊髄を圧迫する．臨床症状としては発熱，炎症部位の自発痛・叩打痛，脊髄／馬尾傷害が出現する．腰椎での発症頻度が高いとされている．MRIでは椎間板のT2高信号化，椎間板間隙の狭小化，椎体終板の不明瞭化，炎症部位のT2高信号・T1低信号化と造影増強効果，硬膜外膿瘍が認められる（図1）．

2. 硬膜外膿瘍

硬膜外膿瘍（epidural abscess）は，化膿性脊椎炎にともなって生じる場合と，化膿性脊椎炎にともなわずに生じる場合がある．前者の場合には，椎体後部すなわち脊柱管前方に病変が形成される．脊椎炎にともなわない場合，すなわち敗血症などを原因とする場合には，脊柱管後方に病変が形成されやすい．この場合，硬膜外腔が比較的広い胸椎に好発する．MRIでは，硬膜外腔にT2高信号，T1低～等信号の病変が認められ，病変周囲の被膜の明瞭な造影増強効果が認められる（図2）．硬膜に炎症が波及して硬膜の造影増強効果を認めることもある．

B 結核感染症

結核性脊椎炎（tuberculous spondylitis）は脊椎カリエス（spinal caries）として知られている．抗結核薬の普及にともなって頻度が低下したが，その後，高齢化社会にともなって頻度が増えたとされている．

1. 結核性脊椎炎

結核性脊椎炎は，肺結核からの血行感染によって発症することが多い．胸腰椎に好発し，慢性的に持続する腰背部痛が主症状である．病変は椎体前部から始まるとされている．MRIでは，感染椎体がT2高信号，T1低信号となり，造影増強効果が認められる．椎体周囲に膿瘍が形成され，頭尾方向に長い病変を形成することが特徴である（図3）．椎間板は比較的保たれる傾向にあり，この点が化膿性脊椎炎と異なっている．

図1　化膿性脊椎炎（T2強調画像，造影T1強調画像矢状断，水平断）

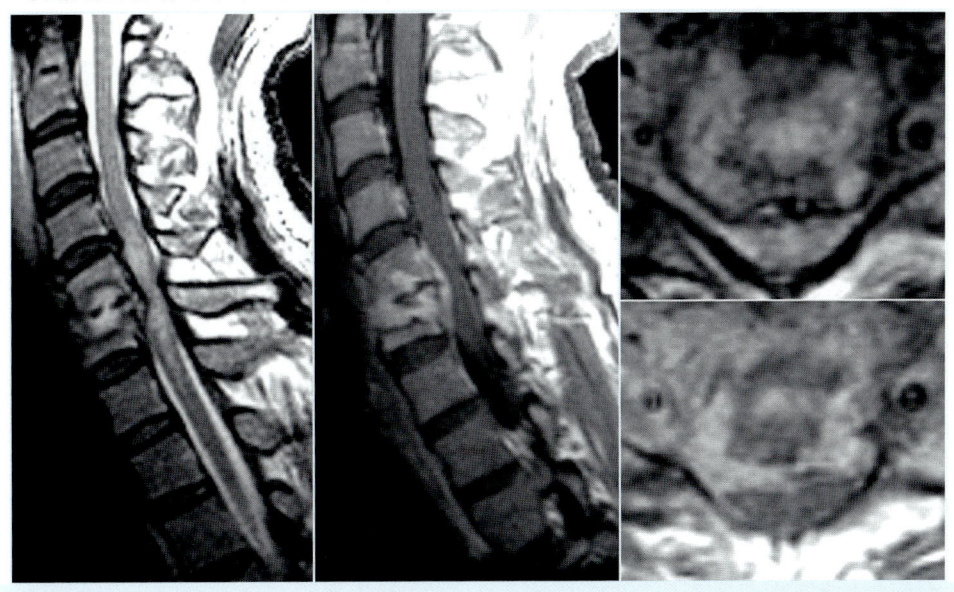

C5椎体下面とC6椎体上面の終板が不明瞭になり，同部位を中心にT2高信号で造影される病変が認められる．C5/6椎間板間隙は狭小化し，C5とC6椎体に連続するT2高信号病変（bridging）が認められる．脊椎炎（椎体炎・椎間板炎）の所見である．椎体後方には造影される病変があり，硬膜外膿瘍と考えられる．頸髄は明瞭に圧迫されておりT2高信号となっている．

図2　硬膜外膿瘍（T2強調画像，造影T1強調画像矢状断，水平断）

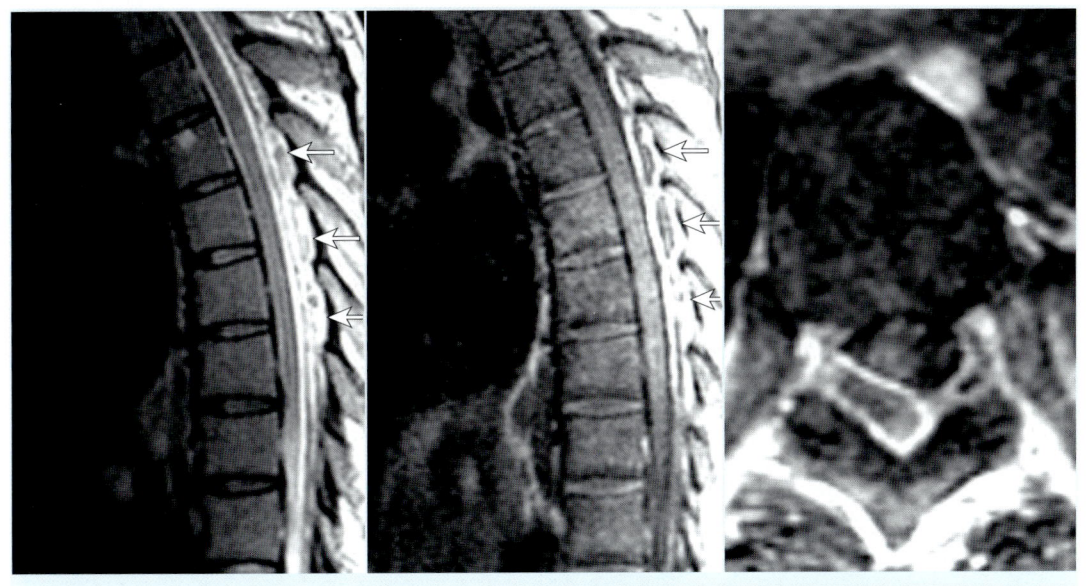

胸椎レベルの後方の硬膜外腔が拡大し，辺縁の造影増強効果をともなう多房性の病変が認められる（矢印）．椎体や椎間板に病変は認められない．化膿性脊椎炎をともなわない硬膜外膿瘍の所見である．

図4 結核性脊椎炎
（STIR 画像，T1 強調画像矢状断，造影 T1 強調画像冠状断，水平断，脊椎 CT）

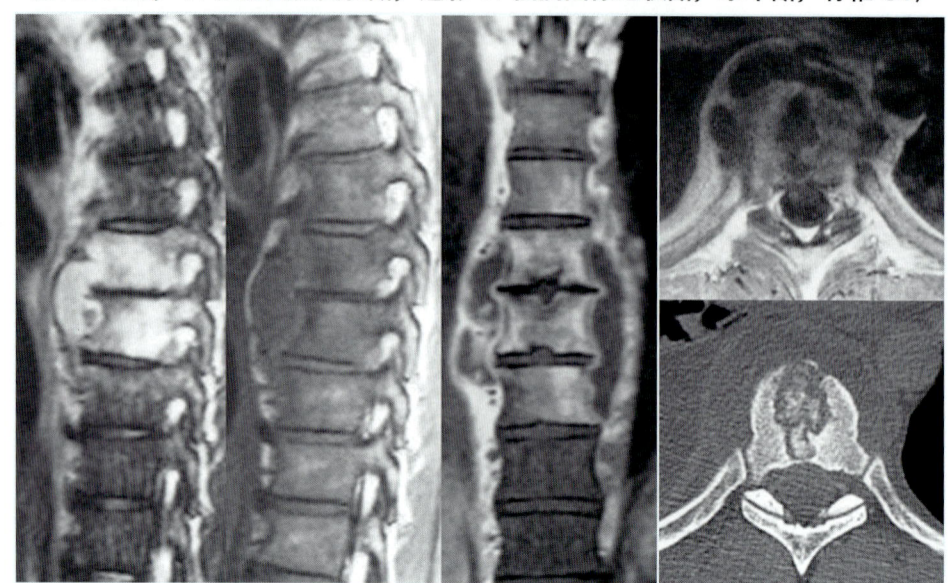

連続する二椎体に T2 高信号，T1 低～等信号の信号変化があり，同椎体を中心とする椎体の造影増強効果が認められる．椎体の前方および側方に，辺縁が造影される病変が頭尾方向に長く認められる．椎間板間隙は比較的保たれている．脊椎 CT では椎体の前方を主体とする骨破壊が明らかである．

10 炎症性脊椎・脊髄疾患

33 脊髄炎

A 脱髄性疾患

　脱髄性疾患の中では，多発性硬化症（multiple sclerosis：MS）の頻度が高い．最近では多発性硬化症と異なる病態機序の脱髄性疾患として視神経脊髄炎（neuromyelitis optica：NMO）が注目されている．急性散在性脳脊髄炎（acute disseminated encephalomyelitis：ADEM）も脱髄性疾患に含まれるが，必ずしも脊髄炎をともなうとは限らない．これらの疾患には共通点が多く，脊髄炎の初発時に鑑別することは困難であり，その後の経過などを総合的に判断して診断を行わなければならない．これらの疾患の詳細については，炎症性脳疾患「脱髄性疾患」の章を参照されたい．

1. 多発性硬化症

　多発性硬化症では頚髄や胸髄病変が多く腰髄病変は稀である．白質（後索や側索）に小病変が多発することが典型的だが（図1），中心灰白質に病変がみられることも稀ではない．病変の境界は明瞭であり，病変の腫大はみられないか軽度である．急性期に病変の造影増強効果がみられることがあるが（図2），その頻度は高くはない．また，非典型的な病変を形成する多発性硬化症例もある．すなわち，病変が強い浮腫をともなったり，3椎体以上にわたる長い病変であったり，脊髄空洞症様のT1低信号病変であったりすることがある（図3）．このような非典型的な多発性硬化症例では，脊髄腫瘍，視神経脊髄炎（NMO），脊髄空洞症との鑑別が必要になる．

2. 視神経脊髄炎（NMO）

　3椎体以上にわたる長い脊髄病変が特徴である（図4）．しかし，多発性硬化症でも3椎体以上の病変が認められることがあるので，長い病変のみで視神経脊髄炎（NMO）と診断することはできない．

B 自己免疫性脊髄炎

1. 特発性脊髄炎，感染後脊髄炎

　原因が特定できない脊髄炎を特発性脊髄炎（idiopathic myelitis）とよぶ．特発性脊髄炎は急性発症で横断性脊髄炎をきたすことが多い（idiopathic acute transverse myelitis）．しかし，左右非対称な病変や多発性病変がみられることもあり，病変分布のみで多発性硬化症と鑑別することは出来ない．また，上気道炎や胃腸炎などの治癒後に脊髄炎を発症することがあり，これは感染後脊髄炎（postinfectious myelitis, parainfectious myelitis）とよばれ，感染後の自己免疫機序が病態として推定されている．特発性脊髄炎や感染後脊髄炎の脊髄MRI所見は非特異的である．

2. 膠原病にともなう脊髄炎

　脊髄炎をきたす膠原病としては，全身性エリテマトーデス，抗リン脂質抗体症候群（図5），シェーグレン症候群（図6）などがある．血管炎や血栓形成などが病態と考えられ，横断性脊髄炎をきたすことが多い．抗リン脂質抗体症候群では脊髄梗塞との鑑別が必要となる．シェー

グレン症候群では脊髄炎が初発症状となることがある．膠原病にともなう脊髄炎の脊髄MRI所見は非特異的である．

3. アトピー性脊髄炎

アトピー性皮膚炎の症例に生じる脊髄炎のうち，高IgE血症，血中ダニ抗原陽性をともない，四肢の異常感覚を主症状とするものは，アトピー性脊髄炎（atopic myelitis）とよばれている．頸髄あるいは頸胸髄の後方優位に病変が認められるとされている（図7）．

4. 脊髄サルコイドーシス

サルコイドーシス（sarcoidosis）は，非乾酪性肉芽腫（サルコイド結節）が種々の臓器に形成される疾患である．約5％に神経系合併症がみられる．脊髄サルコイドーシス（spinal sarcoidosis）は，脳神経麻痺や末梢神経障害とともに経験することが多い疾患である．全身の臓器病変に先行して発症することが多いため，病初期には確定診断が困難である．脊椎変性疾患（頸椎症性脊髄症や後縦靱帯骨化症など）による脊髄圧迫部位に病変が形成されやすく，除圧術後も脊髄浮腫が軽快しないことから脊髄サルコイドーシスが疑われることが多い．

頭蓋内のサルコイドーシスと同様，サルコイド結節は軟膜下に形成され，血管周囲腔を介して実質内に浸潤する．脊髄MRIでは，脊髄表面の軟膜・くも膜の造影増強効果と髄内病変が特徴である．髄内病変はT2高信号，時にT2等～低信号となり，周辺の浮腫は明瞭で，結節状，線状，斑状など様々な造影増強効果が認められる（図8）．脊髄表面の造影病変のみが認められ，明らかな実質内病変が認められないこともある（図9）．

C 感染性脊髄炎

脊髄炎の原因となる病原体としては，ウイルスやマイコプラズマの頻度が高い．これらの直達感染による脊髄炎もあれば，感染後の自己免疫機序を介した脊髄炎（感染後脊髄炎）もあり，両者の鑑別は必ずしも容易ではない．発熱などの全身の感染徴候から数日以内に脊髄炎を発症した場合には，直達感染による脊髄炎を疑う．いずれにしても急性経過の脊髄炎となる．対照的に，寄生虫性脊髄炎，結核性脊髄炎，神経梅毒などは経過が遅い脊髄炎となる．

1. ウイルス性脊髄炎

ウイルス性脊髄炎（viral myelitis）の原因ウイルスとしてエンテロウイルス属やヘルペスウイルス属が知られているが，実際には原因ウイルスを特定できないことが多い．

エンテロウイルス属には，ポリオウイルス，コクサッキーウイルス，エンテロウイルス，エコーウイルスが含まれる．中でもポリオウイルスやエンテロウイルス70型／71型は，前角や前根傷害を主体として，感覚障害をともなわない運動麻痺をきたすことが知られている（前角・前根炎）．なお，ポリオウイルスによる脊髄炎は灰白脊髄炎（poliomyelitis）とよばれる．脊髄MRIでは，脊髄前角の両側性あるいは一側性のT2高信号病変や，前角や前根の造影増強効果が認められることがある（図10）．

灰白脊髄炎から長期経過した後に，罹患部位の筋萎縮や筋力低下が徐々に進行することがある．ポリオ後症候群（post-poliomyelitis syndrome）とよばれる状態であり，脊髄の加齢性変化や脊椎変性疾患の合併により，代償されていた脊髄機能が低下するためと考えられている．脊髄MRIでは，脊髄前角の陳旧性病変や脊髄萎縮に加えて，脊椎変性疾患による脊髄圧迫が確認できることがある（図11）．

ヘルペスウイルス属の中では，水痘・帯状疱疹ウイルスや単純ヘルペスウイルスが脊髄炎をきたしやすい．神経節に潜伏感染しているウイルスが再活性化されることにより，脊髄炎や神経根炎が生じると考えられる．水痘・帯状疱疹ウイルス脊髄炎のMRIでは，脊髄の後方に病変がみられることがあり（図12），このような

症例では後根から実質内への炎症拡大が推察される．病変の造影増強効果は多様である．

2. 寄生虫性脊髄炎

　ブタ回虫，イヌ回虫，住血吸虫などの幼虫移行症により，寄生虫性脊髄炎（parasitic myelitis）が生じる．脱髄性疾患，自己免疫性脊髄炎，ウイルス性脊髄炎などの多くの脊髄炎が急性経過であるのに対して，寄生虫性脊髄炎は慢性経過であることが特徴である．脊髄MRIでは，浮腫状の非特異的なT2高信号病変が認められ病変の中心部には淡い造影増強効果が認められる（図13）．通常の脊髄炎治療にもかかわらず脊髄MRIでの造影病変が消失しない場合，髄液中に好酸球が認められる場合，慢性経過をとる場合などは，寄生虫性脊髄炎を鑑別に挙げる要がある．

D HTLV-Ⅰ関連脊髄症

　ヒトTリンパ球向性ウイルス（HTLV-Ⅰ）は本邦の南西部に比較的多いウイルスである．HTLV-Ⅰ関連脊髄症（HTLV-Ⅰ associated myelotpathy：HAM）は，慢性進行性の痙性対麻痺，体幹以下の感覚障害，排尿障害が主症状であり，血中および髄液中の抗HTLV-Ⅰ抗体陽性，髄液中ネオプテリン上昇などにより診断される．HTLV-Ⅰ関連脊髄症の脊髄病理では，HTLV-ⅠはTリンパ球内のみに認められ，脊髄実質内には認められない．そのため，感染Tリンパ球の脊髄浸潤による免疫応答が主な病態と考えられている．脊髄MRIでは，罹患脊髄の萎縮が認められる．急性経過をとるような症例では，脊髄内のT2高信号病変，浮腫，周辺部の造影増強効果が認められることがある．

図1　多発性硬化症（T2強調画像矢状断，水平断）

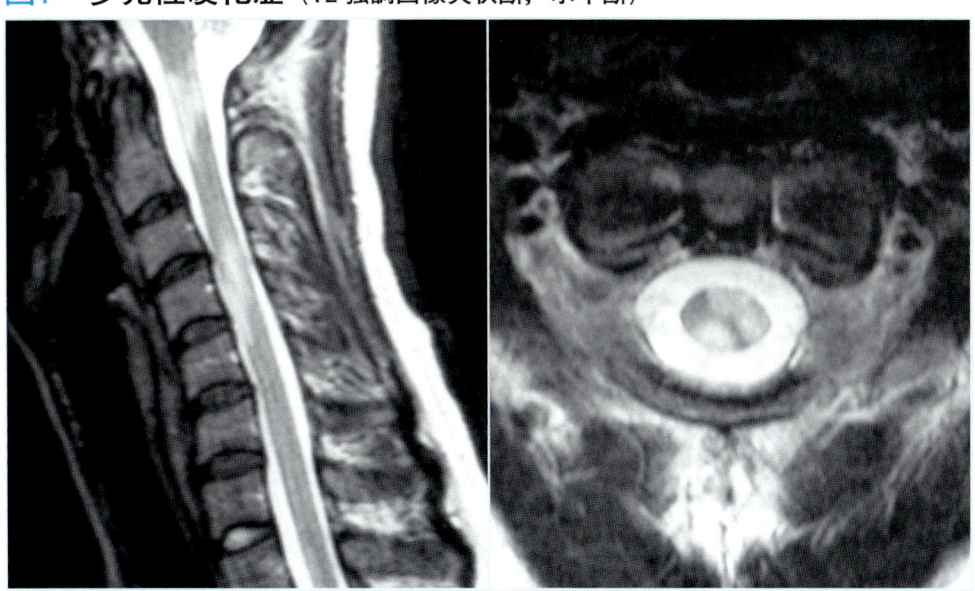

高位頸髄から中位頸髄に多発性の境界明瞭なT2高信号病変が認められる．水平断では前索，側索，後索などの白質を主体に病変が認められるが，灰白質にも病変が及んでいる．病変の腫大は明らかではない．

図2　多発性硬化症（T2強調画像，造影T1強調画像矢状断）

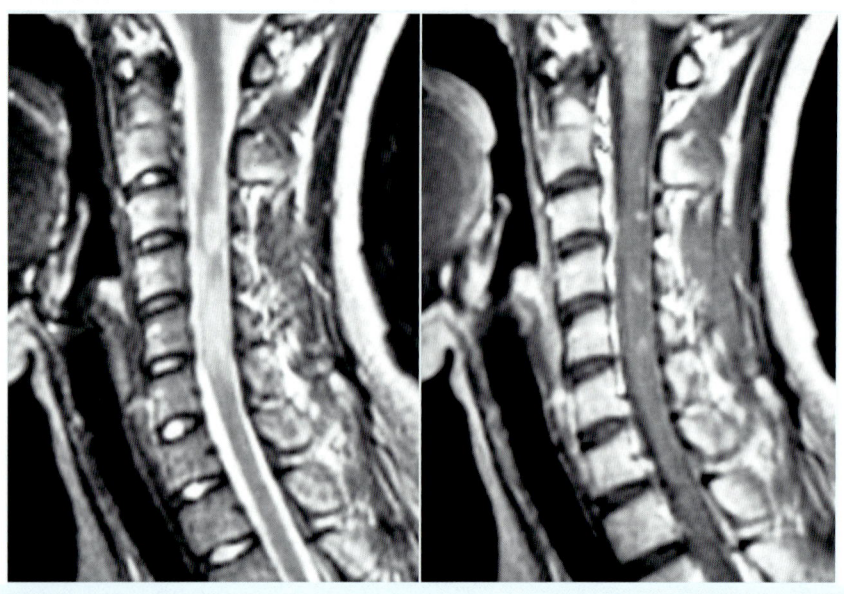

中位頚髄に多発性の境界明瞭なT2高信号病変が認められる．病変の腫大は軽度である．病変の一部には点状／斑状の造影増強効果が認められる．

図3　多発性硬化症（T2強調画像，T1強調画像矢状断）

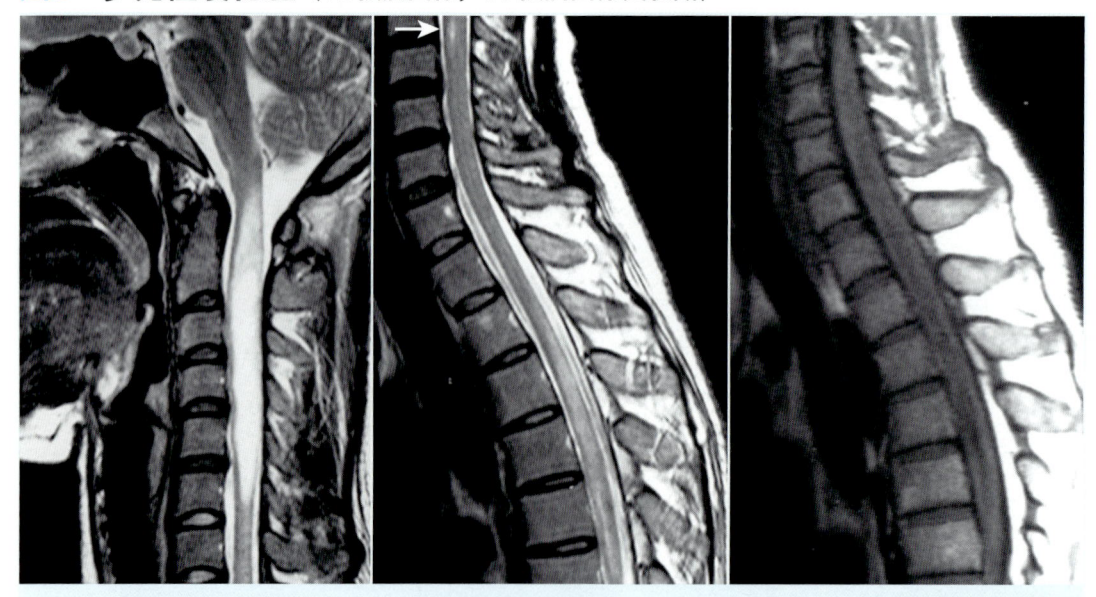

非典型的なMRI所見を示した多発性硬化症3例の画像を示す．左の画像では，C1-C6椎体レベルにおいて，明瞭な脊髄腫大をともなう長いT2高信号病変が脊髄内に認められる．中央の画像では，T1-T5椎体レベルにおいて，軽度の脊髄腫大をともなう長い髄内病変が認められ，C2/3椎間板レベルも小さな髄内病変が認められる（矢印）．右の画像では，頚髄から上位胸髄にかけてT1低信号の一部が脊髄空洞症様の病変が認められる．

図4　視神経脊髄炎（NMO）(T2強調画像矢状断，水平断)

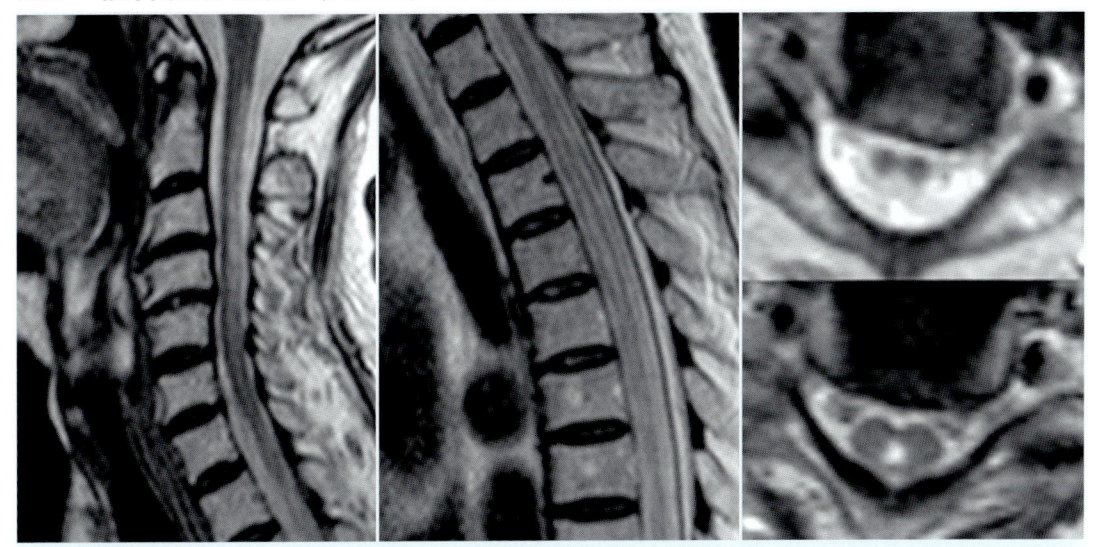

頸髄から胸髄にかけて長い連続性の髄内病変が認められる．頸髄では病変が髄内後方に存在し，水平断ではほぼ後索に一致していることが確認できる．胸髄では病変が髄内中央に存在している．

図5　全身性エリテマトーデス，抗リン脂質抗体症候群
(T2強調画像，造影T1強調画像矢状断，T2強調画像水平断)

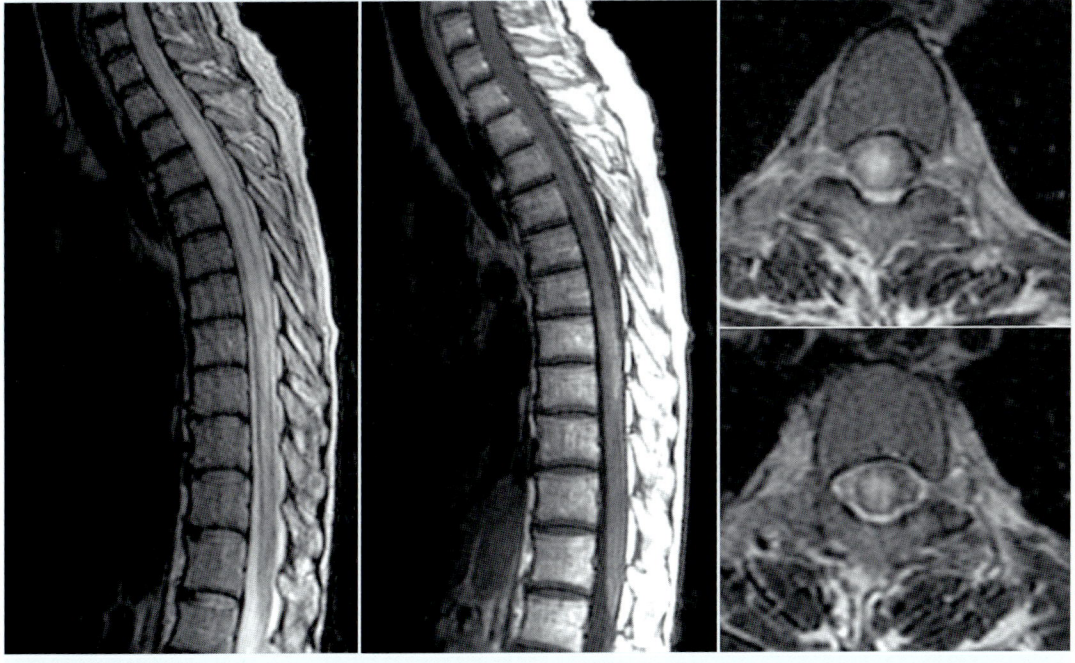

T2強調画像において，ほぼ横断性の長い髄内病変が頸胸髄に認められる．病変の腫大は軽度である．胸髄病変才は境界不明瞭な淡い造影増強効果が認められる．

図6 シェーグレン症候群（T2強調画像，造影T1強調画像矢状断，水平断）

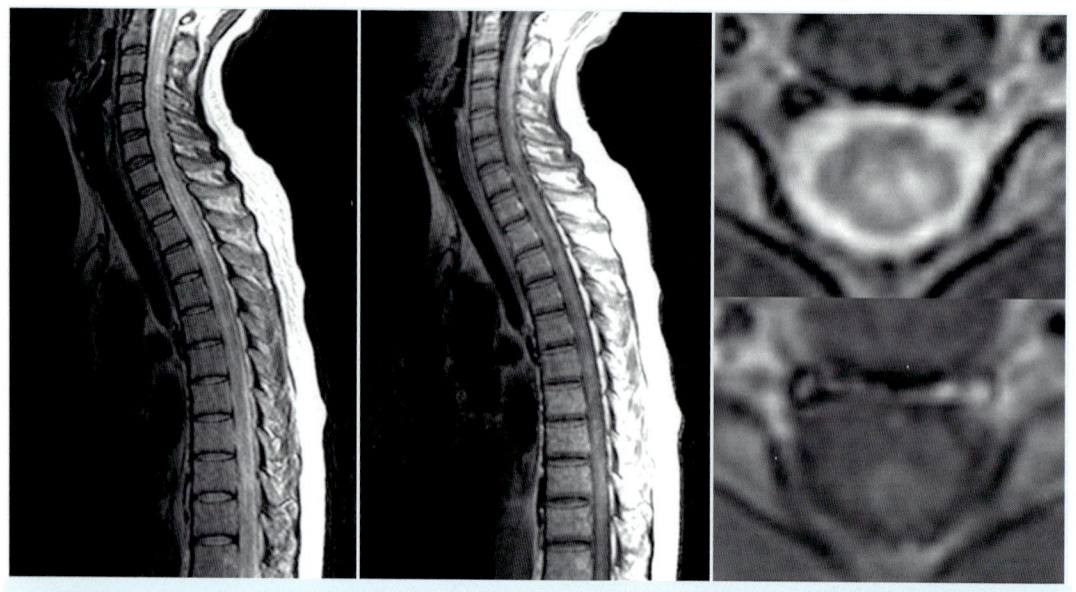

頚胸髄のほぼ全域に，内部信号が不均一な長いT2高信号病変が認められ，病変の造影増強効果は不規則かつ境界不明瞭である．病変の腫大は軽度である．

図7 アトピー性脊髄炎の疑い（T2強調画像，造影T1強調画像矢状断）

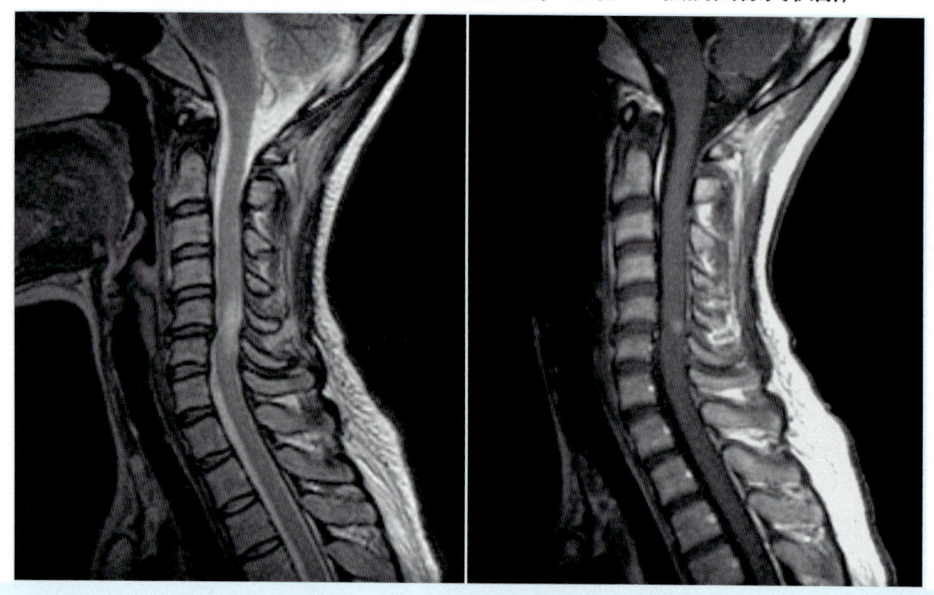

C5/6椎間板レベルにおいて，髄内後方のT2高信号病変があり，病変中央に斑状の造影増強効果が認められる．また，同部位ではC5-C6のアライメントが不整であり，軽度の頚髄圧迫が認められる．

図8 脊髄サルコイドーシス（T2強調画像，T1強調画像，造影T1強調画像矢状断）

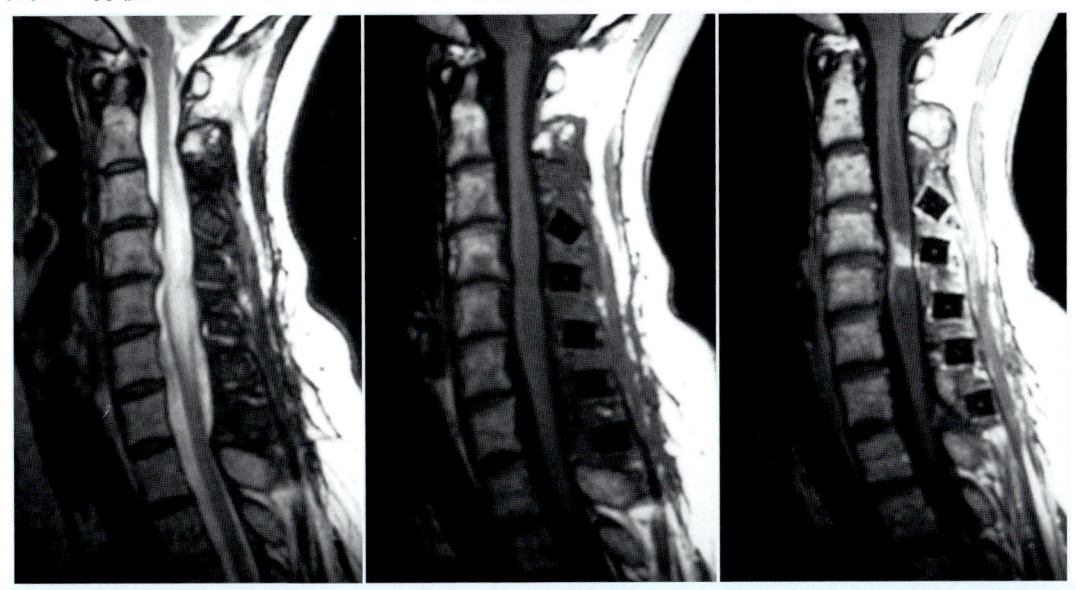

頸椎の除圧術後の画像を示す．C3-C6椎体レベルにおいて，明瞭な腫大をともなう髄内病変が認められる．C4/5椎間板レベルでは，髄内後方のT2高信号化がやや弱く，同部位近傍には明瞭な造影増強効果が認められる．C4-C5椎体レベルでは脊髄前面が造影されている．

図9 脊髄サルコイドーシス（T2強調画像矢状断，造影T1強調画像矢状断，水平断）

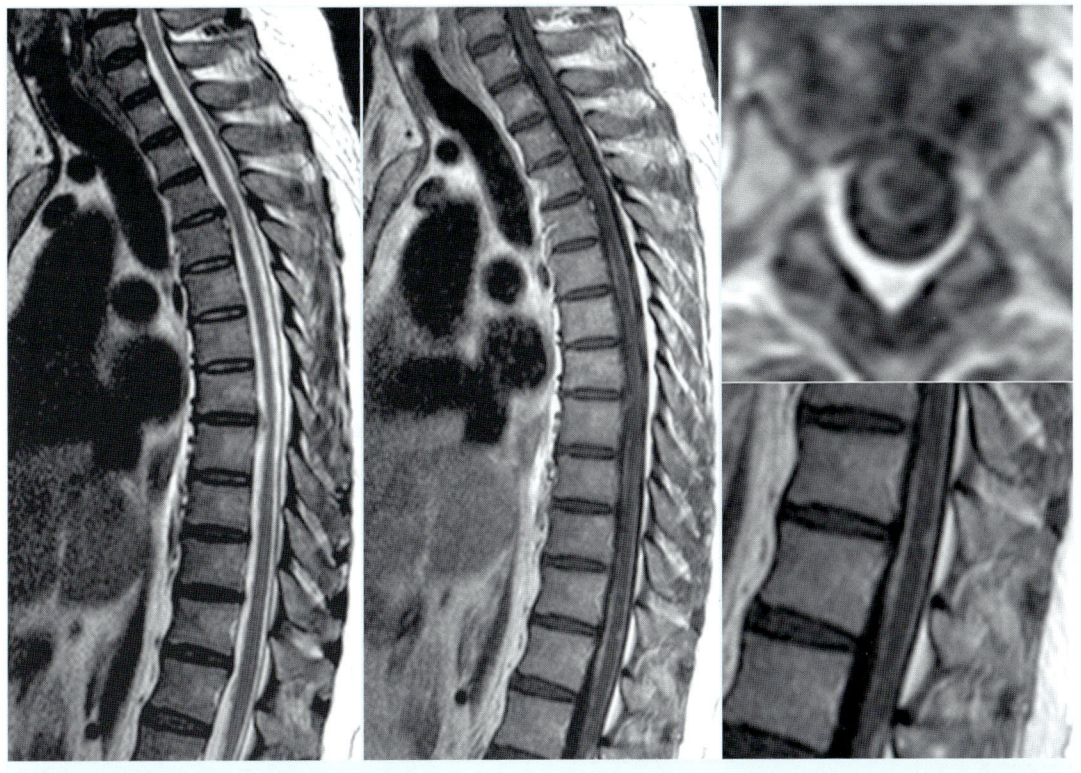

T2強調画像で髄内病変は明らかではない．造影T1強調画像では，脊髄表面の造影増強効果が頸胸髄の広範囲に認められる．

図10　前角・前根炎（T2 強調画像，造影 T1 強調画像矢状断，水平断）

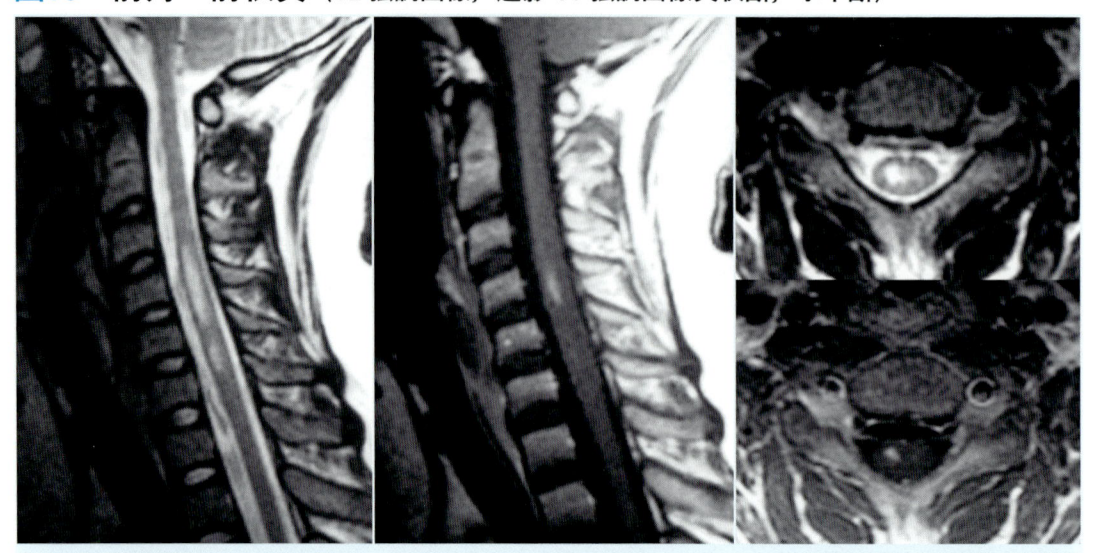

　C4-C6 椎体レベルに，軽度の腫大をともなう T2 高信号の髄内病変が認められる．水平断では，病変が右前角を中心に存在していることが確認できる．右前角および右前根には造影増強効果が認められる（矢印）．

図11　ポリオ後症候群（T2 強調画像矢状断，水平断）

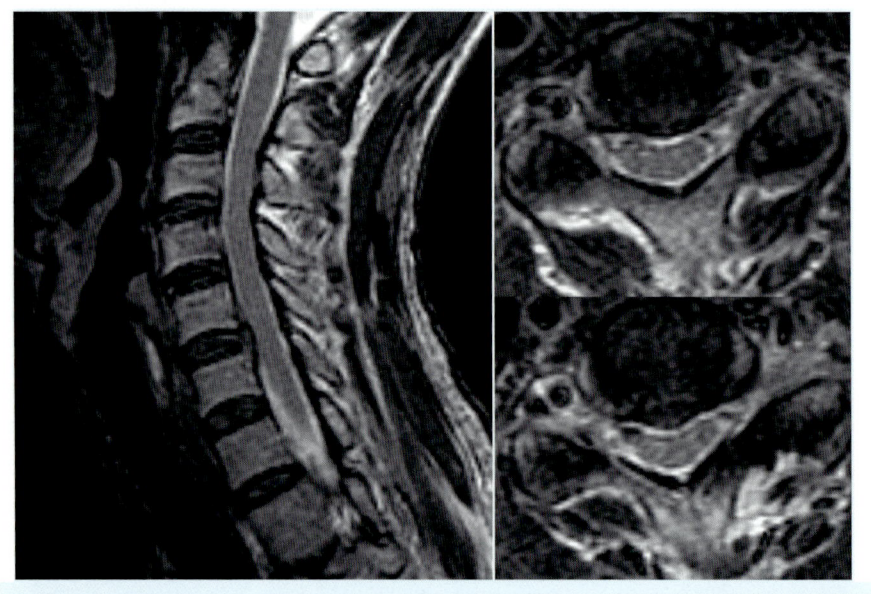

　C5/6 椎間板の後方膨隆によって頚髄が圧迫され扁平化しているが，圧迫の程度に比して頚髄萎縮が強く，圧迫以外の要因による脊髄萎縮の存在も疑われる．同レベルでは右前角がやや高信号となっている（矢印）．

図12 水痘・帯状疱疹ウイルス脊髄炎（T2強調画像矢状断，水平断）

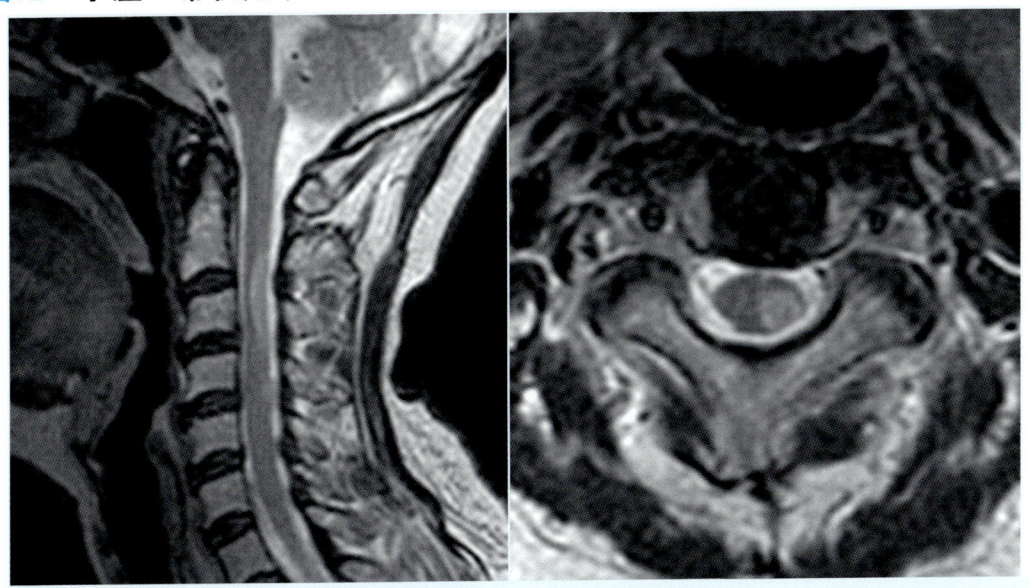

C2–C3椎体レベルにおいて，髄内の左後方にT2高信号病変が認められる．

図13 ブタ回虫脊髄炎（T2強調画像，造影T1強調画像矢状断，水平断）

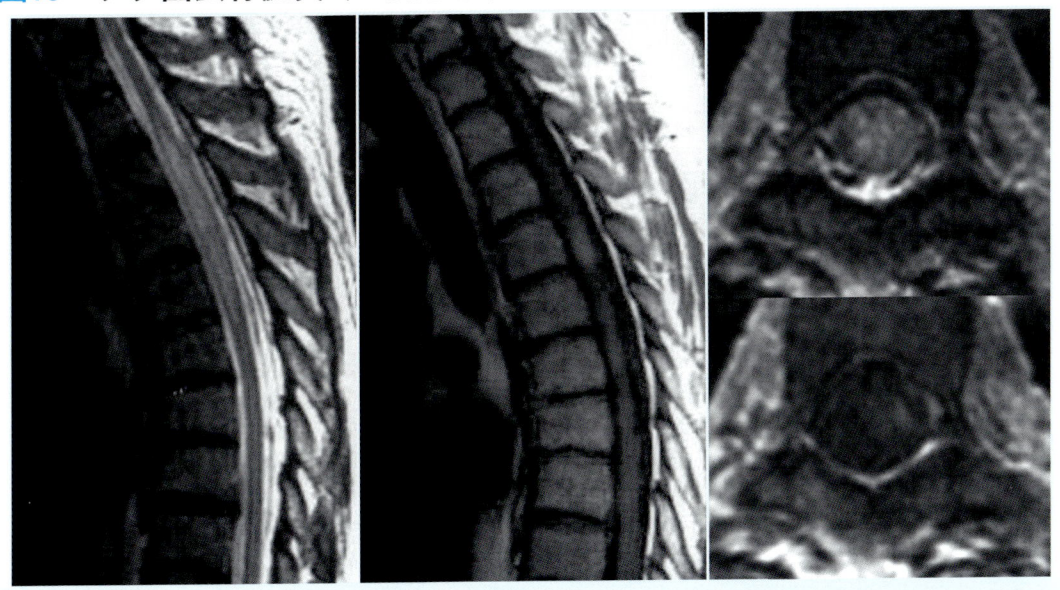

上位胸椎レベルにおいて，約3椎体の長さの髄内病変が認められる．病変はT2高信号だがやや内部信号が不均一である．病変の一部には境界不明瞭な淡い造影増強効果が認められる．

11 脊髄腫瘍

34 髄内腫瘍

髄内腫瘍

　髄内腫瘍（intramedullary tumor）の中では上衣腫（ependymoma）と星細胞腫（astrocytoma）の頻度が高く，髄内腫瘍全体の約80％を占める．上衣腫と星細胞腫の頻度はほぼ同じである．その他，転移性脊髄腫瘍（metastatic spinal cord tumor），血管芽腫（hemangioblastoma），海綿状血管腫（cavernous angioma），神経節膠腫（ganglioglioma），悪性リンパ腫（malignant lymphoma），胚細胞腫（germinoma）などが髄内腫瘍として挙げられる．

1. 上衣腫

　脊髄の上衣腫は30〜50歳代に好発する．中心管の上衣細胞から発生するため，脊髄の中心部で発育する傾向がある．腫瘍内外に囊胞性病変をともないやすい（図1）．脊髄MRIでは，腫瘍部分がT2等〜高信号，T1低〜等信号であり，正常脊髄との境界は必ずしも明瞭ではないが，造影T1強調画像ではほぼ均一な造影病変として認められる．また，易出血性によるヘモジデリン沈着を反映して，腫瘍内外あるいは軟膜にT2低信号領域が認められることがある（図2）．

2. 星細胞腫

　脊髄の星細胞腫は頸胸髄に発生しやすく，全脊髄に進展することもある．脊髄中心部で発育する上衣腫とは異なり，脊髄内で偏在して発育することが多い．特に背側に発育しやすいとされている．脊髄MRIではT2高信号，T1低信号の腫大病変として認められる（図3）．上衣腫よりも頻度が低いが，囊胞をともなうことがある（図4）．造影増強効果は様々である．

3. 転移性脊髄腫瘍

　転移性脊髄腫瘍は，転移性脳腫瘍や転移性脊椎腫瘍に比べると稀な疾患である．転移性脳腫瘍と同様，原発巣は肺癌，乳癌，大腸癌などである．脊髄MRIではT2高信号，T1低信号の非特異的な髄内病変として認められる．均一で明瞭な造影増強効果が認められることが多いが，病初期には病変の造影増強効果が明らかでないことがある．他の髄内腫瘍や脊髄炎との鑑別が必要である．高齢の患者に徐々に拡大する髄内病変が認められた場合は，積極的に悪性腫瘍のスクリーニングを行うことが望ましい．

4. 海綿状血管腫

　未熟な血管内皮を有する小血管で構成される血管奇形を海綿状血管腫とよぶ．時に常染色体優性の遺伝形式をとる．大脳，橋，小脳，脊髄など様々な部位に発生しうるが，脊髄の海綿状血管腫は比較的稀である．頸髄よりも胸腰髄に発生しやすい．血管腫内部で出血と吸収を繰り返すため，脊髄MRIではT1強調画像，T2強調画像ともに不均一な信号を呈する．ヘモジデリン沈着を反映するT2低信号や，メトヘモグロビン形成を反映するT1高信号は出血を示す重要な所見である（図6）．通常は病変の造影増強効果は明らかではなく，flow void効果も認められない．

図1 上衣腫（T2強調画像，T1強調画像，造影T1強調画像矢状断）

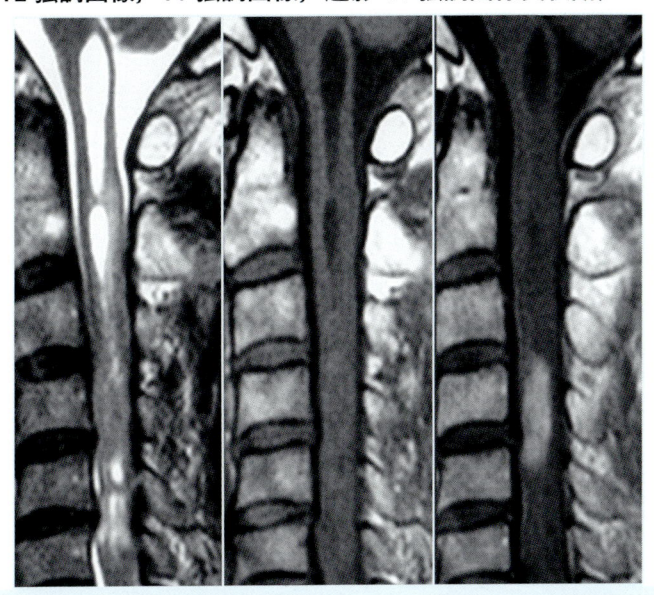

C4椎体レベルに明瞭に造影される髄内病変が認められる．同病変はT2強調画像やT1強調画像では脊髄とほぼ等信号である．同病変の頭側および尾側に複数の嚢胞があり，嚢胞内は髄液と等信号である．
（亀田総合病院脊椎脊髄外科　久保田基夫先生のご厚意による）

図2 上衣腫（T2強調画像矢状断）

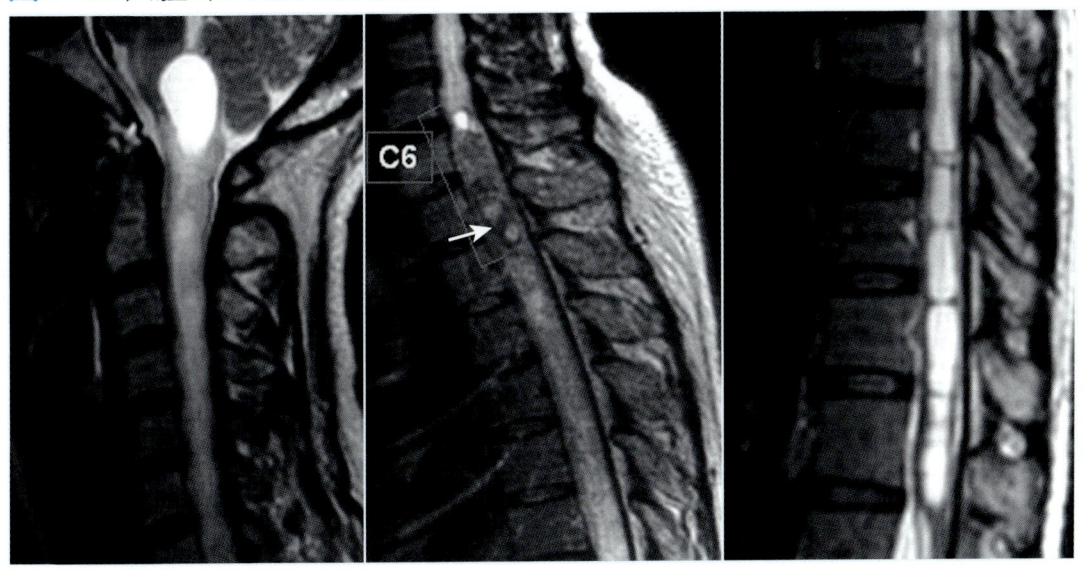

全脊髄にわたって髄内病変が認められる．頸髄は全体的にT2高信号であり，頸胸髄移行部には嚢胞性のT2高信号病変と，出血を疑わせるT2低信号病変（矢印）が認められる．延髄および胸腰髄には空洞形成が認められる．
（亀田総合病院脊椎脊髄外科　久保田基夫先生のご厚意による）

図3 星細胞腫(T2強調画像,造影T1強調画像矢状断)

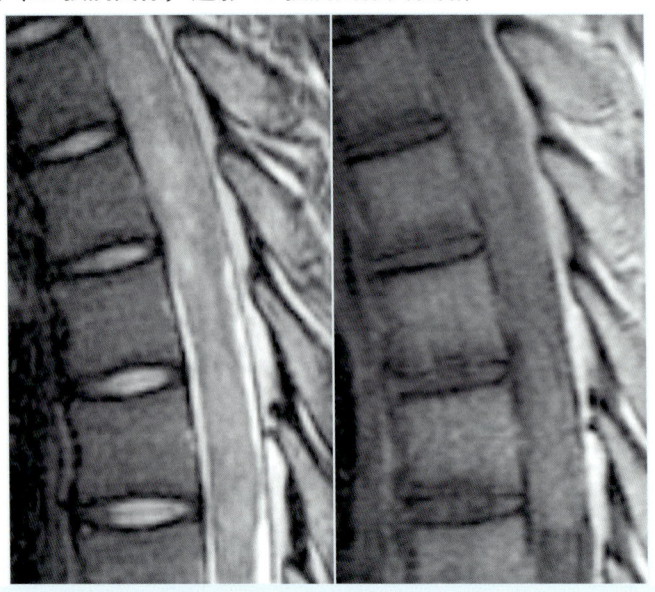

胸髄内に境界不明瞭で信号不均一な淡いT2高信号病変が認められ,病変の腫大は明瞭である.病変の一部には淡く境界不明瞭な造影増強効果が認められる.

(亀田総合病院脊椎脊髄外科　久保田基夫先生のご厚意による)

図4 星細胞腫(T2強調画像,造影T1強調画像矢状断)

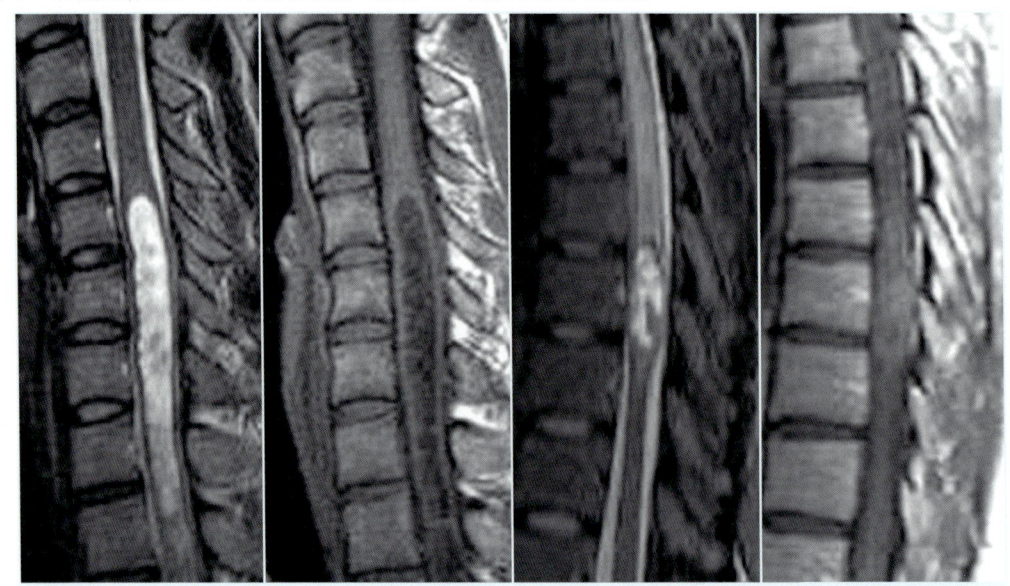

胸髄内に一椎体程度の長さのT2高信号病変が認められる.病変の境界は比較的明瞭で,病変内部の信号はやや不均一である.その頭側の胸髄内に長く淡いT2高信号病変が拡大している.頸髄には長い空洞形成が認められる.

(亀田総合病院脊椎脊髄外科　久保田基夫先生のご厚意による)

図5　転移性脊髄腫瘍（肺小細胞癌）（T2 強調画像，造影 T1 強調画像矢状断，水平断）

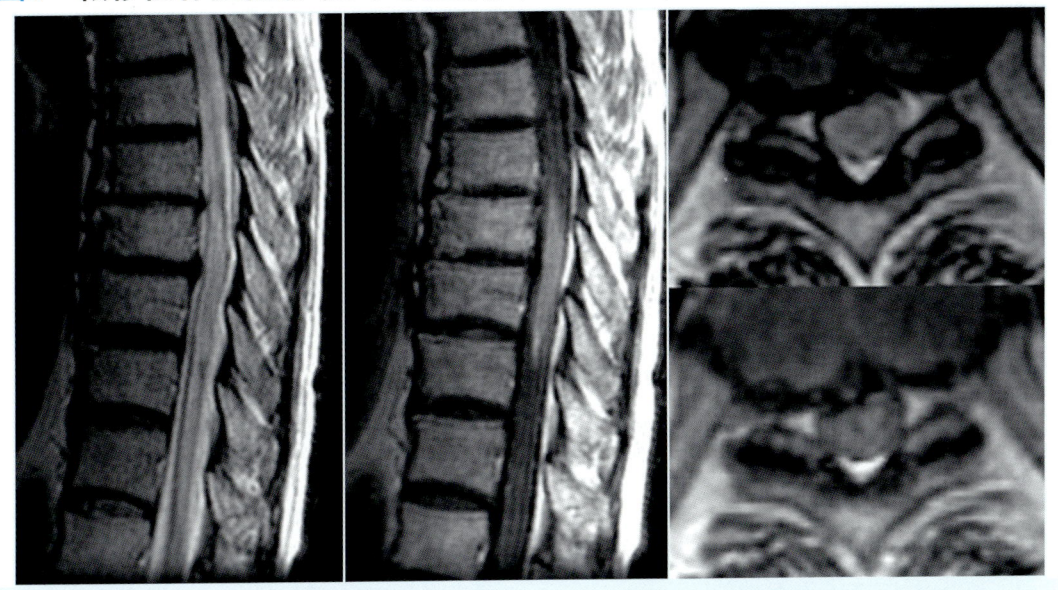

下位胸髄内に長い T2 高信号病変が認められる．病変の一部には明瞭で均一な造影増強効果が認められる．

図6　海綿状血管腫（T2 強調画像，T1 強調画像矢状断）

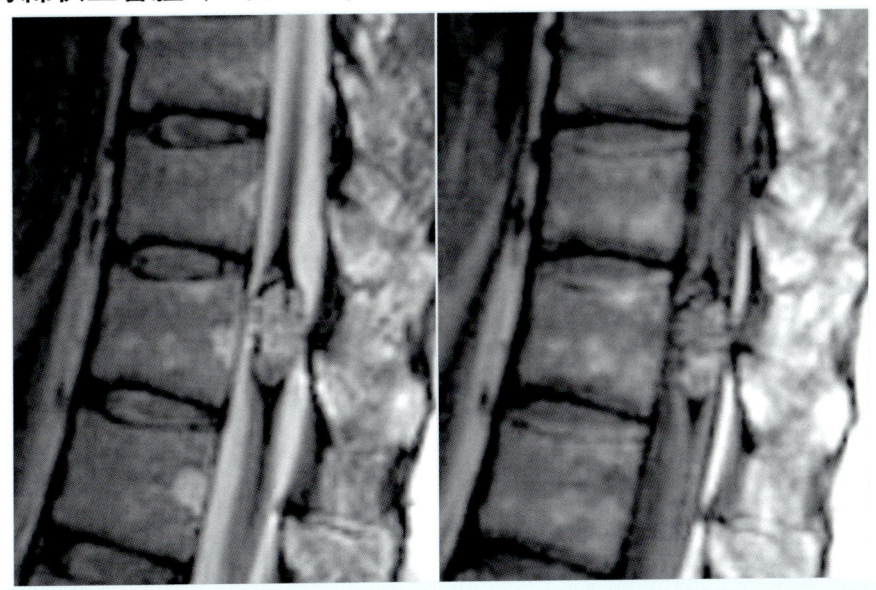

胸髄内に腫瘤状の T2 高信号病変が認められる．病変の境界は明瞭で，病変の頭尾側に T2 低信号病変が拡大している．病変内部は T1 等～高信号となっている．様々な時期の出血をともなう腫瘍，すなわち海綿状血管腫の所見である．

11 脊髄腫瘍

35 髄外腫瘍，脊椎腫瘍

硬膜内髄外腫瘍

1. 神経鞘腫

　脊髄の神経鞘腫（neurinoma）は脊髄神経根のシュワン細胞より発生する．前根よりも後根からの発生が多い．硬膜内髄外で発育することが最も多いが（図1），硬膜内外にまたがってダンベル型となることや，硬膜外で発育することもある．稀に軟膜下に発生する．硬膜外の神経鞘腫では，腫瘍と脊髄の間の硬膜（T2低信号）を確認できる（図2）．

　神経鞘腫は充実性であることも囊胞状であることもある．充実性の神経鞘腫は，T2等～高信号，T1等～低信号であり，腫瘍全体が明瞭に造影される（図1）．囊胞性の神経鞘腫は，囊胞内がT2高信号，T1低信号であり，囊胞壁が造影される（図2）．

　また，神経線維腫症（neurofibromatosis），特にII型（NF2）では，神経鞘腫が多発しやすい（図3）．なお，I型（NF1）では星細胞腫，II型（NF2）では上衣腫や髄膜腫も合併する．

2. 髄膜腫

　髄膜腫（meningioma）は髄膜由来の腫瘍であり，成人女性に多く発生し，好発部位は胸椎部である．多くは硬膜内に発生し，脊髄MRIでは硬膜に接する半球状の腫瘍として認められる．信号強度は脊髄と比してT1等信号，T2低～高信号である（図1）．腫瘍の造影増強効果は明瞭であり，腫瘍と接する硬膜にも高頻度に造影増強効果が認められる（dural tail sign）．

硬膜外腫瘍，脊椎腫瘍

　硬膜外腫瘍としては，悪性リンパ腫（malignant lymphoma）や血管脂肪腫（angiolipoma）が挙げられるが，いずれも稀な疾患である．脊椎腫瘍としては，血管腫などの良性腫瘍，転移性脊椎腫瘍や骨肉腫などの悪性腫瘍，形質細胞腫や悪性リンパ腫などの血液腫瘍が挙げられる．転移性脊椎腫瘍や血管腫の頻度が高い．

1. 転移性脊椎腫瘍

　転移性脊椎腫瘍（metastatic spinal tumor）は脊椎悪性腫瘍の中で最も頻度が高い．原発巣は肺癌，乳癌，前立腺癌，腎癌の頻度が高い．脂肪髄（T1高信号）が腫瘍細胞に置換されるため，脊椎MRIでは転移巣が相対的にT1低信号となる．T2強調画像で低～高信号と様々な信号を呈するが（図4），乳癌や前立腺癌などの造骨性転移巣ではT2低信号となる（図5）．転移巣の造影増強効果は様々である．転移性脊椎腫瘍を検出するためには，T2強調画像よりもSTIR（脂肪抑制画像）が有用である．

　脊椎病的骨折は転移性脊椎腫瘍の1～2割に認められる．骨粗鬆症による脊椎圧迫骨折との鑑別が重要である．転移性脊椎腫瘍では，椎体のみならず椎弓や棘突起などの後方要素にも信号変化がみられたり，椎体終板の破壊や骨外発育が確認できたりすることがある（図4）．また，転移性脊椎腫瘍では椎体全体の信号変化がみられることがあるが，骨粗鬆症による圧迫骨折では椎体全体の信号変化は稀である．

2. 血管腫

血管腫（hemangioma）は高頻度の脊椎良性腫瘍であり，胸腰椎に好発する．圧迫骨折は稀であり，通常は無症状である．脊椎MRIでT2高信号病変として認められる．境界明瞭であることや，内部に小さな点状病変が集簇して認められることが特徴である（図6）．T1強調画像での信号強度や造影増強効果は様々である．

図1 神経鞘腫，髄膜腫（T2 強調画像，造影 T1 強調画像矢状断）

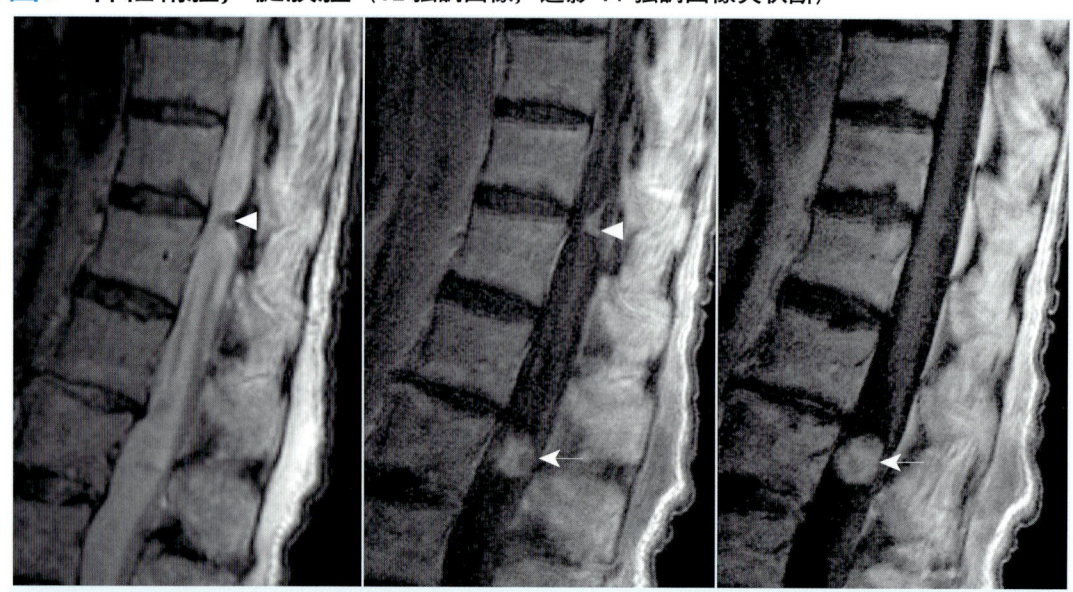

明瞭に造影される腫瘤性病変が馬尾に接して認められる（矢印）．T2 強調画像では同病変の同定は困難である．同病変は病理学的に神経鞘腫と診断された．また，下位胸椎レベルの背側に半球状の T2 低信号病変が認められる（矢頭）．同病変は硬膜に接しており，病変および硬膜の造影増強効果が認められる．同病変は病理学的に髄膜腫と診断された．

図2 神経鞘腫（T2 強調画像矢状断，水平断，造影 T1 強調画像水平断）

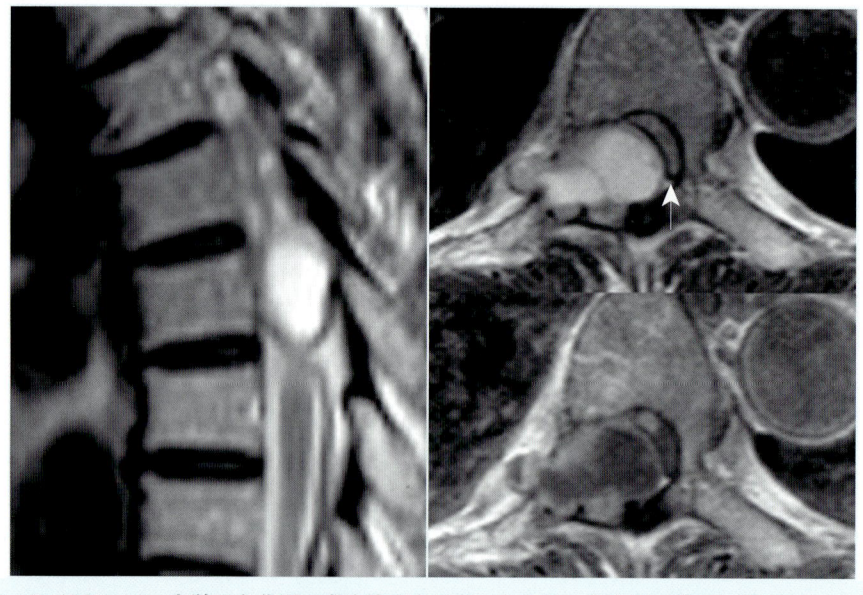

胸椎レベルにおいて，脊髄の右背側に囊胞性病変が認められる．囊胞壁は明瞭に造影されている．病変と脊髄の間に膜状の T2 低信号（硬膜；矢印）が認められることから，硬膜外腫瘍と考えられる．病変は右椎間孔を経て脊柱管外に発育しており，ダンベル型となっている．

図3 神経鞘腫(神経線維腫症)(T2強調画像,造影T1強調画像矢状断)

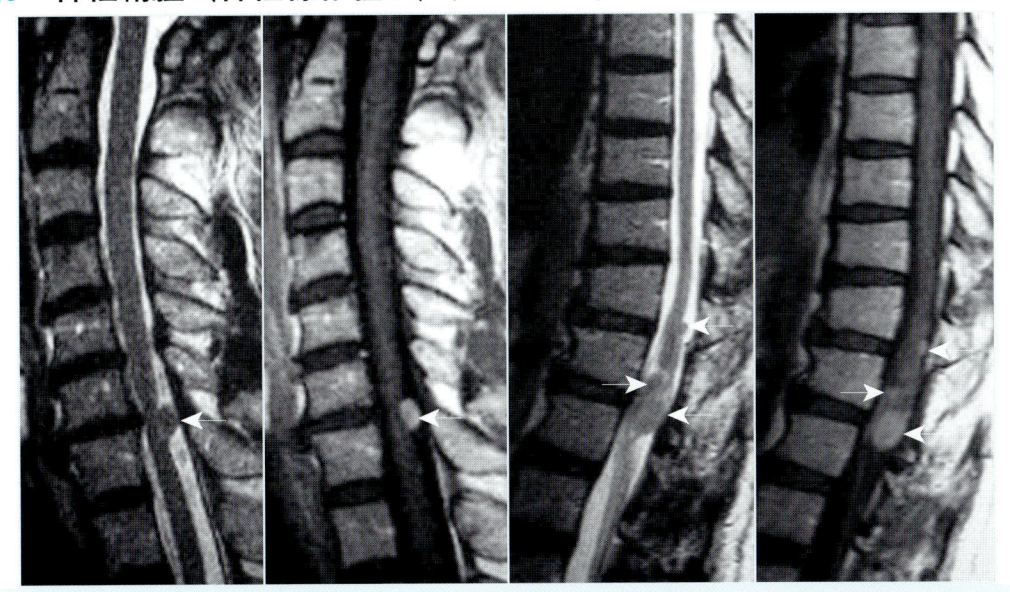

頚髄や腰髄／馬尾の表面に接して,多発性の小さなT2等信号病変が認められる(矢印).造影増強効果は均一で明瞭である.

図4 転移性脊椎腫瘍(肺扁平上皮癌)
(T2強調画像矢状断,T1強調画像矢状断・水平断)

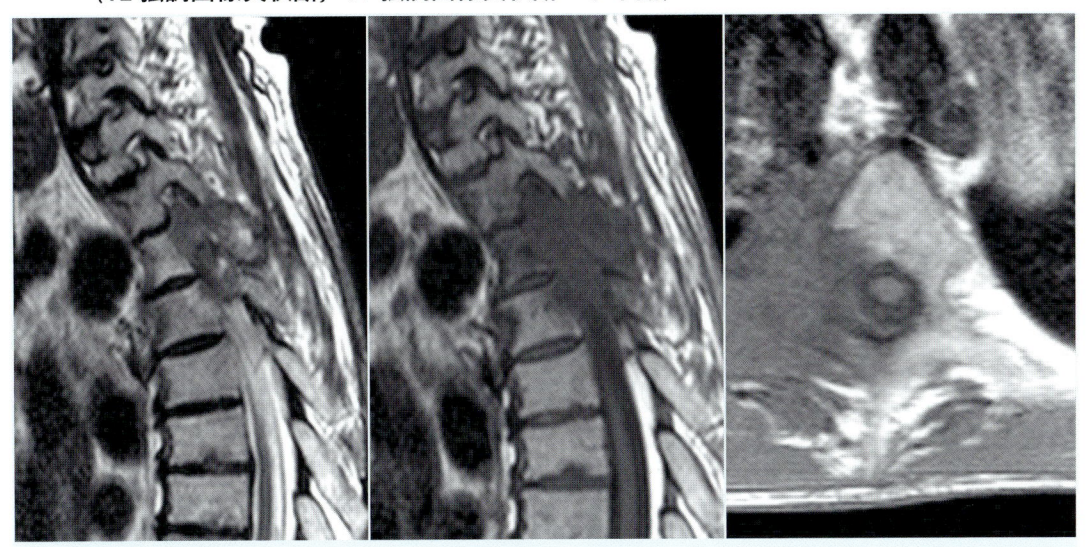

上位胸椎の右椎弓から棘突起にかけてT2低信号,T1低信号の病変が認められる.水平断では,病変が肋骨および骨外に拡大していることが確認できる.

図5　転移性脊椎腫瘍（前立腺癌）
（T2強調画像，T1強調画像，造影T1強調画像矢状断）

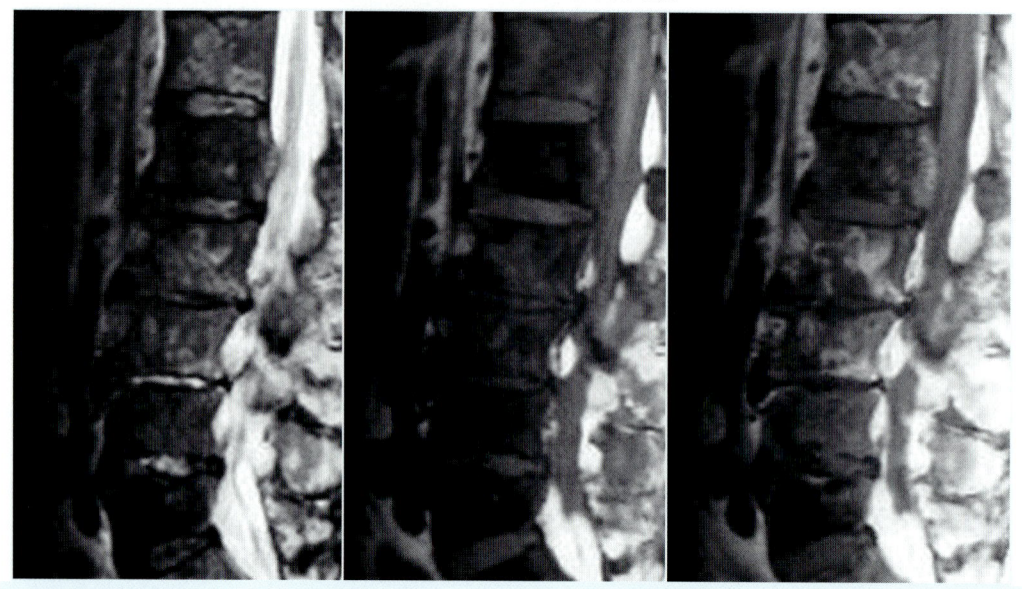

椎体の信号が明らかに不均一になっており，L1およびL5椎体はT2低信号，T1低信号となっている．造骨性の転移性脊椎腫瘍を示す所見である．病変の造影増強効果は様々である．

図6　血管腫（T2強調画像，T1強調画像，造影T1強調画像矢状断）

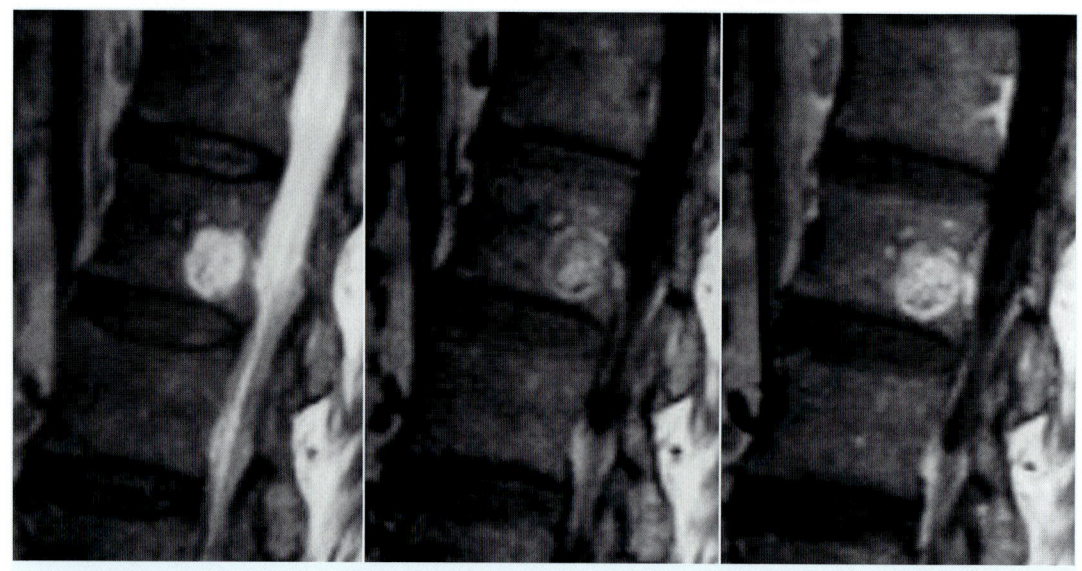

椎体の背側下部に円形のT2高信号病変が認められる．病変の境界は明瞭で，病変の内部には点状の高信号域が集簇している．椎体終板などの周辺構造の破壊性変化は認められない．

12 その他の脊髄疾患
36 脊髄変性，脊髄空洞症

A 神経変性疾患

1. 筋萎縮性側索硬化症

筋萎縮性側索硬化症（amyotrophic lateral sclerosis：ALS）は，上位運動ニューロンと下位運動ニューロンの系統変性をきたす疾患である．大脳皮質から脊髄前角にいたる皮質脊髄路（錐体路）を上位運動ニューロンとよび，脊髄前角からの運動線維を下位運動ニューロンとよぶ．

脊髄MRIでは，側索内の両側皮質脊髄路の線維脱落により，脊髄特に胸髄が萎縮して「逆三角形」になる．進行期には側索のT2高信号化がみられることがある．稀に前索にもT2高信号化がみられることがあるとされている．

脳MRIでは，大脳皮質の一次運動野が拡散強調画像やT2強調画像で低信号化することがある．しかし，加齢性変化でも同様の所見が出現することがあるので慎重に判断する必要がある．また，進行期に内包後脚のT2高信号化がみられることがあるが，正常でも内包後脚の皮質脊髄路がややT2高信号であることに注意が必要である．

B ビタミン欠乏性/中毒性脊髄症

1. 亜急性脊髄連合変性症

亜急性脊髄連合変性症（subacute combined degeneration of the spinal cord）は，亜急性に脊髄の後索と側索が障害される疾患である．ビタミンB12あるいは葉酸の欠乏により生じる．典型例では下肢優位の四肢のしびれ感で発症し，徐々に深部感覚障害や痙性対麻痺が加わり，失調性・痙性歩行となる．時に排尿障害や性機能障害をきたす．ビタミン欠乏性の多発ニューロパチー（感覚障害優位）を合併することも多い．全身症状として巨赤芽球性貧血の合併がよく知られている．なお，銅欠乏によって亜急性連合性脊髄変性症と類似する症状が出現することがある（銅欠乏性脊髄症）．

頚髄MRIでは，後索の左右対称性のT2高信号病変が認められる．病変の腫脹や造影増強効果はみられない．薄束よりも楔状束の信号変化が強いことが多く，水平断では「ハ」の字状にみえるが（図1），注意深く観察すると薄束の信号も上昇している．側索の明らかなT2高信号病変が認められることは稀である．矢状断像では頚胸髄の背側に連続性のT2高信号病変が認められる．これらの所見は，後索のワーラー変性（後根神経節や後索の病変による二次性の後索変性）と類似する所見であり，臨床経過や症状も考慮して鑑別を行う必要がある．

2. アルコール性脊髄症

アルコール性脊髄症（alcoholic myelopathy）は，臨床現場で比較的多く経験する疾患だが，成書に記載される機会が少ない．亜急性連合性脊髄変性症と同様，進行性の側索障害（痙性対麻痺）や多発ニューロパチーをきたすが，ビタミンB12や葉酸の欠乏は認められない．脊髄MRI所見では明らかな異常は認められない．

C 代謝性脊髄症

1. 副腎脊髄ニューロパチー

　副腎白質ジストロフィー（adrenoleukodystrophy）は、成人例では痙性対麻痺、排尿障害、末梢神経障害などが主症状となり、大脳白質の変化に乏しいため、副腎脊髄ニューロパチー（adrenomyeloneuropathy）とよばれる。X染色体長腕に責任遺伝子が存在するため、原則として男性が罹患する。血中の極長鎖脂肪酸の評価が診断に有用であり、C26：0やC24：0のC22：0に対する比率が正常の2～3倍に上昇する。脊髄MRIでは脊髄全体の萎縮が認められる（図2）。

2. アレキサンダー病

　アレキサンダー病（Alexander's disease）の乳児型は、頭囲拡大、精神運動発達遅滞、けいれん、痙性麻痺をきたす予後不良の疾患である。若年型あるいは成人型は乳児型よりも軽症であり、痙性麻痺、運動失調、下位脳幹症状などをきたす。成人型の脳脊髄MRIでは、延髄や上位頸髄の萎縮、同部位の左右対称性のT2高信号病変が認められる。病変の造影増強効果は認められない。

D 脊髄空洞症

　脊髄内に囊胞状の空洞が形成される疾患を脊髄空洞症（syringomyelia, syrinx）とよぶ。原因として、Chiari奇形、癒着性くも膜炎、脊髄腫瘍、脊髄外傷などが挙げられる。脊髄腫瘍では上下極で空洞形成がみられやすい。脊髄内の空洞と第四脳室に連続性のあるものは交通性、連続性のないものは非交通性に分類される。脊髄中心管と連続する脊髄空洞症は、水頭症に準じて水脊髄症（hydromyelia）とよばれることがある。

1. Chiari 奇形

　Chirai奇形（Chiari malformation）Ⅰ型では、小脳・脳幹の下方偏位や、小脳扁桃の脊柱管への嵌入がみられる。ただし、健常若年者でも3～5mm弱の小脳扁桃の陥入がみられることがある。Chiari奇形Ⅰ型にともなう脊髄空洞症は、MRIでT2高信号、T1低信号で境界明瞭である（図3）。脊髄腫瘍にともなう脊髄空洞症とは異なり、空洞内の蛋白濃度が高くはないため、空洞は髄液と等信号となる。

　Chiari奇形Ⅱ型は、いわゆるArnold-Chiari奇形である。延髄と小脳下部の脊柱管への嵌入が著明であり、延髄は屈曲して頸髄上部と重なる。脊髄髄膜瘤や水頭症を合併しやすい。Chiari奇形Ⅱ型では、交通性の脊髄空洞症が認められる。

2. 癒着性くも膜炎

　癒着性くも膜炎（adhesive arachnoiditis）は、硬膜管内の感染、薬物注入、外傷、出血、脊椎手術などに続発する稀な疾患である。硬膜と脊髄/神経根の癒着により、くも膜下腔に囊胞が形成される。脊髄MRIでは、硬膜への脊髄/神経根の癒着、癒着近傍のくも膜囊胞様病変による脊髄圧迫が認められる（図4）。広範な脊髄空洞症をともなうこともある（図4）。

E 先天性脊髄疾患

1. 繫留脊髄症候群

　脊髄の繫留による膀胱直腸障害や下肢感覚・運動障害を繫留脊髄症候群（tetherd cord syndrome）とよぶ。いわゆるtight filum terminale syndromeと同義である。腰椎MRIで脊髄円錐が通常よりも尾側（L2椎体レベル以下）で終わることが確認できる（図5）。脊髄終糸は肥厚し、高頻度に終糸線維脂肪腫を合併する。軽度の二分脊椎を合併することもある。

2. 終糸線維脂肪腫

終糸線維脂肪腫（fibrolipoma）は一種の発生異常である．終糸線維脂肪腫によって脊髄や終糸が繋留されると，繋留脊髄症候群をきたす．線維脂肪腫は，T2 高信号，T1 高信号の内部均一な病変として認められる（図 6）．

F その他の脊髄疾患

1. 脊髄ヘルニア

脊髄ヘルニア（spinal cord heniation）は，硬膜の裂隙に脊髄が嵌入する稀な疾患である．脊髄の一側の嵌入により，Brown-Séquard 症候群が生じる．嵌入脊髄の後方にくも膜嚢胞が認められることがある．脊髄 MRI 矢状断では，脊髄の急激な前方偏位と硬膜への癒着が認められる（図 7）．水平断では一側の脊髄が嵌入し，硬膜管内に残存する脊髄容積が減少していることが確認できる（図 5）．

2. 硬膜外脂肪沈着症

硬膜外腔に脂肪組織が過剰に増生した状態を硬膜外脂肪沈着症（epidural lipomatosis）とよぶ．ステロイドの長期使用や Cushing 症候群などが原因となる．脂肪沈着が高度になると圧迫性脊髄障害が生じる．脊髄 MRI では，硬膜外腔の過剰の脂肪沈着（T2 高信号，T1 高信号）が認められる（図 8）．水平断では，過剰な脂肪沈着を反映して，化学シフトアーチファクト（周波数エンコーディング方向における水・脂肪境界の低信号化）が認められる（図 8）．

図1　亜急性連合性脊髄変性症（T2強調画像矢状断，水平断）

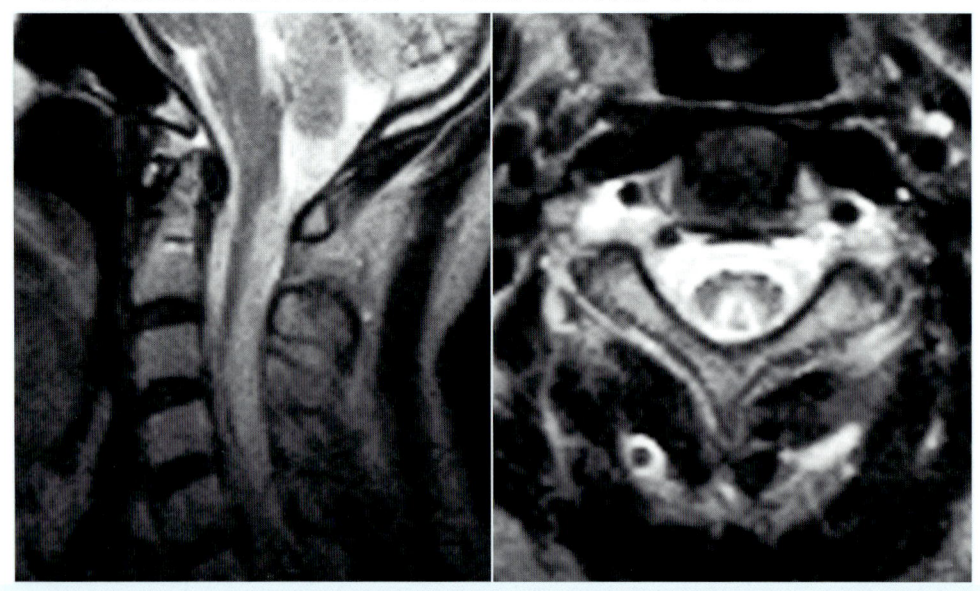

頚髄内の背側に連続性のT2高信号病変が認められる．水平断では両側後索が左右対称性に高信号であり，特に楔状束の信号が強いため「ハ」の字のようにみえる．

図2　副腎脊髄ニューロパチー（T2強調画像矢状断，水平断）

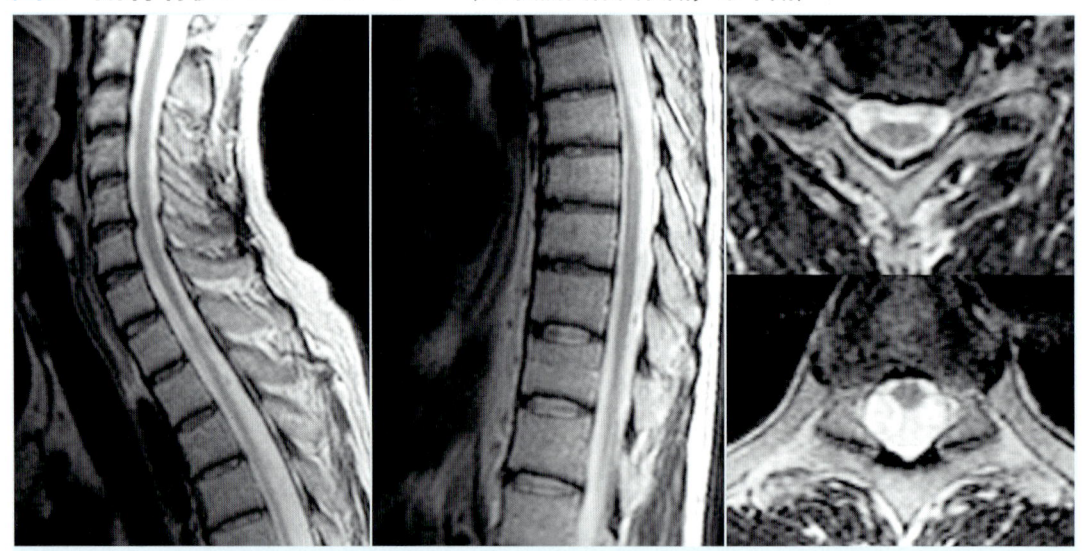

頚胸髄，特に上位胸髄の萎縮が著明である．

図3 Chirai 奇形 I 型，脊髄空洞症（T2強調画像矢状断，水平断）

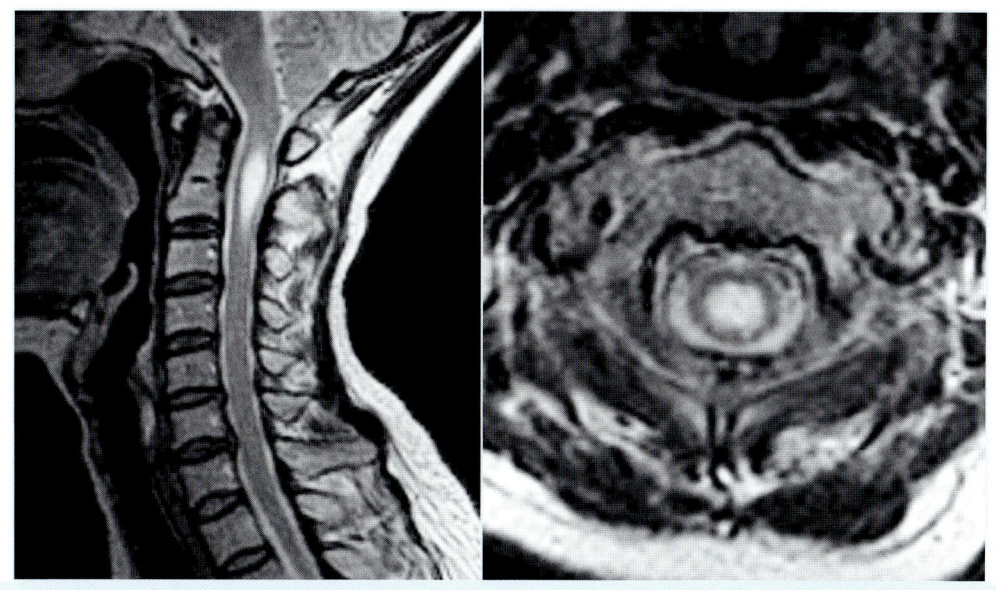

　C2椎体レベルにおいて，境界明瞭な T2 高信号病変（髄液と等信号）が上位頚髄内の中央に認められる．小脳扁桃が下垂して脊柱管内に嵌入している．

図4 癒着性くも膜炎，脊髄空洞症，くも膜下出血後
（T1強調画像，T2強調画像矢状断，水平断）

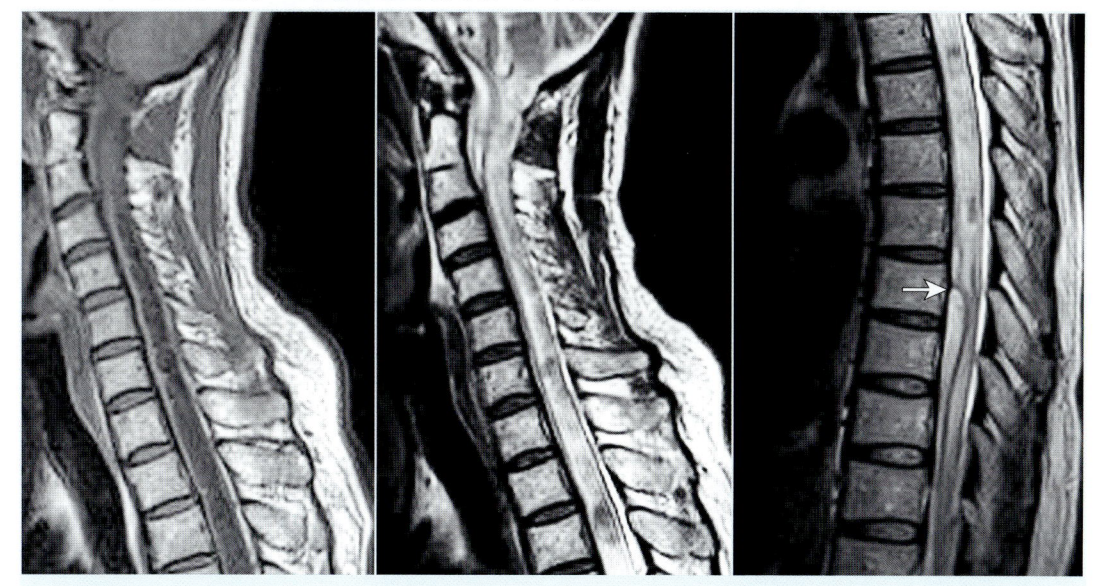

　胸椎部に前方硬膜と脊髄の癒着が認められる（矢印）．癒着部位の尾側のくも膜下腔が囊胞状に拡大し，脊髄が圧迫され，脊髄内が T2 高信号となっている．癒着性くも膜炎の所見である．癒着部位より頭側の脊髄内が T2 高〜低信号，T1 低信号となっており，脊髄空洞症の合併と考えられる．

（亀田総合病院脊椎脊髄外科 久保田基夫先生のご厚意による）

図5 繋留脊髄症候群（T2強調画像矢状断，水平断）

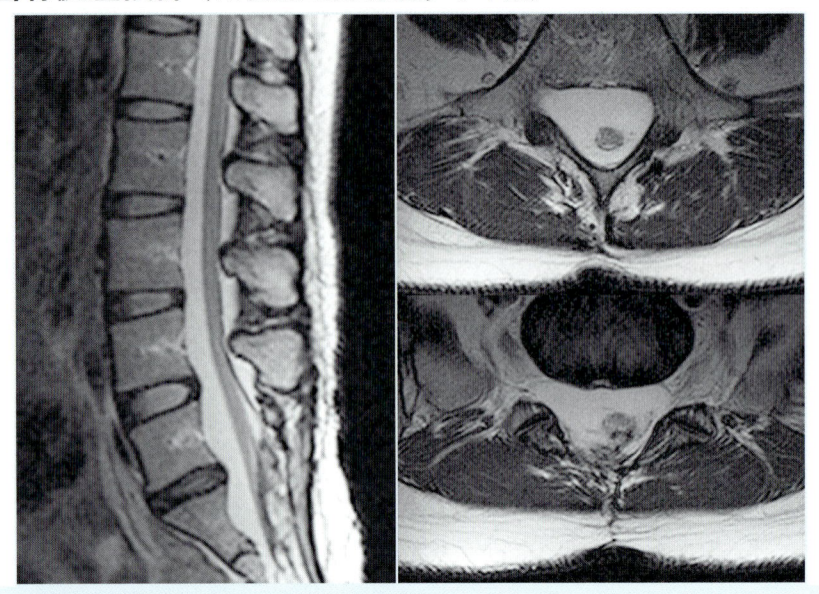

第一腰椎で脊髄円錐が終わっておらず，繋留脊髄と考えられる．

図6 終糸線維脂肪腫（T2強調画像，T1強調画像矢状断）

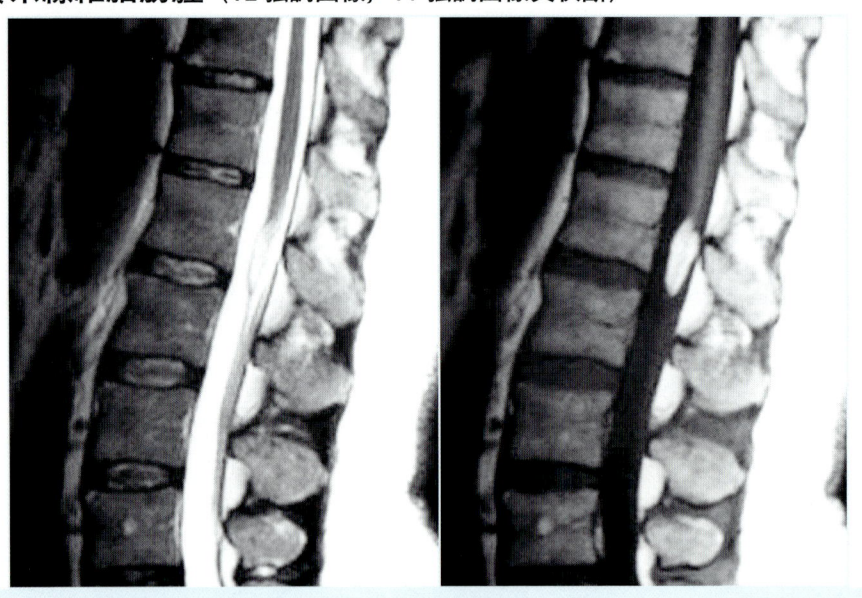

L2椎体レベルの終糸が，T2高信号，T1高信号となり腫大している．

図7　脊髄ヘルニア（T2強調画像矢状断，水平断）

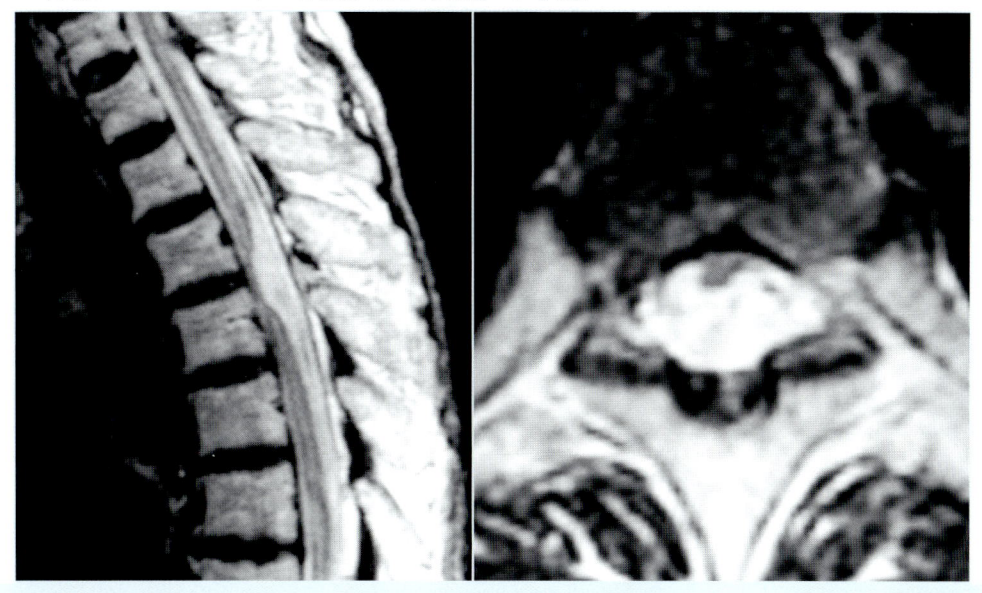

胸椎の椎間板部において，脊髄が急激に前方に偏位して硬膜に付着している．水平断では脊髄の左側が硬膜外へ嵌入していることが確認できる．

図8　硬膜外脂肪沈着症

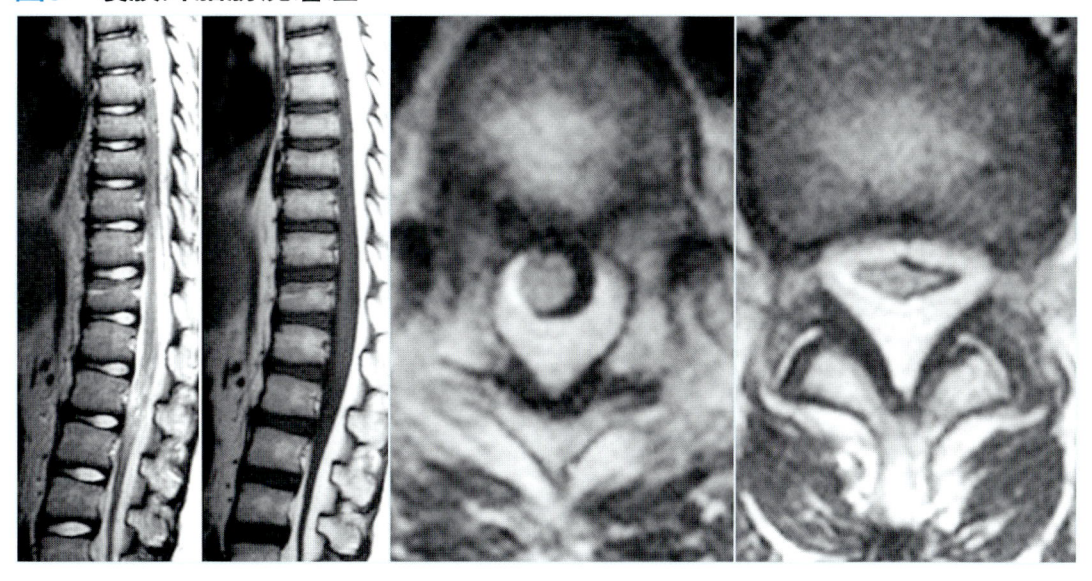

胸腰髄の硬膜外腔が拡大し，内部は均一にT2高信号，T1高信号となっている．水平断では，脊髄左側の髄液（水）と硬膜外腔（脂肪）の境界がT2低信号領域で縁取られており，化学シフトアーチファクトと考えられる．

欧文索引

[Number]

14-3-3 protein 101
27-hydroxylase 126

[A]

acoustic neurinoma 196
acute disseminated encephalomyelitis 82, 107, 225
acute necrotizing encephalopathy 82
Adamkiewicz artery 217
adhesive arachnoiditis 244
adrenoleukodystrophy 125, 244
adrenomyeloneuropathy 244, 125
AIDS 82, 89, 95, 96, 97, 186
alcoholic myelopathy 243
Alexander's disease 244
Alzheimer's disease 146
amyotrophic lateral sclerosis 243
anaplastic astrocytoma 185, 186
aneurysm 39
angiokeratoma 126
angiolipoma 238
anterior cerebral artery 10
anterior choroidal artery 11
anterior inferior cerebellar artery 18
anterior spinal artery syndrome 217
anti-phospholipid antibody syndrome 27
aortic dissection 217
aquaporin-4 106
argyrophilic grain dementia 147
Arnold-Chiari malformation 244
arteriovenous malformation 39, 48
aseptic meningitis 81
aspergillosis 95
astrocytoma 185
atherothrombotic cerebral infarction 2
atopic myelitis 226

[B]

bacterial meningitis 89
band heterotopia 175
basilar artery 18
Bassen-Kornzweig disease 126
bovine spongiform encephalopathy 102
brain abscess 89, 90
brain contusion 75
brainstem glioma 186
braintem encephalitis 81
branch atheromatous disease 3
Brown-Séquard syndrome 245

[C]

CADASIL 26
café au lait spot 197
candidiasis 95
candle guttering 197
CARASIL 27
carbon monoxide poisoning 59
cardiac cerebral embolism 2
carotid cavernous fistula 70
cavernous angioma 49, 234
central pontine myelinolysis 132
central tegmental tract 65, 66
cerebellar hemorrhage 33
cerebral autosomal dominant arteriopathy with subcortical infarcts and leukoencephalopathy 26
cerebral autosomal recessive arteriopathy with subcortical infarcts and leukoencephalopathy 27
cerebral hemorrhage 2, 32
cerebritis 89, 90
cerebrotendinous xanthomatosis 126
cervical disc herniation 206
cervical spondylosis 206
cervical spondylotic myelopathy 206
cervical spondylotic radiculopathy 206
Chiari malformation 244
choliocarcinoma 187, 196
choroid plexus papilloma 185
Churg-Strauss syndrome 27
circumferential artery 19
clinically isolated syndrome

106
cloud-like enhancement　107
contrecoup injury　69, 75
cortical venous thrombosis
　　56
corticobasal degeneration
　　148
coup injury　69, 75
craniopharyngioma　195
Creutzfeldt-Jakob disease
　　101, 112
cross sign　161
cryptococcoma　95
cryptococcosis　95
Cushing 症候群　245

〔D〕

deep cerebral venous
　　thrombosis　56
dementia with Lewy bodies
　　147
demyelination　105
Devic disease　106
diffuse axonal injury　75
diffuse idiopathic skeletal
　　hyperostosis　207
DISH　207
Dot-Dash sign　106
double cortex　175
DRPLA　166
dural arteriovenous fistula
　　48, 218
dural tail sign　195, 238

〔E〕

early CT sign　2, 10
empty delta sign　55
encephalitis　81
ependymitis　90
ependymoma　185, 234

epidural abscess　89, 222
epidural hematoma　69
epidural lipomatosis　245
Epstein-Barr virus　82, 186
Evans index　148
extrapontine myelinolysis
　　133
extrusion　214

〔F〕

Fabry disease　125, 126
Fahr disease　133
familial fatal insomnia　102
fibrolipoma　245
flexion myelopathy　206
flow void effect　28
focal cortical dysplasia　175
Fogging effect　3
Forestier disease　207
frontotemporal dementia
　　147
frontotemporal lobar
　　degeneration　147
FTDP-17　147
FTLD-U　147

〔G〕

G_{M1} gangliosidosis　126
ganglioglioma　186, 234
Gaucher disease　125
germ cell tumor　187, 196
germinoma　187, 196, 234
Gerstmann-Sträussler-Schein
　　ker disease　101
glioblastoma　185, 186
glioma　185
G_{M1} gangliodosis　125
G_{M2} gangliodosis　125
granulomatous angitis of cen
　　tral nervous system　27

Guillain-Mollaret triangle　66

〔H〕

hangman fracture　208
hCG　187
hemangioblastoma　234
hemangioma　239
hepatic encephalopathy　133
herpes simplex encephalitis
　　81
heterotopic gray matter　175
hippocampal sclerosis　174
HIV encephalopathy　83
HLA-B51　116
HLA-B54　117
hockey-stick sign　102
Horner syndrome
　　19, 20, 33
hot cross bun sign　161
HTLV- I associated
　　myelotpathy　227
Hummingbird sign　154
Huntington disease　155
Hu antibody　115
hydromyelia　244
hypertensive encephalopathy
　　134
hypertrophic pachymeningitis
　　117
hypoglycemic encephalopathy
　　132
hypoxic encephalopathy　59
hypoxic-ischemic
　　encephalopathy　59

〔I〕

idiopathic acute transverse
　　myelitis　225
idiopathic myelitis　225
idiopathic normal pressure

hydrocephalus 148
influenza encephalopathy 82
internal carotid artery 10
intracerebral hemorrhage 32
intravascular lymphoma 27, 186
Isaccs syndrome 116

[J]

Japanese encephalitis 82
JC virus 82
Jefferson fracture 208

[K]

Krabbe disease 125

[L]

lacunar infarction 3
laminar cortical necrosis 59
Langerhans cell histiocytosis 187
late cortical cerebellar atrophy 166
lateral medurally syndrome 19
lateral striate artery 11
Leigh encephalopathy 127
limbic encephalitis 81
lipoma 176
lissencephaly 175
locked-in syndrome 133
lumbar canal stenosis 213
lumbar disc herniation 213

[M]

Ma2 antibody 115
Machado-Joseph disease 166, 167
macroadenoma 195
malignant lymphoma 97, 186, 234, 238
malignant melanoma 185
Marchiafava–Bignami disease 141
McDonald's diagnostic criteria 106
medical third palsy 39
Medusa head 48
MELAS 127
meningaencephalitis 81
meningeal carcinomatosis 196
meningioma 195, 238
meningitis 81
Menkes disease 126
MERRF 127
mesial temporal sclerosis 174
metabolic encephalopathy 125
metachromatic leukodystrophy 125
metastatic brain tumor 185
metastatic spinal cord tumor 234
metastatic spinal tumor 214, 238
microadenoma 195
middle cerebral artery 10
mitochondrial disorders 127
Mitochondrial encephalomyopathy, lactic acidosis and stroke-like episodes 127
MLF syndrome 19
Morvan syndrome 116
moya moya disease 27
MSA-C 161, 162, 166
MSA-P 155, 161
mucormycosis 96
multiple sclerosis 105, 225
multiple system atrophy 155, 161
mural nodule 197
Myoclonus epilepsy associated with raggedred fibers 127

[N]

Nasu-Hakola disease 126
neurinoma 238
neuro sarcoidosis 117
neuro-Beçhet disease 116
neurocutaneous syndrome 196
neurofibromatosis 196, 238
neuromyelitis optica 105, 106, 225
Neuronal ceroid lipofusucinosis 126
neuropsychiatric SLE 116
neuro-Sweet disease 117
NF1 238
NF2 238
nidus 48
Niemann-Pick disease 125
NINDS-AIREN diagnostic criteria 26
NMO-IgG 106
nonherpetic limbic encephalitis 81

[O]

oblique atrophy 207
oclusion of the circle of willis 27
oligodendroglioma 185, 186
olivopontocerebellar atrophy 155, 161
open ring enhancement 105

osmotic encephalopathy 133
ossification of posterior longitudinal ligament 206
ossification of yellow ligament 213
osteoporosis 214

[P]

paradoxical embolism 2
parainfectious myelitis 225
paramedian artery 19
paraneoplastic cerebellar degeneration 115
paraneoplastic limbic encephalitis 115
paraneoplastic syndrome 115
parasitic infection 97
parasitic myelitis 227
Parkinson's disease 154
pearl and string sign 3
Pelizaeus-Merzbacher disease 126
pellagrous encephalopathy 141
periventricular leukomalacia 176
phacomatosis 196
pilocytic astrocytoma 185
pin point pupil 33
pituitary adenoma 195
pituitary stroke 195
plexiform neurofiborma 197
poliomyelitis 226
polymicrogyria 175
pontine glioma 186
pontine hemorrhage 33, 65
porencephaly 175
port-wine stain 197
posterior cerebral artery 18
posterior inferior cerebellar artery 18
posterior reversible encephalopathy syndrome 116, 133, 142
posterior spinal artery syndrome 217
postinfectious myelitis 225
post-poliomyelitis syndrome 226
PRES 116, 133, 134, 135, 142
progressive multifocal leukoencephalopathy 82
progressive myoclonus epilepsy 167
progressive supranuclear palsy 154
pseudohypertrophy 65
pseudosubarachnoid hemorrhage 40
pulvinar sign 102
putaminal hemorrhage 33
pyogenic spondylitis 222

[R]

radiation myelopathy 218
Rasmussen encephalitis 115, 116
Rathke cyst 196
redundant nerve root 213
Refsum disease 125
renal clear cell carcinoma 185
reversible posterior leukoencephalopathy syndrome 133
Reye syndrome 82

[S]

Sandhoff disease 125
sarcoidosis 226
SCA1 166
SCA17 166, 167
SCA2 166, 167
SCA3 166, 167
SCA6 166, 167
SCA8 166, 167
Schönlein-Henoch prpura 134
schizencephaly 175
Schmorl's nodes 206
shearing injury 75
Shy-Drager syndrome 161
sinus thrombosis 55
small cell lung carcinoma 185
snake eye appearance 206
spectacular shrinking deficit 2
spinal caries 222
spinal cord heniation 245
spinal cord infarction 217
spinal cord injury 207
spinal sarcoidosis 226
spinocerebellar degeneration 166
striatonigral degeneration 155, 161
Sturge-Weber syndrome 116, 197
subdural hematoma 69
subacute combined degeneration of the spinal cord 243
subarachnoid hemorrhage 39
subcortical hemorrhage 33

superior cerebellar artery　18
surgical third palsy　39
syringomyelia　244
syrinx　244
systemic lupus erythematosus　27, 116

[T]

T1 black hole　105
Tangier disease　126
Tay-Sachs disease　125
TDP-43　146, 147
teratoma　187, 196
tetherd cord syndrome　244
thalamic hemorrhage　33
thalamogeniculate artery　19
thalamoperforate artery　19
tight filum terminale syndrome　244
Tolosa-Hunt syndrome　117
top of the basilar syndrome　18
toxoplasmasis　97

traumatic subarachnoid hemorrhage　70
tuber　197
tuberculoma　96
tuberculous meningitis　96
tuberculous spondylitis　222
tuberous sclerosis　197
tumefactive MS　106

[U]

ulegyria　175
umbrella sign　48

[V]

vacuum disc　206
vascular dementia　26
vasculitis syndrome　27
venous angioma　48
venous hemorrhage　55
venous infarction　55
venous malformation　48
venous thrombosis　55
ventriculitis　90
viral infection　81

viral myelitis　226
von Hippel-Lindau disease　197
von Recklinghausen disease　196

[W]

Wallenberg syndrome　3, 19
wallerian degeneration　65, 208
Wegener granuromatosis　27, 117
Wernicke encephalopathy　141
Wilson disease　126

[Y]

yolk sac tumor　187, 196
Yo antibody　115

[Z]

Zellweger disease　125

和文索引

〔あ〕

αフェトプロテイン 187, 196
アスペルギルス症 95, 96
アテトーゼ 56, 126
アテローム血栓性脳梗塞 2
アテローム性動脈硬化 2, 3
アトピー性脊髄炎 226
アミノ酸代謝異常症 125
アミロイド・アンギオパチー 33
アミロイド斑をもつ Creutzfeldt-Jakob 病 101
アメーバ症 97
アルコール 141
アルコール性脊髄症 243
アルコール性脳萎縮 142, 154
アルコール中毒 133, 141
アルツハイマー病 146, 147
アレキサンダー病 244
アンモニア 133
亜急性脊髄連合変性症 141, 243
悪性黒色腫 185
悪性リンパ腫 97, 185, 186, 234, 238

〔い〕

イヌ回虫 227
インフルエンザ 108
インフルエンザ菌 89
インフルエンザ脳症 82, 143
意識障害 18, 19, 33, 56, 59, 75, 81, 89, 95, 115, 133, 134, 141, 142
異常行動 125
異所性灰白質 175
異染性白質ジストロフィー 125
意味認知症 147
一過性黒内障 10
一過性脳虚血発作 27
一過性の脳梁膨大部病変 82
一酸化炭素中毒 59

〔う〕

ウイルス感染症 81
ウイルス性髄膜炎 81
ウイルス性脊髄炎 226
牛海綿状脳症 102
運動失調 102, 133, 142, 244

〔え〕

エキノコックス症 97
エコーウイルス 81, 226
エンテロウイルス 81, 226
嚥下障害 154, 166
炎症性腸疾患 55
延髄外側症候群 3, 19
延髄内側症候群 20

〔お〕

オキシヘモグロビン 32
オプソクローヌス・ミオクローヌス症候群 115
オリーブ橋小脳萎縮症 155, 161, 162, 166
横静脈洞血栓症 54
横断性脊髄炎 106, 225
黄色靱帯骨化症 213
黄色ブドウ球菌 89

嘔吐 18, 19, 33, 55, 56, 59, 81
温痛覚障害 20, 217

〔か〕

カルモフール 142
カンジダ（症） 95
化学シフトアーチファクト 245
蝸牛症状 196
下オリーブ核の仮性肥大 33, 65
下小脳脚 19
下垂体機能不全 187
下垂体腺腫 195
下垂体卒中 195
家族性 Creutzfeldt-Jakob 病 101
家族性プリオン病 101
家族性海綿状血管腫症 49
家族性脊髄小脳変性症 166
寡動 154
化膿性髄膜炎 89
化膿性脊椎炎 222
海馬 11, 146, 174
海馬溝 146
海馬硬化 174
海馬傍回 146
海綿状血管腫 49, 234
海綿静脈洞血栓症 55
潰瘍性大腸炎 55
外眼筋腫大 70
外眼筋麻痺 39, 55, 70, 141, 166
外傷性くも膜下出血 70
外水頭症 148
外側線条体動脈 11

外包　26
核間性眼筋麻痺　19
核酸代謝異常症　125
核上性眼球運動障害　154
片麻痺　10, 11, 19, 20, 33, 55, 82, 90, 116
褐色細胞腫　197
滑脳症　175
眼球浮き運動　33
眼球運動異常　33
眼球運動障害　18, 19, 39, 127
 ──, 核上性　117
眼球共同偏倚　10
眼球突出　55, 70
眼振　141
眼痛　55, 70
還元型ヘモグロビン　32
緩徐眼球運動　167
肝性脳症　133
関節リウマチ　117
感染後脊髄炎　225, 226
感染性脊髄炎　226
感染性脳動脈瘤　82
顔面神経丘　167
顔面神経麻痺　18, 117, 196
寒冷麻痺　207

〔き〕

奇異性塞栓症　2
記憶障害　19, 26, 81, 83, 146
奇形腫　187, 196
寄生虫感染症　97
寄生虫性脊髄炎　226, 227
偽くも膜下出血　40
偽性球麻痺　26, 27
偽性副甲状腺機能低下症　133
急性壊死性脳症　82
急性散在性脳脊髄炎　82, 107,

225
巨細胞性動脈炎　27
巨赤芽球性貧血　243
橋出血　33, 65
橋小脳路　65
橋神経膠腫　186
橋中心髄鞘崩壊症　132
橋被蓋　167
筋萎縮　166, 167
筋萎縮性側索硬化症　243
筋固縮　126, 154
金属代謝異常症　125, 126

〔く〕

クリプトコッカス（症）　95
クレブシエラ　89
クローン病　54
くも膜下出血　3, 10, 27, 32, 33, 39, 48, 75, 95
くも膜嚢胞　245

〔け〕

けいれん　55, 56, 59, 81, 89, 95, 115, 116, 127, 133, 134, 141, 142, 197
形質細胞腫　238
頸静脈孔症候群　196
頸椎症　206
頸椎症性神経根症　206
頸椎症性脊髄症　206
頸椎椎間板ヘルニア　206
頸椎変性疾患　206
痙性対麻痺　227, 243
痙性麻痺　125, 126, 244
繋留脊髄症候群　244
結核　95, 117, 222
結核腫　96
結核性脊髄炎　226
結核性脊椎炎　222
血液透析　207

血管炎　82, 96, 116, 117
血管炎症候群　27
血管芽腫　197, 234
血管原性浮腫　55, 127, 135
血管再開通　2
血管脂肪腫　238
血管腫　238, 239
血管周囲腔拡大　95
血管親和性　82, 95, 96
血管線維腫　197
血管内リンパ腫　27, 186
血管ベーチェット病　117
血管攣縮　135
血性髄液　39
血栓性血小板減少性紫斑病　134
結節性硬化症　197
結節性多発動脈炎　27, 55, 117
結膜充血　70
腱黄色腫　126
腱反射亢進　166
腱反射低下　167, 213
見当識障害　146
健忘失語　146
幻覚　142
幻視　147
限局性皮質異形成　175
原発性脳腫瘍　185

〔こ〕

コクサッキーウイルス　81, 226
コクシジオイデス（症）　95
コレスタノール　126
古典的 Creutzfeldt-Jakob 病　101
孤虫症　97
孤発性脊髄小脳変性症　166
孤発性プリオン病　101

呼吸障害　115, 127
抗 GluR3 抗体　116
抗 GluRε2 抗体　116
抗 NMDA 抗体陽性脳炎　115
抗 VGKC 抗体陽性脳炎　116
抗カルジオリピン抗体　27
抗リン脂質抗体症候群　225
抗てんかん薬　143
抗神経抗体関連脳症　115
高 IgE 血症　226
高血圧性脳症　134
高血糖にともなう舞踏運動　132
高次脳機能障害　59
構音障害　19
口蓋ミオクローヌス　66
膠芽腫　185, 186
後下小脳動脈　3, 18, 19, 33
後索　243
後縦靱帯骨化症　206, 213
後脊髄動脈症候群　217
後大脳動脈　18
後天性免疫不全症候群　82, 89, 95, 96, 97, 186
鉤溝　146
孔脳症　175
項部硬直　89
硬膜移植　102
硬膜外血腫　69
硬膜外脂肪沈着症　245
硬膜外腫瘍　89, 222, 238
硬膜下血腫　69
硬膜下膿瘍　89, 96
硬膜動静脈瘻　48
硬膜内髄外腫瘍　238
黒質変性　65
極長鎖脂肪酸　244
骨髄炎　95
骨粗鬆症　214, 238
骨膜下血腫　69

〔さ〕

サイアミン　141
サイトメガロウイルス脳炎　82
サルコイドーシス　96, 117
坐骨神経痛　213
細菌感染症　89, 222
細菌性髄膜炎　89, 90
細胞毒性浮腫　132
酸化型ヘモグロビン　32
三叉神経鞘腫　195
三叉神経脊髄路　19
散瞳　39

〔し〕

シェーグレン症候群　117, 225
シクロスポリン　142
シヌクレイノパチー　146, 147
シャイ・ドレーガー症候群　161, 162
シャント脳症　133
ジストニー　56, 126, 166, 167
ジャイアントパンダの顔　126
子癇　135
子癇脳症　135
子宮癌　115
糸球体腎炎　134
嗜銀顆粒性認知症　147
四肢筋力低下　127
四肢麻痺　55, 133
視床　18, 19
視床型 Creutzfeldt-Jakob 病　101
視床膝状体動脈　19
視床出血　33
視床穿通動脈　19

視床痛　19
視床枕　174
視神経炎　106
視神経膠腫　197
視神経障害　117, 141
視神経脊髄炎　106, 225
視野障害　18
歯状核　143, 166
歯状核赤核淡蒼球ルイ体萎縮症　166
歯突起骨折　208
脂質代謝異常症　125, 126
脂肪腫　176
姿勢反射障害　154
持続性部分てんかん　116
自己免疫性脊髄炎　225
自動症　174
自律神経障害　115, 147
自律神経症状　102, 155, 161
軸椎骨折　208
失語　10, 33
失行　146
失認　146
若年性一側上肢筋萎縮症　207
周期性同期性放電　101
腫瘍内出血　33
終糸線維脂肪腫　244, 245
住血吸虫（症）　97, 227
十字徴候　161
絨毛細胞癌　187, 196
出血性梗塞　2, 96
純粋自律神経不全症　147
除脳姿勢　56
除皮質姿勢　56
消化器癌　185
小脳出血　33
小脳症状　102, 142, 155, 161, 196
小脳性運動失調　18, 19, 20, 126, 127, 141, 166, 168,

187
小脳扁桃　19
上衣腫　185, 197, 234, 238, 244
上矢状静脈洞血栓症　55
上小脳脚　154, 167
上小脳動脈　18, 33
常磁性体　32, 59
常染色体優性　166, 196, 197
情動障害　19, 115
静脈うっ滞　55
静脈奇形　48
静脈（性）血管腫　48, 197
静脈性梗塞　55
静脈性出血　55
静脈洞血栓症　55
真菌　95, 117
神経Sweet病　117
神経サルコイドーシス　117
神経ベーチェット病　117
神経原線維変化　146
神経膠腫　185
神経鞘腫　195, 238
神経節膠腫　186, 234
神経線維腫（症）　196, 197, 238
神経梅毒　226
神経皮膚症候群　196
心原性脳塞栓症　2, 18
心肺停止後の低酸素脳症　59
心房細動　2
進行性ミオクローヌスてんかん　167, 168
進行性核上性麻痺　148, 154
進行性多巣性白質脳症　82
進行性非流暢性失語症　147
振戦　126, 207
浸透圧性脳症　132, 133
深部感覚障害　20, 217
人格変化　81

腎癌　197, 238
腎血管筋脂肪腫　197
腎明細胞癌　185

〔す〕

ステロイド　214, 245
スフィンゴリピドーシス　125
錐体外路症状　56, 133, 142
錐体路　65
錐体路徴候　102, 167
水脊髄症　244
水頭症　40, 95, 96, 117, 196
水痘・帯状疱疹　108
水痘・帯状疱疹ウイルス　81, 82, 226
髄膜炎　54, 81, 117
髄膜癌腫症　96, 195, 196
髄膜刺激症状　108, 117
髄膜腫　195, 238
髄膜脳炎　81
頭蓋咽頭腫　195
頭蓋骨骨折　69
頭蓋内圧亢進　32, 54, 81
頭痛　33, 48, 55, 56, 59, 81, 89, 95, 108, 127

〔せ〕

セルロプラスミン　126
セルロプラスミン欠損症　126
ぜいたく灌流　2
星細胞腫　185, 186, 197, 234, 258
静止時振戦　154
正常圧水頭症　148
精神障害　116
精神症状　115, 126
精神発達遅滞　197
精巣腫瘍　115
脊髄サルコイドーシス　226

脊髄ヘルニア　245
脊髄炎　27, 206, 225, 234
脊髄外傷　244
脊髄空洞症　225, 244
脊髄梗塞　217
脊髄硬膜動静脈瘻　218
脊髄視床路　19
脊髄腫瘍　206, 225, 244
脊髄小脳変性症　127, 166
脊髄性間欠性跛行　213, 218
脊髄損傷　207
脊髄中心動脈　217
脊髄膿瘍　222
脊柱管狭窄　213
脊椎カリエス　222
脊椎圧迫骨折　214, 238
脊椎炎　222
脊椎梗塞　217
脊椎腫瘍　238
脊椎病的骨折　238
脊椎変性疾患　206
石灰化　48
舌咽神経核　19
舌下神経核　20
舌下神経麻痺　196
線条体黒質変性症　155, 161
全身性エリテマトーデス　27, 54, 116, 117, 225
全身性特発性骨増殖症　207
前角・前根炎　226
前下小脳動脈　18
前脊髄動脈　20, 217
前脊髄動脈症候群　217
前大脳動脈　10
前庭神経核　19
前頭側頭型認知症　146, 147
前頭側頭葉変性症　147
前脳基底部　147
前脈絡動脈　10, 11
前有孔質　11

前葉ホルモン 195
前立腺癌 238

〔そ〕

叢状神経線維腫 197
巣状部 48
層性皮質壊死 59
側頭極 26
側頭骨骨折 69
側頭葉てんかん 186
側副溝 146

〔た〕

タウオパチー 146, 147, 148
タクロリムス 142
ダニ抗原 226
多系統萎縮症 154, 155, 161
多小脳回 175, 197
多発性硬化症 105, 225
多発性ニューロパチー 141, 167, 243
多発単神経炎 27
退形成性星細胞腫 185, 186
対側衝撃損傷 69, 75
帯状異所性灰白質 175
帯状回後部 147
第三脳室拡大 142, 154
大腿神経痛 213
大腸癌 234
大腸菌 89
大動脈解離 217
大脳炎 89
大脳鎌下ヘルニア 69
大脳基底核 10
大脳皮質型 Creutzfeldt-Jakob 病 101
大脳皮質基底核変性症 148
大脳辺縁系 81
高安動脈炎 27
脱髄 105, 225

脱髄性疾患 225
単純ヘルペスウイルス 81, 226
単純ヘルペス脳炎 81
単麻痺 10
淡蒼球外節 168
淡蒼球内節 167

〔ち〕

致死性家族性不眠症 101, 102
知能低下 125, 126
中硬膜動脈 69
中耳炎 55
中小脳脚 18, 161, 167, 168, 187
中心性脊髄損傷 207
中心被蓋路 33, 65
中大脳動脈 10
中脳 18
注視麻痺 19
鳥距溝 18
蝶形骨形成不全 197
聴神経鞘腫 195, 196
直静脈洞 56

〔つ〕

椎間板脱出 214
椎間板突出 213
椎骨動脈解離 3, 19
椎体骨折・脱臼 207, 208
対麻痺 213

〔て〕

デオキシヘモグロビン 32
テガフール 142
てんかん 127, 186, 197
てんかん重積状態 174
低 Ca 血症 133
低栄養状態 141

低血糖性脳症 132
低酸素脳症 59
手口感覚症候群 19
手綱 174
転移性頭蓋底腫瘍 195, 196
転移性脊髄腫瘍 234
転移性脊椎腫瘍 214, 238
転移性脳腫瘍 185, 234
電位依存型カリウムチャンネル 116
伝染性単核球症 82

〔と〕

トキソプラズマ症 97
トルエン中毒 142
島回 10
透析 96, 207
糖代謝異常症 125
糖尿病 96, 133
頭表損傷 69
禿頭 27
特発性正常圧水頭症 148
特発性脊髄炎 225
閉じ込め症候群 133
突発性難聴 196
動眼神経麻痺 39
動作緩慢 154
動脈解離 3, 19
動脈瘤 33, 39
銅 126
銅欠乏性脊髄 243
瞳孔異常 33
同側衝撃損傷 69, 75
同名半盲 11, 18

〔な〕

内眼筋麻痺 39
内頚動脈 10
内頚動脈・海綿静脈洞瘻 70
内側側頭葉硬化 174

259

内側毛帯　20
内大脳静脈系　56
内包後脚　11
難聴　18, 127

〔に〕

ニコチン酸　141
ニューロン特異的エノラーゼ　101
二次性変化　65
二分脊椎　244
日本脳炎　82
乳癌　115, 185, 234, 238
乳頭体　141
尿毒症性脳症　134
尿崩症　117, 187
妊娠悪阻　141
妊娠中毒症　135
認知機能障害　56, 83, 115, 127, 141, 147
認知症　26, 101, 102, 127, 146, 155, 167

〔ね〕

ネオプテリン　227
ネフローゼ症候群　134
熱性けいれん　174
粘稠度亢進　90

〔の〕

脳ヘルニア　32, 69
脳炎　81
脳幹神経膠腫　186
脳幹脳炎　81
脳血管奇形　48, 55
脳血管性認知症　26, 147
脳血管攣縮　10
脳腱黄色腫症　126
脳挫傷　75
脳室炎　90

脳室周囲白質軟化　176
脳室上衣炎　90
脳室穿破　32, 33
脳腫瘍　55
脳静脈血栓症　55
脳神経麻痺　27, 95, 96, 117, 226
脳底静脈系　56
脳底動脈　18
脳底動脈回旋枝　19
脳底動脈先端症候群　18
脳底動脈傍正中枝　19
脳底部髄膜炎　95, 96
脳動静脈奇形　33, 39, 48
脳動脈瘤　117
脳内出血　32
脳膿瘍　55, 89, 90, 96, 97
脳浮腫　133
脳梁　141
脳梁欠損　176, 197
脳梁低形成　176
脳梁膨大部病変　143
脳梁離断症状　10
囊虫症　97

〔は〕

パーキンソニズム　155, 161, 166, 167
パーキンソン病　147, 154
パーキンソン症状　147
ハチドリ徴候　154
ハンチントン病　155
羽ばたき振戦　133, 134
馬尾性間欠性跛行　213
肺炎　95
肺炎球菌　89
肺癌　185, 234, 238
肺吸虫症　97
肺結核　96
敗血症　55, 222

胚細胞腫　187, 195, 196, 234
胚細胞腫瘍　187, 196
肺小細胞癌　115, 185
排尿障害　125, 213, 217, 227, 243
灰白脊髄炎　226
梅毒　117
白内障　126
発熱　81, 89, 95, 108, 222, 226
破裂脳動脈瘤　39
瘢痕脳回　175
播種性壊死性白質脳症　142
半側空間失認　10
晩発性小脳皮質萎縮症　166

〔ひ〕

ヒストプラズマ　95
ビタミン B1　141
ビタミン B12　141, 243
ビタミン B6　141
ビタミン欠乏性脳症　141
ピック病　147
ヒトTリンパ球向性ウイルス　227
ヒトヘルペスウイルス6型（HHV-6）脳炎　82
びっくり眼　167
びまん性軸索損傷　75
びまん性脳腫脹　75
非ヘルペス性辺縁系脳炎　81
肥厚性硬膜炎　117
被殻出血　33
皮下血腫　69
皮質下出血　33
皮質静脈血栓症　33, 56
皮質脊髄路　20
皮質内出血　33
微小出血　59

左手の失行　10
日和見感染症　82
平山病　207
病態失認　10

〔ふ〕

フェニトイン　166
ブタ回虫　227
ブドウ球菌　222
ブラストマイセス　95
プリオン病　101
フルオロウラシル　142, 166
プロブスト束　176
ぶどう酒様血管腫　197
不完全なリング状の造影増強
　効果　105
不随意運動　56, 102, 115,
　126, 127, 133, 134, 154,
　166, 168
不眠　102
舞踏運動　126, 132, 155,
　168
風疹　108
風疹脳炎　82
副甲状腺機能低下症　133
複雑部分発作　174
複視　39, 133
副腎機能不全　125
副腎脊髄ニューロパチー　244
副腎白質ジストロフィー
　125, 244
副鼻腔炎　55, 95
分枝状粥腫病　3

〔ヘ〕

β_2-GPI 依存性抗カルジオリ
　ピン抗体　27
β_2-グリコプロテインⅠ　27
ヘモジデリン　32, 33, 234
ペラグラ脳症　141

ペルオキシソーム異常症　125
変異型 Creutzfeldt-Jakob 病
　102
辺縁系脳炎　81
片頭痛　26
扁桃体　10, 11

〔ほ〕

ホジキンリンパ腫　115
ポリオウイルス　226
ポリオ後症候群　226
ポリグルタミン病　155
母斑症　196
放射線脊髄症　218
放線冠　11
傍腫瘍性症候群　115
傍腫瘍性小脳変性症　115,
　166
傍腫瘍性辺縁系脳炎　115
帽状腱膜下血腫　69
乏突起膠腫　185, 186

〔ま〕

マイコプラズマ　226
マンガン　133
麻疹　108
麻疹ウイルス　81
麻疹脳炎　82
末梢神経障害　125, 126, 127,
　167, 226

〔み〕

ミオクローヌス　101, 102,
　127, 133, 134
ミトコンドリア異常症　127
未破裂脳動脈瘤　39
脈絡叢炎　90
脈絡叢乳頭腫　185
脈絡膜血管腫　197

〔む〕

ムコール（症）　95, 96
ムコ多糖症　125
ムンプス　108
ムンプスウイルス　81
無菌性髄膜炎　81
無症候性脳梗塞　3
無動性無言（症）　10, 55,
　101
無名質　147

〔め〕

メソトレキサート　142
メトヘモグロビン　32, 33,
　69, 234
メトロニダゾール　142
メラニン　154, 185
めまい　18, 19, 33, 167
免疫再構築症候群　83
免疫抑制者　82, 89, 186
免疫抑制状態　95, 96, 97

〔も〕

もやもや血管　27
もやもや病　27
網膜血管腫　197
毛様細胞性膠腫　185

〔や〕

薬物中毒　142

〔ゆ〕

ユビキチン　147
有機物質中毒　141
癒着性くも膜炎　244

〔よ〕

溶血性尿毒症症候群　134
葉酸　141, 243

261

腰椎椎間板ヘルニア　213
腰椎変性すべり症　214
腰背部痛　222
腰部脊柱管狭窄症　213

〔ら〕

ライソゾーム異常症　125
ラクナ梗塞　3, 11
ラクナ症候群　3, 11
ラトケ嚢胞　196
ランゲルハンス細胞組織球症　187
卵円孔開存症　2

卵黄嚢腫瘍　187, 196
卵巣癌　115
卵巣奇形腫　115

〔り〕

リチウム　166
流出静脈　48
流入動脈　48
緑膿菌　89

〔る〕

ループスアンチコアグラント　27

〔れ〕

レビー小体型認知症　146, 147, 154
裂脳症　175
連鎖球菌　89

〔ろ〕

老人斑　146

〔わ〕

ワーラー変性　65, 207, 243
ワクチン　108

神経 MRI 診断学

2009 年 11 月 10 日　第 1 版第 1 刷Ⓒ

著　　　者　伊藤彰一
発　行　人　三輪　敏
発　行　所　株式会社シービーアール
　　　　　　東京都文京区本郷 2-3-15　〒113-0033
　　　　　　☎(03)5840-7561　(代)　Fax(03)3816-5630
　　　　　　E-mail／community_based_reha@ace.ocn.ne.jp
　　　　　　Home-page:http://www.cbr-pub.com
　　　　　　ISBN 978-4-902470-58-1　C3047
　　　　　　定価は裏表紙に表示
装　　　丁　中野朋彦
印 刷 製 本　有限会社科学図書印刷
　　　　　　Ⓒ Shoichi Ito 2009

本書の内容の無断複写・複製・転載は，著作権・出版権の侵害となることがありますのでご注意ください．

JCOPY　＜(社)出版者著作権管理機構 委託出版物＞

本書の無断複写は著作権法上での例外を除き禁じられています．複写される場合は，そのつど事前に，(社)出版者著作権管理機構(電話 03-3513-6969，FAX 03-3513-6979，e-mail: info@jcopy.or.jp)の許諾を得てください．